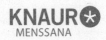

Über den Autor:

Dr. Martin Hirte, Jahrgang 1954, ist Facharzt für Kinderheilkunde und hat seit 1990 eine klassisch homöopathisch ausgerichtete Kinderarztpraxis mit Schwerpunkt Allergologie in München. Er ist verheiratet und hat vier Kinder. Dr. Martin Hirte ist Mitherausgeber des Buches »Homöopathie in der Kinder- und Jugendmedizin« (Pfeiffer, H., Drescher, M., Hirte, M. [Hg.], Elsevier Verlag, München 2004).

Dr. med. Martin Hirte
Kinderarzt, Homöopathie, Allergologie
Tal 14
80331 München

Martin Hirte

Impfen – Pro & Contra

Das Handbuch für die individuelle Impfentscheidung

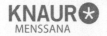

Besuchen Sie uns im Internet:
www.knaur.de

Alle Titel aus dem Bereich MensSana finden Sie
im Internet unter: www.mens-sana.de

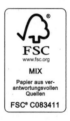

Komplett überarbeitete und aktualisierte Neuausgabe September 2012
© 2012 Knaur Taschenbuch
Ein Unternehmen der Droemerschen Verlagsanstalt
Th. Knaur Nachf. GmbH & Co. KG, München
Alle Rechte vorbehalten. Das Werk darf – auch teilweise –
nur mit Genehmigung des Verlags wiedergegeben werden.
Redaktion: Ralf Lay
Umschlaggestaltung: ZERO Werbeagentur, München
Umschlagabbildung: FinePic®, München
Satz: Wilhelm Vornehm, München
Druck und Bindung: CPI books GmbH, Leck
ISBN 978-3-426-87619-0

INHALT

Impfungen allgemein 7
Krankheit und Prophylaxe 9
Die Geschichte des Impfens 11
Impfen: moralische Verpflichtung? 15
Impfen und Angst 18
Die Situation der Impfärzte 20
Die freie Impfentscheidung 22
Die Deutsche Impfkommission STIKO 25
Interessenkonflikte 27
Impfempfehlungen und Medizinrecht 35
Die Impfstoffhersteller 38
Pharmaindustrie und Forschung 39
Pharmaindustrie und Medizinbetrieb 42
Manipulierte Impfstudien 45
Herstellung und Zusammensetzung
  von Impfstoffen 48
Die Zulassung von Impfstoffen 58
Der Impfzeitpunkt 61
Natürliche und künstliche Immunisierung 64
Verabreichung von Impfstoffen, Impfabstände
  und Wirkungsdauer 70
Mehrfachimpfstoffe 71
Nebenwirkungen von Impfungen 74
Wahrscheinliche oder gesicherte Impffolgen 89
Impfkritik 114
Aufklärung vor Impfungen 121
Kontraindikationen 123
Was tun bei Impfschadensverdacht? 124
Individuelle Impfentscheidung aus Sicht des Arztes 126

Die Impfungen im Einzelnen 149
Öffentlich empfohlene Impfungen 151
Tetanus 151
Diphtherie... 164
Polio 174
Keuchhusten 182
Hib.. 205
Hepatitis B 217
Pneumokokken 238
Meningokokken 258
Masern... 272
Mumps.. 306
Röteln... 319
Windpocken... 332
HPV.. 356
Rotavirus.. 372
FSME 382
Influenza.. 400
Respiratorisches Synzytial-Virus 423

Reiseimpfungen 431
Hepatitis A 433
Tollwut.. 445
Cholera.. 454
Gelbfieber 460
Typhus 467
Japanische Enzephalitis.................................... 474
Malaria 479

Anhang.. 489
Impfempfehlungen in Deutschland, Österreich und
 der Schweiz.. 491
Impfalternativen... 494
Auswahl von Impfstoffen für die individuelle
 Impfentscheidung... 500
Glossar.. 503
Das Wuppertaler Manifest................................... 507

IMPFUNGEN ALLGEMEIN

Krankheit und Prophylaxe

Mit der Geburt eines Kindes beginnt für die Eltern ein Abschnitt im Leben, in dem sie plötzlich eine ungeheure Verantwortung übernehmen müssen. Bisher gewohnt, allein für sich selbst zu sorgen, müssen sie nun Entscheidungen treffen, bei denen es um das Leben und Wohlbefinden eines anderen Menschen geht, der völlig von ihnen abhängig ist.
Bereits in der Schwangerschaft sieht sich die werdende Mutter mit Maßnahmen der Krankheitsvorsorge konfrontiert: Ultraschalluntersuchungen, die möglicherweise schwer zu deutende oder kontrollbedürftige Auffälligkeiten ergeben, Ergebnisse von Blutuntersuchungen, die verunsichern können, Medikamente wie Jod oder Magnesium, die auf lange Zeit eingenommen werden sollen. Die Schwangere als Patientin – ein Zeichen unserer Zeit.
Noch schwieriger werden die Entscheidungen nach der Geburt des Kindes: Welche prophylaktischen Maßnahmen sind wirklich notwendig und unschädlich: die hochdosierten Gaben von Vitamin K zur Vorbeugung seltener Hirnblutungen? Die Gabe von Fluor zur Kariesvorsorge? Soll ich mit Stoffwindeln oder Wegwerfwindeln wickeln? Wie ernähre ich mich als stillende Mutter? Wie kann ich Allergien vermeiden? Kann ich meinem Kind die schlechte Luft in der Stadt zumuten? Welche Möbel, welche Kleider, welche Baumaterialien sind ungiftig? Auf all diese Fragen müssen Sie als Eltern Antworten finden, die mit Ihren Erfahrungen und Ihrer Weltanschauung übereinstimmen.
Eine der schwierigsten Fragen, der Sie sich als Eltern stellen müssen, ist die Frage nach dem Umgang mit Krankheiten. Auf diesem Gebiet erzeugt die moderne Medizin größte Erwartungen. Ungeheure Forschungsgelder werden in Projekte investiert, bei denen es um Eingriffe in Erbgut und Immunsystem zur Verhütung von Krankheiten und zur Verlangsamung des Alterns geht. Ewige Jugend und Gesundheit – ein Ziel, das sich deckt mit der Hauptzielgruppe der Werbestrategen in unserer Gesellschaft: Wertvoll ist, wer leistungsfähig ist und über sein Konsumverhalten die Nachfrage steigert.

Krankheit, Altern und Sterben sind gewissermaßen »unproduktiv« und werden aus dem öffentlichen Bewusstsein verdrängt.

Eltern stoßen beispielsweise auf Unverständnis, wenn sie ihr Kind mit Trisomie 21 nicht abgetrieben haben. Sie erfahren Ablehnung, wenn sie ihr Kind nicht gegen die klassischen »Kinderkrankheiten« impfen lassen, sondern diese bei ihm in Kauf nehmen. Inzwischen wird uns sogar von Wissenschaftlern vorgerechnet, dass die Krankenpflegetage für Eltern an Windpocken erkrankter Kinder kostspieliger sind als der Impfstoff und daher die Windpockenimpfung zu empfehlen sei. Untersuchungen, welche positiven Auswirkungen die eine oder andere Krankheit hat, deren Ausrottung auf dem Plan steht, fehlen völlig. Das Gefühl für den Sinn von Krankheiten ist verlorengegangen.

In einer Art Gegenbewegung erfahren alternative Vorstellungen Aufwind, die in Krankheiten wichtige Prozesse der Anpassung des Organismus an sich ständig verändernde Umweltbedingungen sehen. Hierzu zählen die Homöopathie, die anthroposophische Medizin, die Traditionelle Chinesische Medizin (TCM), die ayurvedische Medizin und die Naturheilkunde. Anstatt Krankheiten zu unterdrücken, wird bei diesen Therapieformen eine Art Regulation angestrebt, durch die eine positive Entwicklung auf körperlicher, geistiger und seelischer Ebene bewirkt werden soll.

Niemand wird sich der Verhütung oder drastischen Behandlung lebensbedrohlicher Erkrankungen entgegenstellen. Antibiotika und Impfungen sind und bleiben wichtige Instrumente für die Kontrolle gefährlicher Infektionskrankheiten.

Doch das Konzept, immer harmlosere Erkrankungen mit risikoreichen Arzneimitteln oder Impfungen zum Verschwinden zu bringen, muss aus dem Blickwinkel einer ökologisch ausgerichteten und individuellen Medizin kritisch gesehen werden. Akute Erkrankungen haben einen wichtigen Stellenwert in der Entwicklung des Immunsystems und wahrscheinlich auch der Persönlichkeit. Es gibt Hinweise und wissenschaftliche Belege dafür, dass fieberhafte Erkrankungen, auch die typischen »Kinderkrankheiten«, einen gewissen Schutz vor Krebserkrankungen, allergischen Erkrankungen und Autoimmunkrankheiten vermitteln (Albonico 1998b, Alm 1999, Krone 2003, Glaser 2005, Montella 2006, Cramer 2010, Silverberg 2011).

Das erste Gebot jeder ärztlichen Handlung ist der Leitsatz, der auf Hippokrates zurückgeführt wird: »Zuallererst: keinen Schaden zufügen« (»primum nil nocere«). Bei medizinischen Maßnahmen, die massenhaft angewendet werden – und bei den meisten Impfungen ist das Ziel eine mindestens 95-prozentige Erfassung der gesamten Bevölkerung –, müssen die langfristigen Wirkungen auf den Einzelnen und auf die Gemeinschaft, also die Nachhaltigkeit, besonders gut beobachtet und geprüft werden. Je weniger das geschieht, umso mehr Anlass gibt es für Zurückhaltung und Skepsis.

Die Geschichte des Impfens

Bereits um das Jahr 1000 n. Chr. hatte man in China herausgefunden, dass man nach überstandenen Pocken immun gegen die Erkrankung war. So wurden Kleinkinder künstlich mit Pocken infiziert, um sie im späteren Leben vor erneuter Ansteckung zu schützen. Die mit dieser Methode verbundenen hohen Risiken erschienen bei der damals sehr hohen Kindersterblichkeit erträglich.
Schriften aus dem 18. Jahrhundert belegen, dass diese Art Impfung auch in der arabischen Medizin bekannt war. Die Methode breitete sich nach Europa aus. Man ging dazu über, Pockenimpfstoff von besonders milden Pockenfällen zu isolieren, um möglichst wenig Schaden anzurichten (»Variolation«). Der Erfolg war jedoch gering, die Nebenwirkungen waren erschreckend (Buchwald 1997).
Am 14. Mai 1796 führte in England Edward Jenner an einem Buben die erste Pockenimpfung durch, die aus dem Inhalt einer Kuhpocken-Pustel hergestellt war. Jenner hatte beobachtet, dass Menschen, die sich bei Kühen infiziert hatten, den Pocken gegenüber resistent waren. Sechs Wochen nach der Impfung des Buben infizierte er ihn mit echten Pocken – ein Versuch, der heute vor keiner Ethikkommission Bestand hätte – und hatte offensichtlich Immunität erzielt, denn der Junge erkrankte nicht.
Die Pockenimpfung blieb zunächst umstritten, denn der Impfstoff

war nicht standardisiert und hatte nur eine geringe Schutzwirkung (erst der im 20. Jahrhundert eingeführte gefriergetrocknete Impfstoff zeigte bessere Impferfolge). Da die Pockenerkrankung jedoch weiterhin grassierte und Zigtausende von Menschenleben forderte, wurde ab Anfang des 19. Jahrhunderts in den westlichen Ländern nach und nach die Pockenimpfung eingeführt. Am 8. April 1874 erklärte die deutsche Regierung durch das Reichsimpfgesetz die Pockenschutzimpfung mit Kälberlymphe zur Pflichtimpfung. Gleichzeitig wurde die Entschädigung für Bürger garantiert, die durch die Impfung gesundheitlich beeinträchtigt wurden. Bei vielen Impflingen verursachte sie nämlich schwere Nebenwirkungen, vor allem die gefürchtete Impfenzephalitis mit Todesfolge oder schwerer körperlicher und geistiger Behinderung. Auch Jenners Sohn, der im Alter von zehn Monaten geimpft worden war, wurde nach der Impfung geistig behindert und starb mit 21 Jahren – eine Tragödie, derentwegen Jenner am Ende seines Lebens »von Zweifeln geplagt« gewesen sein soll (Buchwald 1997).

Ende des 19. Jahrhunderts wurde aufgrund der Arbeiten von Louis Pasteur (1822–1895), der Mikroben als Ursache von Krankheiten identifiziert hatte, die Entwicklung von Impfstoffen vorangetrieben. Er hatte unter anderem die Erreger der Geflügelcholera untersucht und dabei entdeckt, dass Erreger, die mehrere Wochen im Labor »vergessen« worden waren, abgeschwächt waren und nicht mehr krank machten. Die damit infizierten Hühner waren im Gegenteil vor einer späteren Choleraerkrankung geschützt. Pasteur entwickelte immunologische Modelle zur Funktion von Impfungen und erste Verfahren zur Impfstoffherstellung. Er schuf auch in Anlehnung an die Kuhpocken den Begriff »Vakzination« (vom lateinischen Wort für »Kuh«, *vacca*) für die Impfung mit lebenden oder toten Erregern. Das deutsche Wort »impfen« stammt eigentlich aus dem Gartenbau und leitet sich vom lateinischen *imputare* und griechischen *emphyteúein* ab, was »einpflanzen, pfropfen« bedeutet.

Die zunächst entwickelten Impfstoffe waren gegen die großen »Seuchen« gerichtet: Pocken (1798), Tollwut (1885), Pest (1897), Diphtherie (1925), Tuberkulose (1927), Wundstarrkrampf (1927) und Gelbfieber (1937). Bereits 1926 gab es auch erste Versuche mit einer Keuchhustenimpfung. Erst nach dem Zweiten Weltkrieg konnten

aufgrund der wissenschaftlichen Fortschritte weitere Impfstoffe, nun auch gegen Viruserkrankungen, entwickelt werden: Kinderlähmung (Totimpfstoff 1955, Lebendimpfstoff 1962), Masern (1964), Mumps (1967), Röteln (1970) und Hepatitis B (1981).
Die ersten Impfstoffe waren nach heutigen Kriterien schlecht gereinigt und hatten enorm viele Nebenwirkungen. Der Pockenimpfung fielen nachweislich Tausende von Menschen zum Opfer. Bis zum Zweiten Weltkrieg waren Impfungen zudem nur für die bessergestellten Bevölkerungsanteile in den westlichen Industrieländern zugänglich. Die Erkrankungszahlen etwa an Diphtherie oder Tetanus gingen daher kaum zurück.
In den fünfziger und sechziger Jahren wurden die ersten großflächigen Impfkampagnen gestartet: In Europa und den USA wurde die Polio-Schluckimpfung in allen Bevölkerungsschichten propagiert (»Schluckimpfung ist süß – Kinderlähmung ist bitter«), was zu einem dramatischen Rückgang der Erkrankungszahlen führte.
Ab 1967 rief die Weltgesundheitsorganisation WHO zum ersten Versuch auf, eine Krankheit weltweit auszurotten: die Pocken. In allen Ländern und Bevölkerungsschichten warb man für die Pockenimpfung, unter ständiger Überwachung von Durchimpfungs- und Erkrankungszahlen. Im Jahre 1980 erklärte die WHO die Erde als pockenfrei, 1982 wurde in Deutschland die Impfpflicht gegen Pocken aufgehoben. Das Damoklesschwert hängt freilich in Gestalt militärischer Vorräte von Pockenviren über uns, deren Einsatz bei Terroranschlägen für möglich gehalten wird.
Ab dem Jahr 1974 startete die WHO weitere weltweite Impfprogramme, die »Expanded programs on immunization«. Bis dahin waren weniger als 5 Prozent der Kinder in den ärmeren Ländern der Welt geimpft worden. Nun sollten in allen Ländern der Welt die Kinder gegen Diphtherie, Tetanus, Keuchhusten, Kinderlähmung und Masern immunisiert werden. Seit den neunziger Jahren kamen dazu noch die Impfungen gegen Hepatitis B, Hib, Röteln und in betroffenen Ländern die Impfung gegen Gelbfieber.
Ein zu würdigender Erfolg dieser Impfprogramme war die Ausrottung der Kinderlähmung in der westlichen Hemisphäre in den neunziger Jahren. Sie ist heute nur noch in wenigen Ländern der Welt heimisch, bei weniger als 1000 gemeldeten Fällen jährlich. Auch der

Rückgang weiterer Erkrankungen wie Diphtherie, Hib sowie der Kinderkrankheiten Masern, Mumps und Röteln ist vor allem auf die Impfungen gegen diese Krankheiten zurückzuführen. Beflügelt durch diese Erfolge, hat sich die WHO für die nächsten Jahre die Ausrottung von Polio, Masern und Hepatitis B zum Ziel gesetzt.

Bei aller Euphorie über die erreichten Ergebnisse wird unterschlagen, dass die Gefährlichkeit der meisten Erkrankungen, ablesbar an den Todesfallstatistiken, zumindest in den wohlhabenden Ländern schon vor Beginn der großen Impfprogramme deutlich rückläufig war. Hierzu trug vor allem der verbesserte Lebensstandard bei: bessere Wohnverhältnisse, bessere Ernährung, sauberes Trinkwasser und zunehmendes Hygienebewusstsein.

Mit der wachsenden Anzahl von Impfungen zeigte sich auch, trotz mangelhafter Erfassungssysteme für Nebenwirkungen, dass jeder Impfstoff neben harmlosen akuten Impfreaktionen auch schwere und im Extremfall lebensbedrohliche oder tödliche Nebenwirkungen haben kann. Mehr und mehr in den Blickpunkt geraten heute auch verzögert einsetzende, langfristige Nebenwirkungen durch Beeinträchtigung des Immunsystems und der Nervenentwicklung.

Die Nachhaltigkeit von Impfmaßnahmen wird in letzter Zeit auch dadurch in Frage gestellt, dass Krankheitserreger durch Wechsel bestimmter Eigenschaften gegen Impfstoffe resistent werden können, dass andere Erreger oder Erregertypen die entstandene »Lücke« auffüllen und überhaupt immer wieder neue Krankheiten auftauchen. Der Mensch ist Teil der Natur, und jeder Eingriff in die Natur kann unvorhergesehene Folgen haben.

Zudem ist bei »Kinderkrankheiten« wie Mumps, Masern, Röteln oder Windpocken, deren weltweite Auslöschung kaum zu erzielen ist, langfristig der epidemiologische Wert der Impfung fraglich und könnte sich ins Gegenteil verkehren, wenn die Erkrankungen ins Jugendlichen- und Erwachsenenalter verschoben werden, mit einer sich daraus ergebenden Zunahme von Komplikationen. Dann hilft unter Umständen nur die Flucht nach vorne, wie wir es zurzeit bei Masern und vielleicht auch bald bei den Windpocken erleben: möglichst komplette »Durchimpfung« der Bevölkerung ohne die Option, jemals wieder aufhören zu können.

Impfen: moralische Verpflichtung?

Spätestens mit dem dritten Lebensmonat ihres Kindes werden Eltern mit der Impffrage konfrontiert. Die Ständige Impfkommission (STIKO) am Robert-Koch-Institut in Berlin empfiehlt für die ersten zwei Lebensjahre, beginnend mit dem Alter von acht Wochen, einen umfangreichen Impfkalender mit derzeit (2012) zwölf Impfstoffen, die in bestimmten Abständen und Kombinationen mehrfach verabreicht werden sollen (die aktuellen Impfempfehlungen finden sich im Anhang dieses Buches). Bis zum 15. Lebensmonat summiert sich das auf derzeit 37 Einzelimpfstoffe. Ähnliche Impfpläne gibt es in der Schweiz und in Österreich.

In den Impfempfehlungen schlägt sich das Interesse der staatlichen Behörden und auch überstaatlicher Organisation wie der Weltgesundheitsorganisation WHO an möglichst vielen und breit akzeptierten Impfungen nieder. Diese Politik verfolgt in erster Linie epidemiologische und ökonomische Ziele:

- die Ausrottung von weltweit verbreiteten Krankheiten,
- die Vermeidung von statistisch zu erwartenden Todesfällen und Krankheitskomplikationen,
- das Wegimpfen von Krankheiten, die im Vergleich mit den Impfkosten zu erhöhten Kosten im Gesundheitssektor und im sozialen Bereich führen – gemäß sogenannter »Kosten-Nutzen-Analysen« –, und
- den Schutz der Allgemeinheit vor Seuchen durch Schaffung einer »Herdenimmunität« in der Bevölkerung. Herdenimmunität bedeutet, dass durch die Impfung eines Großteils der Bevölkerung auch für die Ungeimpften die Erkrankungswahrscheinlichkeit sinkt.

Werkzeug zur Durchsetzung dieser Ziele sind Massenimpfungen, an denen möglichst alle teilnehmen sollen. Die Vorbedingungen dafür sind die Zulassung geeigneter Impfstoffe, die öffentlichen Impfempfehlungen und die gezielte Überzeugungsarbeit in Arztpraxen und Massenmedien.

Medizinethiker argumentieren, der Herdenschutz, den eine hohe Impfrate gewährt, stelle ein öffentliches Gut dar, an dem man teilhat; das impliziere aber auch die moralische Verpflichtung, zu diesem Gut beizutragen, indem man sich selbst oder seine Kinder impfen lässt. Die Belange der Allgemeinheit decken sich jedoch nur teilweise mit den Interessen des Einzelnen. Dem geht es in erster Linie um eine möglichst gute Lebensqualität, den Eltern eben hauptsächlich darum, dass ihre Kinder von Krankheits- oder Impfkomplikationen verschont bleiben, sich seelisch, geistig und körperlich gut entwickeln und ohne bleibende Schäden groß werden.

Es ist eine Gewissensfrage, ob man sich unter diesen Umständen gesellschaftlichen Zielen wie Krankheitsausrottung und Kostenvermeidung unterordnen will – ein Kind könnte ja im Extremfall auch durch eine Impfung zu Schaden kommen oder sich durch die Vermeidung bestimmter Krankheiten andere, schwerwiegendere Leiden zuziehen. Zwar drohen auch durch Krankheiten körperliche Schäden, Behinderungen oder im Extremfall sogar der Tod. Doch selbst wenn man die Risiken von Krankheit oder Impfung exakt beziffern könnte – umfassende und korrekte Erhebungen und Statistiken vorausgesetzt –, wäre damit noch nichts über die konkrete Gefährdung des Einzelnen ausgesagt.

Angesichts der inflationären Impfempfehlungen sind viele Eltern misstrauisch geworden. Nach einer Studie der Bundeszentrale für gesundheitliche Aufklärung vom Herbst 2010 sind 36 Prozent der Eltern in Deutschland skeptisch gegenüber Impfungen im Kindesalter und haben sich gegen einzelne Impfungen entschieden (BZgA 2011). Sogar in den impffreudigen USA sind nach einer Umfrage 52 Prozent der Erwachsenen besorgt und davon die Hälfte sehr besorgt, was die Sicherheit der Impfstoffe im Kindesalter angeht (Rasmussen Reports 2010). 10 bis 20 Prozent der amerikanischen Eltern verschieben den Impfbeginn oder verzichten auf empfohlene Impfungen.

Der einzige akzeptable Weg ist das Selbstbestimmungsrecht des Einzelnen in Fragen der eigenen Gesundheit. In der Ottawa-Charta der Weltgesundheitsorganisation aus dem Jahr 1986 heißt es in diesem Sinne:

»Gesundheit entsteht dadurch, dass man sich um sich selbst und für andere sorgt, dass man in die Lage versetzt ist, selber Entscheidungen zu fällen und eine Kontrolle über die eigenen Lebensumstände auszuüben, sowie dadurch, dass die Gesellschaft, in der man lebt, Bedingungen herstellt, die all ihren Bürgern Gesundheit ermöglichen« (WHO 1986).

Nachdem es seit Aufhebung der Pockenpflichtimpfung 1982 in Deutschland, Österreich und der Schweiz – im Gegensatz etwa zu Italien, einigen osteuropäischen Ländern oder den USA – keine Impfpflicht mehr gibt, liegt heute die Entscheidung für oder gegen Impfungen beim Einzelnen, im Fall von Kindern bei ihren Eltern, und zwar bei beiden Elternteilen: Nach einem Beschluss des Berliner Kammergerichts aus dem Jahr 2005 sind Impfungen aufgrund möglicher Komplikationen und Nebenwirkungen von einer solchen Bedeutung für das Kind, dass über sie von beiden Eltern einvernehmlich entschieden werden muss (Az. 13 UF 12/05).

Die Impfentscheidung ist – bei all den Unsicherheiten, die in diesem Bereich vorhanden sind und immer sein werden – letztlich eine intuitive Entscheidung. Sie ist von einem »rationalen«, wissenschaftlichen Standpunkt aus nur bedingt angreifbar. Schließlich werden wichtige Fragen wie die positiven Auswirkungen von Krankheiten auf die Lebensqualität, die langfristigen Folgen von Impfungen für den Einzelnen und die Nachhaltigkeit von Massenimpfungen in einer Gesellschaft wissenschaftlich nicht untersucht, ja sie sind mit wissenschaftlichen Methoden auch höchstens ansatzweise zu untersuchen, da wesentliche Kriterien wie beispielsweise körperliches Wohlbefinden, Persönlichkeitsentwicklung, Selbstbewusstsein oder auch die Gesundheit in einer Gesellschaft nicht in Zahlen auszudrücken sind.

Zudem sind wissenschaftliche Befunde immer nur eine Annäherung an die Wahrheit und nie der Weisheit letzter Schluss. »Wissenschaft wird immer eine Suche sein, niemals wirklich eine Entdeckung«, schreibt der Wissenschaftstheoretiker Karl Popper. Dies drückt sich auch in den unterschiedlichen nationalen Impfplänen und in der ständigen Diskussion darüber aus.

Impfen und Angst

Sicher leben wir heute in einer Zeit, in der Infektionskrankheiten für den Einzelnen nur noch geringe Bedeutung haben. Im Allgemeinen haben wir das Vertrauen, dass solche Krankheiten medizinisch »beherrschbar« sind. Todesfälle durch klassische Seuchen wie Diphtherie oder Masern sind eine extreme Rarität. Mit dem Verschwinden der Seuchen, zu dem neben dem gestiegenen Lebensstandard und der besseren Hygiene die Impfungen ihren Teil beigetragen haben, geraten ihre Gefahren in Vergessenheit, und die Nachteile von Impfungen kommen uns umso mehr ins Bewusstsein.
Impfprogramme zur Ausrottung von Krankheiten entwickeln andererseits eine enorme Eigendynamik, da sie nur dann erfolgreich sein können, wenn möglichst rasch möglichst große Teile der Bevölkerung – in der Regel mehr als 95 Prozent – daran teilnehmen: »Die Details des Impfplanes sind relativ unwichtig im Vergleich zu einer möglichst frühzeitigen und möglichst vollständigen Durchimpfungsrate« (Schmitt 2001a). Medienberichte und Informationsmaterial zum Impfthema stellen daher einseitig die Gefahren von Krankheiten und den Nutzen von Impfungen in den Vordergrund.
Der Verfassungsrechtler Prof. Dr. Rüdiger Zuck sieht das Selbstbestimmungsrecht im Impfbereich gerade deswegen gefährdet, weil »das Allgemeininteresse an einer hohen Durchimpfungsrate bis zur Grenze jeglicher Abwägungsresistenz in den Vordergrund gerückt worden ist« (Zuck 2011). Wichtigster Bestandteil der Öffentlichkeitsarbeit durch Behörden und Industrie ist es, Angst zu erzeugen, um die Impfmotivation zu erhöhen. Ein ganzer Forschungszweig hat sich mit der Frage beschäftigt, welches »Angstniveau« für diesen Zweck optimal ist. Die bewusste Auseinandersetzung mit den Themen Vorbeugung und Impfung, Krankheit und Sterben, mit dem Sinn des Lebens überhaupt wird auf diese Weise blockiert, die Menschen werden entmündigt, ihre Gesundheit wird abstrakten Zielen untergeordnet.
Hinter dieser Verschärfung der Impfdebatte steht immer noch das Schreckgespenst der Impfpflicht. Sie würde eine maximale »Durch-

impfung« der Bevölkerung bewirken, andererseits aber auch starken Widerspruch und Widerstand hervorrufen.

Wie erfolgreich die Strategie der Angsterzeugung ist, zeigt eine Studie, in der die subjektive Wahrnehmung von Gefahren und das tatsächliche Risiko miteinander verglichen wurden (Höppe 2005). In dieser Studie setzten Eltern die Gefahren von Zeckenbissen auf Rang 2, von Meningitis auf Rang 4, von Kinderkrankheiten auf Rang 6 und von Hepatitis auf Rang 7 – Risiken, die in der Impfpropaganda eine große Rolle spielen. Experten gaben den entsprechenden Risiken lediglich die Ränge 19, 20, 29, 36 auf der Risikoskala. Unfälle, Bewegungsmangel, Passivrauch, Dieselruß, Allergene und psychischen Stress hatten die Eltern in ihrem Einfluss auf die Kindergesundheit völlig unterschätzt.

Eine zentrale Funktion im Spannungsfeld der Impfentscheidung hat die Wissenschaft. Abhängig von Geldgebern im öffentlichen und vor allem privaten Bereich, verfolgt sie vorrangig deren Interessen. Das Bestreben dieser interessengelenkten Forschung ist der Nachweis von Wirksamkeit und Sicherheit einzelner Impfmaßnahmen in möglichst kurzer Zeit und mit möglichst geringen Kosten. Als Wirksamkeitsnachweis begnügt man sich in der Regel mit Antikörperbestimmungen vor und nach der Impfmaßnahme, bei der Sicherheitsbeurteilung mit der Beobachtung eines kurzen Zeitraumes – Tage bis höchstens wenige Wochen nach der Impfung.

Kaum eine Studie vergleicht geimpfte mit ungeimpften Gruppen, in keiner Studie werden weiterreichende Kriterien berücksichtigt wie Lebensqualität, Lebensdauer oder Anfälligkeit für chronische und bösartige Erkrankungen bei Geimpften und Ungeimpften.

Eine Ahnung von möglichen Überraschungen bei umfassenderen Untersuchungskriterien vermittelt eine Untersuchung aus Finnland: Sie zeigt, dass seit Einführung der Masernimpfung die Masern-Enzephalitis zwar nahezu verschwunden ist, durch Zunahme anderer Erreger die Häufigkeit schwerer Gehirnentzündungen insgesamt jedoch gleich geblieben ist (Koskiniemi 1997). Auch die Zunahme schwerer Lungenentzündungen infolge der Einführung der Pneumokokkenimpfung in Großbritannien zeigt, dass wir beim Versuch, Krankheiten zu verhindern, vor Überraschungen nicht gefeit sind. Das ökologische Gleichgewicht zwischen dem menschlichen Organismus und Krankheiten ist noch kaum erforscht. Der Schweizer Arzt und Impfskeptiker Hans Ulrich Albonico fordert, massive Eingriffe in dieses Gleichgewicht, wie es Massenimpfungen darstellen, sorgfältig auf ihre »Nachhaltigkeit« zu untersuchen – also auf mögliche negative Folgen für künftige Generationen (Albonico 1998b). So könnten beispielsweise die Massenimpfungen gegen Windpocken oder Masern, die bei einem zwar geringen, aber über die Jahre stetig wachsenden Teil der Bevölkerung keinen Schutz vermittelt, künftig zu schweren Epidemien bei Jugendlichen und Erwachsenen führen. Die Aluminium-Hilfsstoffe in den Säuglingsimpfstoffen könnten im späteren Leben zu folgenschweren Beeinträchtigungen des zentralen Nervensystems und des Immunsystems führen.

Die Situation der Impfärzte

Bei der Überlegung, welche Impfungen sie ihrem Kind geben lassen sollen, sehen sich viele Eltern Kinderärzten gegenüber, die keine Motivation oder keine Zeit haben, sich mit ihnen in Impffragen länger auseinanderzusetzen. Tatsächlich werden die Ärzte durch die Inflation an Impfempfehlungen quasi schwindelig gespielt. Eine vernünftige und umfassende Impfberatung ist schon aus zeitlichen Gründen im normalen Praxisalltag nicht mehr zu realisieren. Zudem ist die Vergütung der Impfleistung, verglichen mit dem Aufklärungsaufwand, minimal und erfolgt im Bereich der gesetzlichen Kassen auch nur dann, wenn tatsächlich geimpft wird.
Aus den Marketingabteilungen der pharmazeutischen Industrie prasselt ein Trommelfeuer kostenloser »Zeitschriften« und Werbebroschüren auf die Ärzte ein, voll mit geschönten Informationen zum Impfthema – ganz zu schweigen davon, dass fast alle ärztlichen Fortbildungen zum Thema Impfungen von Impfstoffherstellern gesponsert sind. So wird die eigentliche Position des Haus- oder Kinderarztes unterminiert, in erster Linie die Interessen seiner Patienten wahrzunehmen. Bewusst oder unbewusst vertreten viele Ärzte

eher abstrakte gesundheitspolitische Ziele und auch die kommerziellen Interessen der Impfstoffhersteller.

Wie hart die Auseinandersetzung zwischen Impfbefürwortern und -skeptikern ist, zeigen Veröffentlichungen, in denen gefordert wird, den Eltern im Zweifelsfall die Verantwortung für ihre Kinder zu entziehen. So war beispielsweise in der Zeitschrift *Kinderärztliche Praxis* zu lesen, Eltern und Ärzte hätten »so gut wie keinen Ermessensanspruch mehr bezüglich Impfbejahung bzw. Impfverweigerung«, sondern Kinder hätten Anspruch auf Impfungen, und dieser Anspruch sei zu erfüllen (Voss 1998). Man beruft sich unter anderem auf Artikel 6 Absatz 1 des Grundgesetzes, der die Familie unter den Schutz der staatlichen Ordnung stellt. In Anlehnung an die Menschenrechte werden Rechte – etwa ein Kinderrecht auf Impfungen oder ein Menschenrecht auf Gesundheit – konstruiert, die keiner ernsthaften ethischen, philosophischen oder juristischen Prüfung standhalten. Der stellvertretende Landesvorsitzende des Berufsverbandes der Kinder- und Jugendärzte Michael Sturm etwa ist der Meinung:

> »Eine unterlassene Impfung entspricht ... einer unterlassenen Hilfeleistung. Eltern, die ihre Kinder nicht impfen lassen, obwohl keine medizinische Kontraindikation gegen die Impfung besteht, vernachlässigen nach unserer Überzeugung ihre Fürsorgepflicht gegenüber ihrem Kind! ... Jedes Kind hat ein Recht auf Gesundheit und Glück« (Sturm 2008).

Der Berufsverband ist sogar der Ansicht, dass die Aufnahme in eine Kindertagesstätte oder Schule wie in den USA an eine ausreichende »Durchimpfung« gekoppelt werden soll (BVKJ 2010a).
Ärzte, die Impfungen nicht ausdrücklich empfehlen oder nicht nach den STIKO-Empfehlungen durchführen, werden mehr und mehr unter Druck gesetzt und über das Erfassungssystem der Krankenkassen kontrolliert und abgemahnt. Im Jahr 2006 forderte der Deutsche Ärztetag die Ärztekammern sogar auf, zu prüfen, ob gegen Ärzte, die sich explizit und wiederholt gegen empfohlene Schutzimpfungen aussprechen, berufsrechtliche Schritte eingeleitet werden können, da sie »mit ihrem Verhalten gegen das Gebot der ärztlichen Sorgfalts- und Qualitätssicherungspflicht verstoßen«.

Die sächsische Impfkommission SIKO – Sachsen ist das einzige Bundesland, das sich eine eigene Impfkommission leistet – formuliert das Bedrohungsszenario etwas weicher:

> »Dem Arzt erwächst daraus, trotz evtl. eigener Bedenken, die Pflicht, jeden Patienten und Sorgeberechtigten eines Patienten auf die Möglichkeit und Notwendigkeit empfohlener Schutzimpfungen hinzuweisen. Unterlässt er den Hinweis, können Rechtsfolgen berufsrechtlicher, zivilrechtlicher und evtl. sogar strafrechtlicher Natur eintreten« (SLAEK 2012).

Auf die Möglichkeit hinzuweisen mag ja noch angehen – über die Notwendigkeit mancher Impfungen aber lässt sich auch vom wissenschaftlichen Standpunkt aus trefflich streiten.

Die freie Impfentscheidung

Die Selbstbestimmung über die Gesundheit ist eines der Ziele der WHO, die damit dem Spannungsfeld zwischen Staat und Individuum Rechnung trägt: »Die Menschen sind zu befähigen, dass sie die Verantwortung für ihre eigene Gesundheit übernehmen können« (WHO 1988).
Albonico spricht bezüglich der Impfentscheidung zu Recht von der »Wichtigkeit einer individuellen, freiheitlichen, umfassenden, auf den Patienten abgestimmten Information mit der Möglichkeit des Gedankenaustauschs. Und darin sind wir heute massiv bedroht« (Albonico 1998a). Er meint weiter:

> »Wir müssen anerkennen, dass in der Impffrage ganz große Unsicherheiten, Ungewissheiten leben, ich würde sagen, leben müssen. Das liegt im Wesen der Impfung selbst begründet. Angesichts dieser Unsicherheiten ist für mich in meiner Beratungstätigkeit der Eltern nicht nur entscheidend, welchen inhaltlichen Impfentscheid wir treffen,

sondern mindestens ebenso entscheidend, auf welche Weise wir zu diesem Entscheid gelangen.«

Zu einem ähnlichen Fazit kommt die Zusammenfassung einer Diskussion über die Masernimpfung im *British Medical Journal:*

»Die Impfentscheidung ist für Eltern ein moralisches Dilemma, und dies muss respektiert werden ... Wissenschaftler sollten sich hüten, Angst und Zurückhaltung als Ignoranz zu betrachten und sie mit einem derben ›rationalen‹ Instrument zerstören zu wollen ... Informierte Ablehnung muss in einer freien Demokratie eine Wahlmöglichkeit bleiben« (Pattison 2001).

Auf der Konferenz »Ethische Probleme bei Impfungen im Kindesalter 2006« sprach sich Lainie Ross, Medizinethikerin an der Universität von Chicago, für die freie Impfentscheidung auch in den USA aus. Ärzte müssten den Patienten zuhören und versuchen, ihre Ängste zu verstehen: »Während die Zahl der Impfungen wächst und wächst, werden die Menschen immer skeptischer ... Die Menschen haben kein blindes Vertrauen mehr in das Gesundheitssystem« (Ostrom 2006).

Auch der Verfassungsrechtler Prof. Dr. Zuck betont das Selbstbestimmungsrecht des Einzelnen, sieht es aber durch die Voreingenommenheit der Behörden gefährdet:

»Wenn niemand zum Objekt staatlicher Gewalt gemacht werden darf, dann schließt das auch die Befugnis des Einzelnen ein, in Freiheit sich selbst zu bestimmen ... Erforderlich ist die Wiederbelebung des Gleichrangs öffentlicher Interessen mit den berührten Individualinteressen. Das setzt Aufklärung voraus, die den Schutzbedarf des Einzelnen wirklich ernst nimmt« (Zuck 2011).

Ein wichtiges Manifest in diesem Sinne ist die *Salzburger Erklärung zur partizipativen Entscheidungsfindung,* die Experten aus Wissenschaft und Praxis und die Bertelsmann-Stiftung im Februar 2011 veröffentlicht haben. Darin heißt es:

»Wir rufen Ärzte dazu auf,

- anzuerkennen, dass es ihre ethische Pflicht ist, wichtige Entscheidungen zusammen mit ihren Patienten zu treffen,
- ... ihre Patienten zu ermutigen, Fragen zu stellen,
- genaue Informationen über Behandlungsalternativen, deren Unwägbarkeiten, Nutzen und mögliche Folgeschäden entsprechend den Grundsätzen guter Risikokommunikation zu vermitteln,
- ... die Informationen auf die individuellen Bedürfnisse von Patienten zuzuschneiden und ihnen genügend Zeit zu lassen, ihre Wahlmöglichkeiten abzuwägen,
- anzuerkennen, dass die meisten Entscheidungen nicht sofort getroffen werden müssen, und Patienten und deren Familien Zeit, Ressourcen und Unterstützung für ihre Entscheidungsfindung zu geben.

Wir rufen Patienten dazu auf,

- sich zu trauen, Bedenken und Fragen offen zu äußern und deutlich zu machen, was für sie wichtig ist,
- zu erkennen, dass sie ein Recht darauf haben, an ihrer Versorgung gleichberechtigt mitzuwirken ...« (Salzburg Global Seminar 2011).

Von Ärzte- und Patientenseite haben sich in jüngster Zeit Initiativen gegen Versuche gebildet, die freie Entscheidung für oder gegen Impfungen einzuschränken oder abzuschaffen.
Der Verein Ärzte für individuelle Impfentscheidung (www.individuelle-impfentscheidung.de) engagiert sich für den Erhalt der freien individuellen Impfentscheidung nach differenzierter, umfassender und ergebnisoffener ärztlicher Beratung. Er fordert umfassende und unabhängige Untersuchungen zu Sicherheit und Nachhaltigkeit von Schutzimpfungen und Impfprogrammen und die freie und öffentliche Diskussion der entsprechenden Forschungsergebnisse. Auf der Website des Vereins können aktuelle Informationen zum Thema Impfen abgerufen werden. In der Schweiz werden dieselben Positionen von der Arbeitsgruppe für differenzierte Impfungen (www.impfo.ch) vertreten. Ärzte, die diese Ziele unterstützen wollen, sollten sich diesen Initiativen anschließen.

Von Patientenseite gibt es den Verein Gesundheit aktiv und das Bündnis für Selbstbestimmung in der Medizin, einen Zusammenschluss von Patienten- und Verbraucherverbänden.

Die Deutsche Impfkommission STIKO

In Deutschland waren die Impfempfehlungen ursprünglich Sache der Bundesländer, wodurch die Impfpläne innerhalb der Bundesrepublik sehr unterschiedlich ausfielen. Das Bundesseuchengesetz legte 1961 jedoch eine Entschädigungspflicht der Bundesländer für Impfschäden durch öffentlich empfohlene Impfungen fest. Die Länder sahen sich somit genötigt, ihre Empfehlungen besser abzusichern und zu vereinheitlichen. Daher wurde 1972 die Ständige Impfkommission (STIKO) am Robert-Koch-Institut ins Leben gerufen. Das Robert-Koch-Institut ist Leitinstitut für die Erkennung, Überwachung und Verhütung von Infektionskrankheiten und zentrale Forschungseinrichtung des Bundesministeriums für Gesundheit, vor allem auf dem Gebiet der Infektionskrankheiten.
1991 beschloss die Konferenz der Gesundheitsminister, dass die Empfehlungen der STIKO künftig die Grundlage für die öffentlichen Impfempfehlungen der Länder bilden. Dies ist auch im Infektionsschutzgesetz so festgelegt, das in den Paragraphen 20 bis 23 den Impfbereich gesetzlich regelt.
Die öffentliche Empfehlung einer Impfung erfolgt durch die Bekanntmachung in den amtlichen Mitteilungsblättern der zuständigen Landesgesundheitsbehörden, im Internet auf der Homepage des Robert-Koch-Instituts (www.rki.de) sowie in der medizinischen Fachpresse. Die Impfempfehlungen zum Zeitpunkt dieser Auflage finden sich im Anhang.
Durch die Gesundheitsreform der Großen Koalition sind die gesetzlichen Kassen zur Kostenübernahme aller von der STIKO empfohlenen Impfungen gezwungen. Welche geballten finanziellen Interessen auf das öffentliche Impfwesen einwirken, zeigt die Tatsache,

dass Impfstoffe durch die erweiterten Impfempfehlungen der letzten Jahre zur umsatzstärksten Präparategruppe auf dem deutschen Arzneimittelmarkt geworden sind.

Die STIKO-Empfehlungen dienen im Fall von haftungsrechtlichen Ansprüchen Impfgeschädigter als »vorweggenommenes wissenschaftliches Gutachten« und begründen im Schadensfall auch einen Versorgungsanspruch an den Staat (»Staatshaftung«). Voraussetzung ist allerdings, dass ein vom Paul-Ehrlich-Institut in Langen zugelassener Impfstoff verwendet wurde.

Eine einschneidende Neuerung im Infektionsschutzgesetz, das am 1. Januar 2001 in Kraft trat, ist die Möglichkeit, dass die Gesundheitsbehörden für »bedrohte Teile der Bevölkerung« eine Impfpflicht aussprechen, falls »eine übertragbare Krankheit mit klinisch schweren Verlaufsformen auftritt und mit ihrer epidemiologischen Verbreitung zu rechnen ist«. »Das Grundrecht der körperlichen Unversehrtheit kann insoweit eingeschränkt werden« (Paragraph 20, 6 und 7 IfSG [Infektionsschutzgesetz]).

In der STIKO befinden sich derzeit 17 Fachleute: Kliniker und Wissenschaftler aus Mikrobiologie und Immunologie – meist Professoren medizinischer Fakultäten – und Vertreter des öffentlichen Gesundheitsdienstes und der niedergelassenen Ärzte. Die Berufung der STIKO-Mitglieder erfolgt durch das »Bundesministerium für Gesundheit im Benehmen mit den obersten Landesgesundheitsbehörden« (Paragraph 20, 2 IfSG) für jeweils drei Jahre, wobei die Berufungskriterien im Dunkeln bleiben. Friedrich Hofmann, STIKO-Vorsitzender seit 2007, hat sein Amt im Frühjahr 2011 unter anderem wegen fehlender Transparenz bei der Berufung von STIKO-Mitgliedern niedergelegt.

Interessenkonflikte

Interessenkonflikte in der STIKO

Impfkritiker wird man in der STIKO vergeblich suchen. Fast alle STIKO-Mitglieder weisen teilweise auch gravierende Interessenkonflikte auf und nehmen Gelder von Firmen an, über deren Produkte sie entscheiden. Viele erhalten Vortragshonorare, nehmen an wissenschaftlichen Treffen oder Pressegesprächen teil, die von Impfstoffherstellern organisiert und finanziert sind, fungieren als bezahlte Berater oder sitzen in Beiräten und Arbeitsgemeinschaften, die von Impfstoffherstellern gesponsert werden – zum Beispiel im »Forum Impfen«, in der »Arbeitsgemeinschaft Meningokokken« oder der »Arbeitsgemeinschaft Masern«, an der das Robert-Koch-Institut, das Grüne Kreuz und die Masernimpfstoff-Hersteller beteiligt sind.
Seit 2008 müssen die deutschen STIKO-Mitglieder ihre Interessenkonflikte öffentlich auf der Website des Robert-Koch-Instituts deklarieren. Dort ist etwa zu erfahren, dass der stellvertretende Vorsitzende der STIKO Ulrich Heininger für alle großen Impfstoffhersteller als Berater oder Vortragender tätig war und entsprechende Honorare erhielt. Besonders enge Beziehungen pflegt er zur Firma GSK. Auch das langjährige STIKO-Mitglied Fred Zepp übt zahlreiche Nebentätigkeiten für die Industrie aus, veröffentlicht Studien gemeinsam mit Wissenschaftlern der Pharmaindustrie und hält Vorträge auf Veranstaltungen der Hersteller. Wie aus den STIKO-Protokollen hervorgeht, musste Prof. Zepp bei bisher mindestens zehn Sitzungen der STIKO während der Beratung oder Beschlussfassung den Sitzungssaal verlassen (STIKO-Protokolle 2011).
Die schlechte finanzielle Ausstattung der STIKO verführt zu Nebentätigkeiten. Alle STIKO-Mitglieder arbeiten »ehrenamtlich«. Die Aufwandsentschädigungen sind gering, die Verlockungen der milliardenschweren Pharmahersteller dadurch umso größer. Umgekehrt scheint die intensive Zusammenarbeit mit Impfstoffherstellern auch eine Art Gütesiegel für Impfexperten zu sein.
Das wahre Ausmaß der Interessenkonflikte offenbart sich unter

Umständen erst, wenn man die Karriere mancher Impfexperten verfolgt. So übernahm der ehemalige STIKO-Vorsitzende Heinz-Joseph Schmitt direkt nach seinem Ausscheiden im Herbst 2007 eine hochrangige Stelle beim Impfstoffhersteller Novartis-Vaccines. Reinhardt Kurth, langjähriger Leiter des Robert-Koch-Instituts, wechselte 2008 in den Vorsitz der Schering-Stiftung, die Lobbyarbeit für den Pharmamulti Bayer macht. In solchen Fällen wird wohl geerntet, was während der Tätigkeit bei den Behörden gesät wurde.

Bei den Umbesetzungen der STIKO sind Nähe oder Distanz zu den Impfstoffherstellern kein Kriterium: Im Frühjahr 2011 wurden die beiden einzigen STIKO-Mitglieder, die keinen Interessenkonflikt deklarieren mussten, abberufen. Ein Trost immerhin, dass drei der neuen STIKO-Mitglieder anscheinend eine weiße Weste haben.

Der Geschäftsordnung der deutschen STIKO zufolge dürfen Mitglieder, bei denen »Misstrauen gegen eine unparteiische Amtsausübung« gerechtfertigt scheint, nicht an den entsprechenden Beratungen und Abstimmungen teilnehmen. Abgesehen davon, dass man sich fragen muss, warum solche Personen überhaupt STIKO-Mitglied werden können, ist auch nicht überprüfbar, ob diese Regeln eingehalten werden, denn die Sitzungen der STIKO sind nicht öffentlich, und die Protokolle werden zwar auf Anforderung zugeschickt, jedoch vorher kostenpflichtig nach schützenswerten Daten durchforstet und geschwärzt.

Die Deutsche Gesellschaft für Allgemeinmedizin DEGAM meint in einem Positionspapier:

> »Übereilte Einführungen von Impfungen dürften zudem auch zu Spekulationen beigetragen haben, die STIKO sei in ihren Empfehlungen nicht allein von sachlich-wissenschaftlichen Interessen geleitet. Einige nachgewiesene Industrie-Verflechtungen von Mitgliedern der STIKO verstärkten diesen Eindruck« (DEGAM 2009).

Nach einem Rechtsgutachten, das der Verfassungsrechtler Prof. Dr. Zuck für den Verband für Impfgeschädigte erstellt hat, verstößt der Staat mit den öffentlichen Impfempfehlungen gegen die ihm obliegenden grundrechtlichen Schutzpflichten. Die Verlautbarungen der STIKO seien »in verfassungswidriger Weise unvollständig«, denn eine Risikoabschätzung sei auf ihrer Grundlage weder für den Impfling noch für den Arzt möglich (Zuck 2011).

Die STIKO ist heute jedenfalls in ihrem Renommee stark angeschlagen, und bei seiner Amtsübernahme im April 2011 musste der neue STIKO-Vorsitzende Jan Leidel erklären: »Ich bitte die Skeptiker um einen Vertrauensvorschuss. Die STIKO ist sicher nicht dazu da, die Profite der Impfstoffhersteller zu steigern, sondern soll dazu beitragen, schwere Krankheiten und Todesfälle zu verhindern« (*Ärztezeitung*, 4.4.2011).

Der Verein »Ärzte für individuelle Impfentscheidung« fordert die Ablösung der STIKO durch eine neu zu schaffende Institution für Krankheitsprävention und Gesundheitsförderung, die unabhängig von Interessen einzelner Gruppen wie der pharmazeutischen Industrie ist. Die Rolle, die Schutzimpfungen künftig spielen können, müsse in einem Gesundheitssystem, dessen Ressourcen begrenzt sind, ständig gegen andere Maßnahmen der Krankheitsvorbeugung abgewogen werden (Wuppertaler Manifest 2010, Text siehe Anhang).

Interessenkonflikte in Impfkommissionen anderswo

Interessenkonflikte bestehen nicht nur in der deutschen Impfkommission. In praktisch allen Ländern der Welt und bis in die Spitze der Weltgesundheitsorganisation hinein lässt sich nachweisen, dass Impfexperten finanziell von der Industrie »umarmt« werden.

Auch in Sachsen: Hier residiert die einzige regionale Impfkommission und Mutter aller Impfempfehlungen, die sächsische Impfkommission SIKO mit elf Mitgliedern. Eine Deklaration von Interessenkonflikten sucht man vergeblich, obwohl schon eine kurze Recherche im Internet Verbindungen zum Impfstoff-Multi GlaxoSmithKline (GSK) aufdeckt. In dessen Dresdner Niederlassung ist die Impfstoffproduktion angesiedelt, und böse Zungen behaupten, dass in dieser Ursuppe auch die sächsischen Impfempfehlungen gebraut werden. Wie der Zeitschrift des Berufsverbands der Kinder- und Jugendärzte zu entnehmen ist, tritt der ehemalige Vorsitzende der SIKO schon mal bei einer Pressekonferenz des Konzerns auf (BVKJ 2010b),

SIKO-Mitglieder sprechen bei Impfveranstaltungen von GlaxoSmithKline, und Impfkurse der SIKO werden von dem Impfstoffhersteller gesponsert.

In der Schweiz müssen die Mitglieder der Kommission für Impffragen seit 2010 ihre Interessenkonflikte öffentlich machen, nachzulesen auf der Website des Bundesamts für Gesundheit. In der Kommission sitzt seit Jahren Ulrich Heininger, der auch der deutschen STIKO angehört und eigentlich keiner Sitzung mehr beiwohnen dürfte: »Er hat bereits von allen großen Impfstoffherstellern Honorare erhalten« (SZ 2008). Die Präsidentin der Kommission, Claire Anne Siegrist, war nach Selbstauskunft an mehreren Studien beteiligt, die von großen Pharmaherstellern mitfinanziert wurden.

Österreich verfügt seit 2011 über kein beratendes Impfexpertengremium mehr: Die Mitglieder wurden nicht mehr für die nächste Amtsperiode eingeladen, und einige der bisher federführenden Impfexperten sind auch nicht mehr im neubestellten Obersten Sanitätsrat (OSR) vertreten – ein Umstand, der zu heftigen Spekulationen geführt hat. In den Medien war von einer »entmachteten Impflobby« die Rede (Springer Medizin 2011). Der Schaden dürfte nicht groß sein. So machte etwa Prof. Ingomar Mutz, bis dahin Vorsitzender des Impfausschusses, mit markigen Sprüchen über Impfskeptiker auf sich aufmerksam: »Was hier, auch von Ärzten, oft für ein absoluter Stuss verzapft wird, ist einmalig« (Profil 2006).

Zuständig für die österreichischen Impfempfehlungen ist nun der Sanitätsrat – was angesichts der Machtfülle und Interessenkonflikte von Impfkommissionen anderswo eine gute Lösung ist und es ermöglicht, Impfungen wieder in den größeren Zusammenhang der Präventionsmedizin zu stellen. Im Bundesgesetz über den Obersten Sanitätsrat heißt es:

> »Zur Beurteilung von Interessenkonflikten im Sinne des Abs. 1 sind von jedem Mitglied des Obersten Sanitätsrats insbesondere finanzielle Beziehungen zu Interessensverbänden und gewinnorientierten Unternehmungen auf dem Gebiet des Gesundheitswesens dem/der Bundesminister/in für Gesundheit und dem/der Präsidenten/in offenzulegen ... Der/Die Bundesminister/in für Gesundheit hat bei Bekanntgabe von Interessenkonflikten zu entscheiden, 1. ob sich das betreffende

Mitglied des Obersten Sanitätsrats bei einschlägigen Themen der Beratung oder der Abstimmung zu enthalten hat oder 2. er/sie das betreffende Mitglied abberuft.«

Die Information der Öffentlichkeit ist nicht vorgesehen. Das zeugt von einem seltsamen Demokratieverständnis, denn die Bürger hätten doch als Erste ein Recht darauf, über die diversen Aktivitäten der von ihnen gewählten und bezahlten Staatsdiener unterrichtet zu werden.

Legendär sind die Interessenkonflikte in den USA – einem Land, in dem der Marktradikalismus für den übermächtigen Einfluss der Industrie sorgt. Doch sogar dort gibt es Bestrebungen, den Einfluss der Industrie auf öffentliche Gremien zu verringern. Eine darauf hinarbeitende Kommission nannte es einen Mythos, dass die Offenlegung von Interessenkonflikten ausreiche, um die wissenschaftliche Glaubwürdigkeit und das Patientenwohl zu wahren. Ärzte mit finanziellen Verbindungen zur Industrie sollten aus Kommissionen ausgeschlossen werden, die über die Erstattungsfähigkeit von Medikamenten beraten oder entscheiden (*DÄ* 2007). Unter derartigen Bedingungen hätte die 17-köpfige deutsche Impfkommission lediglich noch drei Mitglieder.

Interessenkonflikte in der WHO

Auf internationaler Ebene ist die Weltgesundheitsorganisation WHO ein überzeugter Vertreter des Impfgedankens. Auch sie steht in sehr engem Kontakt mit der pharmazeutischen Industrie und lässt hochrangige Stellen sponsern oder von Pharmamitarbeitern besetzen (BUKO 1999). Einer der einflussreichsten WHO-Berater in Sachen Grippeimpfung ist der niederländische Pharma-Lobbyist »Mr. Flu« Albert Osterhaus, der Gelder von zahlreichen Pharmafirmen erhielt, unter anderem von Novartis, Sanofi Pasteur und GlaxoSmithKline. Ein weiterer illustrer WHO-Impfexperte ist der finnische Professor Juhani Eskola. Für sein Forschungszentrum wurden ihm 2009, während der »Schweinegrippe«-Hysterie, vom Impfstoffhersteller GlaxoSmithKline 6,3 Millionen Euro überwiesen (*Times of India* 2009). Der WHO-Grippeexperte Dr. Frederick Hayden aus Großbritannien war bis 2006 Berater des Pharmaherstellers MedImmune und forschte 2007 im Auftrag von Sanofi Pasteur, außerdem erhielt er Gelder von Roche, RW Johnson und SmithKline Beecham. Der Leiter des Grippeimpfprogramms der WHO, der deutsche Epidemiologe Klaus Stöhr, wechselte 2007 gleich direkt zum Grippeimpfstoff-Hersteller Novartis. Die Reihe ließe sich noch weiter fortsetzen (Information.dk 2009).

Mehr als ein Drittel des WHO-Budgets stammt von Pharmafirmen und privaten Stiftungen. Weitere Mittel erhält die WHO durch sogenannte »Public Private Partnerships« (PPP). Hier können private Geldgeber der WHO durch gezielte Finanzierungen ihren Stempel aufdrücken. Die für die weltweiten Impfprogramme zuständige »Global Alliance on Vaccines and Immunization« (GAVI), gegründet 1999, hat ein Finanzvolumen von über einer Milliarde US-Dollar, wobei der Hauptanteil von 750 Millionen US-Dollar von der Bill & Melinda Gates Foundation stammt, neben Millionenbeträgen der Rockefeller-Stiftung, des Pharmariesen Sanofi-Aventis und anderer Geldgeber.

Wie sich in den letzten Jahren gezeigt hat, laufen die Interessen der GAVI oft quer zu den Interessen der ärmsten Länder der Welt. Im Grunde war es nämlich Politik der WHO, den Anteil der Kinder zu vergrößern, die gegen Tetanus, Diphtherie, Polio, Keuchhusten, Masern und Tuberkulose geimpft sind; er liegt derzeit weltweit bei nur 74 Prozent. Seit der »Machtübernahme« durch die GAVI in den neunziger Jahren steht dagegen die Empfehlung teurer Impfstoffe im Mittelpunkt, die mehr Profit abwerfen als die alten Impfstoffe, die in vielen Ländern inzwischen in Eigenregie produziert werden. Dies bläht das Gesundheitsbudget ärmerer Staaten auf das Mehrfache auf, ohne einen echten Gewinn an Lebensqualität zu bringen (Wulf 2003).

Während in Indien beispielsweise höchstens die Hälfte aller Kinder gegen die fünf häufigsten Krankheiten (Diphtherie, Masern, Keuchhusten, Polio, Tetanus) geimpft sind, hat die Regierung auf Druck von GAVI die generelle Impfung gegen Hepatitis B eingeführt und die Masernimpfung durch die fast dreimal so teure MMR-Impfung ersetzt. Die hohen Kosten dieser Impfstoffe wirken sich verheerend auf die Finanzierung der wichtigsten Grundimpfungen aus und verschlingen Ressourcen, die für die Gesundheitsentwicklung von der Basis her benötigt werden. Einfache Maßnahmen mit hoher Wirksamkeit – etwa sauberes Wasser und Kanalisation, um das Durchfallrisiko zu verringern – kommen unter solchen Umständen zu kurz:

> »Letztlich wird die Entwicklung von Impfstoffen oder Internet für Schulen – ohne eine Verbesserung der Lebens- und Arbeitsbedingungen oder ohne eine demokratische Entscheidungsfindung – eine technologische Flickschusterei bleiben, die keine dauerhafte oder vielen zugutekommende Verbesserung der gesundheitlichen Lage bringen wird ... So verführerisch hochentwickelte Gesundheitstechnologien auch sein mögen, sie können das Leben der Menschen, die täglich mit weniger als zwei US$ am Tag auskommen müssen, nicht ändern« (Birn 2006).

Anlässlich des Besuchs von Bill Gates 2010 in Deutschland ließ die Organisation »Ärzte ohne Grenzen« verlautbaren, Deutschland müsse darauf bestehen, »dass bei GAVI Interessenkonflikte aufgelöst werden und Transparenz hergestellt wird. Es ist nicht akzeptabel, dass die Pharmaindustrie als Hauptauftragnehmer von GAVI selbst im Verwaltungsrat sitzt.«

Das Deutsche Grüne Kreuz

Ein starker privater Verbreiter des Impfgedankens in Deutschland ist das Grüne Kreuz, eine dem Etikett nach »gemeinnützige Vereinigung (e. V.) zur Förderung der gesundheitlichen Vorsorge und Kommunikation in Deutschland«. Es erfüllt über diverse Tochterfirmen die Marketingwünsche zahlreicher Kunden aus der Pharmaindustrie und betreibt eine intensive Medienarbeit in Tageszeitungen, Rundfunk und Fernsehen. Pro Jahr werden bis zu 1500 Radiosendungen und 200 Fernsehsendungen koproduziert, zudem wöchentliche

Gesundheitskolumnen in über 70 Tageszeitungen (*FT* 2008). Im wissenschaftlichen Beirat des Grünen Kreuzes sitzt auch der derzeitige STIKO-Vorsitzende Jan Leidel.

Das Grüne Kreuz steht dem weltgrößten Impfstoffhersteller Sanofi-Aventis nahe und geriet in die Schlagzeilen unter anderem im Zusammenhang mit Schmiergeldern für Pharmapromotion im Fernsehen (*Spiegel* 2000, 33). Im Mai 2003 veranstaltete das Grüne Kreuz bundesweit die »Erste Nationale Impfwoche«, eine groß angelegte Impfkampagne, die von vier großen Impfmultis (Aventis Pasteur MSD, Baxter, Chiron Behring, Wyeth) gesponsert wurde: »Innerhalb einer Woche 1500 Berichte in Printmedien und Nachrichtenagenturen, dazu mehrere hundert Beiträge im Radio und vor allem 170 Fernsehsendungen zum Thema Impfen: Das ist die – vorläufige – Medienbilanz der Impfwoche, auf die wir stolz sind.« Deutlicher kann das aktive Eingreifen der Pharmaindustrie in die Gesundheitspolitik gar nicht mehr zum Ausdruck kommen. Im Zusammenhang mit der Einführung der HPV-Impfung organisierte das Grüne Kreuz eine vom Gardasil-Hersteller Sanofi mit Millionenbeträgen gesponserte Medienkampagne.

Nach Recherchen des *arznei-telegramms* lässt sich das Grüne Kreuz seine Aktionen von Firmen bezahlen, weist diese dabei aber nicht als Sponsoren aus, verschleiert also finanzielle Zusammenhänge und deren Größenordnung (*AT* 2009a).

Das Grüne Kreuz arbeitet auch mit dem Deutschen Kaffeeverband e. V. zusammen und wird nicht fertig, auf seiner Website die gesundheitsfördernde Wirkung von Kaffee zu loben. Bis zur Insolvenz von fünf Tochtergesellschaften konnte man über den Onlineshop des Grünen Kreuzes sogar dubiose Gesundheitsprodukte kaufen. Ein schlechter Witz, dass die Organisation immer noch als gemeinnützig anerkannt ist.

Impfempfehlungen und Medizinrecht

Von offiziellen Stellen wird immer wieder der »Leitlinien«-Charakter der STIKO-Empfehlungen betont. Leitlinien haben jedoch nur die Funktion von Orientierungshilfen und keine rechtsverbindliche Wirkung. Daher war das Urteil des Deutschen Bundesgerichtshofs vom 15. Februar 2000 für die STIKO ein Riesenerfolg: Die STIKO-Impfempfehlungen gelten seitdem als medizinischer Standard, als Norm guter ärztlicher Behandlung. Die empfohlenen Impfungen sind somit ärztliche Routinemaßnahmen, die auch von den Patienten eingeklagt werden können und über die sich der Patient nach Ansicht des BGH keinen Kopf mehr zerbrechen muss, da »das Verhältnis zwischen Nutzen und Schadensrisiko für den Impfling von diesen Gremien bereits abgewogen« ist (BGH 2000), die eigene Meinung also quasi vor der Praxistür an den Nagel zu hängen ist.

Prof. W. Müller-Ruchholtz von der Ärztekammer in Schleswig-Holstein kommentiert dieses Urteil kurz und prägnant: »Unterlassung einer STIKO-empfohlenen Impfung bedeutet Nichterfüllung des medizinischen Standards, und zwar in juristisch relevanter Weise« (Müller-Ruchholtz 2001). In diese Tendenz reiht sich auch der Kassler Kinderarzt R. Riedl-Seifert ein, der schreibt:

> »Rät der Arzt von einer empfohlenen Impfung ab, beispielsweise weil er generell gegen Schutzimpfungen ist, enthält er dem Patienten den aktuellen medizinischen Standard vor, auf den der Patient Anspruch hat. Erkrankt ein Patient an einer impfpräventablen Infektion, kann er seinen Arzt in Regress nehmen, falls dieser nicht über die Möglichkeit der Schutzimpfung aufgeklärt oder von der Impfung abgeraten hatte« (Riedl-Seifert 2005).

Der Druck auf impfkritische Ärzte geht aber noch weiter: Auf dem 109. Deutschen Ärztetag 2006 wurden Sanktionen mit berufsrechtlichen Schritten gegen solche Ärzte gefordert, »die sich explizit und wiederholt gegen empfohlene Schutzimpfungen ... aussprechen«. Hintergrund dafür waren ansteigende Erkrankungszahlen für

Masern und stagnierende Impfraten bei Schuleingangsuntersuchungen.

In einem daraufhin von der GAÄD (Gesellschaft Anthroposophischer Ärzte Deutschlands) in Auftrag gegebenen Gutachten bestätigt der bereits zitierte namhafte Verfassungsrechtler Prof. Dr. Rüdiger Zuck, dass Ärzte im Rahmen einer Impfberatung nicht gezwungen werden können, gegen ihr Gewissen zu handeln (Zuck 2006). Der Arzt müsse zwar über den medizinischen Standard (das heißt die öffentlichen Impfempfehlungen) informieren, aber

»da der Arzt wegen der durch Art. 12 I GG gewährleisteten Therapiefreiheit nicht gezwungen werden kann, gegen sein Gewissen zu handeln, darf er ernsthafte Einwände gegen den medizinischen Standard äußern und den Patienten darüber informieren, auch aus der besonderen Sicht der von ihm vertretenen besonderen Therapierichtung. Er trägt aber auch hier die Beweislast dafür, dass solche ernsthaften Einwände über seine persönliche Überzeugung hinaus gegeben sind.«

Wegen des in der Verfassung garantierten Grundsatzes der Wissenschaftsfreiheit (Art. 5 II GG) dürften Ärzte nicht daran gehindert werden, ihre Meinung und Kritik im Rahmen der wissenschaftlichen Diskussion zu äußern, selbst wenn diese Äußerungen »explizit und wiederholt« gegen STIKO-Empfehlungen gerichtet sind. Die Verhängung eines Maulkorbs gegen Ärzte »unabhängig von der Art und Qualität ihrer Kritik« komme nicht in Betracht, es sei denn, bei den öffentlichen Empfehlungen handle es sich »um Verlautbarungen vergleichbarer Weise, wie wenn der Papst ›ex cathedra‹ gesprochen hätte«. Zuck kommt abschließend zu der Bewertung, dass geltende Bestimmungen völlig ausreichen, die ärztliche Sorgfaltspflicht und Verpflichtung zur Qualität abzusichern.

Lesenswert ist in diesem Zusammenhang die Replik des Allgemeinarztes Peter Frommherz auf den oben zitierten Prof. Müller-Ruchholtz:

»Mein Anliegen ist es, klarzustellen, dass die Entscheidung und letztendliche Verantwortung für die Impfung beim Patienten selbst liegt.

Ich denke, dass es meine ärztliche Pflicht ist, die freie Entscheidung des Patienten zu respektieren, auch wenn sie medizinischen Standards widersprechen sollte. In der heutigen Medizin sind leider gegenläufige Tendenzen wahrnehmbar ... Ob wir uns diesen totalitären Praktiken unseres medizinischen Wissenschafts- und Geschäftsbetriebes anschließen wollen, möge jeder für sich entscheiden. Hinzuzufügen ist lediglich noch, dass jeder medizinische Standard auf dem Konsens von bestimmten Entscheidungsträgern beruht, die sich jedoch oft nicht in allen Gesichtspunkten einig sind, d. h., der medizinische Standard ist meistens ein Kompromiss. Ferner gibt es auch neue Gesichtspunkte, wie sich zum Beispiel die Frage nach möglichen Vorteilen einer durchgemachten Erkrankung im Gegensatz zu deren Verhinderung durch Impfung auswirkt ... Diese notwendige Offenheit einer ständig fortschreitenden medizinischen Wissenschaft spiegelt sich insofern völlig berechtigt in der Entscheidungsfreiheit des Patienten wider, enthebt aber auch uns Ärzte nicht von der Pflicht, uns unser eigenes Urteil zu bilden und dieses zu verantworten« (Frommherz 2001).

Um juristische Fallstricke bei der Impfaufklärung zu vermeiden, sollten Ärzte und Eltern wissen:

- Ärzte müssen in jedem Fall über alle Impfungen, die die STIKO empfiehlt (nach Auffassung der STIKO sogar über alle, die verfügbar sind), möglichst umfassend und daher am besten mit Merkblättern aufklären. Dazu gehört auch die Aufklärung über die Risiken, sollten sie auch noch so gering sein. Ohne dokumentierte Aufklärung läuft heute nichts mehr.
- Ärzte müssen jedoch nicht gegen ihre eigene Überzeugung beraten. Empfehlenswert ist aber eine gute Begründung, wenn sie ein Impfvorgehen abweichend von der STIKO empfehlen.
- Die Wahlfreiheit und individuelle Entscheidung des Patienten bzw. seiner Eltern stehen grundsätzlich nicht in Frage. Es ist daher selbstverständlich, dass Ärzte auch gegen ihre Überzeugung eine öffentlich empfohlene Impfung durchführen müssen, wenn die Eltern es wünschen.
- Wünschen Eltern ein Abweichen von den öffentlichen Impfempfehlungen, so ist dem Arzt unbedingt zu empfehlen, dies zu

dokumentieren und es sich möglichst schriftlich von den Eltern bestätigen zu lassen. Dabei reicht etwa folgender Wortlaut aus: »Ich bin über die Impfempfehlungen der STIKO aufgeklärt worden, möchte aber nicht, dass mein Kind (danach) geimpft wird« (Schirach 2008).

Die Impfstoffhersteller

Ähnlich wie auf anderen Märkten findet auch im Bereich der Impfstoffherstellung ein zunehmender Konzentrationsprozess statt. Gab es Anfang der siebziger Jahre noch über 25 Impfstoffhersteller, so werden die heutigen Impfstoffe im Wesentlichen von fünf international operierenden Pharmariesen produziert und vermarktet: Merck, Sanofi-Aventis, GlaxoSmithKline, Pfizer/Wyeth und Novartis. Impfstoffe machen bei diesen fünf Global Players zwar jeweils weniger als 10 Prozent des Umsatzes aus, jedoch gilt der Impfstoffmarkt als »Türöffner« für andere Pharmaprodukte und hat dadurch eine starke »Hebelwirkung«.

Zudem wächst der Impfmarkt deutlich schneller als das restliche Geschäftsfeld: Von 2005 bis 2009 haben die Umsätze um 23 Prozent pro Jahr zugelegt und sollen die nächsten Jahre noch mal jährlich um 10 Prozent wachsen (*Financial Times* vom 15. Oktober 2009). Wegen der teilweise niedrigen Entwicklungskosten und der geringen Marketingkosten – die übernimmt der Staat mit seinen Impfempfehlungen – liegen die Gewinnmargen bei bis zu 50 Prozent. Da die aufwendigen Produktionsanlagen für Impfstoffe in der Regel zu teuer sind für kleine Generikahersteller, gibt es auch nach Auslaufen des Patentschutzes kaum Konkurrenz durch billige Nachahmerpräparate.

Insgesamt ist also der Impfmarkt hochattraktiv, zumal in Zeiten, wo die Umsätze bei den konventionellen Medikamenten zurückgehen – wegen auslaufender Patente, fehlender Neuentwicklungen und kostendämpfender Eingriffe der Gesundheitsbehörden.

Kein Wunder also, dass die Pharmariesen nichts unversucht lassen, neue Impfmärkte zu erschließen. Wissenschaftler, Ärzte und Behörden sind die Zielgruppen dieser Bemühungen.

Pharmaindustrie und Forschung

Medizinische Forschung und ärztliche Fortbildung werden in erschreckendem Umfang von Pharmaherstellern beeinflusst und manipuliert. Die höchste Priorität haben hierbei die Zulassungsstudien, die für die Bewertung und Vermarktung von neuen Arzneimitteln entscheidend sind. Ausmaß und Folgen der dabei üblichen Manipulationen sind seit Jahren Gegenstand der medizinischen Forschung. Auch die Arzneimittelkommission der Deutschen Ärzteschaft hat sich mit dem Thema beschäftigt und eine Übersicht im *Deutschen Ärzteblatt* veröffentlicht, die für jeden im Internet abrufbar ist (Schott 2010).
Die meisten wissenschaftlichen Untersuchungen zu Medikamenten und Impfstoffen werden von Forschern in enger Zusammenarbeit mit Pharmaunternehmen oder gleich in deren direktem Auftrag durchgeführt. Gelder der Industrie fließen zudem als »Drittmittel« an die medizinischen Fakultäten der Universitäten und ermöglichen dort die Anstellung von wissenschaftlichem Personal, das dann Forschung für den Geldgeber durchführt. Der Interessenkonflikt dieser Wissenschaftler ist offensichtlich: »Wes Brot ich ess, des Lied ich sing.« Die von ihnen durchgeführten Studien sind meist mehr dem Geldgeber als der wissenschaftlichen Wahrheit verpflichtet, Qualität und Aussagen sind den Marketingzielen der Pharmaindustrie untergeordnet (*AT* 1999, 1).
Auch kleine Geschenke erzeugen Wohlwollen: Bei einer großen Umfrage an über 2000 medizinischen Forschungseinrichtungen in den USA gaben 43 Prozent an, in den letzten drei Jahren Geschenke von der pharmazeutischen Industrie erhalten zu haben – teilweise verbunden mit der Bedingung, dass dadurch Einfluss auf Thema und

Veröffentlichung des Forschungsvorhabens ausgeübt werden darf (Campbell 1998).
Mindestens ein Drittel der Wissenschaftler, die in großen Fachzeitschriften Artikel veröffentlichen, nehmen durch ihre Forschungsarbeit auch eigene finanzielle Interessen wahr: Teils haben sie Patentrechte an ihrem Forschungsgegenstand, teils halten sie Aktien oder andere Beteiligungen an Firmen, deren Produkte untersucht werden – und das, ohne die Herausgeber der Zeitschrift oder die Öffentlichkeit darüber zu informieren (Krimsky 1996).
Fließen Gelder aus der Pharmaindustrie, werden die Produkte durchweg positiver beurteilt. 98 Prozent aller universitären US-Wissenschaftler, die für Pharmafirmen Medikamente testen, kommen zu einem positiven Urteil – gegenüber nur 79 Prozent, die ohne industrielle Unterstützung arbeiten (*Der Spiegel* 1999, 45). Nebenwirkungen von Arzneimitteln treten in industriefinanzierten Studien deutlich seltener auf als in unabhängigen Untersuchungen (Schott 2010). Forschungsdaten, die sich nicht mit den Vorstellungen industrieller Sponsoren decken, kommen selten ans Licht der Öffentlichkeit. Letztendlich wird mehr als die Hälfte der von der Pharmaindustrie finanzierten Studien nicht veröffentlicht (Prayle 2012). Dies wird unter anderem durch Knebelverträge ermöglicht, die der Industrie besondere Rechte an Studiendaten einräumen, und durch Verschwiegenheitsklauseln für Negativergebnisse. »Firmen ziehen sämtliche Register, um finanzielle Einbußen durch Negativerkenntnisse zu ihren Produkten zu verhindern – zum Schaden der Patienten. Das Ausmaß der Manipulation ist erschreckend« (*AT* 2004, 5). Das Verschweigen negativer Studien führt zu einer eklatanten Fehleinschätzung der Wirkung von Arzneimitteln. Im Januar 2012 widmete das *British Medical Journal* ein ganzes Heft diesem Problem. Gerd Antes vom Deutschen Cochrane-Zentrum sagte in einem Interview mit der *Süddeutschen Zeitung* zu dieser selektiven Publikation von Studien: »Die Bewertungen von diagnostischen und therapeutischen Verfahren beziehen sich nur auf die Hälfte aller durchgeführten Studien – und das in einer äußerst irreführenden Weise« (*SZ* 2012).
Diese Art von Wissenschaftsmanipulation verzerrt in der Folge auch die sogenannten »Reviews«, bei denen eine Vielzahl wissenschaftli-

cher Arbeiten zu bestimmten Themen in einer Art Übersicht zusammengefasst und in ihrer Aussagekraft beurteilt wird. Ein Beispiel ist die wissenschaftliche Übersicht (Review) von Tom Jefferson über die Nebenwirkungen von Aluminium. Er fand 35 Studien zu dem Thema, bezog aber nur fünf in seine Untersuchung ein, in denen lediglich örtliche Nebenwirkungen untersucht worden waren. Nach einem Vergleich dieser fünf Studien befindet er das Aluminium als unproblematischen Inhaltsstoff und meint schließlich: »Trotz eines Mangels an Beweismaterial von guter Qualität empfehlen wir nicht, dass zu diesem Thema weitere Forschung durchgeführt wird« (Jefferson 2004). Diese Art »Forschungsmotivation« muss mit der Akribie und dem Enthusiasmus verglichen werden, mit denen Komplikationen von Krankheiten gesucht und veröffentlicht werden. Bis heute ist über die Auswirkungen der Aluminiumbelastung von Säuglingen und Kleinkindern durch die ausufernden Impfprogramme so gut wie gar nichts bekannt.

Fälschungen wissenschaftlicher Daten sind keine Ausnahme. Experten schätzen, dass jede vierte bis fünfte »Wirksamkeitsstudie« geschönt ist (*AT* 1999, 9). »Wer als Forscher Karriere machen will, muss fälschen« – so ein wegen Wissenschaftsfälschung angeklagter kalifornischer Kliniker (Law 1999). Schon die Zusammensetzung von Vergleichsgruppen in einer Studie kann manipuliert sein. In etlichen Wirksamkeitsstudien zur Grippeimpfung waren die Versuchspersonen, die keine Impfung bekamen, durchschnittlich kränker als die in der Impfgruppe und hatten daher auch eine höhere Sterblichkeit; dies wurde dann auf das Konto des Nichtimpfens gebucht.

Oft werden auch Versuchsprotokolle nachträglich geändert, Versuchspersonen ohne Begründung aus den Studien wieder ausgeschlossen oder Konkurrenzprodukte unterdosiert. Hier scheinen oft ganze Netzwerke von Personen tätig zu sein, die im Interesse der Industrie arbeiten. Die oft geschickten Manipulationen lassen sich nur durch akribische Lektüre und detektivischen Spürsinn aufdecken. Hierzu sind jedoch Spezialkenntnisse notwendig, die im Rahmen einer Medizinerausbildung nicht vermittelt werden.

Auf dem freien Markt bieten sogenannte »Clinical Research Organizations« ihre Dienste an und sind in der Lage, auf Wunsch jede beliebige Studie mit vorgegebenen Resultaten durchzuführen. Gefällige und manipulierte Studien werden teilweise über Ghostwriter in Fachzeitschriften lanciert – nach Aussagen von Mitarbeitern der Firma Wyeth Pharma eine »ganz gewöhnliche Praxis« (AP 1999).

Pharmaindustrie und Medizinbetrieb

Auch medizinische Fachzeitschriften sind immer wieder Opfer und Mittäter von Wissenschaftsmanipulation. An sich verfügen sie über gewiefte Experten, die die eingereichten Manuskripte kritisch begutachten könnten. Die meisten wissenschaftlichen Zeitschriften beziehen jedoch einen großen Teil ihres Einkommens durch Werbung oder pharmafinanzierte Sonderdrucke. So werden manche Fachzeitschriften zum »verlängerten Arm der Marketingabteilungen pharmazeutischer Unternehmen« (Smith 2005). Von Herstellern gesponserte Studien zur Wirksamkeit von Grippeimpfstoffen hatten beispielsweise bessere Aussichten als unabhängig finanzierte Studien, in anerkannten Fachzeitschriften veröffentlicht zu werden (Schott 2010). Richard Smith, Professor für Medizinjournalismus und ehemaliger Herausgeber der angesehenen medizinischen Zeitschrift *British Medical Journal*, sagt zu dem Problem: »Der gesamte Bereich der medizinischen Fachzeitschriften ist korrupt ... Immer offenkundiger sind viele Studien in Fachzeitschriften betrügerisch, und die Wissenschaftsgemeinde hat bisher nicht adäquat auf das Problem des Betrugs reagiert ...« (Smith 2006). Im Grunde müssten nicht nur die Autoren der Studien, sondern auch die medizinischen Fachzeitschriften ihre Beziehungen zur Industrie offenlegen.

Die Abhängigkeit der Ärzteorganisationen und -zeitschriften von pharmazeutischen Anzeigen war schon mehrfach Gegenstand wissenschaftlicher Untersuchungen. Ärztliche Standesorganisationen beziehen 10 bis 50 Prozent ihrer Einkünfte aus Anzeigen der Pharmaindustrie in den Verbandszeitschriften. Das bringt diese Organisationen in große Gefahr, ihre Objektivität zu verlieren: »Die potentiellen Interessenkonflikte, die sich aus pharmazeutischen Anzeigen in ärztlichen Zeitschriften ergeben, dürften erheblich sein. Der Einfluss auf finanzielle Unabhängigkeit und Gebaren von Standesorganisationen ist unbekannt« (Glassman 1999).

Auch die ärztlichen »Leitlinien«, die mehr und mehr den ärztlichen Umgang mit Krankheiten diktieren, unterliegen einem starken Einfluss der Pharmaindustrie. Praktisch alle Leitlinien, die in einer Studie von N. Choudry (2002) unter die Lupe genommen wurden, waren in Abhängigkeit von pharmazeutischen Unternehmen entstanden. Die Leitlinienautoren waren in ihrer großen Mehrheit Berater, Aktieninhaber oder direkte Angestellte der Pharmaindustrie.

Marc Girard, französischer Sachverständiger und Gutachter in medizinischen Schadenersatzprozessen, sagt zu diesem Thema:

»Im Arzneimittelbereich, in dem der pharmazeutischen Industrie ein Monopol in der Entwicklung, Herstellung und Vermarktung garantiert ist, kann man kaum einen ernsthaften Anspruch auf Kompetenz geltend machen, wenn man nicht gleichzeitig eine enge berufliche Verbindung zu Herstellerfirmen erklärt. Die meisten Experten haben per definitionem eine ganze Reihe beruflicher und finanzieller Verbindungen zu Unternehmen, die ein großes Interesse an Maßnahmen im Gesundheitsbereich wie Impfungen, Vorsorgeuntersuchungen, Therapieempfehlungen, Arzneimittelzulassungen etc. haben ... Es ist weithin bekannt, dass die Pharmaindustrie einer der weltweit bedeutendsten ›hot spots‹ in der Korruption von Fachleuten ist ... Interessenkonflikte sind nicht allein auf finanzielle Fragen begrenzt: Die Pharmaindustrie hat nicht nur die Macht, Fachleute mit Geld oder anderen Gefälligkeiten an sich zu binden, sondern sie kann auch Wissenschaftler ausbilden und fördern, die dann als Berater für Zulassungsbehörden und akademische Einrichtungen tätig sind« (Girard 2006).

Das Sponsoring von Ärzteveranstaltungen hat bei der Pharmaindustrie einen hohen Stellenwert. An zwei von drei Fortbildungsveranstaltungen sind Pharmahersteller finanziell beteiligt. Ihre Produkte werden von den dankbaren Veranstaltern bevorzugt beworben. Auch bei Impffortbildungen findet sich vor den Saaltüren ein bunter Jahrmarkt von Werbeständen, in den Pausen wird dort mit

Snacks und Getränken für das leibliche Wohl der Veranstaltungsteilnehmer gesorgt. Die meisten Ärzte begrüßen dieses Sponsoring, da dadurch die Teilnehmergebühr sinkt – obwohl ihnen bewusst ist, dass in den Vorträgen zum Großteil vorgefasste Urteile serviert werden (Tabas 2011).

Als gute Adresse für Sponsoring hat sich das Bundesgesundheitsministerium erwiesen: Mit 44,6 Millionen Euro sammelte diese Behörde in der Zeit von August 2003 bis Ende 2004 80 Prozent der privaten Sponsoring-Leistungen für die Bundesverwaltung ein (Hengst 2007). Auch das Berliner Robert-Koch-Institut, das dem Bundesgesundheitsministerium unterstellt ist und für Infektionskrankheiten und Impfungen zuständig ist, bekommt Gelder von der Pharmaindustrie. Die TOKEN-Studie, mit der der Verdacht geklärt werden sollte, ob der plötzliche Kindstod mit Impfungen zu tun hat, wurde von den betroffenen Impfstoffherstellern mit 2,5 Millionen Euro mitfinanziert. Sie erkauften sich damit die Gegenleistung, dass sie »unverzüglich über relevante Erkenntnisse oder Bewertungen unterrichtet« werden und vor Veröffentlichung der Studie »Gelegenheit zur wissenschaftlichen Stellungnahme zu den zur Publikation vorgesehenen Texten erhalten« (Ehgartner 2011). Das bedeutete die Mitsprache bei der Auswertung, Interpretation und Veröffentlichung äußerst sensibler Daten.

Um ihre Produkte an den Mann zu bringen, wenden sich die Herstellerfirmen immer wieder auch direkt an die Öffentlichkeit. Patienten-Selbsthilfegruppen sind ein beliebtes Vehikel und werden finanziell und mit Werbematerial unterstützt. Auch die Medien stehen jederzeit bereit für die Unterstützung von Pharmakampagnen, da Angstmache auch zu ihren Verkaufsstrategien zählt. Es vergeht kein Frühjahr, in dem nicht in den Tageszeitungen die Schrecken einer Zecken-Enzephalitis an die Wand gemalt werden, verbunden mit dem Aufruf, jeder solle sich dagegen impfen lassen.

Im Jahr 2003 ging der Pharmariese Wyeth (heute Pfizer) sogar direkt mit emotional getönten großflächigen Werbeplakaten an die Öffentlichkeit, um mehr Akzeptanz für seinen Pneumokokkenimpfstoff herzustellen und auf diese Weise eine öffentliche Impfempfehlung vonseiten der STIKO zu erzwingen.

Manipulierte Impfstudien

Impfstudien, die bei den Zulassungsbehörden eingereicht werden und auf deren Ergebnissen sich die öffentlichen Impfempfehlungen stützen, stammen ausschließlich aus den Federn der Hersteller. Manipulationen sind hier gang und gäbe, und nur ausgebuffte Statistiker sind in der Lage, zwischen den Zeilen zu lesen. Im *arznei-telegramm*, das eigentlich zur Pflichtlektüre jedes Arztes gehören sollte, kann man bisweilen nachlesen, mit welchen statistischen Manipulationen im Impfbereich gearbeitet wird, um die gewünschten Ergebnisse zu erzielen – und welcher Arzt oder erst welcher Patient soll da noch durchblicken? Nur zur Illustration hier der Fachkommentar des *arznei-telegramms* zu Studien, mit denen das Robert-Koch-Institut die Impfempfehlung gegen Influenza begründet:

> »Liest man in diesen Arbeiten nach, ist man verwundert, da in beiden die Zahl der tödlichen Grippeinfektionen gar nicht geprüft wird. Es werden zwar Sterberaten ermittelt. In der ersten Arbeit wird jedoch die Todesrate an *allen respiratorischen Erkrankungen* gemessen (12 %ige Reduktion), in der zweiten die *Gesamtmortalität*, mit völlig unrealistischem Ergebnis (48 %ige Reduktion). Das RKI [Robert-Koch-Institut] scheut sich nicht, den Mittelwert aus Äpfeln und Birnen zu bilden und diesen als Rhabarber zu verkaufen: (12 % + 48 %): 2 = 30 %ige Reduktion *tödlicher Grippeinfektionen*. Diese in absurder Weise hergeleiteten und daher vermutlich falschen Zahlen werden öffentlich kommuniziert und dienen offenbar als Entscheidungsbegründung für Impfempfehlungen« (*AT* 2008).

Da bei Impfstudien der Zeitfaktor ein wichtiges Moment ist, weil entwickelte Impfstoffe möglichst schnell vermarktet werden müssen, werden die Nachbeobachtungszeiten der geimpften Personen sehr kurz gehalten. Die Mehrzahl der Studien kommt bei Beobachtungszeiten von mehreren Tagen bis wenigen Wochen nach der Impfung bereits zu dem Schluss, der jeweilige Impfstoff sei gut verträglich. Die untersuchten Gruppen sind regelmäßig zu klein, um seltenere

Nebenwirkungen aufzudecken. Langzeitstudien zur Aufdeckung etwaiger unerwünschter Impffolgen existieren praktisch nicht.

Nach dem Grundsatz »Glaube keiner Statistik, die du nicht selbst gefälscht hast« muss auch immer mit der Manipulation der Rohdaten gerechnet werden. In der Zulassungsstudie des inzwischen vom Markt genommenen Sechsfachimpfstoffs Hexavac konnte man beispielsweise nachvollziehen, dass mehrere Atemstillstände, von denen sich einer sogar am Tag der Impfung ereignet hatte, nicht als Impfnebenwirkung gewertet wurden. Von 247 schwerwiegenden »unerwünschten Ereignissen« beurteilten die Prüfärzte insgesamt nur fünf als impfbezogen (Aventis 2000).

Einem beispiellosen und vielleicht auch beispielhaften Manipulationsskandal im Bereich der Impfforschung kam der amerikanische Arzt und Kongressabgeordnete Dave Weldon auf die Spur. Das Ergebnis einer Studie zum Zusammenhang zwischen dem Impfstoffbestandteil Thiomersal und Autismus (Verstraeten 2003) wurde auf Betreiben der Hersteller und des amerikanischen Gesundheitsministeriums nachweislich gefälscht. In einem Brief an das Gesundheitsministerium zitiert Weldon folgende dokumentierte Äußerungen aus einem Vorgespräch zwischen Thomas Verstraeten, Vertretern des Gesundheitsministeriums und der Impfindustrie:

> »Diese Studie wäre wirklich nicht notwendig gewesen, die Ergebnisse waren ja vorhersehbar ... Wir fanden einen statistisch signifikanten Zusammenhang zwischen Impfung und Folgeerkrankung ... Es gibt einen hoch signifikanten Zusammenhang mit einer Sprachentwicklungsverzögerung ... Diese Information sollte vertraulich behandelt werden und nicht veröffentlicht werden ... Wir können diese Daten nach Belieben stoßen und ziehen, um die gewünschten Ergebnisse zu bekommen ... Wir können die Ausschlusskriterien der Studie beliebig verändern, mit nachvollziehbaren Begründungen, um die gewünschten Resultate zu erhalten ... Wir könnten auch die Fälle mit der höchsten Belastung herausnehmen, da sie einen ungewöhnlich hohen Prozentsatz der Folgeschäden repräsentieren ...«

Einer der Teilnehmer des Treffens bemerkte schließlich: »Ich werde meinem Enkel keine Thiomersal-haltigen Impfstoffe mehr geben lassen, bis ich weiß, was hier vorgeht.« Weldon schrieb an die Direktorin der zuständigen Behörde CDC:

> »Die erste Version der Studie vom Februar 2000 sprach von einem signifikanten Zusammenhang zwischen der Impfung mit Thiomersal-haltigen Impfstoffen (TCV) und Autismus bzw. neurologischer Entwicklungsverzögerung. In einer späteren Version der Studie vom Juni 2000 wurden verschiedene Datenmanipulationen angewandt, um den Zusammenhang mit dem Autismus herauszurechnen ... Die endgültige Version der Studie kommt zu dem Schluss, dass ›kein Zusammenhang zwischen Thiomersal-haltigen Impfstoffen und neurologischen Entwicklungsstörungen gefunden wurde‹ ...«

Verstraeten, der Autor, war noch vor der Veröffentlichung der Studie auf eine hochdotierte Stelle beim weltweit größten Impfstoffhersteller GlaxoSmithKline gewechselt, was aber in der Zeitschrift *Pediatrics* mit keinem Wort als Interessenkonflikt erwähnt wurde (Weldon 2003). Angesichts solch skandalöser Ereignisse fällt es schwer, der Impfforschung noch eine Spur Vertrauen entgegenzubringen.

Ein objektives Problem bei allen Untersuchungen über Impfnebenwirkungen ist das Fehlen von ungeimpften Vergleichsgruppen. So ist zum Beispiel gar nicht genau bekannt, wie häufig Krampfanfälle, Diabetes, Autismus oder plötzlicher Kindstod vorkämen, wenn die Kinder nicht geimpft würden – es fehlt sozusagen die Eichung. Der Vergleich zwischen zufällig ausgewählten geimpften mit ungeimpften Gruppen wird für unethisch gehalten. Dr. Susanne Stöcker, die Pressesprecherin des Paul-Ehrlich-Instituts, ist der Ansicht: »Man kann es nicht verantworten, jemandem einen Schutz vorzuenthalten, nur um zu sehen, wie gut dieser Schutz wirkt« (*Focus* vom 27. Oktober 2006). Daher ist es in der Impfforschung inzwischen üblich, anstelle von Placebos einen schon zugelassenen Impfstoff oder den problematischen Hilfsstoff Aluminiumhydroxid zu spritzen und daraus Schlüsse zur Verträglichkeit des neuen Impfstoffs zu ziehen.

Insgesamt ist die Situation so unbefriedigend, dass der Impfexperte J. B. Classen im Fall der Hepatitis-B-Impfung zu der Auffassung kommt:

»Meine Daten zeigen, dass die Studien, die die Impfung befürworten, so mangelhaft sind, dass es unmöglich ist, daraus abzuleiten, ob die Impfung letztlich für den Einzelnen oder die Gesellschaft insgesamt von Nutzen ist. Diese Frage kann nur durch korrekte Studien entschieden werden, die bisher nicht durchgeführt wurden. Der Schwachpunkt der bisherigen Studien ist das Fehlen von Langzeit-Nachbeobachtungen und der Verzicht auf die Untersuchung der chronischen Toxizität« (Classen 1998c).

Herstellung und Zusammensetzung von Impfstoffen

Impfstoffe kann man grob in Lebend- und Totimpfstoffe einteilen. Lebendimpfstoffe bestehen aus noch vermehrungsfähigen, aber abgeschwächten und in der Regel nicht mehr krank machenden Erregern (zum Beispiel Masern, Mumps, Röteln, Windpocken). Totimpfstoffe enthalten abgetötete Bakterien oder Viren (Polio, FSME, Influenza, Hepatitis A), Bestandteile ihrer Zelloberfläche (Keuchhusten, Hib, Hepatitis B) oder auch nur entgiftete Giftstoffe der Erreger (Tetanus, Diphtherie).

Das Vorgehen bei der Produktion von Impfstoffen unterscheidet sich von Hersteller zu Hersteller. Im Prinzip werden jedoch die jeweiligen Erreger auf Kulturmedien unterschiedlicher Herkunft angezüchtet, meist aus menschlichen oder tierischen Zellen.

Ein schwieriges Problem bei der Entwicklung von Impfstoffen ist die Dosisfindung, da einerseits ausreichend hohe Antigendosen geimpft werden sollen, um die Produktion von genügend Antikörpern zu stimulieren. Andererseits darf es auch nicht zu viel Impfantigen sein, um dem Organismus nicht zu schaden. Je mehr Erreger bei einer Lebendimpfung zugeführt werden, umso eher werden die Krankheit oder die Komplikationen erzeugt, vor denen man eigentlich schützen wollte. Dasselbe geschieht, wenn die Erreger nicht genügend abgeschwächt wurden.

Bei Totimpfstoffen ist in der Regel die wiederholte Verabreichung notwendig, um eine ausreichende Antikörperproduktion zu erzielen.

Totimpfstoffe

Für die Herstellung von Totimpfstoffen werden die Krankheitserreger abgetötet bzw. »inaktiviert«. Hierzu werden Substanzen wie Formaldehyd, Phenol, Thiozyanat, Äther oder β-Propiolacton verwendet. Diese Stoffe sind noch in Spuren in den Impfstoffen zu finden, ebenso Bestandteile aus den Nährböden, zum Beispiel fötales Kälberserum oder Eiweiß von Hühnerembryonen und Hefen. Viele dieser Substanzen können in sehr seltenen Fällen Unverträglichkeitsreaktionen hervorrufen.

Zur Abtötung von Viren, etwa bei Polio-, Grippe- oder Hepatitis-A- und teilweise auch Hepatitis-B-Impfstoffen, wird meist Formaldehyd eingesetzt. Auch den Diphtherie-, Tetanus- und Keuchhustenimpfstoffen wird Formaldehyd zugesetzt, denn es inaktiviert die bakteriellen Giftstoffe und verstärkt durch Bildung aggressiver Eiweiße die Reaktion des Immunsystems auf den Impfstoff (Petre 1996, Mogghadam 2006). Es handelt sich zwar nur um Mengen zwischen 0,05 und 0,3 mg pro Impfdosis, aber immerhin kann Formaldehyd Ekzeme verursachen und ist in der Arbeitsmedizin als krebsauslösend gelistet.

Auslaufmodell Thiomersal

Das antibakteriell wirkende Konservierungsmittel Thiomersal oder Natriumtimerfonat ist bzw. war der umstrittenste Bestandteil von Impfstoffen. Er besteht zu etwa 50 Prozent aus Quecksilber und wurde seit den dreißiger Jahren eingesetzt, um das Wachstum von Bakterien oder Pilzen in Impfstoffen zu verhindern. Thiomersal ist als starkes Zell- und Nervengift bekannt. Es entfaltet allergisierende, hormonartige und erbgutschädigende Wirkung und steht auch unter dem Verdacht, Krebs auszulösen. Im Jahr 1997 wurde in den USA von offizieller Stelle erklärt, dass das Thiomersal in Impfstoffen bei Kindern in den ersten sechs Lebensmonaten zu einer nicht hinnehmbaren Quecksilberbelastung führt. Es würden die in den USA gültigen Höchstmengen überschritten, oberhalb deren mit negativen Folgen für die neurologische Entwicklung gerechnet werden müsse (CDC 1999).

Möglicherweise gibt es bei bestimmten Menschen eine besondere Empfänglichkeit für Schäden durch Thiomersal. Bei Mäusen mit einer genetischen Neigung zu Autoimmunerkrankungen führt Thiomersal bereits in kleinsten Dosen zu nachweisbaren Schäden im Nieren- und Nervengewebe, Entwicklungsverzögerungen und Verhaltensauffälligkeiten (Hornig 2004, Havarinasab 2006). Amerikanische Forscher errechneten bei Kindern, die mit Thiomersal-haltigen Impfstoffen geimpft wurden, das Risiko für geistige Entwicklungsverzögerung und Autismus auf das mehr als Sechsfache, das für Sprachentwicklungsverzögerung auf das mehr als Doppelte (Geier 2003, 2005a). Durch seine Störwirkung auf das Hormonsystem kann Thiomersal dosisabhängig auch den Zeitpunkt der Pubertät nach vorn verschieben (Geier 2010b).

In Deutschland wurde die Thiomersal-Problematik zunächst heruntergespielt, inzwischen wurden jedoch alle betroffenen Impfstoffe vom Markt genommen. Als Konservierungsmittel ist jetzt vielen Impfstoffen Phenoxyethanol beigefügt, das allerdings gegen einige Bakterien weniger wirksam ist. Die Giftigkeit dieser Substanz liegt deutlich unter der von Phenol oder Thiomersal. Dennoch ist es »kein ideales Konservierungsmittel« (Geier 2010b), denn in der medizinischen Literatur gibt es Hinweise darauf, dass es Nervenzellen schädigen kann: »Wir diskutierten die Möglichkeit, dass 2-Phenoxyethanol auch ein neurotoxisches Potential besitzt, eine Schlussfolgerung, die angesichts der von uns und anderen veröffentlichten Daten sicher völlig gerechtfertigt ist« (Mußhoff 1999). Auch allergische Hautreaktionen durch Phenoxyethanol sind beschrieben (Vogt 1998, Heidary 2005). Bisher gibt es keine Langzeituntersuchungen zu dieser Substanz.

Problemfall Aluminium

Nachdem Thiomersal in modernen Impfstoffen für Kinder nicht mehr Verwendung findet, hat in den letzten Jahren ein anderer Hilfsstoff als Problemfall Karriere gemacht: Aluminium.

Wir leben heute in einer Welt, in der wir überall Aluminium begegnen – manche sprechen auch schon vom »Aluminium-Zeitalter«. Das Metall hat keine nachgewiesene biologische Funktion, kann aber im Organismus unerwünschte Wirkungen immunologischer, allergischer und toxischer Art ausüben. Im menschlichen Organismus sind über 200 wichtige biologische Funktionen bekannt, bei denen Aluminium eine Störung verursachen kann.

Erstaunlich ist, dass trotz jahrzehntelanger Verwendung von Aluminium in Kinderimpfstoffen praktisch nichts über die Toxikologie bei Säuglingen und Kindern bekannt ist.

Wird Aluminium mit der Nahrung aufgenommen, so wirkt die Darmschleimhaut als Barriere und lässt nur kleinste Mengen passieren, die über die Nieren bald wieder ausgeschieden werden. Dennoch kann auch eine übermäßig lang dauernde orale Aluminiumzufuhr Verhaltensstörungen, Gedächtnisschwäche, Müdigkeit und Depressionen herbeiführen. Aluminium scheint auch eine wichtige Rolle bei der Entstehung der Alzheimer-Erkrankung zu spielen (Kawahara 2011).

Bei Impfungen werden Aluminiumsalze direkt in den Muskel gespritzt. Dadurch gelangen große Mengen in den Körper – bei Säuglingen das Hundert- bis Tausendfache der Menge, die sie über die Milch aufnehmen (Dórea 2010). Die gute Löslichkeit führt zu einer raschen Verteilung in Geweben etwa von Nieren, Leber, Knochen und Nervensystem, die für toxische Effekte anfällig sind (Flarend 1997, ATSDR 2008).

In Impfstoffen wird Aluminium als ein sogenanntes Adjuvans eingesetzt – als Stoff, der die Wirkung des Impfstoffs verstärkt. Die immunverstärkende Wirkung von Aluminium wird auch in der Behandlung von Atemwegsallergien genutzt: Viele Hyposensibilisierungslösungen enthalten Aluminium.

In Totimpfstoffen finden im Allgemeinen zwei Aluminiumsalze Verwendung: Aluminiumhydroxid oder Aluminiumphosphat. Lediglich

Polio-Einzelimpfstoffe, Hib-Einzelimpfstoffe und Grippeimpfstoffe enthalten kein Aluminium.

Lange Zeit wusste man nicht, warum die Aluminiumsalze die Reaktion des Immunsystems auf Impfstoffe verstärken. Skeptiker sprachen vom »dirty little secret« des Impfens. Erst in den letzten Jahren ist etwas Licht in dieses Geheimnis gekommen (Exley 2010): Bei der Herstellung eines Impfstoffs wird das in Nanopartikeln vorliegende Aluminiumsalz sehr eng an das Impfantigen gebunden. Diese mikrometerkleinen »Klumpen« werden nach dem Einspritzen des Impfstoffs von den Fresszellen als fremd erkannt und »gegessen«, bis diese durch den toxischen Effekt des Aluminiums zugrunde gehen. Die dabei entstehenden Zerfallsprodukte lösen dann die Immunreaktion aus, in deren Verlauf Antikörper gegen den Impfstoff gebildet werden und ein Impfschutz entsteht.

Eine zusätzlich immunverstärkende Eigenschaft der Aluminiumsalze ist ihre Depotwirkung: Mit ihrer großen Oberfläche binden sie Biomoleküle und »entlassen« sie nur langsam in die umgebende Gewebsflüssigkeit, was zu einer länger anhaltenden und stärkeren Reaktion des Immunsystems führt.

Bereits wenige Stunden nach einer Impfung ist das Aluminium in der Blutbahn nachweisbar. Im Tierversuch findet sich das Metall noch 28 Tage nach einer intramuskulären Injektion im Blut und in verschiedenen Organen, vor allem in Nieren, Leber und Gehirn (Flarend 1997). Die Ausscheidung über die Nieren gelingt besonders Säuglingen mit ihren noch unreifen Nieren nur sehr langsam (ATSDR 2008). Dieses Problem haben auch Patienten mit Nierenfunktionsstörungen und Menschen mit einer genetisch bedingten Stoffwechselschwäche: Man schätzt, dass bei 10 bis 15 Prozent einer Bevölkerung toxische Metalle wie Aluminium nicht adäquat entgiftet und ausgeschieden werden (Bradstreet 2004).

Aluminium überwindet die Blut-Hirn-Schranke durch die Bindung an ein Transporteiweiß (Transferrin) und lagert sich im Nervengewebe an spezielle Rezeptoren an (Redhead 1992, Gupta 1993, Lukiw 2005, Verdier 2005). Dies ist gerade bei jungen Säuglingen, deren Blut-Hirn-Schranke noch sehr durchlässig ist, ein beängstigendes Szenario.

Aluminium und das Nervensystem

Aluminium ist ein neurotoxischer Stoff. Es kann ebenso wie Alkohol, Quecksilber oder Blei Nervenwachstumsfaktoren blockieren, das Erbgut von Nervenzellen stören und die Entwicklung von Nervenverbindungen hemmen (Waly 2004). In der frühen Kindheit heizt es übermäßig die Ausschüttung von Botenstoffen an, die eigentlich fein und abgestimmt dosiert sein müssen, um eine harmonische Hirnentwicklung zu ermöglichen (Tomljenovic 2012).

Im Tierversuch kann das Einspritzen kleinster Mengen von Aluminiumsalzen dramatische Auswirkungen haben, wie die Arbeitsgruppe um den kanadischen Wissenschaftler Michael Petrik (2007) zeigt. Ausgangspunkt ihrer Untersuchung war der Verdacht, dass das sogenannte »Golfkriegssyndrom« amerikanischer Soldaten durch Impfstoffe verursacht sein könnte. Die Forscher spritzten Mäusen Aluminiumhydroxid in vergleichbaren Dosen, wie sie Säuglinge durch Impfungen erhalten, und verglichen sie über längere Zeit mit einer Placebogruppe.

Die geimpften Tiere fielen in den Folgemonaten durch Muskelschwäche, Gedächtnisverlust und Ängste auf. Überzufällig häufig erkrankten sie auch an allergischen Hautreaktionen. Bei der Obduktion fanden die Forscher Hinweise auf einen programmierten Zelluntergang (»neuronale Apoptose«) in motorischen Hirnbereichen, eine verringerte Anzahl motorischer Nervenzellen und Zeichen von Degeneration (»astrozytäre Infiltrate«) im Rückenmark. Im Diskussionsteil ihrer Arbeit schreiben die Autoren:

> »Die kontinuierliche Anwendung solcher Hilfsstoffe in verschiedenen für die Allgemeinheit bestimmten Impfstoffen (zum Beispiel Hepatitis A und B, Diphtherie, Keuchhusten und Tetanus) könnte weitreichende gesundheitliche Auswirkungen haben. Solange die Sicherheit dieser Impfstoffe nicht vollständig durch kontrollierte Langzeitstudien geklärt ist, in denen der Einfluss auf das Nervensystem eingehend untersucht wird, ist mit der Möglichkeit zu rechnen, dass viele Geimpfte von neurologischen Spätkomplikationen bedroht sind ...«

Im Rahmen des üblichen Impfschemas (»6 + 1«) werden den Säuglingen in den ersten vier Lebensmonaten 2700 bis 3900 Mikrogramm (µg) Aluminium eingespritzt. Die American Society for Clinical Nutrition gibt als Grenzwert für die unbedenkliche Aluminiumzufuhr über Infusionen 2 µg/kg pro Tag an (ASCN 1991). Ab einer täglichen Zufuhr von 4 bis 5 µg/kg muss vor allem bei Frühgeborenen mit Nerven- und Knochenschäden gerechnet werden (FDA 2003, Bishop 1997). Wird ein zwei Monate alter Säugling mit einem Gewicht von etwa 5 Kilogramm Gewicht nach STIKO geimpft (Sechsfachimpfung und Pneumokokken), so wird dieser Grenzwert – je nach Wahl der Impfstoffe – um das 90- bis 130-Fache überschritten.

Bei Frühgeborenen kommt es schon durch eine intravenöse Aluminiumbelastung von 20 µg/kg/Tag über zehn Tage, also eine Gesamtmenge von 0,2 mg/kg zu einer deutlichen Störung der neurologischen Entwicklung (Bishop 1997). Die STIKO-Empfehlung, Frühgeborene acht Wochen nach ihrer Geburt zu impfen, mutet einem zu diesem Zeitpunkt 2 bis 3 Kilogramm schweren Kind mit einem einzigen Impftermin zwischen 0,3 und 0,65 mg/kg Aluminium zu, die 1,5- bis dreifache Menge. Diese Empfehlung gehört schleunigst auf den Prüfstand und sollte bis zur Klärung der Sachlage ausgesetzt werden.

Aluminium wird über die Plazenta auch auf den Fötus übertragen und in kleinsten Mengen über die Muttermilch auf den Säugling (ATSDR 2008, Dórea 2010). Impfungen in der Schwangerschaft und Stillzeit sollten daher nur bei dringender Indikation durchgeführt werden.

Die vorliegenden Untersuchungen zu Aluminium-Hilfsstoffen geben Anlass zu größter Sorge, denn sie könnten ein Mosaikstein bei der Klärung der epidemieartigen Zunahme vieler neurologischer Krankheitsbilder sein. Der amerikanische Forscher Gayle Delong fand beispielsweise eine signifikante Beziehung zwischen dem Risiko für Autismus und der Anzahl der Impfungen in den ersten beiden Lebensjahren (Delong 2011).

Aluminium und das Immunsystem

Aluminiumhilfsstoffe verlagern den Schwerpunkt der Immunreaktion auf die Bildung von Antikörpern und schwächen damit die Funktion der zellulären Abwehr (Fujimaki 1984, Bomford 1989, Boelen 2000, siehe auch das Kapitel »Natürliche und künstliche Immunisierung«). Abwehrschwäche und allergische Erkrankungen sind typische Folgen eines einseitig auf Antikörperbildung ausgerichteten Immunsystems. Vermutlich beschränkt sich die immunstimulierende Wirkung des Aluminiums nicht auf das Impfantigen und hört nach der erwünschten Bildung der Impfantikörper auch nicht gleich auf. Alle Eiweiße, die sich in der Nähe der Impfstelle aufhalten oder in Kontakt mit den in die Blutbahn und ins Nervensystem gelangenden Aluminiumionen kommen, können im ungünstigen Fall vom Körper als Feind wahrgenommen werden und eine Immunreaktion im Körper auslösen. Exley (2010) spricht von der Wirkung als »indirektes Adjuvans«. Aluminiumsalze in Arzneimitteln gegen Sodbrennen begünstigen beispielsweise die Entstehung von Nahrungsmittelallergien (Brunner 2009). In der allergologischen Forschung benutzt man Aluminiumhydroxid, um bei Versuchstieren eine Hühnereiweißallergie auszulösen.

Viele aluminiumhaltige Impfstoffe besitzen auch alle notwendigen Ingredienzien für die Auslösung von Autoimmunerkrankungen: Impfeiweiße, die ähnliche Strukturen aufweisen wie Proteine im menschlichen Körper (»molekulare Mimikry«), und das immunverstärkende Aluminium, das einen immunologischen Kriegszustand vom Zaun bricht mit dem Ziel, diese Eiweiße anzugreifen und zu zerstören.

Noch nicht sehr lange bekannt ist beispielsweise das Krankheitsbild der makrophagischen Myofasziitis, einer chronischen Entzündung von Muskelgewebe und Muskelhaut, als dessen Auslöser das Aluminium aus Impfstoffen identifiziert wurde. Die Symptome gehen teilweise auch weit über diese Lokalreaktion hinaus und reichen bis hin zu allgemeiner Muskelschwäche und lang anhaltenden Erschöpfungszuständen (»Chronic Fatigue Syndrome«).

Auch der Ausbruch geläufigerer Autoimmunerkrankungen wie Rheuma, multiple Sklerose oder Lupus erythematodes wird durch aluminiumhaltige Impfstoffe verursacht oder begünstigt (Orbach 2010, Tomljenovic 2012). Immunologen schlagen für Autoimmunkrankheiten, die durch Aluminium ausgelöst werden, den Namen »ASIA« (Autoimmune Syndrome Induced by Adjuvants) vor (Shoenfeld 2010).

Aluminium kann im Körper auch selbst zum Allergen werden und Unverträglichkeitsreaktionen und Entzündungen hervorrufen. Nach einer Impfung kann es im Muskel, im umgebenden Gewebe und in nahe gelegenen Lymphbahnen Entzündungen und sogar Abszesse auslösen. Manchmal treten nach Impfungen oder Hyposensibilisierungsbehandlungen jahrelang juckende Knötchen auf. Gelegentlich kommt es auch zu einer dauerhaften Sensibilisierung, die nach Hautkontakt mit Aluminium etwa in Deodorantien zu allergischen Ausschlägen führt (Bergfors 2005, Netterlid 2009).

Die Entwicklung von Impfstoffen, die auch ohne den Zusatz von Aluminium einen ausreichenden Schutz vermitteln, muss daher unbedingt forciert werden. Die Aluminiumbelastung durch Impfungen könnte schon kurzfristig entscheidend verringert werden, wenn zumindest Auffrischungsimpfungen ohne diesen Hilfsstoff durchgeführt würden. Die Wirksamkeit der Impfserie würde dadurch nicht verringert (Eickhoff 2002). Als Zwischenlösung bietet sich an, die Impfpläne zu modifizieren und zumindest das erste Lebensjahr frei von Impfungen zu halten (siehe auch das Kapitel »Der Impfzeitpunkt«). Den Aluminiumgehalt gebräuchlicher Impfstoffe finden Sie im Anhang dieses Buches.

Es ist ein anhaltender Skandal, dass immer noch die meisten Impfstoffe vor der Zulassung nicht gegen Placebo getestet werden, sondern gegen aluminiumhaltige Lösungen, wodurch sich alle aluminiumbedingten Nebenwirkungen herausrechnen.

Lebendimpfstoffe

Bei der Herstellung von Lebendimpfstoffen werden Viren unter nicht optimalen Wachstumsbedingungen abgeschwächt (»attenuiert«) und verlieren dadurch teilweise oder ganz ihre krank machenden Eigenschaften. Sie bleiben aber vermehrungsfähig und können daher im menschlichen Körper zu ähnlichen immunologischen

Reaktionen wie bei einer Erkrankung führen. Die gegenwärtig verwendeten Lebendviren scheinen relativ stabil und gut verträglich zu sein. In der Vergangenheit gab es jedoch immer wieder Zwischenfälle durch Viren aus Lebendimpfstoffen. Bekannt wurden etwa die Gehirnhautentzündungen durch das Urabe-Mumpsvirus (Cizman 1989) und die Impfpoliofälle durch die Schluckimpfung gegen Kinderlähmung (Nkowande 1987). Tragisch verlief auch die klinische Prüfung eines »verstärkten« Masernimpfstoffs in Afrika und Haiti, der zum Tod zahlreicher Säuglinge führte (Garenne 1991).

Lebendimpfstoffe werden zum Schutz vor bakterieller Verunreinigung mit Antibiotika wie Streptomycin oder Neomycin versetzt, die noch in den Impfstoffen nachweisbar sind. Bei empfindlichen Personen kann das zu allergischen Reaktionen führen.

Bei der Herstellung der Lebendimpfstoffe wird zwar auf höchstmögliche Reinheit geachtet, dennoch können sie mit Viren verunreinigt sein, etwa durch Tierzellen, auf denen die Impfviren gezüchtet werden. Immer wieder tauchen solche Funde auf, und niemand weiß so richtig, was man davon halten soll. So wurden zwischen 1954 und 1963 allein in den USA etwa hundert Millionen Schluckimpfungen gegen Polio verabreicht, die mit dem Affenvirus SV-40 kontaminiert waren. Die Infektion mit diesem Virus soll ein erhöhtes Risiko für Tumoren des Gehirns, der Knochen und der Lunge (Mesotheliome) zur Folge gehabt haben (Geissler 1990, Fisher 1999). Sogar Kinder geimpfter Mütter erkrankten, offenbar durch Virusübertragung während der Schwangerschaft, überzufällig häufig an einem bestimmten Hirntumor, dem Medulloblastom (Farwell 1979).

In einigen Masern-Mumps-Röteln-(MMR-)Impfstoffen fand man Erbgut von Viren aus Hühnerzellkulturen, die bei Vögeln Leukämie auslösen können, beim Menschen aber nach Einschätzung der Experten harmlos sind (Tsang 1999, Hussein 2003). In anderen MMR-Impfstoffen wurde Erbgut von Pestviren entdeckt, die unter anderem die Schweinepest auslösen (Giangaspero 2001).

Beide Rotavirus-Impfstoffe sind mit den Schweineviren PCV-1 und PCV-2 kontaminiert, deren Bedeutung bei massenhafter Verabreichung an Säuglinge bisher nicht untersucht ist. »Viruskontaminierte Zellkulturen sind ein wesentliches Problem in der Bioindustrie« (Rivera 1993).

Die Zulassung von Impfstoffen

In Deutschland werden Impfstoffe durch das Paul-Ehrlich-Institut, Bundesamt für Sera und Impfstoffe, in Langen zugelassen, geprüft und für den Handel freigegeben. In Österreich wird die Zulassung durch das Bundesamt für Sicherheit im Gesundheitswesen (BASG)/ AGES PharmMed vorgenommen, in der Schweiz durch die Schweizerische Zulassungs- und Aufsichtsbehörde für Heilmittel Swissmedic.

Auf europäischer Ebene ist die EMA (European Medicines Agency) in London zuständig für Impfstoffzulassungen. Zwingend vorgeschrieben ist die europäische Zulassung für Impfstoffe, die gentechnologisch hergestellt sind.

Zwei Drittel des Jahresbudgets der EMA von 155 Millionen Dollar werden von der Pharmaindustrie finanziert. Bei der EMA arbeiten auch »unabhängige Experten«, die parallel klinische Studien im Auftrag der Impfindustrie durchführen (Schwanig 2002). Solche Abhängigkeiten begünstigen Entscheidungen, die nicht im Sinne des Verbrauchers sind, aber die Taschen der Shareholder füllen.

Die nationalen Zulassungsbehörden der EU-Länder stehen untereinander in Konkurrenz, denn die Zulassung eines Impfstoffs kann über eine beliebige nationale Behörde beantragt werden. Um an Aufträge zu kommen, werden auch Sicherheitsstandards heruntergefahren: die Zulassungsbehörden als Dienstleistungsbetriebe für die Pharmaindustrie. Immer wieder werden die Behörden von Fachzeitschriften und Verbrauchergruppen wegen mangelnder Durchsichtigkeit ihrer Entscheidungen angegriffen.

Da die Entwicklung von Arzneimitteln immer rasanter voranschreitet, die Industrie andererseits die Entwicklungskosten möglichst schnell amortisieren will, wird starker Druck auf die Zulassungsbehörden ausgeübt. Diese fallen immer wieder durch Schnelligkeit und Schludrigkeit bei der Zulassung auf. Sie verlangen keine Arzneimitteltests durch unabhängige Untersucher, sondern verlassen sich einzig und allein auf Studien der jeweiligen Hersteller, ohne klare Kriterien für die Untersuchung etwaiger unerwünschter Impffolgen

aufzustellen. So kommt es immer wieder vor, dass Zulassungen widerrufen werden müssen, nachdem schon etliche Patienten zu Schaden gekommen sind.
Schiffbruch erlitten die EMA und das Paul-Ehrlich-Institut etwa mit der Zulassung des FSME-Impfstoffs TicoVac im Februar 2000. Schon bei der klinischen Studie des Impfstoffs waren häufige Fieberreaktionen aufgefallen, wurden aber nicht weiter beachtet. In den Monaten nach der Zulassung kam es zu massenhaften Berichten über teils schwere Nebenwirkungen. Bereits Mitte 2000 lagen mehr als 1100 Meldungen von Störwirkungen vor. Dennoch kam von den Zulassungsbehörden keine Reaktion, sondern sie warteten ab, bis über ein Jahr später der Hersteller selbst den Impfstoff vom Markt nahm. Das *arznei-telegramm* meint zum Risikomanagement des Paul-Ehrlich-Instituts, es sei »langsam, unprofessionell und ignoriert das Prinzip des vorbeugenden Verbraucherschutzes«. Immer noch würden Risikobeurteilung und Entscheidungen zur Risikoabwehr von Behörden hinter verschlossenen Türen mit der Industrie ausgekungelt (*AT* 2001, 4). In einem anderen Artikel über die deutschen Zulassungsbehörden stellt das *arznei-telegramm* fest:

> »Häufung zweifelhafter Zulassungsentscheidungen und undurchsichtige Verquickungen von Behördenvertretern und Firmenmitarbeitern erfüllen mit Sorge, weil Patientenschutz dabei unterzugehen droht. Transparenz und eindeutige Verhaltensregeln müssen gewährleistet sein, um Interessenkonflikte zu erkennen und zu vermeiden« (*AT* 2001, 6).

Die Todesfälle nach Sechsfachimpfstoffen wurden von der europäischen Zulassungsbehörde EMA zwar registriert, ein Zusammenhang wurde aber nicht gesehen. Auf die Nachfrage des *arznei-telegramms*, wie weit die Sicherheitsprüfung bei diesen Impfstoffen inzwischen fortgeschritten sei, antwortete die EMA, dass »jedwede Informationen zur Zeit vertraulich behandelt werden« (*AT* 2004, 3). Einer der beiden Impfstoffe, Hexavac, verschwand bald darauf vom Markt, ohne dass dabei auf die Vorfälle Bezug genommen wurde.
Die übereilte europäische Zulassung des Impfstoffs Pandemrix gegen die Schweinegrippe hatte Hunderte von Erkrankungen an der

schweren und unheilbaren neurologischen Störung Narkolepsie zur Folge. Die EMA sah sich gezwungen, die Zulassung nachträglich einzuschränken (*DÄ* 2011a).

Die Zulassungsbehörde der USA, die Food and Drug Administration (FDA), musste zwischen 1994 und 1998 172 neue Produkte wieder vom Markt nehmen (*AT* 1999, 6), darunter einen Rotavirus-Impfstoff, der schwere Nebenwirkungen hatte und dessen Vertrieb 1999 eingestellt wurde, nachdem mindestens zwei Kinder durch ihn zu Tode gekommen waren. Im Verlauf dieses Skandals stellte sich heraus, dass etliche Mitglieder der zuständigen Behörden Aktionäre der Impfindustrie sind, als Berater der Impfindustrie tätig sind oder Patentrechte an Impfstoffen haben. Im Fall des Rotavirus-Impfstoffs hatten mindestens sechs der zehn Entscheidungsträger finanzielle Verbindungen zum Impfstoffhersteller (Burton 2000).

Eigentlich wäre es die Aufgabe der Zulassungsbehörden, durch restriktive und transparente Zulassungsbedingungen ein Gegengewicht gegen die massiven Interessen der Pharmaindustrie zu schaffen. Um dies zu kontrollieren und Manipulationen einen zusätzlichen Riegel vorzuschieben, sollte die Überwachung von Arzneimitteln nach ihrer Zulassung *(post-marketing surveillance)* einer eigenen Behörde übertragen werden, die mit der Zulassung nichts zu tun hat. Die Akzeptanz von Impfempfehlungen kann nur aufrechterhalten werden, wenn bei den Behörden die Bereitschaft erkennbar ist, sich um Antworten auf die vielen ungelösten Fragen rund um die Anwendung von Impfstoffen zu bemühen. Solange immer nur von »Impfmüdigkeit« die Rede ist, fehlt dazu offensichtlich der Wille.

Der amerikanische Kongressabgeordnete Dave Weldon machte bei einem öffentlichen Hearing am Beispiel der amerikanischen Centers of Disease Control (CDC) die Interessenkonflikte klar, denen Zulassungsbehörden unterliegen:

> »Die CDC haben einen immanenten Interessenkonflikt, der Voreingenommenheit bei Überprüfungen wahrscheinlich macht. Aufgabe der CDC ist es, Impfungen zu fördern, für hohe Durchimpfungsraten zu sorgen und die Sicherheit von Impfstoffen zu überwachen. Sie sind Überwachungsbehörde für sich selbst, was weder üblich noch wünschenswert ist, wenn es um unvoreingenommene Forschung geht ...

Ungünstig ausfallende Sicherheitsstudien könnten zu niedrigeren Impfraten führen. Außerdem müssten bei einem gesicherten Zusammenhang zwischen Impfungen und Autismus die Beamten der CDC zugeben, dass ihre Politik Tausende von Kindern irreparabel geschädigt hätte. Wer von uns sähe sich gern mit einer solchen Schlussfolgerung konfrontiert? Aber genau das wird von den CDC verlangt. Weiterhin ist die Beziehung zwischen den CDC und den Impfstoffherstellern extrem eng geworden. Vor diesem Hintergrund müssen wir Studien beurteilen, die durch oder für die CDC durchgeführt werden ...« (Weldon 2004).

Der Impfzeitpunkt

Nach den derzeitigen Empfehlungen sollen Impfungen zum frühestmöglichen Zeitpunkt verabreicht werden, um möglichst viele statistisch zu erwartende Krankheitskomplikationen zu verhüten. Dieser Zeitpunkt ist nach der gängigen Lehrmeinung das Alter von acht Wochen. Verschiedene Besonderheiten des frühkindlichen Organismus müssen jedoch die Frage aufwerfen, ob nicht eher ein abwartendes und individuelles Vorgehen angebracht ist.

Toxikologische Bedenken

Das geringe Körpergewicht von Säuglingen und ihre unreife Nierenfunktion haben eine hohe Konzentration von potenziell giftigen Zusatzstoffen zur Folge. Schon nach einer einzigen Impfung eines 7 Kilogramm schweren Säuglings liegt die Aluminiumkonzentration in einem Bereich, in dem Störwirkungen auf die genetische Programmierung von Nervenzellen stattfinden. Langzeituntersuchungen zu möglichen Störungen der neurologischen Entwicklung wurden bisher nicht durchgeführt. Britische Forscher haben jedoch nachgewiesen, dass es bei intravenös ernährten Frühgeborenen schon durch eine gering erhöhte Aluminiumbelastung (20 µg/kg über zehn Tage) zu neurologischen Defiziten kommt (Bishop 1997). Auch aus Tierversuchen und Versuchen mit menschlichen Nervenzellen sind signifikante Störwirkungen bekannt (Petrik 2007, siehe auch das Kapitel »Problemfall Aluminium«).

Unreife des Immunsystems

Gegen Massenimpfungen in den ersten Lebenswochen und -monaten spricht auch die Unreife des Immunsystems. Unter dem Schutz der von der Mutter übertragenen Immunglobuline entwickelt sich das kindliche Immunsystem nur schrittweise und ist erst gegen Ende des ersten Lebensjahres teilweise ausgereift (Hitzig 1997, Prescott 1999). Eingriffe während dieser Ausreifungsphase sind riskant, da Störungen auf unterschiedlichster Ebene möglich sind und bleibende Schäden zurückbleiben können. Impfstoffe, die Immunstimulatoren enthalten, können die Entwicklung eines ausgewogenen Gleichgewichts zwischen Abwehr und Toleranz stören. Dies könnte eine der Ursachen der Zunahme von Autoimmunerkrankungen und Allergiekrankheiten sein – von fehlender Toleranz gegenüber körpereigenem Gewebe oder harmlosen Fremdstoffen.

Unreife des Nervensystems

Ein weiteres Argument gegen einen »möglichst frühen« Impfzeitpunkt ist die neurologische Entwicklung des Kindes. In den ersten Lebensjahren entwickeln sich die verschiedenen Schichten der Großhirnrinde in hohem Tempo, und je früher hier potenzielle Gifte zur Wirkung kommen, desto nachhaltigere Entwicklungsstörungen sind zu befürchten (Landing 2002, Bradstreet 2004).
Bei seiner Reifung ist das Nervensystem auf eine feine Abstimmung mit dem Immunsystem angewiesen und benutzt dieselben Botenstoffe. Ein »Sturm« entzündungsaktiver Botenstoffe, wie er durch

Impfungen mit aluminiumhaltigen Impfstoffen in Gang gesetzt wird, kann unvorhersehbare Folgen für die Hirnentwicklung haben (Elenkov 2000, Garay 2010).

Die Blut-Hirn-Schranke, eine Schutzbarriere des zentralen Nervensystems vor Giftstoffen und Krankheitserregern, ist bei Säuglingen noch sehr durchlässig, was das Eindringen von Impfzusatzstoffen und Impfantigenen erleichtert (Zheng 2001, ATSDR 2008). Zudem umgeben sich die Nerven erst nach und nach mit der schützenden Markscheide; die »Myelinisierung« beginnt um den Zeitpunkt der Geburt im Stammhirn, durchzieht in der Kindheit nach und nach die höheren Hirnabschnitte und erreicht erst nach dem zehnten Lebensjahr die Hirnrinde.

Säuglinge neigen nach Impfungen eher zu komplexen, schwer fassbaren Störungen wie Wesensveränderungen, Apathie, Unruhe, Schlafstörungen, schrillem Schreien oder »Wegbleiben«, während mit der zunehmenden Ausreifung des Nervensystems in höherem Lebensalter umschriebene, sozusagen »reifere« Impfkomplikationen wie Enzephalitis oder Nervenentzündungen auftreten.

Das unreife Nervensystem von Säuglingen und Kleinkindern ist sehr anpassungsfähig – daher können chronische Schädigungen zunächst unentdeckt bleiben. Impfungen können jedoch bei Säuglingen und Kleinkindern diffuse Symptome hervorrufen, die sich erst in einem späteren Lebensabschnitt als Störung manifestieren (Bradstreet 2004, Waly 2004, Kögel-Schauz 2009).

Wann impfen?

Die Frage, ab wann Impfungen für Immun- und Nervensystem der frühen Kindheit zumutbar oder weitgehend unschädlich sind, kann zum gegenwärtigen Zeitpunkt nicht beantwortet werden. Risikoforschung im Impfbereich ist weder für die Impfstoffhersteller noch für die staatlichen Behörden ein Thema.

Ein möglicher Ausweg aus dem Dilemma ist der Impfbeginn nach Abschluss des ersten Lebensjahres. Zu diesem Zeitpunkt sind Immun- und Nervensystem deutlich stabiler als im frühen Säuglingsalter: Blut-Hirn-Schranke und Nervenscheiden sind weitgehend ausgebildet, und das Gleichgewicht zwischen Abwehr-(TH1-) und Gedächtnis-(TH2-)Zellen ist weitgehend hergestellt.

Die Risiken durch das Verschieben des Impfbeginns sind gering, müssen im Aufklärungsgespräch aber angesprochen werden. Eine Tetanuserkrankung im ersten Lebensjahr ist äußerst unwahrscheinlich, zudem haben die Kinder tetanusgeimpfter Mütter bis weit ins erste Lebensjahr hinein einen belastbaren Nestschutz. Diphtherie und Kinderlähmung gibt es bei Kindern in Mitteleuropa seit Jahren nicht mehr. Beachtenswerte Restrisiken sind der Keuchhusten im Säuglingsalter und invasive Infektionen durch Hib und, falls sich die Impfung doch noch als nachhaltig wirksam erweist, durch Pneumokokken (siehe die entsprechenden Kapitel).

Besonders gefährdet durch schwere bakterielle Infektionen sind Frühgeborene und Kinder mit angeborenen Erkrankungen von Immunsystem oder lebenswichtigen Organen. Ein erhöhtes Risiko haben auch Raucherkinder und Kinder, die schon im ersten Lebensjahr in eine Kinderkrippe kommen. Eine signifikante Schutzwirkung bietet das Stillen im ersten Lebensjahr: Nichtraucherkinder, die in den ersten Lebensmonaten Muttermilch bekommen, haben einen Schutz vor Meningitis, der rechnerisch einem Impfschutz nahekommt (Vadheim 1992, Takala 1995, Silfverdal 1997, Levine 1999, Nuorti 2000).

Natürliche und künstliche Immunisierung

Zum Verständnis der Wirkung von Impfungen muss man sich zumindest ansatzweise durch das Wissen kämpfen, das wir durch die immunologische Forschung von diesen Vorgängen haben. Viele Zusammenhänge sind allerdings noch nicht geklärt, und insbesondere das Immunsystem von Säuglingen – die Altersgruppe, um die es bei Impfungen hauptsächlich geht – ist in bedeutenden Teilen unerforscht.

Die Abwehrreaktion des Körpers

Bei Infektionen versuchen die Erreger, über Haut oder Schleimhaut in den Organismus einzudringen. Hier treffen sie zunächst auf das *unspezifische Abwehrsystem*: Fresszellen, Killerzellen und bestimmte Eiweiße, die die Erreger angreifen oder ihre Vermehrung hemmen. Durch die Schäden im Gewebe, die dabei entstehen, und durch chemische Signale kommt es zur Entzündungsreaktion. Die Blutgefäße erweitern sich und werden durchlässiger, was zur Schwellung, Überwärmung und Rötung führt. Abwehrzellen und -eiweiße kommen dadurch leichter an den Ort des Geschehens. Bei einer stärkeren Entzündung lösen körpereigene Signalstoffe und Giftstoffe der Erreger Fieber aus. Dadurch werden die Abwehrvorgänge beschleunigt und die Erreger in ihrer Aktivität und Vermehrung gehemmt. Das unspezifische Abwehrsystem, das für diese Vorgänge verantwortlich ist und im Kindesalter auf Hochtouren läuft, entwickelt kaum ein Gedächtnis.

Inzwischen wird ein noch weit wirkungsvolleres Verteidigungssystem des Körpers in Stellung gebracht, das *spezifische Abwehrsystem*. Spezifisch bedeutet, dass es sich ausschließlich gegen einen bestimmten Erreger richtet und diesen besonders wirkungsvoll bekämpft und dass es ein Gedächtnis entwickelt. So schützt es vor einer erneuten Infektion mit dem gleichen Erreger, und es schützt den Säugling in den ersten Lebensmonaten vor Infektionen, die die Mutter durchgemacht hat.

Das spezifische Abwehrsystem besteht aus zwei »Abteilungen«: aus der *zellulären Abwehr* durch Abwehrzellen, die sich in Körperflüssigkeiten und Gewebe aufhalten, und der *humoralen Abwehr* durch spezialisierte Eiweiße im Blut, die sogenannten Antikörper. Letztere werden von der Mutter während der Schwangerschaft auf das Kind übertragen und bieten für die ersten Lebensmonate den sogenannten Nestschutz.

Das zelluläre (TH1-aktivierte) Abwehrsystem

Informationen über die Eigenschaften des jeweiligen Erregers gelangen vom unspezifischen Abwehrsystem an die Lymphozyten. Diese werden dadurch in T-Helferzellen-1 (TH1-Zellen) umgewandelt und aktivieren Killer- und Fresszellen, die nun in einer Art Großaktion alle vom jeweiligen Erreger befallenen Körperzellen abräumen. Damit wird Viren, aber auch bestimmten Bakterien der Garaus gemacht. Auch die Zerstörung von Parasiten und Krebszellen ist Aufgabe des zellulären Abwehrsystems. Die spezialisierten TH1-Zellen behalten das Fremdeiweiß des Erregers im Gedächtnis und vermehren sich explosionsartig beim erneuten Kontakt mit ihm.

Das humorale (TH2-aktivierte) Abwehrsystem

Die Fresszellen geben Informationen über den Erreger mit Hilfe von T-Helfer-2-Zellen (TH2-Zellen) auch an spezialisierte weiße Blutkörperchen weiter, die B-Lymphozyten. Diese werden dadurch zur Produktion von chemischen Abwehrstoffen, den Antikörpern, angeregt. Antikörper sind gezielt und ausschließlich gegen einzelne Erreger gerichtet, kommen nur in Körperflüssigkeiten vor und sind mit Labormethoden im Blut messbar (»Titer«). Sie erkennen sofort die zu ihnen »passenden« Erreger, haften sich an sie an und bereiten sie so auf die Zerstörung durch Abwehrzellen vor.
Nach dem Erstkontakt mit einem Krankheitserreger dauert es einige Tage, bis die spezifische Abwehr auf Hochtouren läuft – meist zu lange, um einen Krankheitsausbruch zu verhindern. Hat das Abwehrsystem jedoch auf einen Eindringling reagiert, werden B-Lymphozyten zu »Gedächtniszellen« umgeformt. Bei einem erneuten Eindringen des gleichen Erregers entsenden sie sofort und in großen Mengen Antikörper in die Blutbahn, so dass die neuerliche Infektion mit einem bereits »bekannten« Erreger im Ansatz verhindert wird – der Organismus ist »immun« geworden.
Ein gesundes Immunsystem gründet auf dem feinen Zusammenspiel von Abwehrstoffen und -zellen mit verschiedenen gegenseitigen

Kontroll- oder Verstärkungsmechanismen und einer obersten Instanz, den sogenannten regulatorischen T-Zellen. Ist dieses Gleichgewicht gestört und überwiegt das TH2-System, erfolgt eine übermäßige Produktion von Abwehrstoffen. Dies kann eine Überreaktion gegen harmlose Fremdstoffe wie Lebensmittel oder Partikel in der Atemluft zur Folge haben – der Beginn einer allergischen Erkrankung. Durch eine Störung des immunologischen Gleichgewichts kann auch die Toleranz gegenüber körpereigenem Gewebe verloren gehen, was das Auftreten von Autoimmunerkrankungen begünstigt. Faktoren, die das kindliche Abwehrsystem aus der Balance bringen können, sind der mangelnde Kontakt mit Krankheitserregern durch unseren »hygienischen« westlichen Lebensstil, die Verabreichung von fiebersenkenden Medikamenten und Breitbandantibiotika im ersten Lebensjahr und Impfungen mit ihren immunverstärkenden Hilfsstoffen.

Störung der Abwehrregulation durch Impfungen

Während der Schwangerschaft ist das Immunsystem von Mutter und Kind TH2-betont, um eine Abstoßung des Fötus durch Abwehrzellen zu verhindern. In den ersten Lebenswochen wird jedoch das TH1-System des Kindes als vorrangiges Abwehrsystem des ersten Lebensjahres »eingeschaltet«. Diese Machtübernahme der Abwehrzellen ist sozusagen die immunologische Lernphase des Säuglings. Wissenschaftler sprechen von einer »antientzündlichen Ausprägung« in diesem Alter (»anti-inflammatory phenotype«, Chelvarajan 2007).

Die Bildung von entzündungsaktiven Botenstoffen wird beim Säugling aus verschiedenen Gründen unterdrückt. Die vielen Fremdeiweiße, mit denen der Organismus in den ersten Lebenswochen überfallartig Kontakt bekommt, würden anderenfalls einen heftigen Entzündungszustand hervorrufen, einen »Sturm« von immunologisch aktiven Substanzen. Das könnte die Ausbildung der Toleranz gegenüber körpereigenem Gewebe und gegenüber harmlosen Umweltantigenen verhindern (Adkins 2004).

Die Entwicklung vom frühkindlichen Immunsystem zu einem reifen

Immunsystem, in dem Abwehrzellen und Antikörper eine ausgeglichene Rolle spielen, findet in den ersten drei bis vier Lebensjahren statt. Impfungen in dieser Zeit aktivieren in erster Linie das TH2-System (Gupta 1995, Brewer 1999): »Eine starke und anhaltende B-Zellen-Reaktion zu erzeugen ist bei Säuglingen und alten Menschen gleichermaßen eine Herausforderung« (Siegrist 2001). Dadurch wird die Bildung von entzündungsaktiven Stoffen, Gedächtniszellen und Antikörpern quasi »erzwungen«. Das Immunsystem wird falsch geprägt und kommt nicht in die optimale Balance.

Die Stimulation des TH2-Systems in der frühen Kindheit ist auch nachteilig für die Entwicklung des Nervensystems. Dieses steht in enger Zwiesprache und Feinabstimmung mit dem Immunsystem und benutzt dabei dieselben Botenstoffe (Elenkov 2000). Die durch Impfungen bewirkte überschießende Ausschüttung von entzündungsaktiven Stoffen, die auch bei schweren frühkindlichen Infektionen beobachtet wird, stellt ein Risiko für die neurologische Entwicklung dar (Irwan 2009).

Die Schieflage des Immunsystems wirkt sich zunächst durch eine Störung der Infektabwehr aus. Das TH2-System ist nämlich wenig effektiv in der Bewältigung neu erworbener Akuterkrankungen. In der Praxis fällt auf, dass ungeimpfte Kinder nur selten krank sind, während geimpfte Kinder oft schon im ersten Lebensjahr anfällig sind für fieberhafte Infekte, Ohrenentzündungen oder Bronchitis. Sie bekommen dadurch auch häufig fiebersenkende Mittel und Antibiotika, was die Spirale der Abwehrschwäche weiter in Gang hält.

Unter den Bedingungen eines Entwicklungslandes fällt dieser Effekt noch drastischer aus: Vergleiche zwischen geimpften und nichtgeimpften Kindern in Westafrika zeigen, dass die Sterblichkeit von Säuglingen, die gegen Diphtherie, Tetanus, Keuchhusten geimpft wurden, doppelt so hoch liegt wie bei ungeimpften Kindern – obwohl die Geimpften häufig aus bessergestellten Familien stammen und besser ernährt sind. Todesursache sind meist fieberhafte Infektionskrankheiten, unter anderem Malaria und Darminfektionen (Aaby 2000).

Die Entdeckung dieses Zusammenhangs durch den dänischen Anthropologen Peter Aaby kommentierte John Clemens vom Komitee für Impfstoffsicherheit der WHO folgendermaßen:

»Impfungen sind die letzten 50 Jahre von der Wissenschaft recht einseitig untersucht worden ... Hersteller müssen vor der Zulassung eines neuen Präparates lediglich nachweisen, dass es seinen Zweck erfüllt: dass also die Tollwutimpfung gegen Tollwut schützt und dass ein Kind nach der Masernimpfung nicht mehr an Masern erkrankt ... Der Einfluss des Impfens auf das Langzeit-Überleben ist bislang kaum berücksichtigt worden. Deshalb nehmen wir die Arbeit der Dänen sehr ernst« (Ehgartner 2003).

Eine eingehendere Analyse der Daten aus Westafrika ergab, dass vor allem Mädchen von diesen »unspezifischen Effekten« betroffen sind.
Auf einem Workshop, der im Januar 2010 in Kopenhagen zum Thema »unspezifische Impfeffekte« stattfand, wurde unter anderem der Verdacht geäußert, dass frühkindliche Impfungen über einen Regelkreis die Bildung von bestimmten Zellen (MDSC-Zellen) anregen, die wiederum Teile des Immunsystems bremsen. Dadurch könnten sich die Infektabwehr und auch die Kontrolle des Wachstums von Krebszellen verschlechtern (Ostrand-Rosenberg 2009). Die Wissenschaftler forderten die Erforschung der Zusammenhänge in großen kontrollierten Studien (Flanagan 2011).
Impfungen stimulieren das Immunsystem demnach andersartig als natürliche Infekte. Sie erzeugen ein Ungleichgewicht, das gravierende gesundheitliche Auswirkungen haben kann. Den Immunologen und Impfforschern ist dieses Problem bekannt, und es wird daran gearbeitet, den Impfstoffen Verstärkerstoffe beizumischen, die auch das TH1-System stimulieren. Ob dies funktioniert oder nicht wieder zu einem erneuten Ungleichgewicht führt, ist ungewiss.
Künstliche Eingriffe in die fein abgestimmte und bis heute kaum verstandene Balance des Immunsystems sind in jedem Fall problematisch und in ihren Auswirkungen unzureichend untersucht. Da mutet die flapsige und oft wiederholte Behauptung mancher Impfspezialisten grotesk an, Impfungen seien eine »verschwindend geringe Anzahl [von Fremdstoffen] im Vergleich zu den Tausenden von anderen Fremdstoffen, gegen die das Immunsystem des Kindes ›natürlicherweise‹ innerhalb weniger Monate aktiv Antikörper entwickelt« (Schmitt 1999).

Verabreichung von Impfstoffen, Impfabstände und Wirkungsdauer

Bis auf die Rotavirus-Impfung werden derzeit alle Impfstoffe mit einer Spritze verabreicht. Lebendimpfstoffe wie Masern, Mumps oder Röteln können unter die Haut (subkutan) oder intramuskulär gespritzt werden. Totimpfstoffe wie Tetanus oder Diphtherie bzw. Kombinationsimpfstoffe mit ihnen müssen in einen Muskel injiziert werden, da die Impfzusatzstoffe, vor allem das Aluminiumsalz, im Fettgewebe zu entzündlichen Knoten führen können.

Die Zeitabstände zwischen den Impfungen, wie sie in den offiziellen Impfplänen genannt werden, sind in der Regel Mindestabstände, die nicht unterschritten werden sollten. Es ist jedoch ohne weiteres möglich, die Abstände zu verlängern: »Jede Impfung gilt«, egal, wie lange sie her ist.

Messbare Antikörperspiegel nach einer Impfung sind kein hundertprozentiger Beweis für den Schutz vor Erkrankung, da daran auch das zelluläre Abwehrsystem einen wesentlichen Anteil hat.

Unbekannt ist, warum ein Teil der Impflinge weder Antikörper noch einen Impfschutz entwickelt. Man bezeichnet sie als sogenannte Impfversager. Sie sind eine Art Achillesferse der Impfprogramme, da sie die Bemühungen zur Ausrottung von Krankheiten vereiteln können. Im Einzelfall kann ein Impfversager auch zu Schaden kommen, wenn er sich in falscher Sicherheit wiegt und meint, einen Impfschutz zu haben.

Totimpfstoffe schützen zunächst nur vorübergehend und müssen in gewissen Zeitabständen aufgefrischt werden. Dauer und Qualität der Immunität sind durchgehend geringer als nach einer überstandenen Krankheit. Ausnahmen sind Diphtherie und Tetanus: Beide Krankheiten hinterlassen eine nur unsichere Immunität, daher ist nach ihrem Abklingen eine Impfung empfohlen. Auch nach einer Hib-Infektion empfiehlt die STIKO eine Hib-Impfung, weil durch die hochdosierte Behandlung der Erkrankung mit Antibiotika eine ausreichende Antikörperbildung verhindert wird.

Nach Erkrankungen wie Masern, Mumps, Röteln oder Windpocken

ist der Schutz vor einer Wiedererkrankung nahezu perfekt, und die messbaren Antikörper liegen deutlich höher als nach der entsprechenden Impfung. Das erklärt sich dadurch, dass der Kontakt mit dem Antigen bei einer Erkrankung komplexer und intensiver ist als bei einer Impfung, denn er findet zunächst auf der Schleimhaut und erst nach massiver Keimvermehrung im Körperinneren statt.

Eine Impfung hingegen erlaubt wegen der Umgehung der Schleimhautbarriere nur eine relativ geringe Antigenzufuhr, um für den Impfling keine allzu große Gefahr darzustellen. Die dadurch geringere Produktion von Antikörpern hat unter anderem zur Folge, dass gegen Masern oder Mumps geimpfte Mütter ihren Kindern kaum einen Schutz vor diesen Krankheiten in die ersten Lebensmonate mitgeben. Bei Lebendimpfstoffen wie Masern- oder Mumpsimpfstoff ist zudem nicht sicher, ob Auffrischungsimpfungen im späteren Leben überhaupt wirksam sind.

Mehrfachimpfstoffe

Mit der Zunahme der empfohlenen Impfungen ist es aus Gründen der Akzeptanz notwendig, Mehrfachimpfstoffe anzubieten. Spitzenreiter sind die Ende 2000 zugelassenen Sechsfachimpfstoffe, von denen nach der Marktrücknahme von Hexavac lediglich noch der Impfstoff Infanrix Hexa eine Zulassung hat (DTPa, Polio, Hib und Hepatitis B). Vorteilhaft ist bei diesen Präparaten, dass die Kinder mit weniger Zusatzstoffen und weniger schmerzhaften Injektionen belastet werden.

Es gibt jedoch auch Nachteile: Bei eventuellen Impfkomplikationen durch Mehrfachimpfstoffe ist nicht festzumachen, welche Komponente verantwortlich ist. Dies erschwert die Entscheidung, wie in solchen Fällen der Impfplan fortgesetzt werden soll.

Ein weiteres Problem bei Kombinationsimpfstoffen ist die unvorhersehbare oder schlechtere Schutzwirkung durch die verschiedenen Komponenten. Bei Wirksamkeitsuntersuchungen eines Meningokokkenimpfstoffs fand man in der Kombination mit einem Pneumokokkenimpfstoff signifikant geringere Antikörperspiegel. Auch die im selben Zeitraum verabreichten Routineimpfungen gegen Diphtherie, Tetanus, Keuchhusten und Influenza führten zu einer schlechteren Antikörperbildung. Fazit der Autoren: »Unsere Ergebnisse beleuchten die Unberechenbarkeit der Immunantwort auf einzelne Impfantigene, wenn mehrere Antigene zu Kombinationsimpfstoffen zusammengefügt werden« (Buttery 2005).

In einer Veröffentlichung des Paul-Ehrlich-Instituts heißt es:

> »... konnten wir feststellen, dass durch die Kombination mehrerer Wirksubstanzen in einer Impfdosis einzelne Antigenkomponenten in ihrer Wirksamkeit stark verändert werden. Die Wirkungen einzelner oder mehrerer Antigene können dabei abgeschwächt oder verstärkt sein. Die Veränderungen können sofort messbar sein, aber auch zum Teil erst mit zeitlicher Verzögerung auftreten ... Indirekte Wechselwirkungen ergeben sich nach den Gesetzen der Kombinatorik und können eine unübersehbare Anzahl von Möglichkeiten annehmen ...« (Zott 1997).

Aus der Verträglichkeit der Einzelkomponenten kann nicht auf die Verträglichkeit von Mehrfachimpfstoffen geschlossen werden, sondern jede Kombination muss jeweils an vielen Patienten neu untersucht werden. Überraschungen sind da nicht ungewöhnlich: Nach der DTP-Hib-Kombination etwa wurde zehnmal häufiger »schrilles Schreien« beobachtet als nach der DTP-Kombination (Mansoor 1997). Die Einführung der Fünffachimpfstoffe in den USA war gefolgt von einer »Epidemie« von ambulanten und stationären Behandlungen unklar fiebernder Kinder, teilweise mit aufwendiger Diagnostik und einer Häufung antibiotischer Behandlungen (Thompson 2006). Der Sechsfachimpfstoff Hexavac verursachte deutlich häufiger Lokalreaktionen, Fieber, Reizbarkeit und Schläfrigkeit als der Fünffachimpfstoff Pentavac (Aventis 2000).

Nach der Einführung von Sechsfachimpfstoffen häuften sich die Meldungen von möglicherweise impfbedingten Todesfällen. Bereits bei der Studie, die zur Zulassung von Hexavac führte, waren 12,5 Prozent der Impflinge durch Schläfrigkeit und 0,3 Prozent durch Schreien über mehr als drei Stunden aufgefallen (Aventis 2000).

Selbst gering erhöhte Risiken können hier von Bedeutung sein, da Kombinationsimpfstoffe gewissermaßen »Wellness«-Produkte sind, also nicht mehr oder besser wirken, sondern lediglich komfortabler und billiger sind. Steigt etwa nach Einführung eines Kombinationsimpfstoffs die Häufigkeit eines unerwünschten Ereignisses von 0,1 auf 0,2 Prozent, so würde das in Deutschland mehr als tausend zusätzliche Impfnebenwirkungen zur Folge haben. Um solch einen Unterschied vor der Zulassung aufzudecken, wären sehr umfangreiche Studien mit mehreren zehntausend Versuchspersonen notwendig.

Besonders problematisch ist die Kombination von Impfstoffen aus Lebendviren. Mögliche Wechselwirkungen der abgeschwächten, aber immer noch vermehrungsfähigen Viren sind kaum untersucht. Peter Fletcher, ehemaliger Leiter der wissenschaftlichen Abteilung des britischen Gesundheitsministeriums und medizinischer Sachverständiger des Impfkomitees, bezichtigte in der *Mail on Sunday* vom 5. Februar 2006 die britische Regierung in Sachen MMR der »absolut unerklärlichen Gleichgültigkeit«. Es gebe ein starkes epidemiologisches Signal, dass einige Kinder durch die MMR-Impfung einem immunologischen Risiko ausgesetzt werden. Im Falle der MMR investiere jedoch die Regierung nicht in weitere Forschung, sondern gebe Millionen aus für PR-Kampagnen zugunsten der Impfung:

> »Es ist gut vorstellbar, dass das Immunsystem einer kleinen Minderheit durch drei Lebendviren im MMR-Impfstoff und die ständig wachsende Anzahl von Impfungen überfordert ist ... Nur wenige Patienten waren über einen nur ungenügenden Zeitraum beobachtet worden. Drei oder vier Wochen sind einfach nicht genug. Man hätte sorgfältigerweise eine Beobachtungsstudie über zwölf Monate mit 10 000–15 000 Patienten verlangen und ein prospektives Überwachungssystem auf Basis der Daten aus der medizinischen Grundversorgung einrichten müssen. Die Vergabe der Produktlizenz war voreilig.«

Dies wird durch ein Cochrane-Review zu MMR-Impfstoffen bestätigt, bei dem weder zur Wirksamkeit noch zur Sicherheit Studien gefunden wurden, die den Ansprüchen der beweisgestützten Medizin *(evidence-based medicine)* genügen (Demicheli 2005).

Geradezu gefährlich ist die gleichzeitige Verabreichung der Masernimpfung mit Mehrfachimpfstoffen gegen Tetanus, Diphtherie und Keuchhusten. Hier fand sich in Westafrika eine deutlich erhöhte Sterblichkeit vor allem bei geimpften Mädchen (Aaby 2010).
Die Entscheidung, ob ein Mehrfachimpfstoff verabreicht wird oder nicht, muss entsprechend der Impfwünsche der Eltern bzw. der Impfempfehlungen von Arzt und Impfkommission jeweils individuell gefällt werden. In meiner Praxis ziehe ich bei Totimpfstoffen Kombinationsimpfstoffe vor. Bei Lebendimpfstoffen dürften Einzelimpfstoffe sicherer sein, doch ist leider der Einzelimpfstoff gegen Mumps vom Markt verschwunden.

Nebenwirkungen von Impfungen

Jedes Arzneimittel, das eine Wirkung hat, hat auch Nebenwirkungen. Die Verabreichung ist daher nur zu verantworten, wenn dafür ein umso größerer Schaden abgewendet wird. Dies abzuwägen und den Patienten darüber zu informieren ist Aufgabe des Arztes. Er ist auch zur Aufklärung über die jeweiligen Risiken verpflichtet, denn letztlich muss der Patient – im Fall einer Impfung der Impfling selbst oder seine Erziehungsberechtigten – in die Maßnahme einwilligen. Bei einem guten Vertrauensverhältnis zwischen Arzt und Patient (bzw. dessen Eltern) wird die Meinung des Arztes einen wichtigen Stellenwert in der Impfentscheidung der Eltern haben.
Zu jeder Impfaufklärung gehört auch die Information darüber, wie häufig und gefährlich die Krankheit ist, der man vorbeugen will. Krankheiten können ebenso wie Impfungen im schlimmsten Fall zu einer Katastrophe führen. Über die Risiken von Krankheiten sind wir allerdings wesentlich besser informiert als über die Komplikationen nach Impfungen. Die Impfstoffhersteller haben aus kommerziellen Gründen ein großes Interesse daran, Komplikationen von Krankheiten ins Licht zu rücken. Nicht selten wird deren Häufigkeit großzügig nach oben aufgerundet oder durch zweifelhafte statistische

Methoden aufgebläht. In der öffentlichen Impfpromotion werden diese Zahlen dann verwendet, um die Umsetzung der Impfempfehlungen zu fördern.

Nebenwirkungen von Impfungen werden teilweise von den Impfantigenen, teilweise von den Zusatzstoffen hervorgerufen. So hat jeder Impfstoff, ob Einzel- oder Kombinationsimpfstoff, sein eigenes Nebenwirkungsprofil, das sich mit den möglichen Nebenwirkungen der jeweiligen Zusatzstoffe überschneidet.

Über das Risiko und die genauen Entstehungsmechanismen von Impfkomplikationen ist kaum etwas bekannt – nicht zuletzt aufgrund der Tatsache, dass hierfür Forschungsgelder und -motivation fehlen. Genau dieses Unwissen wird jedoch als Argument für die Behauptung hergenommen, es gäbe solche Komplikationen gar nicht. Als sich beispielsweise im Jahr 2003 die Fälle von Kindstod nach Sechsfachimpfstoffen häuften, empfahl die europäische Arzneimittelbehörde EMA die Beibehaltung der Impfpraxis mit dem Argument, es »fehlt eine Hypothese für einen biologisch plausiblen Pathomechanismus, der den beobachteten Fällen zugrunde liegen könnte«.

Erforschung von Nebenwirkungen vor der Zulassung eines Impfstoffs

Was die Erforschung von Impfnebenwirkungen vor der Zulassung eines Impfstoffs anbelangt, werden die Ärzte und vor allem die Patienten von Gesetzgebern und Zulassungsbehörden im Regen stehen gelassen. Es gibt keine gesetzlichen Vorgaben für die Impfstoffhersteller, wie umfassend und detailliert sie die Risiken ihrer Impfstoffe untersuchen und dokumentieren müssen. Es ist auch keine abschließende Bewertung des Nutzen-Risiko-Verhältnisses gefordert. Das hat zur Folge, dass praktisch alle Zulassungsstudien die lapidare Feststellung enthalten, der Impfstoff sei wirksam und sicher.

Im Paragraph 25 Abs. 8 des deutschen Arzneimittelgesetzes heißt es: »Die zuständige Bundesoberbehörde [erteilt] die Zulassung entweder aufgrund der Prüfung der eingereichten Unterlagen oder aufgrund eigener Untersuchungen oder aufgrund der Beobachtung der Prüfungen des Herstellers.« Da wählen Behörden doch den einfachsten und billigsten Weg und entscheiden nach Aktenlage – also nach Durchsicht der eingereichten Impfstudien der Pharmaindustrie. Der Verfassungsrechtler Prof. Dr. Zuck sieht hierin eine verfassungswidrige Unvollständigkeit, da durch dieses Vorgehen eine Risikoabschätzung weder für den Arzt noch für den Impfling möglich ist:

»In grundgesetzwidriger Weise überlassen es der deutsche Gesetzgeber und die europäischen Gemeinschaftsorgane der Ermessensentscheidung der Zulassungsbehörde (im deutschen Recht dem Paul-Ehrlich-Institut), in welcher Weise das Nutzen-Risiko-Verhältnis bestimmt werden soll. Das erlaubt es nach deutschem Recht der zuständigen Behörde, sich auf die bloßen Angaben des Herstellers zu verlassen. Damit wird aber ausgeschlossen, dass in nachprüfbarer Weise eine umfassende Abwägung von Nutzen und Risiken stattgefunden hat« (Zuck 2011).

In den Studien, die die pharmazeutische Industrie für die Zulassung eines Impfstoffs vorlegt, werden die Nebenwirkungen durchweg als weniger häufig und bedrohlich dargestellt als die eventuellen Folgen der durch die Impfung verhüteten Krankheiten. Dies ist nicht verwunderlich, da die Aufdeckung von Störwirkungen eigener Produkte alles andere als geschäftsfördernd ist. Was würden denn da die Aktionäre sagen?
Auch bei korrektem Vorgehen wären die üblichen Studien allein schon wegen der geringen Zahl von Probanden nicht in der Lage, seltene Impfnebenwirkungen zu erfassen. Komplikationen werden dort nur bemerkt, wenn sie bei mehr als einem von 500 bis 1000 Impflingen auftreten – also häufiger als die wirklich relevanten schweren Nebenwirkungen.
Impfstudien stehen zudem unter Zeitdruck und haben in der Regel eine sehr kurze Laufzeit. Sie sind daher nicht geeignet, nach Wochen oder gar Monaten auftretende Nebenwirkungen aufzudecken, etwa eine neurologische Entwicklungsverzögerung im Kleinkindalter. Es werden letztlich nur Akutereignisse wie Fieber, allergische Sofort-

reaktionen oder Krampfanfälle registriert, und aus der Harmlosigkeit oder Seltenheit dieser Ereignisse wird der Schluss gezogen, der Impfstoff sei »sicher«.

Ein objektives Problem bei allen Untersuchungen über Impfnebenwirkungen ist das Fehlen von ungeimpften Vergleichsgruppen. Die Ethikkommissionen sind der Ansicht, Studien mit Ungeimpften durchzuführen sei nicht zu verantworten. So werden neue Impfstoffe durchwegs gegen ältere Impfstoffe getestet, bestenfalls gegen Schein-Placebos, die die Zusatzstoffe enthalten. Daher ist völlig unbekannt, wie häufig Krampfanfälle, Allergien, Diabetes oder plötzlicher Kindstod vorkämen, wenn die Kinder nicht geimpft würden – wie bereits erwähnt: Es fehlt die Eichung.

Die Daten von Impfstudien geben enorm viel Spielraum für Interpretationen und laden zur Manipulation geradezu ein. Meist werden nur die Nebenwirkungen berücksichtigt, die nach Auffassung der Studienleiter einen Zusammenhang mit der Impfung haben können. Unerklärliche oder »nicht plausible« Nebenwirkungen finden keinen Eingang in die Veröffentlichung.

Einen Eindruck von diesem Vorgehen vermitteln die beiden Studien, die zur Zulassung von Hexavac im Oktober 2000 führten: Unter 3800 geimpften Kindern wurden 247 schwerwiegende unerwünschte Ereignisse registriert, von denen die Prüfärzte nur fünf als »impfbezogen« gelten ließen; das Fazit war »geringe Reaktogenität und gutes Sicherheitsprofil« (Aventis 2000). In den öffentlichen Impfempfehlungen finden sich diese Bewertungen dann wieder. Seltene oder zeitlich verzögert auftretende Nebenwirkungen finden kaum Eingang in die Kataloge anerkannter Impfnebenwirkungen.

Autoimmunerkrankungen, Entwicklungsstörungen oder chronische neurologische und allergische Erkrankungen haben bis zu ihrem Ausbruch eine Vorlaufzeit von Monaten oder Jahren. Ihr möglicher Zusammenhang mit Impfungen könnte nur in Studien mit speziellem Design – zum Beispiel zehn bis zwanzig Jahre Beobachtungszeit, große Probandenzahl, ungeimpfte Vergleichsgruppe – aufgedeckt werden. Solche Studien wurden bisher nicht durchgeführt. Langzeitbeobachtungen im Tierversuch sind kein Ersatz, da viele Tiere resistent gegen Autoimmunkrankheiten, Diabetes oder andere chronische Erkrankungen sind (Classen 1999). Es ist ein Skandal,

dass es bis heute keine staatlich geförderte systematische Risikoforschung zum Thema langfristiger Impffolgen gibt.
Die Einschätzung des Komitees für Impfsicherheit der USA ist nach wie vor aktuell:

»Während seiner Nachprüfung fand das Komitee viele Lücken und Mängel im Wissen über die Sicherheit von Impfstoffen. Hierzu zählen die ungenügende Kenntnis biologischer Mechanismen, die für Komplikationen nach natürlicher Infektion oder Impfung verantwortlich sind, ungenügende oder widersprüchliche Informationen aus Fallberichten und Fallserien, ungenügender Umfang oder Zeitraum vieler epidemiologischer Studien und zu begrenzte Kapazität der bestehenden Überwachungssysteme für Impfschäden, um überzeugende Beweise für die Ursache zu erbringen. Das Komitee fand nur wenige veröffentlichte experimentelle Studien im Vergleich zur Zahl der epidemiologischen Studien. Ohne Zweifel werden die Kenntnisse über Impfsicherheit auch weiterhin dürftig sein, wenn die Leistungsfähigkeit von Forschung und Lehre in diesem Bereich nicht verbessert wird« (Stratton 1994).

Erfassung von Nebenwirkungen nach der Zulassung

Ist ein Impfstoff erst einmal auf dem Markt, ist das Bekanntwerden von Nebenwirkungen in erster Linie von den »Anwendern«, also den Impfärzten abhängig. In vielen Ländern gibt es hierzu ein passives Erfassungssystem für Impfkomplikationen, bei dem Ärzte aufgefordert sind, unerwünschte Impffolgen an eine zentrale Stelle zu melden. In den USA heißt dieses Meldesystem VAERS (Vaccine Adverse Event Reporting System). Die Daten werden nach der Extraktion aus sogenannten »Rohdaten« veröffentlicht und können im Internet unter www.vaers.org von jedermann abgerufen werden. Man schätzt, dass etwa 10 bis 15 Prozent der tatsächlichen Nebenwirkungen an VAERS gemeldet werden (Meyer 1999). Dies sind dennoch jedes Jahr 12 000 bis 14 000 Impfreaktionen. Etwa 20 Prozent davon werden als ernst eingestuft – das bedeutet schwere oder lebensbedrohliche Erkrankungen, Krankenhausaufnahmen, bleibende Behinderungen und auch Todesfälle (CDC 2003). Die Kosten von Impfnebenwirkungen durch Arzt- und Krankenhausbesuche, Arbeitsausfall und Entschädigung sind beträchtlich und in Kosten-Nutzen-Analysen bisher nicht berücksichtigt (Lieu 2000).

Auch in Deutschland begnügt man sich mit einem passiven Spontanerfassungssystem, das seit 2001 auf einer Meldepflicht für Angehörige von Heilberufen, also Ärzte und Heilpraktiker beruht. Bei der bekannt schlechten Meldemoral der deutschen Ärzte ist es jedoch ein äußerst bescheidenes Instrument: Die Erfassungsquote für unerwünschte Arzneimittelnebenwirkungen liegt vermutlich nur bei 5 bis 10 Prozent (Lasek 1991, Göttler 1999). In den ersten zehn Jahren seine Bestehens wurden im deutschen Meldesystem knappe 20 000 Nebenwirkungen nach Impfungen gemeldet, also etwa 2000 pro Jahr. Auf die Bevölkerungsgröße bezogen, werden in den USA fast doppelt so viele Impfkomplikationen gemeldet wie in Deutschland.

Ein Grund für die schlechte »Meldemoral« dürfte sein, dass Ärzte mit einer Meldung einräumen, sie haben dem Impfling möglicherweise geschadet. Sie fürchten vielleicht, sie könnten das Vertrauen in die ärztliche Kunst im Allgemeinen und in die Impfprogramme im Besonderen untergraben. Auch erfordert die Meldung Arbeit: das Blättern im Impfausweis, die Durchsicht der Krankenakte, das Ausfüllen und Versenden von Formularen.

In vielen Fällen wird vom behandelnden Arzt auch kein Zusammenhang zwischen Impfung und möglicher Nebenwirkung hergestellt. Es muss ja erst einmal überhaupt daran gedacht werden, dass eine Krankheit Impffolge sein könnte, und das geschieht umso seltener, je mehr Zeit seit der Impfung verstrichen ist.

Die große Diskrepanz zwischen passiver Meldung und aktiver Überwachung zeigte sich beispielsweise nach Einführung eines neuen Grippeimpfstoffs in der Schweiz: Auf direkte Nachfrage bei Impfärzten ergaben sich 23-mal mehr Gesichtsnervenlähmungen, als vorher »passiv« gemeldet worden waren (Mutsch 2004). Der britische Forscher T. Forsey zog aus diesem Missverhältnis die logische Schlussfolgerung, dass die Nebenwirkungsrate von Impfungen »von der Intensität abhängt, mit der versucht wird, solche Fälle zu finden« (Forsey 1994).

Bisweilen weigern sich Impfärzte oder Krankenhausärzte trotz des

Drängens Betroffener sogar, Verdachtsfälle von Impfnebenwirkungen zu melden. Die Strategie ist eindeutig: Durch die nicht erfolgte Meldung und Anerkennung von Impfnebenwirkungen sollen den Impfskeptikern und -gegnern die Argumente bereits an der Quelle entzogen werden. Da im Infektionsschutzgesetz Paragraph 73 das Unterlassen einer Meldung mit einer Strafe von bis zu 25 000 Euro belegt ist, sind Betroffene in solchen Fällen nicht völlig wehrlos.

In Österreich müssen unerwünschte Impfnebenwirkungen vom Arzt an das Bundesamt für Sicherheit im Gesundheitswesen (BASG) gemeldet werden. Die entsprechenden Meldebögen sind beim Bundesamt für Sicherheit und Gesundheitswesen erhältlich bzw. können im Internet unter www.basg.at heruntergeladen werden.

Auch in der Schweiz sind außergewöhnliche Impfreaktionen meldepflichtig. Die Meldung erfolgt durch den Impfarzt an den Kantonsarzt und von diesem an das BAG (Bundesamt für Gesundheit). Beim Netzwerk Impfentscheid (www.impfentscheid.ch) können Betroffene das »Formular Beobachtungen und Reaktionen nach Impfungen« herunterladen, es ausfüllen und dem Arzt zur Weiterleitung vorlegen. In der Schweiz wurde bisher allerdings kein Fall von Impfschaden offiziell anerkannt.

Alles in allem sind Spontanerfassungssysteme nicht in der Lage, Häufigkeiten von Impfreaktionen zu berechnen oder den Zusammenhang zwischen Impfung und möglichen Folgeerkrankungen zu klären. Es gibt keine wissenschaftlich fundierte Statistik zu Impfnebenwirkungen.

In den Impfempfehlungen der STIKO heißt es: »Moderne Impfstoffe sind gut verträglich; bleibende unerwünschte gravierende Arzneimittelwirkungen (UAW) werden nur in sehr seltenen Fällen beobachtet« (*EB* 2011). Diese Verharmlosung verführt die Impfärzte dazu, eben nicht über relevante Risiken zu sprechen, die, so selten sie auch eintreten, für den Betroffenen bittere Konsequenzen haben können. Aus diesen Unwägbarkeiten heraus muss im Interesse der Sicherheit, aber auch der Akzeptanz von Impfmaßnahmen der Schluss gezogen werden, dass nach der Zulassung und massenhaften Anwendung von Impfstoffen eine aktive Überwachung dringend notwendig wäre (Po 2004). Dies erfordert die Registrierung und Nachbeobachtung einer möglichst großen Zahl von Impflingen in einem gebotenen

Umfang, etwa in einer bestimmten Anzahl von Referenzpraxen, über einen längeren Zeitraum. Ein solches Überwachungssystem ist aufwendig und teuer. Es könnte aber durch einen Forschungsfonds finanziert werden, in den die Impfindustrie einzahlt.

Seit Juli 2012 werden auch in Deutschland die neuen Bestimmungen der europäischen Arzneimittelüberwachung umgesetzt: Nicht mehr nur Angehörige der Gesundheitsberufe, sondern auch Patienten sollen nun den Zulassungsbehörden Verdachtsfälle von Nebenwirkungen melden. Daran zeigt sich ein »verändertes Verständnis des informierten und kritischen Verbrauchers, der nunmehr auf die gleiche Ebene wie die Fachkreise gehoben wird und sich aktiv am Spontanerfassungssystem beteiligen soll« (Farzan 2011). In den Packungsbeilagen ist ein Standardtext aufgenommen, wonach die Patienten ausdrücklich aufgefordert werden, jeden Fall einer Nebenwirkung ihren Ärzten, Apothekern oder unmittelbar den zuständigen Bundesoberbehörden BfArM (Bundesinstitut für Arzneimittel und Medizinprodukte) und PEI (Paul-Ehrlich-Institut) zu melden. Die Meldung kann in jeder Form erfolgen, auch elektronisch.

Meldepflicht von Verdachtsfällen einer Impfnebenwirkung in Deutschland

Der Paragraph 6 Abs. 1 des Infektionsschutzgesetzes schreibt Ärzten und Heilpraktikern zwingend die Meldung des Verdachts einer Impfkomplikation an das örtliche Gesundheitsamt vor. Die Meldung sollte unverzüglich, möglichst innerhalb von 24 Stunden, erfolgen. Ein Meldebogen kann aus dem Internet heruntergeladen werden (www.pei.de/uaw/ifsg_meldebogen.pdf). Das Gesundheitsamt leitet die Meldung anonym an die Bundesoberbehörde weiter (Paul-Ehrlich-Institut, Bundesamt für Sera und Impfstoffe, Paul-Ehrlich-Str. 51–59, 63225 Langen, www.pei.de). Für Ärzte besteht außerdem eine Meldepflicht an die Arzneimittelkommission der Deutschen Ärzteschaft, der eine anonymisierte Kopie des Meldebogens geschickt werden kann. Im Interesse einer objektiven und kritischen Verwer-

tung von Informationen wäre auch eine Meldung an das *arznei-telegramm* wünschenswert (Bergstr. 38a, 12169 Berlin).
Die Meldepflicht besteht unabhängig davon, ob die betroffene Schutzimpfung öffentlich empfohlen war oder nicht. Die Verpflichtung, bereits den »Verdacht« zu melden, bezweckt eine frühestmögliche Information der zuständigen Behörde.
Der Sinn der Meldung besteht in erster Linie darin, möglichst schnell abzuklären, ob durch den Impfstoff vielleicht auch noch weitere Personen gefährdet sind. Darauf ergeben sich insbesondere dann Hinweise, wenn zu einem bestimmten Impfstoff mehrere Meldungen über Verdachtsfälle eingehen. Dass dabei auch Einzelfälle von großer Bedeutung sind, wird dadurch deutlich, dass in der Vergangenheit bereits zwei Meldungen für die zuständige Bundesbehörde ausreichend waren, um ein Stufenplanverfahren einzuleiten. Darüber hinaus sollte das Gesundheitsamt die Meldung zum Anlass nehmen, den Betroffenen über die in diesem Gesetz enthaltenen Entschädigungsregelungen zu informieren. Die Information über Beratungs-, Betreuungs- und Versorgungsangebote ist nach Paragraph 3 IfSG eine öffentliche Aufgabe.
Nicht meldepflichtig sind das übliche Ausmaß nicht überschreitende, kurzzeitig vorübergehende Lokal- und Allgemeinreaktionen, die als Ausdruck der Auseinandersetzung des Organismus mit dem Impfstoff anzusehen sind, zum Beispiel wenige Tage anhaltende Rötung, Schwellung oder Schmerzhaftigkeit an der Injektionsstelle, Fieber unter 39,5 °C, leichtes Krankheitsgefühl oder Symptome einer »Impfkrankheit« ein bis drei Wochen nach einer Lebendimpfung (Mumps, Masern, Röteln oder Windpocken). Ausgenommen von der Meldepflicht sind auch Krankheitserscheinungen, denen offensichtlich eine andere Ursache als die Impfung zugrunde liegt.

Meldestatistik

Seit Mai 2007 veröffentlicht das Paul-Ehrlich-Institut auf seiner Website (www.pei.de unter »Pharmakovigilanz«) die dort gemeldeten Verdachtsfälle von Impfnebenwirkungen. Vorausgegangen war eine jahrelange skandalöse Geheimhaltung, die in eklatantem Widerspruch zum Infektionsschutzgesetz gestanden hatte. Erst hartnäckiges Nachfragen und die Berufung auf das Gesetz zur Informationsfreiheit hatte die Behörden veranlasst, auf eine offenere Informationspolitik umzustellen (Tolzin 2006).

Gemeldet werden derzeit durchschnittlich 2000 Fälle pro Jahr. Unter den 19 936 Meldungen von Januar 2001 bis November 2011 waren 345 Todesfälle, 461 bleibende Schäden und 4780 Fälle mit unklarem Ausgang.

Bei den veröffentlichten Fällen handelt es sich um Verdachtsfälle. Ein Beweis für den Zusammenhang zwischen Ursache (Impfung) und Wirkung (Impfnebenwirkung) ist aus den Zahlen des Paul-Ehrlich-Instituts nicht abzuleiten. Das Institut diskreditiert sogar die Meldepersonen, indem es sich dagegen verwahrt, dass die Meldungen als »vermutliche« Impfreaktion oder »im Zusammenhang mit einer Impfung« interpretiert werden (PEI 2012). Da es sich um Spontanmeldungen mit einer erheblichen Untererfassung handelt und auch die Zahl der verimpften Impfdosen letztlich nicht genau bekannt ist, kann aus den Daten keine Risikoberechnung abgeleitet werden. Häufen sich jedoch bestimmte Komplikationen nach bestimmten Impfstoffen, so kann dies ein »Alarmsignal« hervorrufen, das eigentlich weitere Untersuchungen durch das Paul-Ehrlich-Institut zur Folge haben sollte. Bisher führten solche »Signale« allerdings immer nur dazu, dass man sich nach Gesprächen mit den Impfstoffherstellern zu einer abwartenden Haltung entschloss.

Genaue Zahlen zu anerkannten Impfschäden, die zur Entschädigung führten, sind in Deutschland nicht zu bekommen, weil die Impfschadensregulierung Ländersache ist und Impfschäden bundesweit nicht erfasst werden. Die Länderbehörden veröffentlichen keine vollständigen Angaben.

Jährlich soll es in Deutschland jedoch zu mindestens 15 bis 20 offiziell anerkannten bleibenden Schäden durch die empfohlenen Impfstoffe kommen. Dies dürfte angesichts der schlechten Meldemoral, der Verweigerung von Meldungen und der Schwierigkeiten im Anerkennungsverfahren nur die Spitze des Eisbergs darstellen. Verdachtsfälle langfristiger Nebenwirkungen auf Immun- und Nervensystem bleiben im Melde- und Anerkennungsverfahren von vornherein unberücksichtigt, da sie den engen zeitlichen Rahmen überschreiten, innerhalb dessen eine Anerkennung als Impfschaden möglich ist.

Ältere Angaben zu Impfschadensmeldungen veröffentlichte Gerhard Buchwald (1997): Zwischen 1972 und 1995 wurden demnach in Deutschland 18 141 Impfschadensanträge gestellt, das entspricht rund 750 Anträgen pro Jahr. Davon wurden 4574 (= 26 Prozent, etwa 190 pro Jahr) anerkannt und 7420 (= 40,9 Prozent) abgelehnt, die übrigen Anträge waren in der Schwebe oder hatten sich »erledigt«. Im Jahr 1995 waren in Deutschland etwa 2400 »Schwerbehinderungen« als Impfschaden erfasst – viele davon infolge der inzwischen eingestellten Pocken- und Tuberkuloseimpfung. Zwischen 1990 und 1999 wurden jährlich 200 bis 300 Anträge auf Anerkennung eines Impfschadens gestellt, 389 (15 Prozent) wurden anerkannt und entschädigt, 60 Prozent aufgrund der inzwischen aufgegebenen Impfungen gegen Pocken, Tuberkulose und der Schluckimpfung (Meyer 2000).

»Nach heutigem Wissen führt keiner der derzeit in Deutschland von der Ständigen Impfkommission am Robert-Koch-Institut (STIKO) empfohlenen Impfstoffe zu bleibenden Schäden bei einem Impfling oder bei dessen Kontaktperson« (Schmitt 2001b). Diese Art von Verharmlosung in Verlautbarungen des ehemaligen STIKO-Vorsitzenden hatte sicher unter anderem den taktischen Hintergrund, in der Bevölkerung keine Angst vor Impfungen aufkommen zu lassen und damit der »Impfmüdigkeit« vorzubeugen. Sie bringt jedoch gewissenhafte Impfärzte, die auch über sehr seltene Nebenwirkungen (»alle eingriffstypischen Risiken«) aufklären sollen, in ein Dilemma. Geradezu demütigend für Menschen, die durch Impfungen erkrankt sind, sind flapsige Äußerungen wie die, Krankheiten wie Autismus, Rheuma oder Morbus Crohn könne man auch dem Verzehr von Schokolade anlasten, da häufig vor Ausbruch einer solchen Krankheit auch Schokolade gegessen werde. Einen fiktiven Beipackzettel von Vollmilch-Nuss-Schokolade veröffentlichte der ehemalige STIKO-Vorsitzende in einem wissenschaftlichen Fachblatt (Schmitt 2002).

Das Wissensdefizit und die Vernebelungstaktik im Bereich der Impfnebenwirkungen dürften allmählich zu einem Risiko für die Akzeptanz der immer mehr ausufernden Impfprogramme werden. Sogar in den USA, dem Impfland Nummer eins, fordern Wissenschaftler offen einen patientenorientierten Zugang zum Impfvorgehen, das heißt vor jeder Impfmaßnahme eine Einschätzung des individuellen Risikos akuter und chronischer Impfnebenwirkungen:

> »Die ›sparsame‹ Praxis, Kontraindikationen gegen Impfungen anzuerkennen, widerspricht den Empfehlungen des Institute of Medicine, über alternative Impfpläne und -programme nachzudenken, die darauf abzielen, das Verhältnis zwischen Nutzen und Schaden von Impfungen zu verbessern ... Die Verträglichkeit von Impfungen im Kindesalter kann durch ein patientenorientiertes Vorgehen verbessert werden, bei dem das Risiko des Einzelnen für akute und chronische Impfnebenwirkungen abgeschätzt wird und für Kinder mit hohem Risiko alternative Impfpläne erstellt werden« (Gallagher 2003).

Um Impfungen sicherer zu machen und den öffentlichen Impfempfehlungen eine höhere Akzeptanz zu verleihen, sind folgende Voraussetzungen zu erfüllen:

- Die Interessenkonflikte aller Personen, die mit Impfforschung und öffentlichen Aufgaben im Impfbereich betraut sind, sind offenzulegen. Für öffentliche Ämter müssen vorrangig Personen gewählt werden, die weitgehend frei von solchen Konflikten sind.
- Auch Impfstudien, die für das Produkt oder den Auftraggeber ungünstig ausfallen, müssen veröffentlicht werden.
- Alle Studien, die zur Zulassung von Impfstoffen führen, müssen veröffentlicht werden. Voraussetzung für die Zulassung muss die mehrmonatige Beobachtung aller Geimpften und einer mit einem echten Placebo »geimpften« Kontrollgruppe sein.
- Wegen der begrenzten Aussagekraft von Studien vor der Impfstoffzulassung müssen die Nebenwirkungen von neuen Impfstoffen nach der Zulassung intensiv überwacht werden. Ein passives Meldesystem ist hierfür nicht geeignet, sondern nur ein aktives Überwachungssystem, das von einem unabhängigen Institut organisiert wird – nicht jedenfalls vom Paul-Ehrlich-Institut, das als Zulassungsbehörde einem Interessenkonflikt unterliegt.

Impfreaktion, Impfkrankheit und Impfkomplikation

Bei den Nebenwirkungen von Impfungen wird zwischen Impfreaktion, Impfkrankheit und Impfkomplikation unterschieden (Quast 1997):

- Bei der *Impfreaktion* handelt es sich um ein vorübergehendes Ereignis mehr oder weniger schwerer Natur. Leichte Reaktionen sind zum Beispiel örtliche Rötung, Schwellung, Fieber, Müdigkeit oder Reizbarkeit. Stärkere Impfreaktionen sind Apathie oder Übererregbarkeit (»Hyperexzitabilität«, schrilles Schreien), Krampfanfälle, Impfabszesse, akute Gelenkbeschwerden, Atemstillstand bei Säuglingen oder allergische Reaktionen von Nesselfieber über Asthmaanfälle bis hin zum allergischen Schock.
- Die sogenannte *Impfkrankheit* ist ein Sonderfall der Impfreaktion. Sie kommt nur bei Verabreichung von Lebendimpfstoffen vor, denn die Impfviren sind nur abgeschwächt und können bei entsprechend disponierten Personen die zu impfende Krankheit hervorrufen, meist in abgeschwächter Form (zum Beispiel Impfmasern, Impfwindpocken etc.).
- *Impfkomplikationen* sind schwerwiegender und können bleibende Schäden, also *Impfschäden*, hinterlassen oder auch in chronische Krankheiten münden. Hierunter fallen die vermutlich autoimmunbedingten Erkrankungen des Nervensystems (Nervenentzündungen, Guillain-Barré-Syndrom, Meningitis, Enzephalitis, multiple Sklerose, Autismus etc.) und Autoimmunerkrankungen außerhalb des Nervensystems wie rheumatische Arthritis oder Diabetes.

Wie es zu Impfreaktionen oder -komplikationen kommt, ist bisher nur in Ansätzen geklärt. Es gibt:

- toxische Reaktionen durch Hilfsstoffe (Aluminium, Phenol),
- allergische Reaktionen vom Sofort- oder verzögerten Typ durch Impfbestandteile wie Gelatine, Hühnereiweiß, Hefe oder Antibiotika,

- »Umschaltung« des Immunsystems (von TH1- auf TH2-Antwort) durch das Impfantigen selbst oder durch Hilfsstoffe wie Aluminiumsalze,
- Autoimmunreaktionen – das bedeutet, der Körper verliert die Toleranz gegenüber eigenem Gewebe und bringt dieses zur Entzündung.

Bei einigen Impfreaktionen wie etwa beim schrillen Schreien, Krampfanfällen, Atemstillstand oder auch Todesfällen ist der Entstehungsmechanismus unbekannt.

Im Jahr 2004 veröffentlichte das Robert-Koch-Institut im *Epidemiologischen Bulletin* Nr. 6 »Hinweise für Ärzte zum Aufklärungsbedarf bei Schutzimpfungen«. Schwere Impfschäden wie Hirnentzündungen oder Autoimmunerkrankungen werden hier ausschließlich als »ungeklärt« oder »Hypothese« aufgeführt mit dem stereotypen Zusatz: »... ein ursächlicher Zusammenhang mit der Impfung ist bei diesen Beobachtungen fraglich. Es könnte sich in der Mehrzahl dieser Einzelfallberichte um das zufällige zeitliche Zusammentreffen von miteinander nicht ursächlich verbundenen selbständigen Ereignissen handeln.«

Folgende Impfschäden werden unter »Komplikationen« aufgeführt:

- Tetanus- und Diphtherieimpfung: Nervenentzündungen, allergischer Schock,
- Fünf- und Sechsfachimpfstoffe: Fieberkrampf, allergische Reaktionen,
- Hib-Impfung: Fieberkrampf, allergische Reaktionen,
- Hepatitis-B-Impfung: allergische Reaktionen,
- Masernimpfung: Fieberkrampf, allergische Reaktionen, Gerinnungsstörungen (Thrombozytopenie),
- Mumpsimpfung, Rötelnimpfung: Fieberkrampf, allergische Reaktionen,
- Windpockenimpfung: allergische Reaktionen, Gürtelrose, Lungenentzündung,
- Grippeimpfung: allergische Reaktionen, Nervenentzündungen, Blutgerinnungsstörungen (Thrombozytopenie),
- FSME-Impfung: Nervenentzündungen, allergische Reaktionen.

In den »Anhaltspunkten für die ärztliche Gutachtertätigkeit im sozialen Entschädigungsrecht und nach dem Schwerbehindertengesetz« aus dem Jahr 2004 sind folgende weitere sehr seltene Impfschäden angeführt, die zu einer Entschädigung führen können:

- Diphtherieimpfung: Gehirnentzündung, Thrombose, Nierenentzündung (Nephritis),
- Keuchhustenimpfung: Enzephalopathie, Hirnschaden, Nervenentzündung, Nierenerkrankung (Nephrose),
- Hepatitis-B-Impfung: Nervenentzündung,
- außerdem Hautreaktionen (Pusteln), Arthritis, Thrombose, Herzmuskelentzündung.

Nicht anerkannt oder entschädigt werden derzeit Krankheiten, bei denen nach Ansicht der Gesundheitsbehörden ein plausibler Zusammenhang mit einer Impfung fehlt:

- Diabetes mellitus nach Hib-, Keuchhusten-, Hepatitis-B- oder Mumpsimpfung,
- rheumatische Erkrankungen nach Hepatitis-B-Impfung,
- chronische Darmentzündungen nach Masernimpfung,
- Nervenschäden nach FSME- und Hepatitis-B-Impfung sowie
- Abwehrschwäche, Allergien und Autoimmunerkrankungen.

Diese Krankheiten werden jedoch auch in der medizinischen Literatur immer wieder in Zusammenhang mit Impfungen gebracht. Daher gehe ich im Folgenden besonders auf sie ein.

Wahrscheinliche oder gesicherte Impffolgen

Virusausscheidung

Das Problem der Ausscheidung und Infektiosität von Impfviren hat sich verringert, seit die Schluckimpfung gegen Kinderlähmung durch einen Totimpfstoff ersetzt wurde. Dennoch besteht bei den Lebendimpfungen gegen Masern, Mumps, Röteln, Windpocken und Rotaviren das Restrisiko einer Virusausscheidung und Übertragung auf die Umgebung. Dies kann Kontaktpersonen mit einer schweren Immunschwäche, zum Beispiel während einer Chemotherapie, gefährden. Unklar ist die Gefahr für Kinder im Mutterleib und gestillte Kinder, so dass diese Impfungen bei Schwangeren und stillenden Müttern besser nicht durchgeführt werden. Für gesunde Säuglinge ist jedoch die Impfung von Geschwisterkindern ungefährlich.

Akute Allergie gegen den Impfstoff

Jede Impfung kann in seltenen Fällen zu einer akuten allergischen Reaktion führen, die von einer harmlosen Nesselsucht über asthmatische Reaktionen bis hin zum lebensbedrohlichen allergischen Schock reichen kann. Bedrohliche allergische Sofortreaktionen sind eine sehr seltene, aber gesicherte Impfnebenwirkung. Das Risiko für ein lebensbedrohliches Ereignis wird mit 1:600 000 bis 1 Million pro Impfdosis angegeben (Bohlke 2003).
Verzögerte allergische Reaktionen gibt es an der Impfstelle in Form einer verstärkten Lokalreaktion mit Schwellung, Rötung, Schmerzhaftigkeit bis hin zu Verhärtungen oder Gewebsuntergang. Es gibt sie aber auch als Allgemeinerkrankung wie zum Beispiel als Blutgefäßentzündung (Vaskulitis) nach der Hepatitis-B- und Grippeimpfung oder als Blutgerinnungsstörung durch Zerstörung von Blutplättchen (Thrombozytopenie) nach der MMR-Impfung.

Allergische Erkrankungen

Die Häufigkeit von Asthma und anderen allergischen Erkrankungen ist in den vergangenen Jahrzehnten weltweit dramatisch angestiegen, vor allem in den westlichen Ländern. In Mitteleuropa hat sich in den letzten 30 Jahren das Vorkommen von Asthmaerkrankungen vervierfacht. Bei Kindern zählt Asthma zu den häufigsten chronischen Erkrankungen, in Deutschland sind rund eine Million Kinder betroffen.

Eine gängige Hypothese für diese dramatische Entwicklung ist, dass die Kinder in den Industrieländern heute weniger Kontakt zu Krankheitserregern haben und weniger häufig Infektionskrankheiten durchmachen, was das gewissermaßen »leerlaufende« Immunsystem für eine allergische Sensibilisierung empfänglich macht (Strachan 1989). Dies ist jedoch sicher nur ein Teilaspekt. Das menschliche Immunsystem ist durch die ständig steigende Belastung mit Schadstoffen in Atemluft, Nahrung und Wasser am Rand der Überforderung. Eine besondere Rolle bei der Allergieentstehung scheinen ultrafeine Partikel zu spielen, wie sie etwa aus Dieselfahrzeugen emittiert werden, und Schadstoffe, die mit Luftwegsallergenen eine Verbindung eingehen und ihre Aggressivität vervielfachen.

Auch Impfungen können das Risiko für allergische Erkrankungen erhöhen. Jedem aufmerksamen Impfarzt sind Patienten bekannt, bei denen im Anschluss an eine Impfung Ekzeme oder andere allergische Erkrankungen entweder erstmals auftraten oder sich verschlechterten, und zwar auch wiederholt bei Impfauffrischungen: ein sogenannter »Reexpositionseffekt« – ein starker Hinweis auf eine ursächliche Beziehung.

Impfungen stimulieren das Immunsystem in anderer Weise als natürliche Infektionen. Dadurch kann es in der frühen Kindheit zu einem Ungleichgewicht im Abwehrsystem kommen mit der Spätfolge allergischer oder autoimmuner Erkrankungen. Bei Tieren und lebenden menschlichen Zellen wurde die vermehrte Bildung von Allergieantikörpern (IgE) durch Impfungen experimentell nachgewiesen (Odelram 1994, Imani 2001). Diese Fehlsteuerung ist teilweise dem Aluminium in Totimpfstoffen anzulasten, konnte aber auch bei Lebendimpfungen wie dem MMR-Impfstoff gezeigt werden (Brewer

1999). Speziell zur Tetanusimpfung gibt es die Hypothese, dass Antikörper gegen diesen Impfstoff auch körpereigene Mastzellen angreifen und diese zur Ausschüttung von Stoffen stimulieren, die eine chronisch-allergische Entzündung hervorrufen (Mascart 2007). Es gibt auch eine Reihe epidemiologischer Untersuchungen, die einen Zusammenhang zwischen Impfmaßnahmen und Allergien herstellen:

- Asthma, Heuschnupfen und Nahrungsmittelallergien sind signifikant häufiger bei Kindern, die gegen Keuchhusten geimpft wurden und später eine Keuchhustenerkrankung durchgemacht haben (Bernsen 2008).
- Bei 8000 Erwachsenen in Australien fand sich ein Zusammenhang zwischen Allergien und den Impfungen gegen Diphtherie, Tetanus, Polio und Keuchhusten in der frühen Kindheit (Nakajima 2007).
- Impfungen (DT-Keuchhusten) im dritten Lebensmonat verdoppeln das spätere Asthmarisiko gegenüber einem Impfbeginn erst nach dem fünften Lebensmonat (McDonald 2008).
- Eine Nachauswertung des Kinder- und Jugendgesundheitssurveys 2003–2006 ergibt ein deutlich geringeres Allergierisiko bei Ungeimpften (Kögel-Schauz 2009) – auch wenn die offizielle Auswertung davon spricht, dass das Allergierisiko bei Geimpften und Ungeimpften gleich sei (Schmitz 2011).
- Bei 10 000 dänischen Schülern wurde das Risiko einer Neurodermitis nach der Masern-Mumps-Röteln-Impfung auf das 1,8-Fache beziffert (Olesen 2003).
- In Schweden haben Waldorfschüler um 38 Prozent weniger allergische Erkrankungen als Schüler öffentlicher Schulen. Mögliche Ursachen: weniger Impfungen, häufigeres Durchmachen der Masern, weniger Vitamin D, weniger Antibiotika und gemüsereichere Kost (Alm 1999).
- Eine impfkritische österreichische Elterngruppe wertete die Daten von 581 ungeimpften Kindern aus. 2,9 Prozent der Kinder litten unter Allergien, darunter keines unter Asthma, und 1,3 Prozent unter einer Teilleistungsstörung bzw. einem ADHS (Aufmerksamkeitsdefizit- und hyperkinetisches Syndrom). Dies liegt deutlich unter dem österreichischen Landesdurchschnitt von 25 Pro-

zent Allergikern und 10 Prozent Teilleistungsstörungen bei Schulkindern (Cortiel 2004). Die Untersuchung erfüllt allerdings nicht die Anforderungen der beweisgestützten Medizin, da nicht untersucht wurde, ob die betroffenen Familien vergleichbar sind mit der österreichischen »Durchschnittsfamilie«.
- In den USA wurde ein Elternfragebogen an die Mitglieder einer impfkritischen Gruppe (NVIC) verschickt. Die Auswertung ergab, dass die ungeimpften Kinder seltener an Asthma und Allergien leiden. Wie bei allen retrospektiven Studien ohne Zufallsverteilung können auch hier Unterschiede im Lebensstil das Ergebnis verzerrt haben (Enriquez 2005).
- In den Niederlanden wurde im Rahmen einer medizinischen Doktorarbeit eine Befragung durchgeführt bei Familien mit 1875 Kindern aus vergleichbarem Milieu, von denen etwa ein Drittel ungeimpft war (Bernsen 2005). Die folgende Aufstellung zeigt die Ergebnisse der Studie:
  - *Asthma:* geimpfte Kinder 15,2 Prozent/nichtgeimpfte Kinder 12,4 Prozent,
  - *Heuschnupfen:* geimpfte Kinder 17,9 Prozent/nichtgeimpfte Kinder 16,2 Prozent,
  - *Ekzeme:* geimpfte Kinder 34,2 Prozent/nichtgeimpfte Kinder 34,1 Prozent,
  - *Nahrungsmittelallergien:* geimpfte Kinder 7,9 Prozent/nichtgeimpfte Kinder 6,3 Prozent,
  - *sonstige Allergien:* geimpfte Kinder 48,7 Prozent/nichtgeimpfte Kinder 42,9 Prozent.

Die Autoren bezeichnen die Unterschiede zwar als nicht signifikant, doch schneiden bei allen untersuchten Erkrankungen die Ungeimpften besser ab, was sich bei größeren Vergleichsgruppen möglicherweise als signifikant erweisen würde.

Eine Übersicht über Beobachtungsstudien mit Fokus auf der Ganzkeim-Keuchhustenimpfung findet sich bei Balicer (2007). Er meint nach der Analyse fünf solcher Studien, die Impfung könnte einen provokativen Effekt auf die Entstehung von Asthma haben, und fordert zu dem Thema weitere Forschung.

Es gibt auch Studien, die den Zusammenhang zwischen Impfungen und Allergien ablehnen (Nilsson 1996, 1998, Koppen 2004), was die große Unsicherheit unterstreicht, die unser Wissen über Impfungen kennzeichnet. Die meisten dieser Studien haben jedoch eine sehr kurze Laufzeit und sind daher nicht geeignet, die frühkindlichen Impfungen von dem Verdacht der Allergieauslösung freizusprechen. Das Problem ist einmal mehr, dass der Nullwert fehlt: Niemand weiß, wie hoch der Anteil an Allergikern unter Ungeimpften wirklich ist. Es existieren bisher keine verlässlichen Studien mit zufallsverteilten Gruppen von Geimpften und Ungeimpften, denn wie gesagt wird es für ethisch nicht vertretbar gehalten, Kindern im Rahmen einer Studie Impfungen vorzuenthalten.

Abwehrschwäche

Es gibt ernstzunehmende Hinweise auf Beeinträchtigungen der Infektabwehr durch Impfungen, wobei allerdings bisher in der medizinischen Forschung kaum gezielt nach diesem Zusammenhang gesucht wurde. Dies ist erstaunlich, da im kinderärztlichen Alltag auffällt, dass Kinder, die keine Impfung bekommen, außergewöhnlich infektresistent sind. Die Mehrzahl von ihnen sehe ich nur anlässlich der Vorsorgeuntersuchungen.

Die immer umfangreicheren Impfmaßnahmen im frühen Säuglingsalter schwächen die zelluläre Abwehr, auf die Säuglinge angewiesen sind. Wenn diese Abwehrschiene nicht adäquat funktioniert, erhöht sich die Infektneigung. Die Infektrate von Kindern hat in den achtziger und neunziger Jahren enorm zugenommen. In den USA litten im Jahr 1981 18,7 Prozent aller Vorschulkinder, 1994 bereits 41,1 Prozent an wiederholten Ohrinfektionen (Lanphear 1997, Auinger 2003).

Eine der wenigen Studien zum Thema Abwehrschwäche, bei denen Ungeimpfte mit Geimpften verglichen werden, führte Peter Aaby an Kindern im westafrikanischen Guinea-Bissau durch. In den sechs Monaten nach der Impfung gegen Diphtherie, Tetanus, Keuchhusten und Kinderlähmung lag das Sterblichkeitsrisiko durch Infektions-

krankheiten bei geimpften Kindern doppelt so hoch wie bei ungeimpften Kindern: »Die Rolle der DTP-Impfung in Gebieten mit hoher Kindersterblichkeit muss noch geklärt werden« (Aaby 2000). Bei einer weiteren Untersuchung in Malawi fand sich derselbe Effekt, der bei Mädchen sogar noch ausgeprägter war als bei Buben (Aaby 2006).
Auch in Industrieländern lässt sich ein Trend zu einer vermehrten Infektneigung nach Impfungen zeigen: Israelische Kinder erkranken in den vier Wochen nach der DTP-Impfung häufiger an Fieber, Diarrhö oder Husten als vor der Impfung (Jaber 1988). Auch nach der DT-Impfung kommt es vermehrt zu Infekten der oberen Luftwege und Grippeerkrankungen (Burmistrova 1976). In den Wochen nach der Hepatitis-B-Impfung steigt das Risiko für Infektionen im HNO-Bereich (Fisher 2001). Nach der Grippeimpfung von Kindern kommt es signifikant häufiger als nach Placebos zu Mittelohrentzündungen, Krankenhausaufnahmen und Betreuungstagen der Eltern wegen einer Erkrankung des Kindes (Hoberman 2003). Angelika Kögel-Schauz fand in der Nachauswertung des Kinder- und Jugendgesundheitssurveys 2003–2006 einen deutlichen Zusammenhang zwischen der Anzahl der Infekte und der Anzahl der Impfungen (Kögel-Schauz 2009).
Das Thema Impfungen und Abwehrschwäche hat indes noch einen zweiten Aspekt, der in der Impfdiskussion völlig außer Acht gelassen wird: Es gibt immer mehr Anzeichen dafür, dass das Durchmachen fieberhafter Erkrankungen, und darunter ganz besonders der »klassischen« Kinderkrankheiten wie Masern, Mumps, Röteln und Windpocken, einen gewissen Schutz vor Krebserkrankungen im späteren Leben vermittelt (siehe das jeweilige Impfkapitel). Dieser Lernprozess des Immunsystems wird durch die entsprechenden Impfungen vereitelt.

Kreislaufkollaps (Synkope)

In den USA wurden zwischen 1990 und 1995 697 Fälle von Kreislaufkollaps unmittelbar nach einer Impfung gemeldet, meist bei Kindern und Jugendlichen. Sechs Patienten erlitten schwere Kopfverletzungen, drei mussten neurochirurgisch versorgt werden, zwei behielten dauerhafte Hirnschäden (Braun 1997). Auch nach der HPV-Impfung kommt es auffallend häufig zu Kollapsereignissen.

Krampfanfälle

Krampfanfälle nach Impfungen werden in unterschiedlicher Häufigkeit beobachtet, besonders oft nach der MMR- und Keuchhustenimpfung mit einem Risiko von bis zu 1:1000 (Barlow 2001, Miller 2007). Ursache ist in etwa der Hälfte der Fälle eine fieberhafte Impfreaktion, die dann in einen Fieberkrampf mündet. Auch impfbedingte Hirnentzündungen können mit Krampfanfällen einhergehen und später in ein chronisches Anfallsleiden (Epilepsie) übergehen. Die durch Impfungen ausgelöste Entzündungskaskade mit ihren speziellen Botenstoffen kann bei jungen Säuglingen ebenfalls die Anfallsbereitschaft steigern (Galic 2008).
In der Datenbank zu Verdachtsfällen von Impfkomplikationen beim Paul-Ehrlich-Institut finden sich zahlreiche Meldungen von Krampfanfällen vor allem nach Fünf- und Sechsfachimpfstoffen, also Kombinationsimpfstoffen mit der Keuchhustenkomponente. In den Jahren 2006 bis 2008 wurden 328 Krampfanfälle gemeldet, die zwischen dem zweiten und achten Tag nach einer Impfung auftraten.
Von den 237 nachträglich bestätigten Krampfanfällen wurden 121 als Fieberkrampf klassifiziert und 38 als einfacher Krampfanfall ohne Fieber. Bei 21 Patienten waren die Anfälle wegen ihrer außergewöhnlich langen Dauer lebensbedrohlich (Status epilepticus). Bei 29 der betroffenen Patienten (mehr als 10 Prozent) war der Krampfanfall Ausdruck eines schweren frühkindlichen Anfallssyndroms (Spiczak 2011).
Besonders bei Kindern mit Dravet-Syndrom, einem Anfallsleiden mit zunehmender Entwicklungsverzögerung, ist die Keuchhustenimpfung oft Auslöser für den ersten Krampfanfall. Krampfanfälle ohne begleitendes Fieber nach einer Impfung müssen daher Anlass für weitergehende Diagnostik sein.
Im Einzelfall ist der ursächliche Zusammenhang zwischen Impfung

und Krampfanfall nicht zu beweisen. Beträgt der Zeitabstand zwischen Impfung und dem Beginn eines Krampfleidens mehr als 14 Tage, ist die Anerkennung als Impfschaden fraglich.

Schrilles Schreien

Dieses beunruhigende Symptom kommt relativ häufig nach Impfungen im Säuglingsalter vor, besonders nach Impfstoffen mit der Keuchhustenkomponente. Nach Verabreichung des Einzelimpfstoffs gegen Keuchhusten, der in Deutschland nicht mehr verfügbar ist, wurde es bei vier von tausend Kindern beobachtet.
Es handelt sich um ein mehrere Stunden oder sogar Tage anhaltendes Schreien, das kaum zu stillen ist. Man spricht auch von »Cri encéphalique«. Vermutlich ist es mehr als eine reine Schmerzäußerung, sondern Ausdruck einer zentralnervösen Irritation. Langzeituntersuchungen betroffener Kinder wurden allerdings bisher nie durchgeführt.

Hypotone-hyporesponsive Episode

Hypotone-hyporesponsive Episoden (HHE) sind kollapsartige Zustände, die innerhalb von 48 Stunden, durchschnittlich drei bis vier Stunden nach einer Impfung auftreten und durch verminderte Ansprechbarkeit, muskuläre Schlaffheit und Blässe oder Zyanose (bläuliche Färbung der Haut) charakterisiert sind. Der Entstehungsmechanismus ist unbekannt, es handelt sich jedoch wahrscheinlich um eine zentralnervöse Regulationsstörung. Spätfolgen wurden bisher nie untersucht.
In den USA wurden zwischen 1996 und 1998 215 HHEs gemeldet, drei der betroffenen Kinder entwickelten in der Folge schwere neurologische Erkrankungen: Autismus, zerebrales Anfallsleiden und Entwicklungsverzögerung mit Krampfanfällen. Die übrigen Kinder erholten sich, manche schon nach Minuten, andere erst nach meh-

reren Monaten (DuVernoy 2000). Die Häufigkeit lag bei einer HHE auf 4000 bis 5000 Impfungen. Vorausgegangen war in 93 Prozent ein Impfstoff mit Keuchhustenkomponente.
Bei der Zulassungsstudie des Sechsfachimpfstoffs Hexavac ereignete sich eine HHE unter 3800 geimpften Kindern (Aventis 2000). Zwischen 2001 und 2011 wurden dem Paul-Ehrlich-Institut 116 HHEs gemeldet, bei 103 Fällen war die Keuchhustenkomponente beteiligt. Der Pneumokokkenimpfstoff Prevenar führte in einer Studie, in der zeitgleich weitere Standardimpfstoffe verabreicht wurden, zu einer HHE unter 107 geimpften Kindern (Rennels 1998). Sechs Meldungen zu HHE nach der Pneumokokkenimpfung gingen zwischen 2001 und 2011 beim Paul-Ehrlich-Institut ein.

Apnoe und das Impfproblem bei Frühgeborenen

Bei zu früh geborenen Säuglingen kann es sich als folgenschwer erweisen, den Impfkalender nach dem tatsächlichen Geburtstermin und nicht nach dem berechneten Termin auszurichten. Je jünger und leichter Kinder bei einer Impfung sind, umso wahrscheinlicher erleiden sie in den folgenden Tagen Zustände von Atemstillstand (Apnoe) und bedrohlichem Abfall der Herzfrequenz (Bradykardie). Die unabhängige Nachauswertung der TOKEN-Studie des Robert-Koch-Instituts ergab für Frühgeborene ein sechsfach erhöhtes Risiko, innerhalb von drei Tagen nach einer Fünf- oder Sechsfachimpfung zu sterben (Ehgartner 2011).
Botham (1997) erfasste in seiner Studie bei 12 Prozent der geimpften Frühgeborenen Apnoen, bei weiteren 11 Prozent verschlechterten sich vorbestehende Apnoen. Bei jedem dritten der betroffenen Kinder war vorübergehend eine Sauerstoffbehandlung notwendig.
Das Team von Slack (1999) berichtet von vier Frühgeborenen, die nach der »zeitgerechten« Diphtherie-Tetanus-Keuchhusten- und Hib-Impfung schwere Apnoen erlitten und reanimiert werden mussten, eines von ihnen musste anschließend 36 Stunden kontrolliert beatmet werden. In den elf Tagen vor der Impfung waren drei dieser Kinder völlig unauffällig gewesen, eines war nur durch gelegent-

liches Absinken der Sauerstoffkonzentration im Blut aufgefallen. Die Autoren schreiben:

> »Aus unserer Erfahrung wird deutlich, dass manche Frühgeborene durch Impfungen der Gefahr lebensbedrohlicher Apnoen ausgesetzt werden ... Das Risiko schwerer Apnoen dürfte bei Kindern, die vor der 30. Schwangerschaftswoche geboren wurden, bei 8 Prozent liegen. Nach unserer Meinung sind weitere größere Studien notwendig, um das Risiko exakt zu bestimmen.«

Sen (2001) beobachtete bei 33 Prozent der Frühgeborenen, die in den ersten 70 Lebenstagen geimpft wurden, schwere Nebenwirkungen *(major events)* mit Apnoen und Bradykardien. Kinderärzte an der Kinderklinik in Memphis registrierten bei jedem sechsten Frühgeborenen in den beiden Tagen nach der Impfung Atmungs- oder Kreislaufprobleme und bei vielen auch erhöhte Entzündungszeichen im Blut (Pourcyrous 2007).

Die Bedenken werden weder von den US-amerikanischen Behörden noch von der deutschen STIKO geteilt. In den deutschen Impfempfehlungen heißt es: »Frühgeborene sollten unabhängig von ihrem Geburtsgewicht entsprechend dem empfohlenen Impfalter geimpft werden.« Das Komitee für Infektionskrankheiten der amerikanischen kinderärztlichen Akademie ist der Meinung: »Alle routinemäßig in der Kindheit empfohlenen Impfungen sind auch für Früh- und Mangelgeborene sicher.«

Zumindest was sehr kleine Frühgeborene betrifft, haben die Zulassungsbehörden inzwischen reagiert. In der juristisch bindenden Fachinformation aller Säuglingsimpfstoffe muss folgende Anmerkung stehen:

> »Das potenzielle Risiko von Apnoen und die Notwendigkeit einer Überwachung der Atmung über 48–72 Stunden sollte im Rahmen der Grundimmunisierung von sehr unreifen Frühgeborenen (geboren vor der vollendeten 28. Schwangerschaftswoche) in Betracht gezogen werden. Dies gilt insbesondere für diejenigen, die in der Vorgeschichte Zeichen einer unreifen Atmung gezeigt haben.«

Angesichts des Aufwands und der Kosten hätten die für die Frühgeborenen verantwortlichen Ärzte diese Maßgabe am liebsten wieder vom Tisch. Der Vorstand der Gesellschaft für Neonatologie und pädiatrische Intensivmedizin bemüht sich bei den Zulassungsbehörden um eine erneute Änderung der Produktinformation.

Sicher haben Frühgeborene ein erhöhtes Risiko für bakterielle Infekte. Angesichts des verschwindend geringen Risikos einer Hib-Erkrankung, des schlechteren Ansprechens Frühgeborener auf viele Impfstoffe – zum Beispiel gegen Hib, Pneumokokken und Keuchhusten (Baxter 2010) – und der schlecht belegten Schutzwirkung von Pneumokokkenimpfstoffen stellt sich jedoch die Frage, ob man sie schon in den ersten Lebenswochen einer potenziell lebensgefährlichen Prophylaxemaßnahme aussetzen soll. Ungeklärt ist im Übrigen auch das Risiko bei der zweiten oder dritten Impfung und welche Maßnahmen dann zur Verhütung von Komplikationen ergriffen werden müssen.

Die Impfreaktionen bei Frühgeborenen müssen im Zusammenhang mit der sehr kontroversen Diskussion über Impfungen und plötzlichen Kindstod reifgeborener Kinder gesehen werden. Zwischen 2001 und 2011 wurden dem Paul-Ehrlich-Institut 117 Fälle von Atemstillstand nach einer Impfung mitgeteilt. Mindestens zwei Apnoen ereigneten sich unter 1500 reifgeborenen Kindern nach der Impfung mit dem Sechsfachimpfstoff Hexavac (Liese 2000). Die seit der breiten Anwendung von Sechsfachimpfstoffen gemeldeten Todesfälle in den Tagen nach der Impfung könnten daher zumindest teilweise auf impfbedingte Atemstillstände zurückzuführen sein.

Neurologische Entwicklungsstörung

Eine Giftwirkung auf Nervenzellen ist für Aluminium belegt und wird für das Keuchhustentoxin vermutet, das ebenfalls Bestandteil der Säuglingsimpfstoffe ist (MSU 2006).

Der Hilfsstoff Aluminiumhydroxid wird in allen Säuglingsimpfstoffen zur Wirkverstärkung eingesetzt. Die toxische Wirkung des Aluminiums kommt in dieser frühen Lebensphase besonders zum Tragen, weil es von den unreifen Nieren kaum ausgeschieden wird und sich dadurch in verschiedenen Körpergeweben anreichert, vor allem auch im zentralen Nervensystem.

Neben der direkt toxischen Wirkung auf die Nervenzellen rufen aluminiumhaltige Impfstoffe eine überschießende Produktion von entzündungsaktiven Botenstoffen hervor, die unter anderem für die Steuerung der Hirnentwicklung verantwortlich sind. Damit wird die feine Balance dieser Substanzen gestört, die für eine normale neurologische Entwicklung erforderlich ist (Tomljenovic 2012).

Frühgeborene, die intravenös ernährt werden, erhalten teilweise toxische Mengen Aluminium über die Infusionslösung. Die amerikanischen Gesundheitsbehörden empfehlen zur Vermeidung von Nerven- und Knochenschäden eine Obergrenze von 4 bis 5 µg/kg Aluminium täglich, was in der Praxis kaum einzuhalten ist. Forscher von der Universität in Cambridge untersuchten ehemalige Frühgeborene im Alter von 18 Monaten und fanden eine signifikant schlechtere neurologische Entwicklung bei den Kindern, die nach der Geburt mehr als zehn Tage lang pro Tag 20 µg/kg Aluminium über den Tropf erhalten hatten. Die Vergleichsgruppe war mit aluminiumarmen Infusionen ernährt worden (Bishop 1997).

Werden nun Frühgeborene nach den STIKO-Empfehlungen geimpft, erhalten sie bei einem Gewicht von 2 bis 3 Kilogramm mit einem einzigen Impftermin 300 bis 650 µg/kg Aluminium. Dies könnte einen bedeutenden Beitrag zu den neurologischen Entwicklungsstörungen leisten, die bei vielen Frühgeborenen beobachtet werden.

Autoimmunerkrankungen

Autoimmunerkrankungen sind Krankheiten, bei denen das Abwehrsystem körpereigenes Gewebe als fremd ansieht, angreift und damit eine chronische Entzündung und Gewebezerstörung hervorruft. Die Folge sind langwierige Erkrankungen meist mit Organschäden und oft auch vorzeitigem Tod. Eine Heilung ist in der Regel nicht möglich. In der schulmedizinischen Therapie werden stark in Immunvor-

gänge eingreifende Medikamente wie Kortison oder Immunsuppressiva eingesetzt, um den Entzündungsvorgang zu unterdrücken.
Autoimmunerkrankungen können prinzipiell jedes Organ betreffen – am bekanntesten sind die rheumatischen Erkrankungen und Diabetes. Auch vielen Nervenerkrankungen liegt ein Autoimmunprozess zugrunde. Voraussetzung für den Ausbruch von Autoimmunerkrankungen ist ein fatales Zusammenspiel aus genetischer Veranlagung und äußeren Faktoren.
Autoimmunkrankheiten sind nicht gleichmäßig über den Globus verteilt, sondern häufen sich auffällig in industrialisierten, auch medizinisch hochentwickelten Ländern und nehmen dort immer mehr zu. Einer von 20 Menschen in Europa oder Nordamerika erwirbt im Laufe seines Lebens eine solche Erkrankung. Auch im Kindesalter wird in den letzten Jahrzehnten ein deutlicher Anstieg der Krankheitsfälle von Diabetes mellitus, Morbus Crohn, multipler Sklerose und rheumatischen Erkrankungen beobachtet.
In der medizinischen Literatur gibt es zahlreiche Anhaltspunkte dafür, dass Impfungen bei genetisch anfälligen Menschen Autoimmunerkrankungen zum Ausbruch bringen oder ihren Verlauf ungünstig beeinflussen können. »Eine typische Impfstoffrezeptur enthält alle notwendigen Komponenten für die Herbeiführung einer Autoimmunerkrankung« (Tomljenovic 2012).
Die zufällige immunologische Verwandtschaft von Impfantigenen mit Körpergewebe (Brandis 1994, Burton 2008) oder Verklumpungen zwischen Impfantigen und körpereigenen Antikörpern, sogenannte Immunkomplexe, können dazu führen, dass das Abwehrsystem körpereigenes Gewebe nicht mehr toleriert, sondern angreift. Auch der netzwerkartige Aufbau des Immunsystems kann zur Folge haben, dass durch eine Impfung Teile des Immunsystems »hochreguliert« werden und damit die Bildung von Autoantikörpern in Gang gebracht wird (Reiber 1996).
Bestimmte Katalysatoren, zum Beispiel Umweltgifte und Wirkverstärker in Impfstoffen, begünstigen die Entstehung von Autoimmunvorgängen (Kimman 1992, Satoh 2003, Ravel 2004, Havarinasab 2006, Shoenfeld 2011).
Die Forschergruppe um den israelischen Immunologen Yehude Shoenfeld macht für autoimmune Impfreaktionen vor allem den

Impfzusatzstoff Aluminium verantwortlich und fasst die auftretenden Symptome unter der Abkürzung »ASIA« zusammen: *autoimmune syndrome induced by adjuvants* (Shoenfeld 2011). Das Team spricht von der »hässlichen Seite des Impfens« und weist darauf hin, dass Impfungen als »zusätzliche Akteure im Mosaik der Autoimmunität« angesehen werden müssen (Tishler 2004).
Das amerikanische Institute of Medicine erkennt das Risiko von impfbedingten Autoimmunerkrankungen an und fordert mehr Forschung zu diesem Thema:

> »Die biologischen Belege (›evidence‹), dass Impfungen zu Infektionen, Autoimmunerkrankungen oder Allergien führen, sind mehr als nur theoretisch. Es liegt jedoch nur wenig wissenschaftliche Literatur vor, und die Besorgnis unter einer bedeutenden Minderheit von Eltern ist groß ... Das Komitee empfiehlt bei der Erstellung von Krankheitsregistern und Studienprotokollen von Forschungsprogrammen zu autoimmunen und allergischen Erkrankungen die routinemäßige Erhebung der Impfanamnese« (IOM 2002).

Zu den Autoimmunerkrankungen, die im Zusammenhang mit Impfungen häufig genannt werden, gehören die rheumatischen Erkrankungen, Diabetes, Nerven- und Gehirnentzündungen.
Kinder, die aufgrund bestimmter genetischer Merkmale anfällig für Autoimmunerkrankungen sind, erleiden nach Impfungen eher neurologische Impfreaktionen (Montinari 1996, Bradstreet 2004). Einjährige Kinder weisen nach der Hib-Impfung überzufällig häufig Antikörper gegen insulinbildende Zellen in der Bauchspeicheldrüse auf (Wahlberg 2003). Martinuc Porobic (2005) beobachtete bei gesunden Studenten den Anstieg verschiedener Antikörper gegen körpereigene Gewebe in den Monaten nach einer Hepatitis-B-Impfung. Die schwere Autoimmunerkrankung Lupus erythematodes tritt überzufällig oft nach einer Hepatitis-B-Impfung auf (Agmon-Levin 2009). Die Grippeimpfung wird mit autoimmunen Lähmungen (Guillain-Barré-Syndrom) in Zusammenhang gebracht, die Hepatitis-B-Impfung mit multipler Sklerose und rheumatischen Erkrankungen, die Masernimpfung mit einer autoimmunen Blutplättchenzerstörung, die Tetanusimpfung mit einer autoimmunen Entzündung

von Muskelgewebe (siehe die jeweiligen Impfkapitel). Auch die Hunderte von Fällen der »Schlafkrankheit« Narkolepsie, die nach der Impfung gegen die Schweinegrippe mit Pandemrix auftraten, sind Folge einer Autoimmunreaktion im Nervengewebe.

Rheumatische Erkrankungen

Manche Impfstoffe vergrößern bei genetisch empfänglichen Personen das Risiko für rheumatische Erkrankungen. Hans Truckenbrodt (1997), ehemaliger Chefarzt der Kinderrheumatologie in Garmisch, bemerkte zu diesem Thema:

> »Viele Kinderrheumatologen haben ... die Beobachtung gemacht, dass ein Ausbruch der Erkrankung [kindliches Rheuma] bzw. eine Reaktivierung in zumindest zeitlichem Zusammenhang mit Impfungen aufgetreten ist ... Das Intervall zwischen Impfung und Auftreten von Symptomen reicht von wenigen Tagen bis zu Wochen.«

Rheumatische Erkrankungen werden vor allem nach der Hepatitis-B- und der Rötelnimpfung beobachtet (Fisher 2001, Geier 2002, Geier 2005b).

> »Die Inzidenz [Häufigkeit] einer chronischen Arthritis nach der Röteln- und Hepatitis-B-Impfung von Erwachsenen war statistisch signifikant erhöht im Vergleich zur Kontrollgruppe. Das berechnete Risiko lag nach der Rötelnimpfung beim 32- bis 53fachen, nach der Hepatitis-B-Impfung beim 5,1- bis 9,0fachen der Kontrollgruppe« (Geier 2002).

Chronische Darmerkrankungen

In den letzten Jahrzehnten sind chronische Darmentzündungen wie Morbus Crohn oder Colitis ulcerosa im Kindesalter in dramatischem Umfang häufiger geworden. Die Ursache ist unklar. Da die Masern-

und Mumpserkrankung bei unmittelbarer Aufeinanderfolge das Risiko für chronische Darmerkrankungen erhöht (Montgomery 1999), fiel der Verdacht auch auf die MMR-Impfung. Das konnte jedoch bisher nicht bewiesen werden. Die Impfung gegen Schweinegrippe im Jahr 2010 trug zu einer signifikanten Zunahme von Meldungen bei (Bardage 2011).

Diabetes

Beim Diabetes (Zuckerkrankheit) kommt es durch Mangel an Insulin, einem Hormon der Bauchspeicheldrüse, zu stetig ansteigenden Blutzuckerwerten. Unbehandelt führt dies innerhalb kurzer Zeit zum Tod im diabetischen Koma. Ursache des Diabetes ist das Absterben insulinproduzierender Zellen in der Bauchspeicheldrüse aufgrund von Autoimmunvorgängen.

Der Diabetes von Kindern und Jugendlichen macht zwar nur ein Fünftel bis ein Zehntel aller Diabeteserkrankungen aus, die Behandlung ist jedoch besonders schwierig und belastend. Durch die fast unvermeidlichen Blutzuckerschwankungen drohen mit der Zeit Schäden an Herz, Nieren und Augen sowie Durchblutungsstörungen und Nervenschäden. Die Zuckerkrankheit gehört zu den häufigsten Todesursachen in den Industrieländern.

In Europa treten von Jahr zu Jahr mehr Diabeteserkrankungen auf, wobei die Zunahme am stärksten bei Kindern in den ersten vier Lebensjahren ausfällt (EURODIAB 2000). Bei deutschen Kindern nimmt der Diabetes seit 1993 um jährlich 4 bis 5 Prozent zu. Derzeit leidet eins von 730 Kindern in Deutschland an Diabetes. Betroffen sind vor allem Kleinkinder im Alter von drei bis sechs Jahren (ESPED 2010, Galler 2004).

Der zeitliche Zusammenhang der Diabeteszunahme mit der Ausweitung der Impfprogramme ist augenfällig, wenn auch eine direkte Beziehung bisher nicht sicher bewiesen ist. Finnische Kinder haben heute das weltweit höchste Diabetesrisiko und werden am häufigsten und »zuverlässigsten« geimpft.

Der kanadische Immunologe John B. Classen ist überzeugt von

einem Zusammenhang, zumal sich auch im Tierversuch durch Impfungen Diabetes auslösen lässt (Classen 1996, 2003). Ihm fiel eine Zunahme von Diabetes-Neuerkrankungen bei amerikanischen und finnischen Kindern jeweils zwei bis vier Jahre nach Erweiterungen der Impfempfehlungen auf (Classen 1998a, b, 2003). Unter besonderem Verdacht steht seiner Einschätzung nach die Hib-Impfung (Classen 1998b). Die Diabetesforscherin Prof. Annette Ziegler meint zu diesem Verdacht:

> »Eine einzelne Impfung ist es nicht, aber es könnte sein, dass die enorme Anzahl von Immunstimulationen, die so früh stattfinden, das Immunsystem in einer Art verändern und bei einem Kind, das schon gewisse genetische Grundvoraussetzungen mitbringt, dann eine Rolle spielen« (Ziegler 2009).

Eingehende Überprüfungen sind unbedingt notwendig, um mehr Klarheit zu bekommen: »Impfstudien verfolgen die Impflinge typischerweise nur wenige Wochen, um zu sehen, ob sie Nebenwirkungen entwickeln. Durch Impfungen verursachter Diabetes hingegen kann erst ein Jahr oder später nach der Impfung auftreten« (Classen 1998a).

Makrophagische Myofasziitis

Das Krankheitsbild der makrophagischen Myofasziitis wurde erstmals 1998 beschrieben (Gherardi 1998). Allein in Frankreich wurden Hunderte von Fällen bekannt im Zusammenhang mit der Hepatitis-B- und der Tetanusimpfung (Gherardi 2003). Die Krankheit beginnt mit starken und anhaltenden Schmerzen an der Impfstelle. In den folgenden Monaten bis Jahren treten Muskelschwäche und diffuse Muskel- und Gelenkschmerzen auf.
Bei etwa jedem zehnten Betroffenen kommt es auch zu neurologischen Symptomen. Die Patienten klagen über chronische Müdigkeit, Schwindel, Kopfschmerzen, Missempfindungen in den Gliedmaßen und Muskelschwäche bis hin zu einem Krankheitsbild, das der multiplen Sklerose ähnelt. Viele entwickeln auch psychische Auffällig-

keiten und Störungen von Gedächtnis und Aufmerksamkeit (Authier 2001, Theeler 2008, Couette 2009). Eine Therapiemöglichkeit gibt es derzeit nicht. Auch bei Kindern wurden Fälle von Myofasziitis registriert. Die Symptome sind Muskelschwäche, Entwicklungsverzögerung und neurologische Störungen (Lacson 2002, DiMuzio 2004).
Ursache der Erkrankung ist der Hilfsstoff Aluminiumhydroxid. Die Mehrzahl der Betroffenen ist Träger einer genetischen Besonderheit, die zu Autoimmunerkrankungen disponiert und erlaubt, dass mit Aluminium beladene Makrophagen in verschiedene Organe eindringen (Israeli 2011, Gherardi 2012).
An der Impfstelle zeigt sich mit einem hochauflösenden Ultraschallgerät eine Gewebeverdichtung, im Blut sind oft die Werte des Muskelenzyms CK erhöht. Beweisen lässt sich die makrophagische Myofasziitis durch eine Muskelbiopsie von der Impfstelle: Erfahrene Pathologen finden hier nadelartige Strukturen aus Aluminiumhydroxid (Heppner 2009).
Bei der makrophagischen Myofasziitis handelt es sich um eine schwere Impfnebenwirkung, die noch wenig bekannt ist und wegen des verzögerten Einsetzens in der Regel nicht als Impffolge erkannt wird. Eine hohe Dunkelziffer ist zu vermuten. Wer in den Monaten und Jahren nach einer Impfung und einer starken lokalen Impfreaktion die beschriebenen Einbußen im körperlichen Wohlbefinden feststellt, sollte sich bei der Selbsthilfegruppe Myofasciitis (www.myofasciitis.com) informieren und Meldung an das Paul-Ehrlich-Institut machen. Außerdem sollte er sich – mit einschlägiger Literatur ausgerüstet (zum Beispiel Heppner 2009, Tomljenovic 2011) – an einen neurologischen Facharzt wenden.

Neurologische Erkrankungen

Neurologische Impfschäden werden vor der Zulassung von Impfstoffen im Regelfall nicht aufgedeckt, denn die Versuchsgruppen, an denen sie getestet werden, sind dafür zu klein, und der Beobachtungszeitraum ist zu kurz.
Das Risiko eines voll ausgeprägten und schweren neurologischen

Krankheitsbilds nach einer Impfung wird von den meisten Autoren, die sich mit dieser Frage beschäftigen, mit 1:100 000 bis 1 Million beziffert. Dies ist wahrscheinlich eine Unterschätzung, da Impffolgen nicht systematisch erfasst werden und Impfungen oft nicht als Ursache in Betracht gezogen werden, wenn sie schon mehrere Wochen zurückliegen. Im Einzelfall ist die Ursachenklärung schwierig bis unmöglich.

Der wahrscheinliche Mechanismus neurologischer Impfschäden ist die Bildung von Antikörpern (Myelin-Antikörpern) oder Abwehrzellen (autoreaktive Lymphozyten) gegen Nervengewebe aufgrund einer Antigenverwandtschaft zwischen dem Impfantigen und Molekülen im Nervengewebe. Als Katalysatoren wirken Hilfsstoffe wie Aluminiumhydroxid. Die Nervenscheiden werden entzündlich zerstört, was zu vorübergehenden oder bleibenden Funktionsstörungen führt. Periphere Nerven, das Rückenmark oder das Gehirn können von der Entzündung und »Entmarkung« betroffen sein.

In diesem Zusammenhang stellt sich auch die Frage, ob bestimmte Impfungen nicht schon im Säuglingsalter den normalen Aufbau der Nervenscheiden stören. Durch einen Kunstgriff wird nämlich bei den Impfstoffen gegen Hib, Pneumokokken und Meningokokken das Immunsystem der Säuglinge darauf abgerichtet, Zuckermoleküle anzugreifen – eine Fähigkeit, die Kinder sonst erst nach dem zweiten Lebensjahr erwerben. Zuckermoleküle bilden die Schutzkapseln der Krankheitserreger, sind aber auch Bestandteile der Nervenscheiden, die sich in den ersten Lebensjahren entwickeln. Wird die Toleranz gegen Zuckermoleküle durchbrochen, könnten Abwehrvorgänge die regelrechte Ausreifung des Nervensystems behindern (Richmand 2011).

Ein weiterer Mechanismus für neurologische Impfschäden wird auf der Ebene der DNA vermutet. Toxische Stoffe wie der Impfzusatzstoff Aluminium können schon in extrem geringen Konzentrationen das Wachstum, die Spezialisierung und Verschaltung von Nervenzellen stören, indem sie Wachstumsfaktoren (IGF-1) blockieren, deren Aufgabe es ist, bestimmte Genorte zu aktivieren und andere auszuschalten. Dies kann vor allem in der frühen Kindheit weitreichende Folgen haben und die Grundlage für neurologische Entwicklungsstörungen bilden (Waly 2004).

Für folgende neurologische Erkrankungen ist ein Zusammenhang mit Impfungen wahrscheinlich oder gesichert:

- *Schäden peripherer Nerven:* Sie ereignen sich besonders im Bereich von Gesicht und Arm, aber ebenso – besonders tragisch – am Sehnerv, mit unter Umständen auch bleibenden Sehschäden.
- *Guillain-Barré-Syndrom:* Dies ist eine akute entzündliche Erkrankung des peripheren Nervensystems mit mehr oder weniger kompletter schlaffer Lähmung der Körpermuskulatur. Ursache sind Infekte oder Impfungen. Die Zeit bis zum Ausbruch nach einer Impfung beträgt Wochen bis Monate – daher wird oft kein Zusammenhang hergestellt. Die Krankheit dauert Wochen, und nach der allmählichen Rückbildung der Symptome können Restschäden bleiben. Die Behandlung kann eine Langzeitbeatmung wegen Lähmung der Atemmuskulatur notwendig machen. Die Sterblichkeit beim Guillain-Barré-Syndrom liegt bei Jugendlichen und Erwachsenen bei 6 Prozent und steigt mit dem Alter an. Zu Meldungen kommt es besonders nach den Impfungen gegen Grippe, Hepatitis B, Masern und FSME. In den USA sind es jährlich mehr als 50 Fälle.
- *Transverse Myelitis:* Die transverse Myelitis ist eine Erkrankung, bei der es im Rückenmark zu einer Entmarkung (Demyelinisierung) der Nervenstränge kommt. Neben allgemeinem Krankheitsgefühl treten Lähmungen, Muskelkrämpfe, Gefühlsstörungen und Rückenschmerzen auf. Die Langzeitprognose ist ungünstig, häufig bleiben neurologische Ausfälle zurück. Die transverse Myelitis kann auch in eine multiple Sklerose übergehen. Fälle von transverser Myelitis wurden beschrieben nach den Impfungen gegen Tetanus, Hepatitis A und B, Masern, Röteln und Windpocken, vor allem aber nach der Grippeimpfung.
- *Multiple Sklerose:* Die multiple Sklerose ist eine schwere und zu körperlicher Behinderung führende Entmarkungserkrankung des Nervensystems. Sie verläuft in Krankheitsschüben, die sich mit längeren Phasen eines stabilen Gesundheitszustandes abwechseln. Impfungen vermögen bei Personen mit genetischer Vorbelastung einen (auch ersten) Schub zu provozieren. Besonders nach der Hepatitis-B-Impfung wurden auffällig viele Fälle von

multipler Sklerose gemeldet, was 1998 in Frankreich zu einem Aussetzen der Impfkampagne bei Jugendlichen führte. Eine daraufhin in Großbritannien durchgeführte Untersuchung ergab ein dreifach erhöhtes Risiko für multiple Sklerose nach der Hepatitis-B-Impfung (Hernan 2004). Die wissenschaftliche Diskussion um dieses Problem hat sich zu einem Dauerbrenner entwickelt. Sie erhielt neuen Zündstoff durch die Entdeckung der Impfkomplikation makrophagische Myofasziitis, die ihrerseits zu einer der multiplen Sklerose ähnlichen Erkrankung führen kann (Authier 2001).

- *Akute demyelinisierende Enzephalomyelitis (ADEM):* Die ADEM ist eine Entzündung von Gehirn und Rückenmark. Sie geht einher mit unterschiedlichsten Symptomen wie Gehstörungen, Lähmungen, Seh-, Sensibilitätsstörungen, Gleichgewichtsproblemen, Psychosen, Krampfanfällen oder auch Bewusstseinsstörungen. Bei jedem zehnten Betroffenen kommt es zu bleibenden Behinderungen (Tenembaum 2002). Bei Erwachsenen geht jede dritte ADEM-Erkrankung in eine multiple Sklerose über (Schwarz 2001). Die Diagnose wird gesichert durch die Analyse des Gehirnwassers, durch Schichtaufnahmen des Gehirns und durch den Nachweis von Myelin-Antikörpern im Blut. Ein Therapieversuch mit Kortison kann die Symptome zum Verschwinden bringen. Beginnt eine ADEM in den zwei Monaten nach einer Impfung, so muss an einen ursächlichen Zusammenhang gedacht werden. Bei etwa 5 Prozent der ADEM-Erkrankungen wurde in den vier Wochen vorher geimpft (Murthy 2002, Shoamanesh 2011). Besonders viele Meldungen gibt es nach der Tollwut-, Keuchhusten- und Hepatitis-B-Impfung. Die Häufigkeit des voll ausgeprägten und schweren Krankheitsbildes wird auf 1:100000 Impfungen geschätzt (Fenichel 1982). In den USA ist die ADEM nach der Keuchhustenimpfung (Impfenzephalopathie) ein anerkannter Impfschaden, wenn sie innerhalb von drei Tagen nach der Impfung beginnt. Wahrscheinlich sind viele neurologische Impffolgen, die bisher nicht klassifiziert werden konnten, auf eine ADEM zurückzuführen (Pohl-Koppe 1998, Jones 2003). Bei einer schwer behandelbaren Epilepsie, die sich in den Monaten nach einer Impfung entwickelt, muss an diese Impfkomplikation gedacht werden.

- *Narkolepsie*: Es handelt sich um eine schwere und unheilbare Störung im Schlaf-wach-Rhythmus. Die Betroffenen schlafen untertags plötzlich für Sekunden oder Minuten ein, verlieren immer wieder die Kontrolle über ihre Muskulatur (Kataplexie) und haben Lähmungserscheinungen und Halluzinationen beim Einschlafen und Aufwachen. Ursache ist eine autoimmune Zerstörung von Nervenzellen im Zwischenhirn, die schlafsteuernde Hormone bereitstellen (Kornum 2011). Nach Einführung der Impfung gegen die Schweinegrippe im Jahr 2009 wurde vor allem in Skandinavien eine regelrechte Epidemie von Narkolepsien im Kindesalter registriert. 290 Fälle wurden allein in Schweden und Finnland bekannt, wo über 50 Prozent der Bevölkerung geimpft worden waren. In Deutschland erkrankten 30 Kinder bei einer Durchimpfungsrate von 8 Prozent. Die europäische Zulassungsbehörde EMA beschränkte die Zulassung des Impfstoffs Pandemrix bei unter Zwanzigjährigen auf Personen, »die ein erhöhtes Risiko auf eine Grippekomplikation haben« (*DÄ* 2011).
- *Autismus:* Der Autismus ist eine tiefgreifende frühkindliche Entwicklungsstörung mit einer Beeinträchtigung der zwischenmenschlichen Beziehungen und der Kommunikation, eingeschränkten Aktivitäten und Interessen, zwanghaften und wiederholten Handlungen und oft auch geistiger Behinderung. Seit Beginn der neunziger Jahre wird in vielen Ländern der Welt eine dramatische Zunahme des Autismus registriert. Die zeitgleiche Etablierung umfangreicher Impfprogramme ist immer wieder als mögliche Ursache im Gespräch. Forscher in den USA fanden einen statistisch signifikanten Zusammenhang zwischen Durchimpfungsraten und Autismushäufigkeit und haben unter anderem Aluminiumzusatzstoffe in Verdacht: »Die verstärkte Belastung mit Aluminium durch Impfstoffe könnte mit dem Häufigkeitsanstieg neurologischer Störungen wie Autismus in Zusammenhang stehen, insbesondere wenn ein aluminiumhaltiger Impfstoff zusammen mit einem Masernimpfstoff verabreicht wird« (Delong 2011). Unter weiterem Verdacht steht der Impfzusatzstoff Thiomersal, der inzwischen aus allen Impfstoffen für Säuglinge und Kleinkinder entfernt wurde. Kinder, denen direkt nach der Geburt ein thiomersalhaltiger Hepatitis-B-Impfstoff

verabreicht wurde, haben ein dreifach erhöhtes Autismus-Risiko (Gallagher 2010). Durch Thiomersal wird das Enzymsystem von Nervenzellen beeinträchtigt und dadurch die Ausbildung von Nervenverbindungen gehemmt: »Das Auftreten entwicklungsneurologischer Störungen nach Verabreichung von thiomersalhaltigen Impfstoffen in der Kindheit scheint kein Zufall zu sein« (Geier 2003). Die Impfindustrie hat massives Interesse, die Forschung auf diesem Gebiet zu beeinflussen. Im Vorfeld einer großen US-amerikanischen Studie, die sich mit dem Zusammenhang zwischen Autismus und Thiomersal befasst (Verstraeten 2003), kam es in den USA zu einer Offenlegung von Details, die eine großangelegte Datenfälschung dokumentieren (siehe auch das Kapitel »Pharmaindustrie und Forschung«).

Todesfälle

In zeitlichem Zusammenhang mit Impfungen werden immer wieder auch Todesfälle gemeldet. Im Einzelfall ist jedoch der Beweis einer direkten Impffolge kaum zu führen. Der Tod kann auch zufällig nach der Impfung eingetreten sein – etwa durch plötzlichen Kindstod, eine akut verlaufende Infektionskrankheit oder einen Krampfanfall. Tödliche Impfkomplikationen sind wissenschaftlich akzeptiert, umstritten ist nur der Umfang des Problems. Mögliche Mechanismen sind ein allergischer Schock, akut verlaufende neurologische Reaktionen, Atemstillstände oder Krampfereignisse. Rasante, tödlich verlaufende Infektionen durch Masern-Impfviren kommen gelegentlich vor bei Kindern mit bis dahin unerkannten Krankheiten des Immunsystems.

Amerikanische Forscher setzten die Kindersterblichkeit in 34 entwickelten Ländern in Beziehung zur Anzahl der dort in der Kindheit verabreichten Impfdosen und fanden eine statistisch signifikante Beziehung (Miller 2011). Die Autoren schreiben:

»Von den 23 Nationen, die die sozioökonomische Schwelle überschritten haben, um die Grundbedürfnisse für das Überleben von Kindern erfüllen zu können – sauberes Wasser, Ernährung, Hygiene und Gesundheitsversorgung –, verlangen einige für ihre Kinder eine relativ hohe Zahl an Impfdosen und haben eine relativ hohe Kindersterblichkeit. Diese Nationen sollten ihre Tabellen zur Kindersterblichkeit genauer überprüfen, um zu ermitteln, ob nicht manche Todesfälle möglicherweise impfbedingt sind, obwohl sie anders klassifiziert sind ... Alle Nationen – ob reich oder arm, Industrie- oder Entwicklungsland – haben die Pflicht zu überprüfen, ob ihre Impfpläne die gewünschten Ziele erreichen.«

Ärztliche Eingriffe, die das Ziel verfolgen, potenziell tödliche Krankheiten zu verhindern, andererseits aber möglicherweise zu einer höheren Kindersterblichkeit führen, stehen in der Tat unter einem starken Rechtfertigungsdruck.

Zwischen Oktober 2000 und Juni 2003 wurden in Deutschland und Österreich 16 Todesfälle im Zusammenhang mit Sechsfachimpfstoffen (Hexavac oder Infanrix Hexa) gemeldet (Keller-Stanislawski 2003). Fünf dieser tragischen Ereignisse waren innerhalb von 24 Stunden nach der Impfung aufgetreten. Drei der Kinder waren nach der vierten Sechsfachimpfung im zweiten Lebensjahr verstorben, was einen plötzlichen Kindstod unwahrscheinlich macht. Zwei von ihnen hatten bereits im ersten Lebensjahr auf dieselbe Sechsfachimpfung mit Fieber bzw. Unruhe und ungewöhnlichem Schreien reagiert. Man fragt sich, warum die Impfserie trotzdem fortgesetzt wurde (dies ist übrigens auch weiterhin so von der STIKO empfohlen).

Nach dem Bekanntwerden der Todesfälle, die auch in der Presse Widerhall fanden, kamen die Experten der europäischen Arzneimittelbehörde EMA zu dem Schluss, dass eine Impfreaktion unwahrscheinlich ist, weil es keinen »plausiblen Pathomechanismus« dafür gibt. Das heißt im Klartext: Was man nicht erklären kann, existiert nicht. Immerhin rief das Paul-Ehrlich-Institut dazu auf, jede mögliche stärkere Impfreaktion zu melden (was sowieso seit 2001 Gesetz war). Die Sechsfachimpfstoffe sollten jedoch weiter verwendet werden, eine Erwähnung der Todesfälle bei der Impfaufklärung sei nicht erforderlich (Stück 2003).

Im Jahr 2005 veröffentlichte eine Gruppe Münchner Gerichtsmediziner einen Bericht über Autopsien von sechs Kindern, die nach Sechsfachimpfstoffen plötzlich verstorben waren, aber Befunde aufwiesen, die gegen einen »normalen« plötzlichen Kindstod sprachen: ein massives Hirnödem und erhöhte Mastzelltryptase in verschiedenen Geweben. Die Autoren vermuteten eine überschießende Immunreaktion auf den Impfstoff und hielten eine hohe Dunkelziffer von ähnlichen Ereignissen für möglich.

Erst nach langem Zögern wurde die Onlinefassung des Obduktionsberichts in der Zeitschrift *Vaccine* veröffentlicht (Zinka 2006). Deutsche Impfexperten und STIKO-Mitglieder hatten vorher mit massivem Druck versucht, die Veröffentlichung zu verhindern, und auch nicht mit unkollegialen Angriffen gegen die Autoren gegeizt.

Auch der noch auf dem Markt verbliebene Sechsfachimpfstoff Infanrix Hexa steht unter Verdacht: Jedes Jahr werden dem Paul-Ehrlich-Institut durchschnittlich acht Todesfälle nach Verabreichung dieses Impfstoffs gemeldet, von 2001 bis 2011 insgesamt 82. Fünf dieser Todesfälle ereigneten sich im zweiten Lebensjahr, in dem der plötzliche Kindstod kaum noch vorkommt.

Gemeldet wurden von 2001 bis Mitte 2011 außerdem: 14 Todesfälle nach der Pneumokokkenimpfung mit Prevenar, 17 Todesfälle nach einer Masernimpfung, 13 nach der FSME-Impfung und acht nach einer Fünffachimpfung. Alle diese Meldungen bedeuten einen zeitlichen, nicht unbedingt aber einen ursächlichen Zusammenhang.

Die TOKEN-Studie, mit der das Robert-Koch-Institut den Verdacht auf plötzlichen Kindstod nach Impfungen ausräumen wollte und die nach langer kreativer Pause endlich im Frühjahr 2011 veröffentlicht wurde, erwies sich für die Initiatoren als ein Schuss, der nach hinten losging: Titelte das *Deutsche Ärzteblatt* noch diplomatisch »Vorsichtige Entwarnung« (*DÄ* 2011b), so ergab sich bei genauerem Nachrechnen ein signifikant erhöhtes Sterberisiko nach Säuglingsimpfungen: Drei Tage nach einer Fünf- oder Sechsfachimpfung war das Sterberisiko um das Dreifache, bei Frühgeborenen sogar um das Sechsfache erhöht. Im zweiten Lebensjahr betrug das Risiko, innerhalb von drei Tagen nach einer Fünf- oder Sechsfachimpfung zu sterben, sogar das Vierzehnfache (Ehgartner 2011).

Diese Zahlen sind schwindelerregend. Die Herren vom Robert-Koch-Institut lehnen sich zurück, denn sie haben ihre Arbeit getan. Welche Konsequenzen aber sollen die Eltern oder die impfenden Kinderärzte ziehen? Wer hat recht? Besteht ein Zusammenhang zwischen Impfung und Kindstod? Ist dieses Risiko dann nicht größer als das Risiko, an einer Krankheit zu sterben, die durch Impfungen verhindert werden kann? Muss man daraus nicht die Konsequenz ziehen, dass man sein Kind später oder gar nicht impft – und vor allem nicht fünf- oder sechsfach?

Für die Klärung dieser Frage bräuchten wir ein nationales Impfregister und ein unabhängiges Institut, das keinen Interessenkonflikten unterliegt und nichts mit der Zulassung oder Empfehlung von Impfungen zu tun hat. Beides aber steht leider in den Sternen.

Apropos plötzlicher Kindstod: Sicher sollten Babys in den ersten sechs Monaten nicht auf dem Bauch schlafen, vielleicht auch nicht geimpft werden – viel wesentlicher für die Prävention aber ist die Ernährung mit Muttermilch und das Vermeiden von Passivrauchen.

Impfkritik

Die Geschichte des Impfens war seit jeher begleitet von skeptischen und warnenden Stimmen. Aus verschiedensten Gründen gab und gibt es immer wieder Kritik an dem Vorgehen, das menschliche Immunsystem zu »manipulieren«, um bestimmte Krankheiten zu verhindern. Heute sind es vor allem vier gesellschaftliche Gruppen, die Impfungen kritisieren (nach Velimirovic 1998):

- Eltern impfgeschädigter Kinder, die aus leidvoller Erfahrung heraus die Impfpolitik kritisieren und bessere Aufklärung und angemessene Entschädigungszahlungen bei Impfschäden fordern. In allen westlichen Ländern gibt es Interessengruppen solcher Eltern, zum Beispiel in Deutschland die EFI (Interessengemeinschaft Eltern für Impfaufklärung, Léharstr. 65½, 86179 Augsburg). In der Schweiz ist der impfkritische Verein Netzwerk Impfentscheid (http://impfentscheid.ch) aktiv, in Österreich AEGIS (http://www.aegis.at).

- Skeptische Ärzte, die an der Wirksamkeit von Impfungen zweifeln, Nebenwirkungen und Spätfolgen befürchten oder bestimmte Impfungen wegen geringer Erkrankungsrisiken ablehnen. Eine Ärztegruppe, die sich für die freie Impfentscheidung der Eltern und gegen Pflichtimpfungen einsetzt, ist der Verein Ärzte für individuelle Impfentscheidung e. V. Der Verein betreibt eine eigene Website mit aktuellen Informationen zum Thema Impfen (www.individuelle-impfentscheidung.de).
- Anhänger alternativmedizinischer Therapierichtungen – besonders im Bereich von Homöopathie, anthroposophischer Medizin und Naturheilkunde –, die die empfohlenen Impfungen als Eingriff in die persönliche Freiheit und als Verletzung ihrer fundamentalen Rechte der Verantwortung ihren Kindern gegenüber betrachten. Am meisten Einfluss dürfte die Homöopathie haben, da sie das in Deutschland am weitesten verbreitete alternativmedizinische Verfahren ist.
- Menschen, die aus religiösen oder weltanschaulichen Gründen Impfungen ablehnen – meist aus dem Glauben heraus, solche Maßnahmen stünden im Gegensatz zum Willen Gottes. Hierzu gehören einzelne buddhistische, hinduistische oder moslemische Glaubensgruppen, verschiedene christliche Sekten (zum Beispiel Church of Christian Society, Disciples of Christ, die niederländisch-reformierte Kirche), die Mormonen, die Amischen (Amish People) und die Adventisten. Auch Anhänger der Hare-Krishna-Bewegung und Teile der Scientology-Sekte lehnen Impfungen ab.

Homöopathie und Impfungen

Samuel Hahnemann (1755–1843), der Begründer der Homöopathie, war ein Zeitgenosse Edward Jenners (1749–1823) und kannte das Verfahren sowie die Wirkung der Pockenimpfung, nämlich »... dass, seit der allgemeinen Verbreitung der Jennerschen Kuhpockenimpfung, die Menschenpocken nie wieder unter uns weder so epidemisch, noch so bösartig erscheinen, wie vor 40–50 Jahren, wo eine davon ergriffene Stadt wenigstens die Hälfte und oft drei Viertel ihrer Kinder durch den jämmerlichen Pest-Tod verlor« (Hahnemann 1921). Hahnemann kannte jedoch ebenso schon die schweren Nebenwirkungen der Pockenimpfung und behandelte solche »Impfkrankheiten« mit der von ihm entwickelten homöopathischen Methode.

Auch die Schüler Hahnemanns setzten sich mit der Pockenimpfung auseinander und äußerten sich mehr und mehr kritisch – allen voran Constantin Hering (1800–1880), der zwei Jahre vor seinem Tod eine Stellungnahme für englische Impfgegner abgab und betonte, die Impfung sei eine Vergiftung des Blutes und bedeute für die Kinder einen großen Schaden (Lehrke 1998). Der bedeutende Homöopath Clemens von Boenninghausen (1785–1864) bemerkte bereits 1849, die Kuhpockenimpfung sei eine »in leichtfertigen Händen so gefährliche, das Scrophelgift ohne allen Zweifel ungemein verbreitende Vakzine«.

Hinter den Bedenken der homöopathischen Lehre gegenüber Impfungen steht die Auffassung, dass nicht die Mikroben die Ursache der jeweiligen Krankheit sind, sondern die Verstimmung der Lebenskraft (Hahnemann 1921) – dadurch sei sozusagen das »Terrain« geschaffen, auf dem dann die Mikroben erst gedeihen können. Da die Lebenskraft aber »geistartig« oder »dynamisch« sei, können Krankheiten nur durch »geistartige«, »dynamische« Heilmittel wie homöopathisch potenzierte Mittel wirklich geheilt werden. (Unter dem Potenzieren versteht man das schrittweise Verdünnen der Ausgangssubstanz nach bestimmten Methoden.)

Im Gegensatz dazu sei ein Impfstoff jedoch ein chemisches Arzneimittel. Er rufe zwar eine »oberflächliche« Antikörperbildung hervor, stimuliere aber nicht die allgemeine Reaktionsfähigkeit des Organismus; im Gegenteil, er beeinträchtige sie (Leduc 1990). Es werde unter Umständen ein künstlicher krankhafter Zustand erzeugt mit Symptomen, die chronifizieren können und nur schwer zu therapieren sind.

Eine Minderheit von Homöopathen empfiehlt als Alternative sogenannte »homöopathische Impfungen«, das sind homöopathisch potenzierte Krankheitserreger oder Impfstoffe (zum Beispiel Roy 1988). Dies ist jedoch eine auch unter Homöopathen umstrittene und durch keine Untersuchungen abgesicherte Methode.

Der Deutsche Zentralverein homöopathischer Ärzte spricht »homöopathischen Impfungen« jede Wirkung ab:

> »Es gibt keine ›homöopathischen Impfungen‹. Kein homöopathisches Mittel ist in der Lage, eine nachweisbare Immunisierung hervorzurufen. Vor dem Ersatz einer notwendigen Impfung durch die Einnahme homöopathischer Medikamente wird gewarnt. Ganz anders ist die homöopathische Vorbeugung von Erkrankungen zu bewerten. Sie ist möglich, wenn im Rahmen einer Epidemie oder bei ansteckenden Krankheiten im persönlichen Umfeld die zu erwartende Krankheit in ihren Besonderheiten und charakteristischen Symptomen bekannt ist und das geeignete homöopathische Arzneimittel, auch unter Berücksichtigung der individuellen Besonderheiten des Ansteckungs-Gefährdeten, sorgfältig ausgewählt wird« (DZVhÄ 2011).

Unter den heutigen homöopathisch arbeitenden Ärzten sind die absoluten Impfgegner in der Minderzahl, es finden sich jedoch sehr viele Impfskeptiker. Bei einer Umfrage von P. Lehrke (1998) hatten 6 Prozent der Schulmediziner, 24,5 Prozent der homöopathisch orientierten Ärzte und 47,3 Prozent der »klassischen« Homöopathen eine starke Abneigung gegen Impfungen. Keinerlei Bedenken hatten 56 Prozent der Schulmediziner, 21 Prozent der homöopathisch orientierten Ärzte und nur 3,6 Prozent der »klassischen« Homöopathen. In einer Stellungnahme des Deutschen Zentralvereins homöopathischer Ärzte zum Thema Impfen heißt es:

> »Schutzimpfungen gehören zu den präventiven medizinischen Maßnahmen in der Medizin; sie können bis zu einem gewissen Grad Infektionskrankheiten verhindern und auch die Möglichkeit der Ansteckung für Ungeimpfte verringern. Unter bestimmten, wenn auch seltenen Umständen können sie schwerwiegende Reaktionen mit vorübergehenden oder bleibenden Schäden hervorrufen.
> Ein Zusammenhang zwischen Impfungen und der Zunahme chronischer Krankheiten wird diskutiert und bedarf dringend der weiteren Forschung. Wie für jede andere präventive medizinische Maßnahme muss eine Diskussion über möglichen Nutzen und mögliche Risiken auch für Impfungen legitim sein und auf einem sachlichen Niveau

geführt werden. Die öffentlichen Empfehlungen der Ständigen Impfkommission (STIKO) sind sorgfältig erwogen und berücksichtigen den aktuellen Stand des Wissens mit der Absicht, das Auftreten vieler Infektionskrankheiten grundsätzlich zu verhindern. Diese Empfehlungen sind keine Vorschrift und kein Gesetz, geben aber den medizinischen Standard vor, von dem laut Bundesgerichtshof nur abgewichen werden kann, wenn gewichtige Einwände anerkannter Fachleute vorliegen oder wenn eine Impfung im Einzelfall wegen des Gesundheitszustands des Patienten nicht zulässig ist.

Andererseits ist jede Impfung juristisch eine Körperverletzung, die nur dann straffrei ist, wenn der Patient bzw. dessen Eltern nach umfassender Aufklärung zugestimmt haben. Die geforderte Entscheidung kann ihnen weder vom impfenden Arzt noch von einer öffentlichen Empfehlung abgenommen werden. Dem hohen Wert der Selbstbestimmung über die eigene Gesundheit ist jede öffentliche Empfehlung untergeordnet. Wir lehnen die zunehmende Interpretation der STIKO-Empfehlungen als ›Impfvorschrift‹ im Sinne eines Pflicht- oder Zwangsprogramms ab« (DZVhÄ 2011).

Anthroposophische Medizin und Impfungen

Anthroposophische Ärzte sind der Auffassung, dass Krankheiten an der Prägung des individuellen Entwicklungsganges eines Menschen beteiligt sind und daher auch einen Sinn haben. Der Antigenkontakt sei von Mensch zu Mensch normalerweise sehr unterschiedlich; so bilde sich im Lauf der ersten Lebensjahre ein jeweils sehr individuelles Immunsystem heraus. Durch immer mehr Impfungen würde dagegen eine »Automatisierung der immunologischen Reaktions- und Ausdrucksmöglichkeiten« herbeigeführt (Meinecke 1999). Dies führe zu einer Schwächung des seelisch-geistigen Impulses des Menschen, denn dieser Impuls sei im körperlichen Bereich auf den Aufbau eines ganz individuellen »Eiweißes« angewiesen. Impfungen seien ein Versuch, den Zufall zu beherrschen, und schränkten das Bewusstsein des Menschen ein, das sich unter anderem durch scheinbare Zufälle zum Ausdruck bringt. Die geistigen Lebensimpulse gingen so verloren, und der Mensch werde immer mehr an die materielle Welt »gefesselt«.

Rudolf Steiner (1861–1925), der Begründer der Anthroposophie, bemerkt zum Impfproblem, der Mensch könne durch Impfungen seine spirituelle Entwicklung behindern und seine Seele »an den materiellen Leib heranbinden« (Steiner 1924). Durch eine spirituelle Erziehung könne das jedoch aufgewogen werden.

Steiner meint weiter, eine Impfung sei eine Art unterschwelliger, nicht ins Bewusstsein kommender Sinnesreiz, der eine Erkrankung nur vortäuscht. Er unterlaufe somit den Willen und könne zu seiner Schwächung beitragen. Willensschwäche aber sei ein Hauptproblem unserer Zeit. Im Gegensatz dazu bleibe der Organismus in der Auseinandersetzung mit Krankheiten »frei«, was daran zu sehen sei, dass er einmal erkrankt, das andere Mal jedoch eine stille Feiung ohne Krankheitssymptome durchmacht.

Steiner hält andererseits auch die Vorbeugung von Krankheiten für einen denkbaren Weg: »Die fanatische Stellungnahme gegen diese Dinge ist nicht das, was wir anstreben, sondern wir wollen durch Einsicht die Dinge im Großen anders machen« (Steiner 1910).

Anthroposophische Ärzte suchen aus diesen Gründen einen individuellen Umgang mit dem Impfen und befürworten es nicht uneingeschränkt und generell. Auch über den Impfzeitpunkt gibt es Vorstellungen in der anthroposophischen Medizin, die damit zusammenhängen, dass das Immunsystem erst mit Beginn des Aufrichtens und freien Gehens ausgereift ist. Im ersten Lebensjahr könne das Immunsystem, das gerade lernt, Fremdes vom Eigenen zu unterscheiden, auf vielfältigste Weise gestört werden, so dass pathologische Reaktionen wie Allergien oder Autoimmunerkrankungen entstehen können. Viele anthroposophische Ärzte impfen daher erst ab dem zweiten Lebensjahr.

In der neueren anthroposophischen Literatur werden sehr stark der »individuelle Impfzeitpunkt« und die »individuelle Impfentscheidung« in den Vordergrund gerückt (Kummer 1994, Albonico 1998a, Meinecke 1999, Soldner 2011).

»Auch heute ist es das Anliegen der Autoren wie vieler gleichgesinnter anthroposophischer und homöopathischer Kollegen, den Eltern einen *freien Impfentscheid aus Einsicht* zu ermöglichen und damit eine eigenständige Position zwischen fanatischen Impfgegnern und demagogisch auftretenden Impfbefürwortern einzunehmen, die jeglichen Dialog durch Zwang ersetzen wollen« (Soldner 2011).

»Aus Sicht der Anthroposophischen Medizin geht es darum, jede Impfentscheidung auf der Grundlage seriöser Informationen, in Abwägung von Chancen und Risiken, im Hinblick auf die jeweilige soziale Einbindung und die biographische Situation individuell zu treffen. Ärzten kommt dabei eine beratende Rolle zu – in einem ergebnisoffenen Entscheidungsprozess« (Schmidt-Troschke 2009).

Angst, die auch bewusst zur Durchsetzung der Impfstrategien eingesetzt werde, sei einer freien Impfentscheidung völlig entgegengesetzt. Hans Ulrich Albonico (1998) betont die »Wichtigkeit einer individuellen, freiheitlichen, umfassenden, auf den Patienten abgestimmten Information mit der Möglichkeit des Gedankenaustausches«.

Impfgegner

Aus verschiedensten Gründen lehnen manche Menschen Impfungen gänzlich ab. Genährt wird eine solche Haltung durch die Arroganz vieler Ärzte und Behörden einschließlich der STIKO und das kaltschnäuzige geschäftliche Gebaren der pharmazeutischen Industrie. Die Gegnerschaft wird gestützt durch populärwissenschaftliche Literatur über die Impffrage. Bekannt sind die Bücher von Gerhard Buchwald *(Impfen. Das Geschäft mit der Angst)*, Simone Delarue *(Impfungen – der unglaubliche Irrtum)* oder Joachim-F. Grätz *(Sind Impfungen sinnvoll?)*. Bei der Durchsicht dieser Bücher muss man feststellen, dass sie zwar sehr engagiert, aber teilweise sehr subjektiv verfasst sind und wissenschaftlichen Ansprüchen nicht immer genügen. Den eindrucksvoll geschilderten Impfschadensfällen könnte man ebenso Fälle von Kindern gegenüberstellen, die durch Krankheiten einen bleibenden gesundheitlichen Schaden erlitten haben. Auch ist die Wirksamkeit von Impfungen heute nicht mehr anzuzweifeln, und gesunde Lebensweise oder Ernährung können zwar allgemein die Widerstandskräfte gegen Krankheitserreger stärken, bieten aber keinen sicheren Schutz vor Infektionskrankheiten wie Kinderlähmung oder Tetanus.

Impfgegner müssen sich bewusst sein, dass sie für sich oder ihre Kinder gewisse Krankheitsrisiken in Kauf nehmen. Diese Risiken sind aber sicher geringer als die Gefahr, durch einen Unfall im Straßenverkehr, durch Autoabgase oder durch schlechte Ernährung zu Schaden zu kommen.

Aufklärung vor Impfungen

Der Arzt hat vor der Durchführung der Impfung die Pflicht, den Impfling oder seine Sorgeberechtigten – im Regelfall beide Elternteile – über die jeweilige Krankheit und die Impfung aufzuklären. Diese Aufklärung umfasst: Information über die zu verhütende Krankheit, Behandlungsmöglichkeit der Krankheit, Nutzen der Impfung, Art des Impfstoffs, Durchführung der Impfung, Dauer des Impfschutzes, Notwendigkeit von Auffrischungsimpfungen, Verhalten nach der Impfung, Gegenanzeigen zur Impfung, mögliche Nebenwirkungen und Komplikationen. Eine lange Liste, die im Praxisalltag kaum je abgearbeitet werden kann.

Nach heute eindeutiger Rechtsprechung muss der Arzt »alle eingriffstypischen Risiken offenbaren«, und seien sie noch so selten. Nicht erforderlich ist die exakte medizinische Beschreibung der in Betracht kommenden Risiken.

Die Zahl der Schadenersatzprozesse gegen Ärzte wegen unzureichender Aufklärung wird auf 6000 bis 10000 pro Jahr geschätzt. In den 1990er Jahren wurde beispielsweise eine Ärztin verurteilt, weil sie über ein Risiko mit der Wahrscheinlichkeit von 1:15,5 Millionen nicht aufgeklärt hatte – ein Bekannter steckte sich am Polio-Impfvirus eines Kindes an und kam dadurch zu Schaden (Mühlendahl 1996).

Die Aufklärung muss »verständlich« sein. Sie kann zunächst in schriftlicher Form geschehen, jedoch muss vor der Impfung Gelegenheit zu einem weiterführenden Gespräch sein. Der Bundesgerichtshof hat in einer Grundsatzentscheidung am 15. Februar 2000 (VI ZR 48/99) entschieden, dass bei Impfungen die Aushändigung eines Merkblattes als Aufklärung genügt. Eine einwilligende Unterschrift der Eltern oder ein ausführliches Arzt-Patienten-Eltern-Gespräch sind bei Routineimpfungen nicht zwingend, ebenso wenig die Anwesenheit beider Elternteile.

Jugendliche können in eine Impfung selbst einwilligen, wenn sie die erforderliche Einsichtsfähigkeit besitzen; das ist in der Regel mit 16 Jahren der Fall.

Wird die Impfung ohne rechtswirksame Einwilligung durchgeführt, ist der Eingriff rechtswidrig mit der Folge, dass der Impfarzt für eventuelle Impfschäden Schadenersatz und Schmerzensgeld zahlen muss. Bei eindeutigem »Nein« wird dem Arzt von den Juristen empfohlen, die Belehrung über die Nützlichkeit der Impfung zu wiederholen und in den Krankenunterlagen zu dokumentieren. Im Rechtsstreit um eine Fruchtschädigung durch Röteln während der Schwangerschaft wurde ein Frauenarzt verurteilt, der gegenüber der betroffenen Frau nicht bis zum »Streitgespräch« gegangen war, um vor der Schwangerschaft die Impfung durchzusetzen (Zinke 1997).

Die Tendenz der Rechtsprechung geht eindeutig dahin, impfkritische Ärzte und Eltern unter Druck zu setzen. In einem ausführlichen Artikel über die Aufklärungsverpflichtung des Arztes vor Impfungen lässt es der Vorsitzende Richter am Oberlandesgericht G. H. Schlund nicht unerwähnt, dass die »unvernünftige Weigerung der Eltern und die damit gleichzeitig einhergehende akute Gefährdung des Kindes ... einen sogenannten Missbrauchstatbestand der elterlichen Sorge« darstellt und zu gerichtlichen Zwangsmaßnahmen führen kann (Schlund 1999).

Jede durchgeführte Impfung muss im Impfausweis dokumentiert werden – einschließlich der Bezeichnung und der Chargennummer des Impfstoffs. Dies kann Ermittlungen erleichtern, wenn Fragen zur Wirksamkeit oder Sicherheit bestimmter Impfstoffe aufkommen sollten, und ist auch wichtig bei einem Antrag auf Anerkennung eines Impfschadens.

Kontraindikationen

- Die Impfung sollte verschoben werden, wenn der Impfling nicht gesund ist. Gibt es Anzeichen einer beginnenden Krankheit, verschiebt man die Impfung. Ein letzter Rest von Schnupfen oder Husten ist jedoch kein Impfhindernis. Voraussetzung sind normaler Appetit, normale Energie und normale Laune.
- Totimpfstoffe sollten nicht weniger als eine Woche, Lebendimpfstoffe nicht weniger als zwei Wochen vor einer geplanten Operation verabreicht werden. Auch nach einer Operation sollte der Impfabstand mindestens zwei Wochen betragen. Bei dieser Vorsichtsmaßnahme geht es in erster Linie darum, dass Impfreaktionen nicht mit Operationskomplikationen verwechselt werden.
- Nicht dringend angezeigte Impfungen sollten nicht in der Schwangerschaft und, im Fall von Lebendimpfungen, auch nicht in der Stillzeit durchgeführt werden.
- Bei angeborenen oder erworbenen Immundefekten muss die Impffrage von einem immunologisch spezialisierten Arzt geklärt werden. Lebendimpfungen verbieten sich in der Regel in solchen Fällen.
- Bei bekannten Allergien gegen Impfinhaltsstoffe (zum Beispiel Antibiotika, Hühnereiweiß, Formaldehyd) muss auf andere Impfstoffe ausgewichen oder auf die Impfung verzichtet werden.
- Frühgeborene sollten nicht nach dem tatsächlichen Geburtstermin, sondern nach dem errechneten Geburtstermin geimpft werden (dies beurteilt die STIKO anders).
- Hat nach einer Impfung eine stärkere Impfreaktion stattgefunden, so darf dieser Impfstoff bis zur Klärung des Zwischenfalls nicht noch einmal eingesetzt werden (auch dies sieht die STIKO anders).

Jede Impfung kann hinausgeschoben werden, ohne dass die vorher gegebenen Impfungen »ungültig« werden. »Jede Impfung gilt!«

Was tun bei Impfschadensverdacht?

In Deutschland muss der Arzt bei Verdacht auf eine Impfkomplikation oder bei einer auffälligen Häufung von Impfreaktionen das Gesundheitsamt und die Arzneimittelkommission der Deutschen Ärzteschaft (Postfach 41 01 25, 50861 Köln), möglichst jedoch auch das Paul-Ehrlich-Institut (PEI, Paul-Ehrlich-Str. 51–59, 63225 Langen) und den Impfstoffhersteller unterrichten. Seit 2012 können auch die Betroffenen selbst eine solche Meldung vornehmen.

Wichtig ist die genaue Dokumentation des Hergangs: der Impftag, der Impfstoff mit Chargennummer, der Eintritt und Ablauf von Krankheitserscheinungen, die eventuellen Folgen etc. Formblätter kann man aus dem Internet herunterladen (zum Beispiel beim Paul-Ehrlich-Institut unter www.pei.de, Ärzte, Pharmakovigilanz, Meldeformulare). Eine zusätzliche Meldung an das *arznei-telegramm* ist zu empfehlen, da dieses mit den Daten sehr transparent umgeht (Bergstr. 38a, 12169 Berlin).

Möglicherweise muss dem Patienten Blut entnommen und zur Analyse eingesandt werden. Eine Krankenhauseinweisung kann zur Therapie und Diagnostik notwendig sein. Nicht zuletzt geht es um den Ausschluss von Erkrankungen, die einen Impfschaden vortäuschen können. Ein Impfschaden lässt sich nicht direkt beweisen.

Wenn jemand durch eine empfohlene Impfung körperlich oder seelisch geschädigt worden ist, erhalten er oder seine Hinterbliebenen dieselben Leistungen, die für Kriegsopfer vorgesehen sind, also eine Geldrente und Leistungen der Heil- und Krankenbehandlung. Dies gilt nicht für Impfstoffe ohne Zulassung und für Impfungen im Ausland – außer die Impfung ist in Deutschland empfohlen, war aber dort nicht möglich (Paragraph 60, 2 IfSchG).

Ein Impfschaden ist in den seltensten Fällen mit Sicherheit zu diagnostizieren. Voraussetzung für den Entschädigungsanspruch ist die Wahrscheinlichkeit des ursächlichen Zusammenhangs. Daher müssen alle anderen möglichen Ursachen für den Schaden ausgeschlossen werden, bevor er als Impfschaden anerkannt werden kann (Paragraph 61 IfSchG).

Wer Ansprüche geltend machen will, muss einen entsprechenden (kostenlosen) Antrag an das zuständige Versorgungsamt stellen. Dies kann zunächst auch formlos geschehen, ein offizielles Antragsformular wird dann zugesandt. Das ausgefüllte Formular kann per Post an das Versorgungsamt übersandt oder bei allen anderen Sozialleistungsträgern, etwa bei der Krankenkasse oder dem Rentenversicherungsträger, abgegeben werden. Bei Bedarf helfen die Mitarbeiter der jeweiligen Dienststellen beim Ausfüllen. Über Rechte und Ansprüche erhält man bei den Versorgungsämtern telefonisch, persönlich oder schriftlich Auskunft und Beratung.

Um den Antrag richtig zu formulieren, ist es unbedingt ratsam, sich bei erfahrenen Stellen Auskunft einzuholen – entweder bei spezialisierten Juristen oder beim Schutzverband für Impfgeschädigte e.V. (Beethovenstr. 27, 58829 Plettenberg; E-Mail: info@impfschutzverband.de).

Mit dem Antrag wird automatisch ein Verfahren eingeleitet mit Ermittlungspflicht des Gerichtes. Das Gericht muss zu der Überzeugung gelangen, dass die Impfung – und nur die Impfung – Ursache des Gesundheitsschadens ist. Es müssen daher im Antrag möglichst deutliche und erschöpfende Angaben gemacht werden. Auch sollten notwendige Beweismittel benannt und gegebenenfalls beigefügt werden. Gefordert sind der Nachweis der Impfung und der Nachweis der Impfkrankheit, die ein Gesundheitsschaden sein muss, der »über das übliche Maß einer Impfreaktion« hinausgeht.

Es lohnt sich der Versuch, dem Gericht einen Gutachter vorzuschlagen – entsprechende Adressen sind beim Schutzverband für Impfgeschädigte zu erfahren. Vom Geschädigten selbst in Auftrag gegebene Privatgutachten sind sehr teuer und erst dann zu empfehlen, wenn der Antrag vom Versorgungsamt abgelehnt wurde und der Rechtsweg beschritten wird.

Der Antragsteller erhält in jedem Fall einen schriftlichen Bescheid, der auch darüber Auskunft gibt, wie er weiter vorgehen kann, wenn er mit dem Ergebnis nicht einverstanden ist. Es besteht die Möglichkeit des Widerspruchs und anschließend der (ebenfalls kostenlosen) Klage beim Sozialgericht.

In Österreich müssen unerwünschte Impfnebenwirkungen vom Arzt an das Bundesamt für Sicherheit im Gesundheitswesen (BASG)/

AGES PharmMed gemeldet werden. Von Impfschäden Betroffene haben Anspruch auf eine Entschädigung. Voraussetzung ist, dass die Impfung vom Obersten Sanitätsrat empfohlen und in Österreich verabreicht wurde. Neben der finanziellen Abfindung werden auch die Kosten für die Behandlung zur Besserung und Heilung des Impfschadens (zum Beispiel Arztkosten, Arznei- und Heilmittelkosten) vom Bund übernommen. Ein Antrag auf Impfschadenentschädigung kann schriftlich oder mündlich bei der jeweiligen Landesstelle des Bundessozialamtes gestellt werden.

Auch in der Schweiz hat Anspruch auf Entschädigung, wer durch eine behördlich angeordnete oder behördlich empfohlene Impfung geschädigt wird. Die Anerkennung eines Impfschadens ist jedoch nach bisherigen Erfahrungen unwahrscheinlich. Betroffene können beim Netzwerk Impfentscheid (www.impfentscheid.ch) das »Formular Beobachtungen und Reaktionen nach Impfungen« herunterladen, es ausfüllen und dem Arzt zur Weiterleitung vorlegen. Juristische Hilfe erteilt der Patientenanwaltsdienst PATIAN.

Individuelle Impfentscheidung aus Sicht des Arztes

Es gibt ausreichend Gründe für ein vorsichtiges Vorgehen beim Impfen. Behutsamkeit ist jedoch auch im Impfgespräch angebracht. Die Eltern sollten in ihrer Entscheidung frei bleiben und möglichst umfassend die Konsequenzen ihrer Entscheidung durchdenken. Sie brauchen dazu Zeit, und deshalb sollte ihr Kind möglichst nicht sofort nach dem Impfgespräch geimpft werden. Angesichts der großen Unsicherheiten im Impfbereich sind eine paternalistische Haltung oder Druck nicht gerechtfertigt – wir leben in keinem epidemiologischen Notstandsgebiet.

Wie hieß es doch gleich in der »Salzburger Erklärung für partizipative Entscheidungsfindung«:

»Wir rufen Ärzte dazu auf,

- genaue Informationen über Behandlungsalternativen, deren Unwägbarkeiten, Nutzen und mögliche Folgeschäden entsprechend den Grundsätzen guter Risikokommunikation zu vermitteln,
- ... die Informationen auf die individuellen Bedürfnisse von Patienten zuzuschneiden und ihnen genügend Zeit zu lassen, ihre Wahlmöglichkeiten abzuwägen,
- anzuerkennen, dass die meisten Entscheidungen nicht sofort getroffen werden müssen, und Patienten und deren Familien Zeit, Ressourcen und Unterstützung für ihre Entscheidungsfindung zu geben« (Salzburg Global Seminar 2011).

Beim Verzicht auf Impfungen müssen Eltern bereit sein, mit dem Kind Krankheiten durchzustehen, die unter Umständen belastend und für Menschen in der Umgebung bedrohlich sein können. Auch verlangt der Verzicht auf Impfungen eine gewisse Festigkeit: Schließlich lässt die Mehrzahl der anderen Eltern ihre Kinder maximal impfen, und oft findet sich auch ein Arzt in der Verwandtschaft, der mit Vorwürfen bei der Hand ist.

Angesprochen werden muss bei Impfgegnern auch, dass die Angst vor Krankheiten die freie Entwicklung eines Kindes gefährden kann: Darf ein Kind nicht mehr draußen spielen, weil die Eltern den Tetanus fürchten, oder nicht mehr in öffentlichen Verkehrsmitteln fahren, damit es sich nicht mit Masern ansteckt, dann sollte es besser geimpft werden.

Die individuelle Impfberatung ist zeitaufwendig und in der notwendigen Ausführlichkeit kaum mehr zu realisieren. Viele Eltern klagen, dass ihr Kinderarzt über Impfungen nicht diskutieren will oder dass sie sogar beschimpft werden, wenn sie nicht in die empfohlenen Impfungen einwilligen.

Der Zeitaufwand für das Impfgespräch lässt sich verkürzen, wenn die Eltern vor dem Termin etwas Schriftliches in die Hand bekommen. Ich biete in meiner Praxis eine Broschüre mit mehreren Seiten Impfinformation an. Zudem weise ich auf mein Impfbuch hin und fordere dazu auf, sich auch aus anderen Quellen zu informieren. Wollen die Eltern über alle öffentlich empfohlenen Impfungen sprechen, muss mindestens eine halbe Stunde Zeit einkalkuliert werden. Der weitaus häufigere Fall ist aber der, dass die Eltern schon in etwa wissen, was sie wollen, und lediglich noch einige gezielte Fragen stellen. Wichtigster Punkt ist in diesen Fällen die Frage, welche Impfstoffe überhaupt zur Verfügung stehen, wie sich also der Impfwunsch konkretisieren lässt. Wünschen die Eltern Impfungen, die offiziell nicht zugelassen sind, so sollte der Arzt dokumentieren, dass sie über die juristischen Konsequenzen aufgeklärt wurden.

Ärzte sollten bereit sein, den Wünschen der Eltern nach einem individuellen Impfvorgehen nachzukommen. Es gibt viele mögliche und kreative Wege. Der Kinderarzt sollte auch Eltern die Stange halten, die ihre Kinder überhaupt nicht impfen lassen.

Vor allem aber muss allen Akteuren bewusst sein, dass Impfen nur ein kleiner Aspekt der präventiven ärztlichen Arbeit ist.

Im Oktober 2010 wurde auf dem ersten »Nationalen Kongress für differenziertes Impfen« ein Papier formuliert, das die derzeitige maßlose Überschätzung des Stellenwerts von Impfungen kritisiert und fordert, ihnen wieder einen angemessenen Platz auf dem viel größeren Feld der Präventionsmedizin zuzuteilen. Der Verein Ärzte für individuelle Impfentscheidung, in dem ich Mitglied bin und dem ich noch viele weitere Mitglieder wünsche, fordert in diesem »Wuppertaler Manifest«:

> »Die Aufwendungen für jede Schutzimpfung müssen abgewogen werden gegen ihren individuellen und gesellschaftlichen Nutzen. Auf diese Weise müssen sie sich dem Vergleich mit anderen Formen der Krankheitsvorsorge und -verhütung stellen, denen angesichts begrenzter Ressourcen in nationalen Gesundheitssystemen durch teure Impfprogramme Mittel entzogen werden.« (Den vollen Text finden Sie im Anhang.)

Zusammenfassung

- Impfungen haben ihre Berechtigung: Sie sind wirksam und können vor gefährlichen Krankheiten schützen. Die generelle Verteufelung von Impfungen ist eine irrationale, fundamentalistische Position.
- Impfprogramme haben nicht nur den Schutz des Geimpften zum Ziel, sondern auch das Wohl der Allgemeinheit durch den Aufbau eines Herdenschutzes vor gefährlichen Seuchen. Impfen hat also nicht nur einen individuellen, sondern auch einen sozialen Aspekt.
- Beim Thema Impfungen bleiben jedoch viele Fragen offen. Sie üben vielfältige und unüberschaubare Einflüsse auf den Körper aus – nicht zu vergleichen mit der normalen Auseinandersetzung des Organismus mit Krankheitserregern.
- Die Wissenschaft im Impfbereich unterliegt starken kommerziellen und politischen Einflüssen. Sie wird von Interessenkonflikten dominiert und ist nicht objektiv.
- Impfstoffe werden ohne eingehende Prüfung zugelassen und öffentlich empfohlen. Das Überwachungssystem der Sicherheit von Impfstoffen ist mangelhaft. Die Impfempfehlungen verstoßen gegen die grundrechtlichen Schutzpflichten des Staates und sind damit verfassungsrechtlich bedenklich.
- Das Wissen über die Häufigkeit von Impfkomplikationen und über Langzeitnebenwirkungen ist dürftig. Auch über mögliche negative Folgen der Ausmerzung bestimmter Krankheiten ist noch wenig bekannt. Eine hinreichende Impfaufklärung ist somit derzeit nicht möglich. Die Impfentscheidung fußt zu einem wesentlichen Teil auf Intuition.
- Jede Impfung kann – ebenso wie jede Krankheit – im schlimmsten Fall eine Katastrophe auslösen. Das Selbstbestimmungsrecht des Einzelnen darf daher nicht zur Disposition gestellt werden.

- Impfungen müssen im ersten Lebensjahr besonders vorsichtig gehandhabt werden aufgrund neurologischer und immunologischer Besonderheiten in diesem Alter.
- Die Aluminiumhilfsstoffe – Bestandteile aller Säuglingsimpfstoffe – geraten bei der Ursachenforschung von Impfnebenwirkungen mehr und mehr ins Visier. Sie können möglicherweise zu bleibenden Störungen im Nerven- und Immunsystem führen.
- Die Zunahme bestimmter Krankheitsbilder wie Allergien, Autoimmunerkrankungen oder Entwicklungsstörungen legen einen Zusammenhang mit der ständigen Ausweitung der Impfprogramme nahe.
- Beim Verdacht auf einen Impfschaden gilt es, dies zur Meldung zu bringen und Ansprüche geltend zu machen.

Referenzen

Aaby, P., Jensen, H., Kristensen, I.: Routine vaccinations and child survival: follow-up study in Guinea-Bissau, West Africa. BMJ 2000, 321: 1435-8

Aaby, P., Vessari, H., Nielsen, J., Kenneth, M., et al.: Sex differential effects of routine immunizations and childhood survival in rural Malawi. Ped Infect Dis J 2006, 25 (8): 721-727

Aaby, P., Martins, C., Bale, C., Garly, M. L., et al.: Sex differences in the effect of vaccines on the risk of hospitalization due to measles in Guinea-Bissau. Pediatr Infect Dis J 2010, 29 (4): 324-328

Adkins, B., Leclerc, C., Marshall-Clarke, S.: Neonatal adaptive immunity comes of age. Nature Reviews 2004, 4: 553-564

Agmon-Levin, N., Zafrir, Y., Paz, Z., Shilton, T., et al.: Ten cases of systemic lupus erythematosus related to hepatitis B vaccine. Lupus. 2009, 18 (13): 1192-1197

Albonico, H.: Krankheit – Angst – Impfung. Der Merkurstab 1998a, 4: 230-235

Albonico, H.: Gewaltige Medizin. 1998b, Haupt Verlag, Bern

Albonico, H., et al.: Febrile infectious childhood diseases in the history of cancer patients and matched controls. Med Hypotheses, 1998c, 51 (4): 315-320

Alm, J. S., et al.: Atopy in children of families with an anthroposophic lifestyle. Lancet 1999, 353: 1485–1488

AP (Associated Press): Diet drug company accused of funding favorable journal articles. 24.5.1999. http://chronicle.augusta.com/stories/1999/05/25/tec_262240.shtml (Zugriff 21.11.2011)

Ärzte für individuelle Impfentscheidung: Wuppertaler Manifest. Oktober 2010, http://www.individuelle-impfentscheidung.de/index.php?option=com_content&view=article&id=61:wuppertaler-manifest&catid=1:stellungnahmen&Itemid=13 (Zugriff 12.11.2011; voller Text siehe Anhang)

AT (arznei-telegramm): Sponsoring und Forschungsförderung: Meist nur Marketing. a-t 1999, 1: 1

AT (arznei-telegramm): Zulassung und Marktüberwachung: Wo bleibt die Qualität? a-t 1999, 6: 1

AT (arznei-telegramm): Fälschungen im Medizinbetrieb. a-t 1999, 9: 1

AT (arznei-telegramm): FSME-Impfstoff TicoVac – zu spät vom Markt und die Folgen. a-t 2001, 4: 41–43

AT (arznei-telegramm): Arzneimittelzulassungen – zu lässig und Firmenlastig. a-t 2001, 6: 57f.

AT (arznei-telegramm): Fehlbehandlungen, weil Negativstudien unveröffentlicht bleiben? a-t 2004, 3: 29f.

AT (arznei-telegramm): SSRI bei Kindern: Negativdateien unterdrückt und verschleiert. a-t 2004, 5: 45f.

AT (arznei-telegramm): Ständige Impfkommission (STIKO): Transparenz tut not. a-t 2007, 4: 33f.

AT (arznei-telegramm): Wird die Wirksamkeit der Influenza-Impfung überschätzt? a-t 2008, 39: 101f.

AT (arznei-telegramm): Deutsches Grünes Kreuz – Grünes Blatt für Pharmamarketing. a-t 2009, 40: 53

Atladóttir, H. O., Parner, E. T., Schendel, D., Dalsgaard, S., et al.: Time trends in reported diagnoses of childhood neuropsychiatric disorders. A Danish cohort study. Arch Pediatr Adolesc Med. 2007, 161: 193–198

ATSDR (Agency for toxic substances and disease registry): Toxicological profile for aluminum. Atlanta, GA, 2008: 1–357. http://www.atsdr.cdc.gov/toxprofiles/tp22.pdf (Zugriff 23.11.2011)

Auinger, P., Lanphear, B. P., Kalkwarf, H. J., Mansour, M. E.: Trends in otitis media among children in the United States. Pediatrics 2003, 112 (3 Pt 1): 514–520

Authier, F. J., Cherin, P., Creange, A., Bonnotte, B.: Central nervous system disease in patients with macrophagic myofasciitis. Brain 2001, 124: 974–983

Aventis Pasteur MSD: Hexavac Produktmonographie 2000

Balicer, R. D., Grotto, I., Mimouni, M., Mimouni, D.: Is childhood vaccination associated with asthma? A meta-analysis of observational studies. Pediatrics 2007, 120 (5): e1269–1277

Bardage, C., Persson, I., Ortqvist, A., Bergman, U., et al.: Neurological and autoimmune disorders after vaccination against pandemic influenza A

(H1N1) with a monovalent adjuvanted vaccine: population-based cohort study in Stockholm, Sweden. BMJ 2011, 343: d5956

Barlow, W. E., Davis, R. L., Glasser, J. W., Rhodes, P. H.: The risk of seizures after receipt of whole-cell pertussis or measles, mumps, and rubella vaccine. N Engl J Med 2001, 345 (9): 656–661

Baxter, D.: Vaccine responsiveness in premature infants. Hum Vaccin 2010, 6 (6): 506–511

Bergfors, E., Bjorkelund, C., Trollfors, B.: Nineteen cases of persistent pruritic nodules and contact allergy to aluminium after injection of commonly used aluminium-adsorbed vaccines. Eur J Pediatr 2005, 164 (11): 691–697

Bernsen, R. M.: Childhood asthma and allergy: the role of vaccinations and other early life events. 20.4.2005. http://repub.eur.nl/res/pub/6749/050420_Bernsen-Roos%20bw23-2B.pdf (Zugriff 9.11.2011)

Bernsen, R. M., Nagelkerke, N. J., Thijs, C., van der Wouden, J. C.: Reported pertussis infection and risk of atopy in 8- to 12-yr-old vaccinated and nonvaccinated children. Pediatr Allergy Immunol 2008, 19 (1): 46–52

BGH (Bundesgerichtshof): Urteil v. 15.2.2000 – VI ZR 48/99. http://www.iww.de/index.cfm?pid=1307&opv=041122 (Zugriff 10.2.2012)

Birn, A. E.: The downside of $ billions. Toronto Star, 16.8.2006. Deutsche Fassung: Die Schattenseite der Dollar-Milliarden. Pharma-Brief 2006, 6: 3 f.

Bishop, N. J., Morley, R., Day, J. P., Lucas, A.: Aluminum neurotoxicity in preterm infants receiving intravenous-feeding solutions. N Engl J Med 1997, 336 (22): 1557–1561

Boelen, A., et al.: Both immunisation with a formalin-inactivated respiratory syncytial virus (RSV) vaccine and a mock antigen vaccine induce severe lung pathology and a Th2 cytokine profile in RSV-challenged mice. Vaccine 2000, 19 (7–8): 982–991

Bohlke, K., Davis, R. L., Marcy, S. M., Braun, M. M., et al.: Risk of anaphylaxis after vaccination of children and adolescents. Pediatrics 2003, 112 (4): 815–820

Bomford, R.: Aluminium salts: perspectives in their use as adjuvants. In: Gregoriadis GA, Poste AG (Hg): Immunological adjuvants and vaccines. New York, Plenum Press 1989, 35–41

Borchers, A. T., Keen, C. L., Shoenfeld, Y., Silva, J., Gershwin, M. E.: Vaccines, viruses, and voodoo. J Investig Allergol Clin Immunol 2002, 12 (3): 155–168

Botham, S. J., et al.: Incidence of apnoea and bradycardia in preterm infants following DTPw and Hib immunization: a prospective study. J Paediatr Child Health, 1997, 33 (5): 418–421

Bradstreet, J.: Biological evidence of significant vaccine related side-effects resulting in neurodevelopmental disorders. Presentation to the Vaccine Safety Committee of the Institute of Medicine. The National Academics of Science, 9.2.2004. http://www.nationalautismassociation.org/pdf/IOM-Bradstreet.pdf (Zugriff 21.12.2011)

Brandis, H., Eggers, H. J., Köhler, W.: Medizinische Mikrobiologie. Gustav-Fischer-Verlag, Stuttgart, 7. überarb. Aufl. 1994

Braun, M. M., Patriarca, P. A., Ellenberg, S. S.: Syncope after immunization. Arch Pediatr Adolesc Med 1997, 151 (3): 255–259

Brewer, J. M., Conacher, M., Hunter, C. A., Mohrs, M., Brombacher, F., Alexander, J.: Aluminium hydroxide adjuvant initiates strong antigen-specific Th2 responses in the absence of IL-4- or IL-13-mediated signaling. J Immunol 1999, 163: 6448–6454

Brunner, R., et al.: Aluminium per se and in the anti-acid drug sucralfate promotes sensitization via the oral route. Allergy 2009, 64: 890–897

Buchwald, G.: Impfen. Das Geschäft mit der Angst. Knaur 1997

BUKO Pharma-Brief Nr. 4, Mai/Juni 1999. Rundbrief der BUKO Pharma-Kampagne Health-Action International (D) Editorial. WHO unter Industrieeinfluss – US-Firma sponsert Stelle bei Weltgesundheitsorganisation. http://www.medicusmundi.ch/mms/services/med/med199905.html (Zugriff 10. 2. 2012)

Burmistrova, A. L., Gorshunova, L. P., Ebert, L.: Change in the non-specific resistance of the body to influenza and acute respiratory diseases following immunization diphtheria-tetanus vaccine. Zh Mikrobiol Epidemiol Immunobiol 1976; (3): 89 ff.

Burton, D.: FACA: Conflicts of interest and vaccine development: preserving the integrity of the process. Committee on Government Reform, Washington, D. C., 15. 6. 2000. http://www.vaccinationnews.com/rally/openstmntconint.htm (Zugriff 10. 2. 2012)

Burton, A., Waisbren, S.: Acquired autoimmunity after viral vaccination is caused by molecular mimicry and antigen complimentarity in the presence of an immunologic adjuvant and specific HLA patterns. Med Hypoth 2008, 70 (2): 346 ff.

Buttery, J., Riddell, A., McVernon, J., Chantler, T., et al.: Immunogenicity and safety of a combination pneumococcal-meningococcal vaccine in infants: A randomized controlled trial. JAMA 2005, 293: 1751–1758

BVKJ (Bundesverband der Kinder- und Jugendärzte e. V.): Masernausbruch in NRW, Bayern und Berlin – Kinder- und Jugendärzte fordern nationales Impfkonzept und Impfnachweis für Kitas und Schulen. http://www.kinderaerzte-im-netz.de/bvkj/pressezentrum/show.php3?id=278&nodeid=105, 30. 4. 2010a (Zugriff 2. 10. 2011)

BVKJ (Berufsverband der Kinder- und Jugendärzte e. V.): SIKO erneut Vorreiter – Empfehlung der Rotavirus-Standardimpfung. Kinder- und Jugendarzt 2010b: 131

BZgA (Bundeszentrale für gesundheitliche Aufklärung): Kinderimpfungen: Was Eltern denken. 20. 5. 2011, http://www.bzga.de/presse/pressemitteilungen/?nummer=668 (Zugriff 12. 11. 2011)

Campbell, E. G., Louis, K. S., Blumenthal, E.: Looking a gift horse in the mouth. JAMA 1998, 279 (13): 995–999

CDC (Centers for Disease Control and Prevention): Thiomersal in vaccines: a joint statement of the American Academy of Pediatrics and the Public Health Service. MMWR 1999, 48 (26): 563–565

CDC. Surveillance for Safety After Immunization: Vaccine Adverse Event

Reporting System (VAERS) – United States, 1991–2001. 2003, 52 (SS-1): 1–24

Chelvarajan, L., Popa, D., Liu, Y., Getchell, T. V., Stromberg, A. J.: Molecular mechanisms underlying anti-inflammatory phenotype of neonatal splenic macrophages. J Leukoc Biol 2007, 82 (2): 403–416

Choudry, N., et al.: Relationship between authors of clinical practice guidelines and the pharmaceutical industry. JAMA 2002, 287: 612–617

Cizman, M., et al.: Aseptic meningitis after vaccination against measles and mumps. Pediatric Infectious Disease Journal 1989, 8: 302–308

Classen, J. B.: The timing of immunization affects the development of diabetes in rodents. Autoimmunity 1996; 24: 137–145

Classen, J. B.: Increased Risk of Childhood Diabetes Following Immunization Receives National Recognition. 16.2.1998a. http://www.vaccines.net/newpage15.htm (Zugriff 21.12.2011)

Classen, J. B.: Hemophilus Influenza B Vaccine. 1998b. http://www.vaccines.net/hemophil.htm (Zugriff 21.12.2011)

Classen, J. B.: Vaccines and diabetes. Letter to Australian Vaccination Network. 1998c. http://www.newmediaexplorer.org/sepp/New%20vaccine%20issue.pdf (Zugriff 21.12.2011)

Classen, J. B.: Vaccine Safety Testing. 1999. http://www.vaccines.net/safety.htm (Zugriff 21.12.2011)

Classen, J. B., Classen, D. C.: Clustering of cases of type 1 diabetes mellitus occurring 2–4 years after vaccination is consistent with clustering after infections and progression to type 1 diabetes mellitus in autoantibody positive individuals. J Pediatr Endocrinol Metab 2003, 16 (4): 495–508

Cortiel, P.: Ungeimpfte Kinder sind gesünder. http://www.initiative.cc/Artikel/2004_10_01%20Fragebogenaktion.htm. Oktober 2004 (Zugriff 9.11.2011)

Couette, M., Boisse, M. F., Maison, P., Brugieres, P., et al.: Long-term persistence of vaccine-derived aluminum hydroxide is associated with chronic cognitive dysfunction. J Inorg Biochem 2009, 103 (11): 1571–1578

Coulter, H. L.: Vaccination, social violence and criminality: The medical assault on the American brain. Berkeley, CA: North Atlantic Books, 1990

Cramer, D. W., Vitonis, A. F., Pinheiro, S. P., McKolanis, J. R., et al.: Mumps and ovarian cancer: modern interpretation of an historic association. Cancer Causes Control 2010, 21: 1193–1201

DÄ (Deutsches Ärzteblatt): Pharmasponsoring: Einfluss der Industrie beschränken. DÄ 2007, 104 (45): A-3091

DÄ (Deutsches Ärzteblatt): Narkolepsie-Risiko: EMA schränkt Indikation von Pandemrix ein. 22.7.2011a. http://www.aerzteblatt.de/nachrichten/46723 (Zugriff 10.2.20129)

DÄ (Deutsches Ärzteblatt): Vorsichtige Entwarnung. DÄ 2011b, 10: A523–524

DEGAM (Deutsche Gesellschaft für Allgemeinmedizin und Familienmedizin): Positionspapier zum Thema »Impfen um jeden Preis? Impfmüdigkeit in Deutschland?« Z Allg Med 2009, 85: 94 f. http://www.degam.de/

dokumente/aktuell_2009/ZFA%203-2009%20S.00008-00010.pdf (Zugriff 21. 12. 2011)

Delong, G.: A positive association found between autism prevalence and childhood vaccination uptake across the U. S. population. J Toxicol Environ Health A 2011, 74 (14): 903–916

Demicheli, V., Jefferson, T., Rivetti, A., Price, D.: Vaccines for measles, mumps and rubella in children. Cochrane Database Syst Rev 2005, 19 (4): CD004407. Review

DiMuzio, A., Capasso, M., Verrotti, A., Trotta, D., Lupo, S., et al.: Macrophagic myofasciitis: an infantile Italian case. Neuromuscul Disord 2004, 14 (2): 175–177

Dórea, J. G., Marques, R. C.: Infants' exposure to aluminum from vaccines and breast milk during the first 6 months. J Expo Sci Environ Epidemiol 2010, 20 (7): 598–601

DuVernoy, T. S., Braun, M. M.: Hypotonic-hyporesponsive episodes reported to the Vaccine Adverse Event Reporting System (VAERS), 1996-1998. Pediatrics 2000, 106 (4): E52

DZVhÄ (Deutscher Zentralverein homöopathischer Ärzte): Stellungnahme des Deutschen Zentralvereins homöopathischer Ärzte (DZVhÄ) zum Thema Impfen. http://www.dzvhae.com/portal/loader.php?seite=1535&org=1113&back_seite=38309 (Zugriff 16. 12. 2011)

EB (Epidemiologisches Bulletin): Empfehlungen der Ständigen Impfkommission (STIKO) am Robert-Koch-Institut/Stand: Juli 2011. EB 2011, 30: 275–294

Ehgartner, B.: Das Medizinkartell. Piper Verlag, München 2003

Ehgartner, B.: Die Tricks des Robert-Koch-Instituts: Wie gefährlich sind Baby-Impfungen wirklich? 13. 8. 2011. http://ehgartner.blogspot.com/2011/08/die-tricks-des-robert-koch-instituts.html (Zugriff 12. 11. 2011)

Eickhoff, T. C., Myers, M.: Workshop summary. Aluminium in vaccines. Vaccine 2002, 20 Suppl 3: S1–4

Elenkov, I. J., Wilder, R. L., Chrousos, G. P., Vizi, E. S.: The sympathetic nerve – an integrative interface between two supersystems: the brain and the immune system. Pharmacol Rev 2000, 52 (4): 595–638

Enriquez, R., Addington, W., Davis, F., et al.: The relationship between vaccine refusal and self-report of atopic disease in children. J Allergy Clin Immunol 2005, 115: 737–744

Ernst, E., White, A. R.: Homoeopathy and immunization. Br J General Practice 1995, 45 (400): 629–630

ESPED (Erhebungseinheit für seltene pädiatrische Erkrankungen in Deutschland): Jahresbericht 2010. http://www.esped.uni-duesseldorf.de/jabe2010.pdf (Zugriff 11. 12. 2011)

EURODIAB ACE Study Group: Variation and trends in incidence of childhood diabetes in Europe. Lancet 2000, 355: 873–876

Exley, C., Siesjö, P., Eriksson, H.: The immunobiology of aluminium adjuvants: how do they really work? Trends Immun 2010, 31 (3): 103–109

Exley, C.: Aluminium-based adjuvants should not be used as placebos in clinical trials. Vaccine 2011, 29 (50): 9289

Farwell, J. R., Dohrmann, G. J., Marrett, L. D., Meigs, J. W.: Effect of SV40 virus-contaminated polio vaccine on the incidence and type of CNS neoplasms in children: a population-based study. Trans Am Neurol Assoc, 1979, 104: 261–264

Farzan, J.: Neue Pharmakovigilanz-Gesetzgebung in der EU. Bulletin zur Arzneimittelsicherheit 2011, 3: 14–18

FDA (Food and Drug Administration), Department of Health and Human Services: Amendment of regulations on parenteral nutrition; delay of effective date. Fed Reg 2003, 68: 32979 f.

Fenichel, G. M.: Neurological complications of immunization. Ann Neurol 1982, 12: 119–128

Fisher, M. A., Eklund, S. A., James, S. A., Lin, X.: Adverse events associated with hepatitis B vaccine in U. S. children less than six years of age, 1993 and 1994. Ann Epidemiol 2001, 11 (1): 13–21

Fisher, S. G., Weber, L., Carbone, M.: Cancer risk associated with simian virus 40 contaminated polio vaccine. Anticancer Res, 1999, 19 (3B): 2173–2180

Flanagan, K. L., Klein, S. L., Skakkebaek, N. E., Marriott, I.: Sex differences in the vaccine-specific and non-targeted effects of vaccines. Vaccine 2011, 16; 29 (13): 2349–2354

Flarend, R. E., et al.: In vivo absorption of aluminium-containing vaccine adjuvants using 26 Al. Vaccine 1997, 15: 1314–1318

Forsey, T.: Mumps vaccines – current status. J Med Microbiol 1994, 41: 1 f.

Frommherz, P.: Leserbrief zum Beitrag »Schutzimpfung: Neue Verpflichtungen für den Arzt«, Schleswig-Holsteinisches Ärztebl 2001, 2: 35

FT (Financial Times): Kampagne mit Grünem Kreuz. 15. 10. 2008

Fujimaki, H., Ozawa, M., Imai, T., et al.: Adjuvant effects of aluminium silicate on IgE and IgG1 antibody production in mice. Int Arch Allergy Appl Immunol 1984, 75 (4): 351–356

Galic, M. A., Riazi, K., Heida, J. G., Mouihate, A.: Postnatal inflammation increases seizure susceptibility in adult rats. J Neurosci 2008, 28 (27): 6904–6913

Gallagher, C.: »Parsimonious« versus patient-centered care: quality issues in childhood immunization. J Healthc Qual 2003, 25 (5): 28–35

Gallagher, C. M., Goodman, M. S.: Hepatitis B vaccination of male neonates and autism diagnosis, NHIS 1997–2002. J Toxicol Environ Health A 2010, 73 (24): 1665–1677

Galler, A., Rothe, U., Stange, T., Kunath, H., et al.: Häufigkeit und klinische Charakteristika des Diabetes mellitus Typ 1 im Kindesalter in Sachsen. Monatsschr Kinderheilkd 2004, 152: 163–168

Garay, P. A., McAllister, A. K.: Novel roles for immune molecules in neural development: implications for neurodevelopmental disorders. Front Synaptic Neurosci 2010, 2: 136

Garenne, M., Leroy, O., Beau, J. P., Sene, I.: Child mortality after high-titre measles vaccines: prospective study in Senegal. Lancet 1991, 338 (8772): 903–907

Geier, D. A., Geier, M. R.: A one year follow-up of chronic arthritis following rubella and hepatitis B vaccination based upon analysis of the Vaccine

Adverse Events Reporting System (VAERS) database. Clin Exp Rheumatol 2002, 20 (6): 767-771

Geier, M. R.: Neurodevelopmental disorders after thiomersal-containing vaccines: a brief communication. Ex Biol Med 2003, 228 (6): 660-664

Geier, D. A., Geier, M. R.: A two-phased population epidemiological study of the safety of thimerosal-containing vaccines: a follow-up analysis. Med Sci Monit 2005a, 11 (4): 160-170

Geier, D. A., Geier, M. R.: A case-control study of serious autoimmune adverse events following hepatitis B immunization. Autoimmunity. 2005b, 38 (4): 295-301

Geier, D. A., Jordan, S. K., Geier, M. R.: The relative toxicity of compounds used as preservatives in vaccines and biologics. Med Sci Monit 2010a, 16 (5): SR21-27

Geier, D. A., Young, H. A., Geier, M. R.: Thimerosal exposure & increasing trends of premature puberty in the vaccine safety datalink. Indian J Med Res 2010b, 131: 500-507

Geissler, E.: SV-40 and human brain tumors. Progress in Medical Virology 1990, 37: 211-222

Gherardi, R. K., Coquet, M., Chérin, P., Authier F. J., et al.: Macrophagic myofasciitis: an emerging entity. Lancet 1998, 352: 347-352

Gherardi, R. K.: Lessons from macrophagic myofasciitis: towards definition of a vaccine adjuvant-related syndrome. Rev Neurol 2003, 159 (2): 162-164

Gherardi, R. K., Authier, F. J.: Macrophagic myofasciitis: characterization and pathophysiology. Lupus 2012, 21 (2): 184-189

Giangaspero, M., Vacirca, G., Harasawa, R., Büttner, M.: Genotypes of pestivirus RNA detected in live virus vaccines for human use. J Vet Med Sci 2001, 63 (7): 723-733

Girard, M.: Hepatitis-B universal vaccine. Red Flags, 2.5.2006. http://www.rolandsimion.org/IMG/pdf/Learning_from_French_experience.pdf (Zugriff 23. 11. 2011). Deutsche Übersetzung: www.impfo.ch/pdf-dokumente/GirardM_RedFlag_HBV-I+MS.pdf (Zugriff 23. 11. 2011)

Glaser, S. L., Keegan, T. H., Clarke, C. A., Trinh, M., et al.: Exposure to childhood infections and risk of Epstein-Barr virus-defined Hodgkin's lymphoma in women. Int J Cancer 2005, 115 (4): 599-605

Glassman, P., Hunter-Hayes, J., Nakamura, T.: Pharmaceutical advertising revenue and physician organizations: how much is too much? Western J of Med 1999, 171: 234-239

Göttler, M., et al.: Unerwünschte Arzneimittelwirkungen – Zu viele Ärzte sind »meldemüde«. Dtsch Ärzteblatt 1999, 96, 25: 1704-1706

Guardian, The: Medical studies rubbish. 24.8.1998

Gupta, R. K., Relyveld, E. H., Lindblad, E. B., Bizzini, B., et al.: Adjuvants – a balance between toxicity and adjuvanticity. Vaccine. 1993, 11 (3): 293-306

Gupta, R. K., Rost, B. E., Relyveld, E., Siber, G. R.: Adjuvant properties of aluminum and calcium compounds. Pharm Biotechnol 1995, 6: 229-248

Hahnemann, S.: Organon der Heilkunst. Richard Haehl, 6. Aufl. 1921, Karl Haug, Heidelberg, Neuaufl. 1987

Havarinasab, S., Hultman, P.: Alteration of the spontaneous systemic autoimmune disease in (NZB x NZW)F1 mice by treatment with thimerosal (ethyl mercury). Toxicol Appl Pharmacol 2006, 214 (1): 43–54

Heidary, N., Cohen, D. E.: Hypersensitivity reactions to vaccine components. Dermatitis 2005, 16 (3): 115–120

Hengst, B., Kazim, H., Volkery, C.: Regierungs-Sponsoring – Wohltäter ohne Namen. Spiegel Online 17.1.2007. http://www.spiegel.de/wirtschaft/0,1518,460427,00.html (Zugriff 21.11.2011)

Heppner, F. L., Goebel, H., Rieke, H. E.: Impfsicherheit heute: Makrophagen-Myofasziitis. Dtsch Arztebl Int 2009, 106 (14): 248. http://www.aerzteblatt.de/archiv/63979 (Zugriff 24.2.2012)

Hernan, M. A., Jick, S. S., Olek, M. J., Jick, H.: Recombinant hepatitis B vaccine and the risk of multiple sclerosis: A prospective study. Neurology 2004, 63: 772–723

Hitzig, W. H.: Die Entwicklung des Immunsystems beim Menschen. In Wahn, U., et al. (Hg.): Pädiatrische Allergologie und Immunologie in Klinik und Praxis. Gustav Fischer Verlag, Oxford 1997: 207–238

Hoberman, A., Greenberg, D. P., Paradise, J. L., Rockette, H. E., et al.: Effectiveness of inactivated influenza vaccine in preventing acute otitis media in young children. JAMA 2003, 290 (12): 1608–1616

Holt, P. G., Sly, P. D.: Allergic respiratory disease: strategic targets for primary prevention during childhood [editorial]. Thorax 1997, 52 (1): 1–4

Höppe, P., Wanka, E.: Abschlussbericht des Forschungsvorhabens »Kind und Umwelt« – Teilprojekt »Umweltperzeption und reale Risiken«. Berichtszeitraum: 1.10.2002 bis 30.6.2004. Bayer. Landesamt für Gesundheit und Lebensmittelsicherheit, Bd. 12, 2005. www.gsf.de/dialogforen/pdf/Vortrag_Hoeppe_2006_Handout.pdf (Zugriff 25.11.2011)

Hornig, M., Chian, D., Lipkin, W. I.: Neurotoxic effects of postnatal thiomersal are mouse strain dependent. Molecul Psychiatr 2004: 1–13

Hussein, A. I., et al.: Identification and characterization of avian retroviruses in chicken embryo-derived yellow fever vaccines: investigation of transmission to vaccine recipients. J Virol 2003, 77 (2): 1105–1111

Imani, F., Kehoe, K. E.: Infection of human B lymphocytes with MMR vaccine induces IgE class switching. Clin Immunol 2001, 100 (3): 355–361

Information.dk: WHO-rådgiver skjuler millionbidrag fra medicinalindustrien. Voller L., Villesen, K., 10.12.2009. http://www.information.dk/218247 (Zugriff 14.1.2012)

IOM (Institute of Medicine): Adverse effects of pertussis and rubella vaccine. National Academy Press, Washington, D. C., 1991

IOM (Institute of Medicine): Immunization Safety Review – Immunizations and Immune Dysfunction. National Academy Press Publications, Washington, D. C., 2002, 2101 Constitution Avenue, N. W. Box 285

Irwan, Y. Y., Feng, Y., Gach, H. M., Symanowski, J. T.: Quantitative analysis of cytokine-induced vascular toxicity and vascular leak in the mouse brain. J Immunol Methods 2009, 349 (1–2): 45–55

Israeli, E., Agmon-Levin, N., Blank, M., Shoenfeld, Y.: Macrophagic myofasciitis – a vaccine (alum) autoimmune-related disease. Clin Rev Allergy Immunol 2011, 41 (2): 163–168

Jaber, L., Shohat, M., Mimouni, M.: Infectious episodes following diphtheria-pertussis-tetanus vaccination. A preliminary observation in infants. Clin Pediatr (Phila) 1988, 27 (10): 491–494

Jefferson, T., Rudin, M., Di Pietrantonj, C.: Adverse events after immunisation with aluminium-containing DTP vaccines: systematic review of the evidence. Lancet Infect Dis 2004, 4 (2): 84–90

Jones, C. T.: Childhood autoimmune neurologic diseases of the central nervous system. Neurol Clin 2003, 21 (4): 745–764

Kawahara, M., Kato-Negishi, M.: Link between Aluminum and the Pathogenesis of Alzheimer's Disease: The Integration of the Aluminum and Amyloid Cascade Hypotheses. Int J Alzheimers Dis 2011, 2011: 276393.

Keller-Stanislawski, B., Löwer, J.: Todesfälle in zeitlichem Zusammenhang mit Sechsfachimpfung. Kinder- und Jugendarzt 2003, 8: 608–613

Kimman, T. G.: Risks connected with the use of conventional and genetically engineered vaccines. Veterinary Quarterly, 1992, 14 (3): 110–118

Kögel-Schauz, A.: Impfen macht krank! http://www.gesundheitlicheaufklaerung.de/impfen-macht-krank, 15.7.2009 (Zugriff 30.10.2011)

Koppen, S., de Groot, R., Neijens, H. J., Nagelkerke, N., et al.: No epidemiological evidence for infant vaccinations to cause allergic disease. Vaccine 2004 (25–26): 3375–3385

Kornum, B. R., Faraco, J., Mignot, E.: Narcolepsy with hypocretin/orexin deficiency, infections and autoimmunity of the brain. Curr Opin Neurobiol 2011, 21 (6): 897–903

Koskiniemi, M., Korppi, M., Mustonen, K., Rantala, H., Muttilainen, M., Herrgard, E., et al.: Epidemiology of encephalitis in children. A prospective multicentre study. Eur J Pediatr 1997, 156 (7): 541–545

Krimsky, S., Rothenberg, L. S., Stott, P., Kyle, G.: Financial interests of authors in scientific journals: A pilot study of 14 publications. Science and Engineering Ethics 1996, 4: 395–410

Krone, B., Kolmel, K. F., Grange, J. M., Mastrangelo, G.: Impact of vaccinations and infectious diseases on the risk of melanoma – evaluation of an EORTC case-control study. Eur J Cancer 2003, 39 (16): 2372–2378

Kummer, K. R.: Zur Impfung gegen Hämophilus-influenzae-B. Der Merkurstab 1994, 2: 170–181

Lacson, A. G., D'Cruz, C. A., Gilbert-Barness, E., Sharer, L., Jacinto, S., Cuenca, R.: Aluminum phagocytosis in quadriceps muscle following vaccination in children: relationship to macrophagic myofasciitis. Pediatr Dev Pathol 2002, 5 (2): 151–158

Landing, B. H., Shankle, W. R., Hara, J., Brannock, J., Fallon, J. H.: The development of structure and function in the postnatal human cerebral cortex from birth to 72 months: changes in thickness of layers II and III co-relate to the onset of new age-specific behaviors. Pediatr Pathol Mol Med 2002, 21 (3): 321–342

Lanphear, B. P., Byrd, R. S., Auinger, P., Hall, C. B.: Increasing prevalence of recurrent otitis media among children in the United States. Pediatrics 1997, 99 (3): E1

Lasek, R., Mathias, B., Tiaden, J. D.: Erfassung unerwünschter Arzneimittelwirkungen. Dtsch Ärztebl 1991, 88: 173–176

Law, J.: Fighting fraud in clinical trials. Scrip Magazine, Sept. 1999, 33 f.

Leduc, H.: Kranke Kinder homöopathisch behandeln. Droemer Knaur, München 1990

Lehrke, P.: Impfkonzepte in der Homöopathie. Eine Erhebung zum Impfverhalten homöopathischer Ärzte. Edition Forschung. Hippokrates Verlag, Stuttgart 1998

Levine, O. S., Farley, M., Harrison, L. H., Lefkowitz, L., et al.: Risk factors for invasive pneumococcal disease in children: a population-based case-control study in North America. Pediatrics 1999, 103 (3): E28

Liese, J. G.: Bewertung der neuen hexavalenten Impfstoffe – eine Erleichterung für die Praxis? Vortrag, gehalten am 25. 10. 2000 auf dem 6. Münchner Impftag

Lieu, T. A., Black, S. B., Ray, G. T., Martin, K. E., Shinefield, H. R., Weniger, B. G.: The hidden costs of infant vaccination. Vaccine 2000, 10 (1): 33–41

Lukiw, W. J., Percy, M. E., Kruck, T. P.: Nanomolar aluminum induces proinflammatory and pro-apoptotic gene expression in human brain cells in primary culture. J Inorg Biochem 2005, 99: 1895–1898

Mansoor, O., Pillans, P. I.: Vaccine adverse events reported in New Zealand 1990–1995. N Z Med J 1997, 110 (1048): 270 ff.

Martinuc Porobic, J., Avcin, T., Bozic, B., Kuhar, M., et al.: Anti-phospholipid antibodies following vaccination with recombinant hepatitis B vaccine. Clin Experiment Immun 2005, 142 (2): 377–380

Mascart, F., Hainaut, M., Peltier, A., Verscheure, V., Levy, J., Locht, C.: Modulation of the infant immune responses by the first pertussis vaccine administrations. Vaccine 2007, 25 (2): 391–398

McDonald, K. L., Huq, S. I., Lix, L. M., et al.: Delay in diphtheria, pertussis, tetanus vaccination is associated with a reduced risk of childhood asthma. J Allergy Clin Immunol 2008, 121 (3): 626–631

Meinecke, C.: Hepatitis-B-Impfung – Gegenwärtige Indikationsstellung und Problematik eines Konzepts. Der Merkurstab 1999, Sonderheft Hepatitis: 68–77

Meyer, C., Rasch, G., et al.: Anerkannte Impfschäden in der Bundesrepublik Deutschland 1990–1999. Bundesgesundheitsblatt – Gesundheitsforschung – Gesundheitsschutz 2000, 4: 364–370

Meyer, R.: Rotavirusinfektionen – Impfstoff jetzt vom Markt genommen. Deutsches Ärzteblatt 1999, 96 (50): 3212

Miller, E., Andrews, N., Stowe, J., Grant, A., et al.: Risk of convulsion and aseptic meningitis following measles-mumps-rubella vaccination in the United Kingdom. Am J Epidemiol 2007, 165 (6): 704–709

Miller, N. Z., Goldman, G. S.: Infant mortality rates regressed against number of vaccine doses routinely given: is there a biochemical or synergistic toxicity? Hum Exp Toxicol 2011, 30 (9): 1420–1428

Mogghadam, A., Olszewska, W., Wang, B., Tregoning, J. S., et al.: A potential molecular mechanism for hypersensitivity caused by formalin-inactivated vaccines. Nat Med 2006, 12 (8): 905–907

Montella, M., Maso, L. D., Crispo, A., Talaminim, R., et al.: Do childhood diseases affect NHL and HL risk? A case-control study from northern and southern Italy. Leuk Res 2006, 30 (8): 917–922

Montgomery, S. M., Morris, D. L., Pounder, R. E., et al.: Paramyxovirus infections in childhood and subsequent inflammatory bowel disease. Gastroenterology 1999, 116 (4): 796–803

Montinari, M., Favoino, B., Roberto, A.: Diagnostic role of immunogenetics in post-vaccine diseases of the central nervous system (CNS): Preliminary results. Mediterran J Med Surg 1996: 2: 69–72

MSU (Mississippi State University) 2006: Study targets safer vaccine for often-fatal whooping cough. http://www.msstate.edu/web/media/detail.php?id=3652 (Zugriff 2. 12. 2011)

Mühlendahl, K. E.: Ärztliche Aufklärungspflicht bei extrem geringen Risiken. Pädiatr Prax 1996, 51: 322–324

Müller-Ruchholtz, W.: Schutzimpfung: Neue Verpflichtungen für den Arzt. Schleswig-Holsteinisches Ärztebl 2001, 2: 35 f.

Murthy, J. M.: Acute disseminated encephalomyelitis. Neurol India 2002, 50: 238–243

Mußhoff, U., Madeja, M., Binding, N., Witting, U., Speckmann, E. J.: Effects of 2-Phenoxyethanol on N-methyl-d-aspartate (NMDA) receptor-mediated ion currents. Arch Tox 1999, 73 (1): 55–59

Mutsch, M., Zhou, W., Rhodes, P., Bopp, M., et al.: Use of the inactivated nasal influenza vaccine and the risk of Bell's palsy in Switzerland. N Engl J Med 2004, 350 (9): 896–903

Nakajima, K., Dharmage, S. C., Carlin, J. B., Wharton, C. L., et al.: Is childhood immunisation associated with atopic disease from age 7 to 32 years? Thorax 2007, 62 (3): 270–275

Netterlid, E., Hindsén, M., Björk, J., Ekqvist, S., et al.: There is an association between contact allergy to aluminium and persistent subcutaneous nodules in children undergoing hyposensitization therapy. Contact Dermatitis 2009; 60 (1): 41–49

Nilsson, L.: Lack of association between pertussis vaccination and symptoms of asthma and allergy. JAMA 1996, 275: 760

Nkowande, B. M., et al.: Vaccine-associated paralytic poliomyelitis. J Am Med Assoc 1987, 257: 1351–1356

Nuorti, J. P., Butler, J. C., Farley, M. M., Harrison, L. H., et al.: Cigarette smoking and invasive pneumococcal disease. Active Bacterial Core Surveillance Team. N Engl J Med 2000, 342 (10): 681–689

Odelram, H., Granstrom, M., Hedenskog, S., Duchen, K., Bjorksten, B.: Immunoglobulin E and G responses to pertussis toxin after booster immunization in relation to atopy, local reactions and aluminium content of the vaccines. Pediatr Allergy Immunol 1994, 5 (2): 118–123

Olesen, A. B., Juul, S., Thestrup-Pedersen, K.: Atopic dermatitis is increased following vaccination for measles, mumps and rubella or measles infection. Acta Derm Venereol 2003, 83 (6): 445–450

Orbach, H., Agmon-Levin, N., Zandman-Goddard, G.: Vaccines and autoimmune diseases of the adult. Discov Med 2010, 9 (45): 90–97

Ostrand-Rosenberg, S., Sinha, P.: Myeloid-derived suppressor cells: linking inflammation and cancer. J Immunol 2009, 182 (8): 4499–4506

Ostrom, C. M.: More parents resisting vaccines for kids. Seattle Times, 16.7.2006

Pattison, S.: Dealing with uncertainty. BMJ 2001, 323: 838–840

PEI (Paul-Ehrlich-Institut), schriftliche Antwort vom 6.2.2012 auf meine Bitte nach Genehmigung, die Meldedaten des PEI zu zitieren: »Die Genehmigung für die Formulierungen ›vermutlich‹ oder ›im Zusammenhang mit der Impfung wurden gemeldet‹ kann ich Ihnen für die Verwendung von Daten aus der UAW-Datenbank (bei denen es sich um Verdachtsfälle handelt, nicht um bestätigte Reaktionen) nicht erteilen, da diese Formulierungen nicht korrekt sind. Die Formulierung ›im Zusammenhang mit der Impfung wurden gemeldet‹ darf nur dann verwendet werden, wenn auch eine entsprechende Bewertung vorliegt, dass die gemeldete Reaktion ursächlich im Zusammenhang mit der Impfung zu sehen ist (sei es, dass dieser Zusammenhang ›möglich‹, ›wahrscheinlich‹ oder ›gesichert‹ ist). Jegliche ›Vermutung‹ im Zusammenhang mit den gemeldeten Verdachtsfällen sollte generell unterbleiben« (Dr. Susanne Stöcker, Referat Presse und Informationen des PEI).

Petre, J., Pizza, M., Nencioni, L., Podda, A., De Magistris, M. T., Rappuoli, R.: The reaction of bacterial toxins with formaldehyde and its use for antigen stabilization: Dev Biol Stand 1996, 87: 125–134

Petrik, M. S., Wong, M. C., Tabata, R. C., Garry, R. F., Shaw, C. A.: Aluminum adjuvant linked to gulf war illness induces motor neuron death in mice. Neuromolecular Med 2007, 9 (1): 83–100

Po, A. L.: Non-parenteral vaccines. BMJ 2004, 329 (7457): 62 f.

Pohl-Koppe, A., Burchett, S. K., Thiele, E. A., Hafler, D. A.: Myelin basic protein reactive Th2 T cells are found in acute disseminated encephalomyelitis. J Neuroimmunol. 1998, 91 (1–2): 19–27

Popper, K.: Logik der Forschung. Mohr Verlag, Tübingen 1969: 225

Pourcyrous, M., Korones, S. B., Arheart, K. L., Bada, H. S.: Primary immunization of premature infants with gestational age < 35 weeks: cardiorespiratory complications and C-reactive protein responses associated with administration of single and multiple separate vaccines simultaneously. J Pediatr. 2007, 151 (2): 167–172

Prayle, A. P., Hurley, M. N., Smyth, A. R.: Compliance with mandatory reporting of clinical trial results on ClinicalTrials.gov: cross-sectional study. BMJ 2012; 344: d7373

Prescott, S. L., Macaubas, C., Smallacombe, T., Holt, B. J., et al.: Development of allergen-specific T-cell memory in atopic and normal children. Lancet 1999, 353 (9148): 196–200

Profil: Medizin: Schöne neue Impfwelt. Neueste Studien relativieren die Risiken von Impfungen. 27. 4. 2006. http://www.profil.at/articles/0617/560/ 139216/medizin-schoene-impfwelt-neueste-studien-risiken-impfungen (Zugriff 3. 3. 2012)

Quast, U., et al.: Impfreaktionen. Hippokrates Verlag, Stuttgart, 2. Aufl. 1997

Rasmussen Reports: 52% concerned about vaccine safety. Rasm Rep 20. 8. 2010. http://www.rasmussenreports.com/public_content/lifestyle/general_lifestyle/august_2010/52_concerned_about_safety_of_vaccines (Zugriff 12. 11. 2011)

Ravel, G., Christ, M., Horand, F., Descotes, J.: Autoimmunity, environmental exposure and vaccination: is there a link? Toxicology 2004, 196 (3): 211–216

Redhead, K., Quinlan, G. J., Das, R. G., Gutteridge, J. M.: Aluminium-adjuvanted vaccines transiently increase aluminium levels in murine brain tissue. Pharmacol Toxicol 1992; 70 (4): 278–280

Reiber, H., Davey, B.: Desert-storm-syndrome and immunization. Arch Internal Med 1996, 156: 217

Rennels, M. B., Edwards, K. M., Keyserling, H. L., et al. : Safety and immunogenicity of heptavalent pneumococcal vaccine conjugated to CR[M. sub.197] in United States infants. Pediatrics 1998, 101: 604–611

Richmand, B. J.: Hypothesis: conjugate vaccines may predispose children to autism spectrum disorders. Med Hypotheses 2011, 77 (6): 940–947

Riedl-Seifert, R., Röper, U., Klippert, V.: Gibt es eine Impfpflicht für Ärzte? Kinderärztl Prax 2005, 76 (Sonderheft): 39

Rivera, E., Grönvik, K. O., Karlsson, K. A.: A new method for rapidly removing contaminating micro-organism from porcine parvovirus or pseudorabies virus master-seed suspensions. Vaccine 1993, 11 (3): 363 ff.

Rook, G. A., Stanford, J. L.: Give us this day our daily germs. Immunol Today 1998, 19 (3): 113–116

Roy, R.: Homöopathie – der sanfte Schutz vor Kinderkrankheiten. Der Homöopathie-Kurier 1988, 4: 5–15

Salzburg Global Seminar: Die Salzburger Erklärung zur partizipativen Entscheidungsfindung. 11. 2. 2011. http://www.salzburgglobal.org/mediafiles/MEDIA60382.pdf (Zugriff 9. 10. 2011)

Satoh, M., Kuroda, Y., Yoshida, H., Behney, K. M.: Induction of lupus autoantibodies by adjuvants. J Autoimmun 2003, 21 (1): 1–9

Schirach, K.: Wenn STIKO-Empfehlungen nicht befolgt werden: Rechtliche Aspekte. arznei-telegramm 2008, 39: 71

Schlund, G. H.: Grundsätze ärztlicher Aufklärungsverpflichtung generell und vor Impfungen. Kinderärztl Prax 1999, Sonderheft Impfen 2: 5–9

Schmidt-Troschke, S.: Impfungen aus Sicht der Anthroposophischen Medizin. Public Health 2009, 63: 21 f.

Schmitt, H. J., Hülßle, C., Raue, W. (Hg.): Schutzimpfungen. Infomed, Berlin 1999

Schmitt, H. J.: Impfempfehlungen in Deutschland. Pharmazeutische Zeitung 2001a, 43

Schmitt, H. J. (Hg.): Alte und neue Impfstoffe in Deutschland – Grundlagen für künftige Entscheidungen. INFOMED, Berlin 2001b

Schmitt, H. J.: Infektionen und Prävention – State of the Art. Impfen auf dem neuesten Stand. Consilium infectiorum 2002, 3: 33–35

Schmitz, R., Poethko-Müller, C., Reiter, S., Schlaud, M.: Vaccination status and health in children and adolescents – findings of the German health interview and examination survey for children and adolescents (KiGGS). Dtsch Arztebl Int 2011, 108 (7): 99–104

Schott, G., Pachl, H., Limbach, U., et al.: Finanzierung von Arzneimittelstudien durch pharmazeutische Unternehmen und die Folgen – Teil 1: Qualitative systematische Literaturübersicht zum Einfluss auf Studienergebnisse, -protokoll und -qualität. Dtsch Ärztebl Int 2010, 107 (16): 279–285

Schwanig, M.: Die Zulassung von Impfstoffen. Bundesgesundheitsbl – Gesundheitsforsch – Gesundheitsschutz 2002, 45: 338–343

Schwarz, S., Mohr, A., Knauth, M., Wildemann, B., Storch-Hagenlocher, B.: Acute disseminated encephalomyelitis: a follow-up study of 40 adult patients. Neurology 2001, 56 (10): 1313–1318

Sen, S., Cloete, Y., Hassan, K., Buss, P.: Adverse events following vaccination in premature infants. Acta Paediatr. 2001, 90 (8): 916–920

Shoamanesh, A., Traboulsee, A.: Acute disseminated encephalomyelitis following influenza vaccination. Vaccine 2011, 29 (46): 8182–8185

Shoenfeld, Y., Agmon-Levin, N.: »ASIA« – Autoimmune/inflammatory syndrome induced by adjuvants. J Autoimmun 2011, 36 (1): 4–8

Siegrist, C. A., Aspinall, R.: B-cell responses to vaccination at the extremes of age. Nat Rev Immunol 2009, 9 (3): 185–194

Silfverdal, S. A.: Protective effect of breastfeeding on invasive Haemophilus influenzae infection: a case-control study in Swedish preschool children, Int J Epidemiol 1997, 26 (2): 443–450

Silverberg, J. I., Kleiman, E., Silverberg, N. B., Durkin, H. G., et al.: Chickenpox in childhood is associated with decreased atopic disorders, IgE, allergic sensitization, and leukocyte subsets. Pediatr Allergy Immunol 2012, 23 (1): 50–58

Slack, M. H., Shapira, D.: Severe apnoeas following immunisation in premature infants. Arch Dis Child Fetal Neonatal 1999, 81 (1): F67–68

SLAEK (Sächsische Landesärztekammer): Allgemeine Hinweise zu Schutzimpfungen – Empfehlungen der Sächsischen Impfkommission zur Durchführung von Schutzimpfungen im Freistaat Sachsen. http://www.slaek.de/60infos/infosarzt/36impfen/e1/allghinw.html (Zugriff 26. 1. 2012)

Smith, R.: Medical journals are an extension of the marketing arm of pharmaceutical companies. 2005, PLoS Med 2 (5): e138

Smith, R.: Reinventing the biomedical journal. J Neurosci 2006, 26 (39): 9837–9838

Soldner, G., Stellmann, M.: Individuelle Pädiatrie. Wissenschaftl. Verlagsgesellsch mbH, Stuttgart, 4. Aufl. 2011

Spiczak, S. von, Helbig, I., Drechsel-Baeuerle, U., Muhle, H., et al.: A retrospective population-based study on seizures related to childhood vaccination. Epilepsia. 2011, 52 (8): 1506–1512

Spiegel, Der: »Professor Coca-Cola«. 1999/45: 277

Spiegel, Der: Betrug am Zuschauer. 2000/33
SpringerMedizin.at: Impfausschuss – Ungewisse Zukunft. 22.2.2011
Steiner, R.: Die Offenbarung des Karma. 1910. Zitiert bei Albonico (1998)
Steiner, R.: Ärztezusammenkunft vom 22.4.1924. Zitiert bei Meinecke (1999)
Stelfox, H. A. T., et al.: Conflict of interest in the debate over calcium-channel antagonists. New Engl J Med 1998, 338: 101–106
STIKO-Protokolle. Sitzungsprotokolle der Ständigen Impfkommission (STIKO). Freigegeben nach dem Informationsfreiheitsgesetz (IFG). Jahrgänge 2000–2010, Stand: 8.5.2011. http://www.findefux.de/download/STIKO-Protokolle.pdf (Zugriff 12.2.2012)
Strachan, D.P.: Hay fever, hygiene and household size. BMJ 1989, 299 (6710): 1259–1260
Stratton, K.R., Howe, C.J., Johnston, R.B. (Hg.): Adverse Events Associated with childhood vaccines. Evidence Bearing on Causality. Vaccine Safety Committee, Institute of Medicine. National Academy Press, Washington, D.C., 1994: 316
Stück, B.: Unklare Todesfälle im Zusammenhang mit 6fach-Kombinationsimpfstoffen. Consilium infectiorum 2003, 48: 4580
Sturm, M.: Recht auf Impfungen – Statement im Juli 2008. http://www.kinderaerzte-im-netz.de/bvkj/contentkin/show.php3?id=481&nodeid=144 (Zugriff 2.10.2011)
SZ (Süddeutsche Zeitung): Ständige Impfkommission – Experten mit den falschen Freunden. 26.1.2008: 22
SZ (Süddeutsche Zeitung): Das Laster des Weglassens. 7./8.1.2012: 20
Tabas, J.A., Boscardin, C., Jacobsen, D.M., Steinman, M.A., et al.: Clinician attitudes about commercial support of continuing medical education: results of a detailed survey. Arch Intern Med 2011, 171 (9): 840–846
Takala, A.K., Jero, J., Kela, E., Rönnberg, P.R., et al.: Risk factors for primary invasive pneumococcal disease among children in Finland. JAMA 1995, 273 (11): 859–864
Tenembaum, S., Chamoles, N., Fejerman, N.: Acute disseminated encephalomyelitis: a long-term follow-up study of 84 pediatric patients. Neurology 2002, 59 (8): 1224–1231
Theeler, B.J., Simper, N.B., Ney, J.P.: Polyglandular autoimmunity with macrophagic myofasciitis. Clin Rheumatol 2008, 27 (5): 667–669
Thompson, L.A., Irigoyen, M., Matiz, L.A., Larussa, P.S., et al.: The Impact of DTaP-IPV-HB Vaccine on Use of Health Services for Young Infants. Pediatr Infect Dis J. 2006, 25: 826–831
Times of India: Did WHO experts fuel swine flu scare? Rema Nagarajan, 13.1.2010. http://articles.timesofindia.indiatimes.com/2010-01-13/india/28122100_1_vaccine-manufacturers-sage-swine-flu (Zugriff 13.1.2012)
Tishler, M., Shoenfeld, Y.: Vaccination may be associated with autoimmune disease. Isr Med Assoc J 2004, 6 (7): 430–432
Tolzin, H.: Behörden geben erstmals Meldedaten frei. Impfkomplikationen und Todesfälle 2001–2005. Impfreport November/Dezember 2006.

http://www.impf-report.de/infoblatt/20061112-todesfaelle.pdf (Zugriff 25. 11. 2011)

Tomljenovic, L., Shaw, C. A.: Aluminum Vaccine Adjuvants: Are they Safe? Current Medicinal Chemistry 2011, 18: 2630–2637; http://www.meerwetenoverfreek.nl/images/stories/Tomljenovic_Shaw-CMC-published.pdf (Zugriff 23. 11. 2011)

Tomljenovic, L., Shaw, C. A.: Mechanisms of aluminium adjuvant toxicity and autoimmunity in pediatric populations. Lupus 2012, 21: 223–230

Truckenbrodt, H.: Impfungen bei chronischer Arthritis. Päd Prax 1997, 52: 42 f.

Tsang, S. X., et al.: Centers for Disease Control and Prevention, Atlanta, GA: Evidence of avian leukosis virus subgroup E and endogenous avian virus in measles and mumps vaccines derived from chicken cells: investigation of transmission to vaccine recipients. J Virol, Juli 1999; 73 (7): 5843–5851

Vadheim, C. M., Greenberg, D. P., Bordenave, N., Ziontz, L., et al.: Risk factors for invasive Haemophilus influenzae type b in Los Angeles County children 18–60 months of age. Am J Epidemol 1992, 136 (2): 221–235

VAERS (Vaccine Adverse Event Reporting System): U. S. Food and Drug Administration, http://www.fda.gov/cber/vaers/vaers.htm (Zugriff 25. 11. 2011)

Velimirovic, B.: Impfgegner. In Oepen, I., Sarma, A. (Hg.): Paramedizin. Analysen und Kommentare. Band 2. Lit Verlag, Münster 1998: 196–200

Verdier, F., Burnett, R., Michelet-Habchi, C., Moretto, P., et al.: Aluminium assay and evaluation of the local reaction at several time points after intramuscular administration of aluminium containing vaccines in the Cynomolgus monkey. Vaccine 2005, 23: 1359–1367

Verstraeten, T., Davis, R. L., DeStefano, F., Lieu, T. A., et al.: Safety of thimerosal-containing vaccines: a two-phased study of computerized health maintenance organization databases. Pediatrics 2003, 112 (5): 1039–1048

Vogt, T., Landtalher, M., Stolz, W.: Generalized eczema in an 18-month-old boy due to phenoxyethanol in DPT vaccine. Contact Dermatitis 1998, 38 (1): 50 f.

Voss, H.: Impfen – Recht der Kinder auf Impfschutz – Rechtliche Ansprüche des Kindes auf die Durchführung von Impfungen. Kinderärztl Prax, 15. 3. 1998 – Sonderheft Impfen

Wahlberg, J., Fredriksson, J., Vaarala, O., Ludvigsson, J., et al.: Vaccinations may induce diabetes-related autoantibodies in one-year-old children. Ann NY Acad Sci 2003, 1005: 404–408

Waly, M., Olteanu, H., Banerjee, R., Choi, S. W., et al.: Activation of methionine synthase by insulin-like growth factor-1 and dopamine: a target for neurodevelopmental toxins and thiomersal. Molecul Psychiatr 2004, 9: 358–370

Weldon, D.: Scientific fraud and vaccines – Letter to Julie Gerberding, Director of the CDC, 31. 10. 2003. http://thinktwice.com/fraud.htm (Zugriff 7. 12. 2011)

Weldon, D.: Statement vor dem Institute of Medicine am 9. 2. 2004. http://www.nationalautismassociation.org/pdf/Weldon.pdf (Zugriff 7. 12. 2011)

WHO: Ottawa Charta zur Gesundheitsförderung 1986. Autorisierte deutsche Übersetzung: http://www.euro.who.int/__data/assets/pdf_file/0006/129534/Ottawa_Charter_G.pdf (Zugriff 12. 11. 2011)

WHO (World Health Organization): Declaration of Riga. Genf 1988

Wulf, A.: Wer gewinnt beim win-win? Zur Kritik der Public Private Partnerships, in: Aktion Dritte Welt e. V. – informationszentrum 3. welt (Hg.), 2003, 271: 271 ff.

Zheng, W.: Neurotoxicology of the brain barrier system: new implications. J Toxicol Clin Toxicol 2001, 39 (7): 711–719

Ziegler, A.: Interview »Verkannte Gefahr – Zahl der zuckerkranken Kinder steigt rasant«. DLF 7. 8. 2009. http://www.dradio.de/dlf/sendungen/forschak/1013067 (Zugriff 11. 11. 2011)

Zinka, B., Rauch, E., Buettner, A., Rueff, F., Penning, R.: Unexplained cases of sudden infant death shortly after hexavalent vaccination. Vaccine 2006, 24 (31–32): 5779 f.

Zinke, M.: Fehlende Röteln-Impfung, die wahren Gründe eines Gerichtsurteils. Kinderarzt 1997, 28: 1089

Zott, A.: Für und Wider von multikomponenten Impfstoffen. Bundesgesundheitsblatt 1997, 12: 498–501

Zuck, R.: Gutachtliche Äußerung für die Gesellschaft Anthroposophischer Ärzte in Deutschland wegen Impfbeschluss des 109. DÄT zu berufsrechtlichen Sanktionen gegenüber Ärzten, 6. 9. 2006. http://www.anthroposophischeaerzte.de/fileadmin/gaad/PDF/Aktuelles/Impfungen/RZ-Gutachten_zum_Impfbeschluss.pdf (Zugriff 25. 11. 2011)

Zuck, R.: Rechtsgutachten betreffend impfrechtliche Probleme. Erstattet für den Schutzverband für Impfgeschädigte e. V., 28. 9. 2011, © by Schutzverband für Impfgeschädigte

DIE IMPFUNGEN IM EINZELNEN

Öffentlich empfohlene Impfungen

Tetanus

Die Tetanuserkrankung

Erreger des Tetanus (Wundstarrkrampf) ist ein Bakterium, Clostridium tetani, das über Wunden in die Haut eintritt. Durch Bildung von Sporen ist es sehr langlebig und widerstandsfähig gegen äußere Einflüsse. Die Sporen finden sich überall im Erdreich und besonders häufig im Kot (und Darm) von Weidetieren. Unter Abschluss von Sauerstoff gehen die Sporen wieder in das aktive Bakterium über, das dann ein Gift, das Tetanustoxin, bildet. Schlecht durchblutetes Körpergewebe bietet dafür besonders günstige Bedingungen.

Ein erhöhtes Tetanusrisiko besteht daher bei größeren Wunden oder Verbrennungen, die mit Erde verschmutzt sind oder Fremdkörper enthalten – vor allem dann, wenn sie nicht innerhalb weniger Stunden gereinigt und chirurgisch versorgt werden. Begünstigend wirken Durchblutungsstörungen, zum Beispiel bei Arteriosklerose oder Diabetes.

Bei sauberen oder gut gereinigten Wunden, zum Beispiel Schnittwunden, ist ein Tetanus unwahrscheinlich (UK 2006). Es gibt jedoch gelegentlich auch Fälle von Tetanus, bei denen sich der Kranke an keine Verletzung erinnert.

Das Tetanustoxin wandert die Nervenbahnen entlang ins zentrale Nervensystem. Je nach Nähe der Verletzung zu Gehirn oder Rückenmark beginnt wenige Tage bis vier Wochen später der Wundstarrkrampf. Das Tetanusgift führt zur Enthemmung der motorischen Nervenaktivität, was äußerst schmerzhafte Krämpfe aller Körpermuskeln zur Folge hat. Das Bewusstsein ist dabei voll erhalten. Lebensbedrohlich sind vor allem die Spasmen von Kehlkopf- und Atemmuskulatur.

Die Tetanuserkrankung erfordert intensivmedizinische Behandlung meist mit Beatmung und starken Medikamenten wie Sedativa, Muskelrelaxantien, Antibiotika und Immunglobulinen. Die früher sehr

hohe Sterblichkeit ist durch die verbesserten medizinischen Möglichkeiten rückläufig und lag zuletzt zwischen 2,3 Prozent bei Zwanzigjährigen und 18 Prozent bei über Sechzigjährigen (*EB* 1999).
Todesursache sind vor allem Lungenentzündungen und andere Komplikationen der Intensivbehandlung. Bei den Überlebenden kommt es ein bis zwei Wochen nach Krankheitsausbruch zum Nachlassen der Krampfneigung und einige Wochen später zur völligen Wiederherstellung der Gesundheit.
Eine überstandene Tetanuserkrankung führt nicht zur Immunität, weil die Giftmenge für eine ausreichende Stimulation des Immunsystems zu gering ist. Das Impftoxoid hat eine vielfach höhere Dosis. Ende der vierziger Jahre gab es in den USA jährlich etwa vier Tetanusfälle auf eine Million Einwohner (*MMWR* 1996). Das Risiko für einen Ungeimpften, an Tetanus zu erkranken, läge nach diesen Zahlen pro Jahr bei etwa 1:300000, pro Verletzung bei 1:500000 bis zwei Millionen (de Melker 2004a). Das ergäbe in Deutschland 330 Fälle pro Jahr, würde man nicht impfen.
Das tatsächliche Risiko dürfte allerdings um einiges geringer sein als in früheren Zeiten, weil sich die Lebensumstände völlig verändert haben. Die wenigsten Menschen haben noch Kontakt zu Weidetieren, es gibt kaum noch körperliche Arbeit mit entsprechendem Verletzungsrisiko, die Menschen halten sich weniger als früher im Freien auf, und die medizinische Versorgung ist besser.
Kinder haben trotz ihrer häufigen Verletzungen ein besonders niedriges Erkrankungsrisiko, weil die unspezifische Abwehr und die Wundheilung bei ihnen besonders effektiv sind. Dennoch nehmen Eltern, die ihr Kind nicht impfen lassen, ein geringes Restrisiko in Kauf.
Manche Eltern nichtgeimpfter Kinder schränken den Bewegungs- und Forschungsdrang ihres Kindes aus Angst vor Verletzungen ein. Diese »Nebenwirkung« des Nichtimpfens kann zum Problem für die kindliche Entwicklung werden. Wer sein Kind nicht gegen Tetanus impfen lässt, sollte wenigstens frei von Ängsten sein.
In Deutschland wurden bis 1970 jährlich noch mehr als hundert Tetanuserkrankungen registriert, danach kam es zu einem rapiden Rückgang: 1996 wurden 17 Fälle, 1997 elf Fälle und 1998 sieben Fälle von

Tetanus gemeldet – darunter zwei Todesfälle, was einer Sterblichkeit von 5,7 Prozent entspricht (*EB* 1999). 1999 und 2000 kam es zu je acht Fällen (*EB* 2002). Alle Meldungen betrafen ältere Menschen. Seit 2001 ist der Tetanus nicht mehr meldepflichtig.

Seit 1980 ist kein Todesfall bei Kindern bekannt geworden, drei Todesfälle gab es bei unter 45 Jahre alten Erwachsenen.

In Bürgerkriegsregionen und Ländern mit niedrigem Pro-Kopf-Einkommen gehört der Tetanus immer noch zum Alltag. Etwa 20 Millionen Kinder weltweit sind nicht oder nicht ausreichend geimpft. Durch Intensivierung der Impfkampagnen sind jedoch die Erkrankungszahlen stark rückläufig. Die WHO schätzt die Zahl der Tetanus-Todesfälle auf circa 12 000 pro Jahr. Die meisten Erkrankungen werden in Indien, Uganda, der DR Kongo und auf den Philippinen verzeichnet.

Hat eine Frau während der Schwangerschaft einen ausreichenden Tetanusschutz, dann ist auch der Säugling durch übertragene mütterliche Antikörper in den ersten Lebensmonaten geschützt. Die WHO hat daher zu Beginn der achtziger Jahre zu Tetanusimpfkampagnen für Frauen im gebärfähigen Alter und für werdende Mütter in Entwicklungsländern aufgerufen. Der Neugeborenentetanus ist dadurch weltweit auf dem Rückzug.

Tetanus könnte übrigens, ebenso wie Polio oder Hepatitis A, eine »Zivilisationskrankheit« sein: In den achtziger Jahren fand der Hamburger Impfspezialist Ehrengut bei 89 Prozent ungeimpfter Erwachsener in Mali Tetanus-Antikörper. Fast die Hälfte hatte einen ausreichenden Tetanusschutz, der im Fall einer Schwangerschaft auch für das Neugeborene wirksam gewesen wäre (Ehrengut 1983). Vermutlich sorgt die Aufnahme verschmutzter Nahrung vom Kindesalter an für einen häufigen unterschwelligen Kontakt mit Tetanuserregern und damit für den Aufbau eines Tetanusschutzes. Der frühkindliche Reflex, alles in den Mund zu stecken, könnte damit zusammenhängen.

Die Tetanusgefahr kann auch bei Ungeimpften durch gute Wundversorgung und Desinfektion verringert werden. Infizierte oder verschmutzte Wunden dürfen auf keinen Fall genäht oder geklebt, sondern müssen offen behandelt werden. Die Impfung kommt im Verletzungsfall für die Verhinderung einer Tetanuserkrankung zu spät. Vom behandelnden Arzt wird daher eine »Simultanimpfung« angeraten – die gleichzeitige Verabreichung von Tetanusimpfung und Tetanus-Immunglobulinen (Tetagam). Die Impfung zielt allerdings nur auf die Immunität bei künftigen Verletzungen. Tetagam wird aus dem Blut von Spendern hergestellt, die einen hohen Blutspiegel an Tetanus-Antikörpern haben. Innerhalb von 72 Stunden nach der Verletzung gespritzt, können diese Antikörper die Tetanusgiftstoffe abfangen und so den Ausbruch des Tetanus verhindern.

Die Unterlassung der Tetanusimmunisierung eines Ungeimpften im Verletzungsfall gilt in Deutschland als ärztlicher Kunstfehler. Nach einer holländischen Untersuchung erzeugt sie jedoch astronomische Kosten, denn es müssen über 500 000 ungeimpfte Verletzte behandelt werden, um einen einzigen Fall von Tetanus zu verhindern. Die Verhinderung eines Todesfalles kostet sogar mehr als 100 Millionen Euro – eine absurd hohe Summe, die besser in anderen Bereichen des Gesundheitssystems aufgehoben wäre, beispielsweise in der Prävention von Zivilisationskrankheiten. Die holländischen Autoren empfehlen daher die Gabe von Tetagam nur bei Frauen ab 55 Jahren und bei Männern über 70 Jahren, wenn der Impfstatus unklar ist (de Melker 2004b).

In Großbritannien wird das Immunglobulin nur noch bei ausgesprochenen Risikoverletzungen verabreicht (UK 2006):

- Stichwunden und Wunden, die Fremdkörper enthalten,
- Wunden oder Verbrennungen mit abgestorbenem Gewebe, besonders wenn sie mit Erde oder Tierkot verunreinigt sind,
- großen Wunden oder Verbrennungen, die erst nach mehr als sechs Stunden chirurgisch versorgt werden.

Die britischen Gesundheitsbehörden empfehlen bei solchen Hochrisikoverletzungen die Gabe von Tetagam auch für Personen, die ausreichend geimpft sind, da es in der Vergangenheit in Einzelfällen trotz Impfschutz zu – wenn auch milden – Tetanuserkrankungen kam (WHO 2006).

Für eine Prophylaxe durch homöopathische Medikamente, etwa Hypericum, gibt es keinen Wirksamkeitsbeleg. »Erfolge« können auch auf der geringen Erkrankungswahrscheinlichkeit beruhen.

Die Tetanusimpfung

Zur Vorbeugung von Tetanus ist in allen Ländern der Welt die Tetanusimpfung ab dem Säuglingsalter empfohlen. Wirkprinzip ist das »entgiftete« Tetanusgift – das sogenannte »Toxoid« –, das an Aluminiumhydroxid gebunden ist und dadurch in seiner Wirkung verstärkt wird. Die Einzelimpfstoffe Tetanol pur und Tetanusimpfstoff Mérieux enthalten mit 0,5 bzw. 1,25 Milligramm relativ viel Aluminium (siehe Anhang). Kombinationsimpfstoffe – außer dem Sechsfachimpfstoff – sind von diesem Aspekt her günstiger.

Die Impfung muss dreimal innerhalb eines Jahres durchgeführt werden (»Grundimmunisierung«): die zweite Impfung nach frühestens vier, bei Kombinationsimpfstoffen besser acht Wochen, die dritte Impfung weitere sechs bis zwölf Monate später. Die Impfabstände können auch größer sein: Jede Impfung gilt.

Mit Fünf- und Sechsfachimpfstoffen sind in Deutschland und der Schweiz derzeit noch vier Impfungen empfohlen, davon drei im ersten Lebensjahr. In Anlehnung an neuere Wirksamkeitsstudien sehen die Impfpläne in Skandinavien, Großbritannien und Österreich nur noch drei Impfungen für Säuglinge vor – im dritten, fünften und zwölften Lebensmonat (Tichmann 2006, Kilpi 2009).

Während die erste Impfung noch wenig Schutz vermittelt, liegen spätestens vier Wochen nach der zweiten Impfung die messbaren Antikörper bei weit über 90 Prozent der Geimpften im schützenden Bereich, bei 80 Prozent sogar für mehr als drei Jahre. Für einen zuverlässigen Langzeitschutz ist die dritte Impfung erforderlich (WHO 2006).

Über Abstand und Notwendigkeit weiterer Auffrischungsimpfungen herrscht kein Konsens. Das deutsche Impfschema empfiehlt sechs Impfungen bis zum Alter von zehn Jahren, die Impfpläne in den skandinavischen Ländern, Großbritannien und Österreich sehen in diesem Zeitraum vier Tetanusimpfungen vor.

Dänische Forscher zeigten, dass nach vier Tetanusimpfungen die Antikörper über mindestens 25 Jahre im schützenden Bereich bleiben (Simonsen 1987). Zur Vermeidung von Überimpfungen mit entsprechenden Komplikationen empfehlen die dänischen und britischen Gesundheitsbehörden daher nach insgesamt fünf Impfungen keine weitere Auffrischung mehr. In Großbritannien wird im Alter von sechs Jahren die vierte, zehn Jahre später die fünfte Impfung durchgeführt, danach ist Schluss. Nur bei Verletzungen mit besonders hohem Tetanusrisiko ist die zusätzliche Gabe von Tetanus-Immunglobulin empfohlen (UK 2006).

Säuglinge haben ein extrem geringes Risiko, an Tetanus zu erkranken. Neugeborene haben den gleichen oder sogar einen höheren Tetanustiter wie die Mutter (WHO 2006). Hat die Mutter im Laufe ihres Lebens vier oder mehr Tetanusimpfungen bekommen, besteht über viele Monate ein Nestschutz. Die Halbwertszeit der von der Mutter übertragenen Antikörper beträgt immerhin fast zwei Monate (Sarvas 1993). Die Impfung kann also gefahrlos ins Krabbel- oder Laufalter verschoben werden. An eine Tetanusprophylaxe mit Immunglobulin, eventuell zeitgleich mit der ersten Tetanusimpfung, ist jedoch bei Tierbissen, größeren Verbrennungswunden oder großen verschmutzten Wunden zu denken.

Es gibt zahlreiche Kombinationsimpfstoffe mit der Tetanuskomponente (siehe Anhang). Wollen die Eltern allerdings gegen Tetanus und Diphtherie, nicht aber gegen Keuchhusten impfen, so wird die Situation schwierig, denn für Säuglinge und Kleinkinder sind keine solchen Impfstoffe auf dem Markt.

Die Kombinationsimpfstoffe gegen Tetanus und Diphtherie (Td-pur, Td-rix) und gegen Tetanus, Diphtherie und Polio (Revaxis) sind erst ab dem fünften Geburtstag zugelassen, Revaxis sogar nur als Auffrischungsimpfung (»Re-«). Sie sind zwar trotz der verringerten Diphtherie-Komponente ab dem sechsten Lebensmonat ausreichend wirksam (Shabad 1976, Sitzmann 2001), wegen der fehlenden Zulassung entfällt jedoch bei bleibenden Impfschäden der Anspruch auf Entschädigung.

Viele Kinderärzte lehnen die Verwendung dieser Impfstoffe ab, selbst wenn sie von Eltern durch eine Unterschrift von der Haftungspflicht entbunden werden. In meiner Praxis und bei vielen Kollegen haben sich die genannten Impfstoffe für die Grundimmunisierung ab dem zweiten Lebenshalbjahr durch gute Verträglichkeit und ausreichende Wirkung bewährt.

Eine geplante spätere Auswanderung in ein Land mit Impfpflicht, beispielsweise in die USA, muss Anlass zu einer besonders sorgfältigen Impfplanung sein, um nicht später Impfungen nachholen zu

müssen, für die keine Einzelimpfstoffe zur Verfügung stehen (zum Beispiel Keuchhusten, Diphtherie).
Wird die Tetanusimpfung zu häufig verabreicht, kann es wegen der noch hohen Antikörperspiegel zu schmerzhaften lokalen Impfreaktionen kommen. Ist der Impfstatus nicht bekannt, empfiehlt sich daher zunächst eine Antikörperuntersuchung aus dem Blut. Bei einem Antikörpertiter von über 0,1 IE/ml ist ein ausreichender Schutz anzunehmen (WHO 2006).
Bei unklarem Impfstatus ist es im Verletzungsfall sicherer, Tetagam zu spritzen, da die Antikörperproduktion nach einer Aktivimpfung nur mit Verzögerung anspringt.

Die Wirksamkeit der Tetanusimpfung

Die Impfung ist ohne Zweifel hoch wirksam. In Deutschland kam es nach der Einführung der Tetanusimpfung in den fünfziger Jahren zu einem nachhaltigen Rückgang der Erkrankungs- und Todesfälle (Allerdist 1981). Die Impfung von Schwangeren in Entwicklungsländern hat zu einer eindrucksvollen Abnahme des Neugeborenentetanus geführt. Tetanuserkrankungen oder gar Todesfälle bei Personen, die dreimal oder öfter im Leben geimpft wurden, sind eine Rarität (WHO 2006).

Nebenwirkungen der Tetanusimpfung

Da zur Immunisierung gegen Tetanus fast ausschließlich Kombinationsimpfstoffe verwendet werden, gibt es zum Einzelimpfstoff keine aktuellen Sicherheitsanalysen und kaum Meldungen von Nebenwirkungen. Schwere akute Nebenwirkungen scheinen sehr selten zu sein. Alle Tetanusimpfstoffe enthalten jedoch Aluminiumhydroxid als Wirkverstärker. Der toxische Stoff könnte Störwirkungen auf das Immun- und Nervensystem ausüben, vor allem bei Impfungen im frühen Säuglingsalter.

Lokalreaktionen, Fieber

Die häufigste Beschwerde nach Tetanusimpfungen betrifft Schwellungen und Schmerzen an der Impfstelle. Nicht selten bilden sich dort wochenlang tastbare Knoten oder Zysten. Häufig reagieren auch die nächstgelegenen Lymphknoten etwa am Hals, in der Achsel oder in der Leiste mit einer Schwellung und Druckschmerzhaftigkeit. Sogar sterile Abszesse kommen vor. Ursache dieser Symptome sind das Aluminiumhydroxid im Impfstoff oder Überreaktionen des örtlichen Immunsystems bei noch vorhandenen Tetanus-Antikörpern im Blut (»Arthus-Phänomen«).

Mit jeder zusätzlichen Tetanusimpfung wird eine Lokalreaktion wahrscheinlicher (Werner 1987). Bei 73 Prozent der schwedischen Schulkinder traten nach der Auffrischungsimpfung mit zehn Jahren Beschwerden an der Impfstelle auf (Blennow 1994). Bei bis zu 2 Prozent fallen diese Beschwerden heftig aus.

Manche Säuglinge sind am Tag nach der Impfung im Allgemeinbefinden beeinträchtigt, reizbar oder weinerlich. Auch Fieber kommt gelegentlich vor, bei älteren Kindern, Jugendlichen und Erwachsenen verbunden mit Krankheitsgefühl, Übelkeit oder Kopfschmerzen. Bei Kombinationsimpfstoffen kann das bis zu 25 Prozent der Geimpften betreffen.

Allergische Reaktionen und Erkrankungen

Bei einem von 100 000 Impflingen führt die Tetanusimpfung zu akuten allergischen Reaktionen in Form eines Nesselausschlags oder asthmatischer Beschwerden (Mayorga 2003). Gelegentlich kommt es zu lebensbedrohlichen Zwischenfällen. Das Risiko eines allergischen Schocks wird mit 1:500 000 angegeben (Bohlke 2003).

Gelegentlich entwickeln sich als Ausdruck einer verzögerten allergischen Reaktion chronische Hautausschläge oder anhaltender Juckreiz auf der Haut.

Tetanus-Kombinationsimpfstoffe tragen möglicherweise zur weltweiten Zunahme von allergischen Erkrankungen bei. Der italienische Allergologe Adriano Mari hat zur Erklärung folgende Theorie aufgestellt: Die Antikörper, die gegen den Impfstoff gebildet werden, greifen auch immunologisch verwandte Strukturen (IgE-Rezeptoren) auf Mastzellen an. Dadurch werden Stoffe (»Mastzell-Mediatoren«) freigesetzt, die eine allergische Erkrankung in Gang setzen können. »Man könnte die Hypothese aufstellen, dass die Zunahme allergischer Erkrankungen durch die Tetanus-Toxoidimpfung verursacht ist, die seit dreißig bis vierzig Jahren in fast allen Ländern der Erde immer mehr Verbreitung gefunden hat« (Mari 2004).

Eric L. Hurwitz (2000) zeigte in einem Vergleich zwischen geimpften und ungeimpften Kindern, dass das Allergierisiko bis zum sechzehnten Lebensjahr durch Impfstoffe mit Tetanuskomponente auf das Doppelte ansteigt.

Bei Säuglingen lassen sich nach der Tetanusimpfung allergiefördernde Botenstoffe (Zytokine) nachweisen, wenn im Blut noch viele mütterliche Antikörper zirkulieren. Je früher also geimpft wird, desto höher könnte das Risiko der Auslösung von Allergiekrankheiten sein (Holt 2003).

Thrombozytopenie

Eine sehr seltene Komplikation der Tetanusimpfung ist die Zerstörung von Blutplättchen (»Thrombozytopenie«). Bei Blutungssymptomen sind stationäre Überwachung und Behandlung notwendig.

Nierenentzündung (Glomerulonephritis)

Sehr selten tritt in den zwei Wochen nach der Tetanusimpfung eine autoimmune Entzündung des Nierengewebes auf (Quast 1997). Erste Symptome sind starkes Krankheitsgefühl, Rückenschmerzen und dunkel oder blutig gefärbter Urin. Die Klinikeinweisung ist in der Regel erforderlich.

Neurologische Komplikationen

Nervenentzündungen und Nervenschäden ereignen sich nach etwa einer von 700 000 Tetanusimpfungen (Dittmann 1981). Am ehesten werden die Nerven in der Nähe der Impfstelle in Mitleidenschaft gezogen. Seltener sind Hirnnerven und Nervenwurzeln (Radikulitis) oder mehrere Nervenbahnen (Polyneuritis) betroffen. Bleibende Lähmungen und Gefühlsausfälle können zurückbleiben (Pollard 1978, IOM 1994).

Sehr selten werden nach der Tetanusimpfung schwere neurologische Komplikationen wie Guillain-Barré-Syndrom, transverse Myelitis oder Enzephalitis beobachtet, typischerweise zwischen dem vierten und vierzehnten Tag nach der Impfung. Die Häufigkeit liegt niedriger als 1:1 Million. Der Zusammenhang mit der Impfung wird als wahrscheinlich erachtet (Newton 1987, IOM 1994). In Deutschland wurden einige solcher Fälle als Impfschaden anerkannt (Ehrengut 1994).

Zusammenfassung

- Tetanus ist eine lebensbedrohliche Erkrankung, die auch bei Ungeimpften sehr selten ist.
- Der Erreger dringt über verschmutzte oder schlecht durchblutete Wunden ein. Die Tetanusgefahr kann durch gute Wundversorgung verringert werden.
- Ungeimpfte können nach einer Risikoverletzung vorübergehend mit Tetanus-Immunglobulin geschützt werden.
- Spätestens mit Beginn der Verletzungsgefahr im Laufalter sollten sich die Eltern mit der Tetanusproblematik auseinandersetzen. Wer sein Kind nicht impfen lässt, sollte frei von Angst sein.
- Tetanus-Einzelimpfstoffe enthalten mehr Aluminium als die meisten Kombinationsimpfstoffe. Bei Impfwunsch gegen weitere Erkrankungen sollten daher besser Kombinationsimpfstoffe verwendet werden.

- Mit drei Tetanusimpfungen wird ein sehr guter Langzeitschutz erzielt. Zwei weitere Impfungen im Abstand von acht bis zehn Jahren sind in der Regel für den Rest des Lebens ausreichend.
- Bei unklarer Situation empfiehlt sich die Bestimmung der Tetanus-Antikörper im Blut.
- Die Verträglichkeit des Tetanusimpfstoffs ist im Allgemeinen gut, jedoch sind Lokalreaktionen häufig.
- Schwere Nebenwirkungen wie allergischer Schock oder Nervenschäden sind sehr selten.
- Mögliche Störwirkungen des Hilfsstoffs Aluminiumhydroxid auf die frühkindliche Entwicklung von Immun- und Nervensystem sind bisher nicht untersucht.

Referenzen

Allerdist, H.: Impfschutz gegen Tetanus: alters- und geschlechtsspezifische Unterschiede. Die gelben Hefte 1981, XXI(1): 26–31

Blennow, M., Granström, M., Strandell, A.: Adverse reactions after diphtheria-tetanus booster in 10-year-old schoolchildren in relation to the type of vaccine given for the primary vaccination. Vaccine 1994, 12 (5): 427–430

Bohlke, K., et al.: Risk of anaphylaxis after vaccination of children and adolescents. Pediatrics 2003, 112: 815–820

Cohen, H., Nagel, J.: Two injections of diphtheria-tetanus-pertussis-polio vaccine as the backbone of a simplified immunization schedule in developing countries. Rev Infect Dis 1984; 6 Suppl 2: 350–351

De Melker, H. E., Severberg, E. W.: Function of tetanus immunoglobulin in case of injury: administration often unnecessary. Ned Tijdschr Geneeskd 2004a, 148 (9): 429–433

De Melker, H. E., Severberg, E. W.: Doelmatigheid van tetanusimmunoglobuline bij een verwonding: toediening vaak onnodig [Function of tetanus immunoglobulin in case of injury: administration often unnecessary]. Ned Tijdschr Geneeskd 2004b, 148 (9): 429–433

Dittmann, S.: Atypische Verläufe nach Schutzimpfungen. Johan Ambrosius Barth, Leipzig 1981: 156

EB (Epidemiologisches Bulletin): Zur Situation bei wichtigen Infektionskrankheiten. Epid Bull 1999, 19 (99): 119–141

EB (Epidemiologisches Bulletin): Impfpräventable Krankheiten in Deutschland. Epid Bull 2002, 7: 1–12

Ehrengut, W., Sarateanu, D. E., Ag Rhaly, A., Koumare, B., Simaga, S. Y., Diallo, D.: Über natürlich erworbene Tetanusantitoxine im Serum von Kindern und Erwachsenen in Mali. Immun Infekt 1983; 11 (6): 229–232

Ehrengut, W.: Fehlerquellen bei der Begutachtung von Impfschäden. Der med Sachverst 1994, 90: 9–14

Holt, P. G., Rowe, J., Loh, R., Sly, P. D.: Developmental factors associated with risk for atopic disease: implications for vaccine strategies in early childhood. Vaccine 2003, 21: 3432–3435

Hurwitz, E. L., Morgenstern, H.: Effects of diphtheria-tetanus-pertussis or tetanus vaccination on allergies and allergy-related respiratory symptoms among children and adolescents in the United States. J Manipulative Physiol Therap 2000, 23 (2): 81–90

IOM (Institute of Medicine): Adverse events associated with childhood vaccines: Evidence bearing on causality. Washington, D. C., National Academy Press 1994

Kilpi, T. M., Silfverdal, S. A., Nilsson, L., Syrjänen, R., et al.: Immunogenicity and reactogenicity of two diphtheria-tetanus-acellular pertussis-Hepatitis-B-inactivated polio-virus-Haemophilus influenzae type b vaccines administered at 3, 5 and 11–12 months of age. Hum Vaccin 2009, 5 (1): 18–25

Mari, A.: Is there a causative role for tetanus toxoid vaccination in the development of allergy-like symptoms and in the increasing prevalence of atopic diseases? Med Hypotheses 2004, 63 (5): 875–886

Mayorga, C., Torres, M. J., Corzo, J. L., Alvarez, J., et al.: Immediate allergy to tetanus toxoid vaccine: determination of immunoglobulin E and immunoglobulin G antibodies to allergenic proteins. Ann Allergy Asthma Immunol 2003, 90 (2): 238–243

MMWR: Vaccine side effects, adverse reactions, contraindications, and precautions. Recommendations of the Advisory Committee on Immunization Practices (ACIP). MMWR Morb Mortal Wkly Rep. 1996, 45 (RR-12): 1–35

Newton, N., Janati, A.: Guillain-Barré syndrome after vaccination with purified tetanus toxoid. Southern Medical Journal 1987, 80: 1053–1054

Quast, U., et al.: Impfreaktionen. Hippokrates, Stuttgart, 2. Aufl. 1997: 122

Pollard, J. D., et al.: Relapsing neuropathy due to tetanus toxoid: Report of a case. J Neurol Science 1978, 37: 113–125

Sarvas, H., Seppala, I., Kurikka, S., Siegberg, R., Makela, O.: Half-life of the maternal IgG1 allotype in infants. J Clin Immunol 1993, 13 (2): 145–151

Shabad, A. T., et al.: Use of ADT-tocoid with decreased antigen content for the immunization against diphtheria and tetanus of children with contraindications to the inoculation of APDT vaccine. Zh Mikrobiol Epidemiol Immunobiol 1976, 7: 80–85

Simonsen, O., Bentzon, M. W., Kjeldsen, K., et al.: Evaluation of vaccination requirements to secure continuous antitoxin immunity to tetanus. Vaccine 1987, 5 (2): 115–122

Sitzmann, F. C.: Consilium Infectiorum 2001/43, Frage 3447

Staak, M., Wirth, E.: Zur Problematik anaphylaktischer Reaktionen nach aktiver Tetanus-Immunisierung. Dtsch Med Wschr 1973, 98: 110 f.

Tichmann, I., Grunert, D., Habash, S., Preidel, H., et al.: Persistence of antibodies in children primed with two different hexavalent diphtheria, tetanus, acellular pertussis, hepatitis B, inactivated poliovirus and Haemophilus influenzae type B vaccines and evaluation of booster vaccination. Human Vaccines 2006, 2 (6): 249–254

UK (United Kingdom Department of Health Immunization against infectious Diseases) 2006: The Green Book, Chapter 30 Tetanus. http://www.dh.gov.uk/assetRoot/04/14/13/52/04141352.pdf (Zugriff 18. 11. 2011)

Werner, F., Grimm, J.: DT-Impfung. Pädiatr Prax 1987, 36 (3): 433–434

WHO (World Health Organization): The immunological basis for immunization series. Module 3: Tetanus. Update 2006. http://www.who.int/vaccines-documents/DocsPDF-IBI-e/mod3_e.pdf (Zugriff 3. 11. 2011)

Diphtherie

Die Diphtherieerkrankung

Diphtherie ist eine hochansteckende und gefährliche Erkrankung, die durch Corynebacterium diphtheriae hervorgerufen wird. Voraussetzung für den Ausbruch der Krankheit ist die Bildung eines Giftstoffs, des Diphtherietoxins. Dieser wird von den Bakterien nur abgesondert, wenn sie von einem bestimmten Virus befallen sind. Diphtheriebakterien ohne Toxinbildung sind harmlose und vorübergehende Rachenbewohner, nur gelegentlich rufen sie leichte Rachenentzündungen hervor.

Die Übertragung der Diphtherie geschieht über Tröpfchen aus dem Mund-Rachen-Raum, bei Wunddiphtherie über direkten Kontakt mit der entzündeten Haut.

Zwei bis fünf Tage nach der Ansteckung beginnt die Diphtherie mit einem hartnäckigen blutig-eitrigen Schnupfen oder einer Rachenentzündung, begleitet von stark geschwollenen Halslymphknoten und einem süßlichen Mundgeruch. Charakteristisch sind die bläulich weißen, grünlichen oder, durch Bluteinlagerung, schwarzen Beläge auf Gaumen und Mandeln. Von ihnen rührt auch die Krankheitsbezeichnung her: Das griechische Wort *diphthéra* bedeutet »Lederhaut«. Das Fieber steigt nicht sehr hoch an, aber der Patient macht einen schwerkranken Eindruck.

Die Rachenbeläge breiten sich unter Umständen in den Kehlkopf aus und verursachen den bedrohlichen Diphtherie-Krupp mit Heiserkeit, bellendem Husten und zunehmender Behinderung der Atmung. Der Diphtherie-Krupp wurde früher als »echter Krupp« bezeichnet. Der veraltete Ausdruck »Pseudokrupp« stand für die harmlosere Kehlkopfentzündung durch andere Erreger.

Diphtheriebakterien können sich auch auf verletzter Haut ansiedeln und die Wunddiphtherie mit lang anhaltenden Eiterungen hervorrufen. Durch Eindringen der Diphtherietoxine in Nerven und Organe entwickeln sich unter Umständen lebensbedrohliche Komplikationen: Lähmungen von Gaumensegel oder Atemmuskulatur, Nierenversagen, Herzrhythmusstörungen und Herzversagen.

Die Therapie besteht aus der sofortigen Verabreichung von Antibiotika und Antitoxin schon beim Verdacht einer Diphtherieerkrankung. Je nach Art und Umfang der Komplikationen sind auch intensivmedizinische Maßnahmen notwendig.

Wird bei einem Patienten Diphtherie diagnostiziert, so werden vom Gesundheitsamt seuchenhygienische Vorkehrungen getroffen: Isolierung des Kranken, Desinfektion im Haushalt des Erkrankten sowie Impfung, prophylaktische Antibiotikagabe, Überwachung und Quarantäne aller engen Kontaktpersonen.

Die Sterblichkeit der Diphtherie liegt selbst bei optimaler medizinischer Versorgung zwischen 5 und 10 Prozent, bei Säuglingen und alten Menschen auch darüber. Ohne ärztliche Behandlung sterben mehr als 25 Prozent der Erkrankten.

Vor Einführung der Impfung war die Diphtherie vornehmlich eine Kinderkrankheit, die viele Opfer forderte. Die Überlebenden hatten bis zur Pubertät eine stabile Immunität, die immer wieder aufgefrischt wurde durch den häufigen Kontakt mit den Erregern. Eine ähnliche Situation haben wir noch heute in manchen Entwicklungsländern.

Bis zur Einführung der Diphtherieimpfung in den dreißiger Jahren war in den westlichen Ländern die Sterblichkeit bei Diphtherie bereits um über 50 Prozent zurückgegangen – bedingt durch bessere medizinische Versorgung, seuchenhygienische Maßnahmen und die Steigerung des Lebensstandards (Mortimer 1978). Dennoch gehörte die Krankheit bis in die Nachkriegszeit zu den drei häufigsten Todesursachen im Kindesalter. Die Erkrankungszahlen schwankten zwischen 40000 im Jahre 1925 und 200000 im Jahre 1941 (Sitzmann 1998). Besonders viele Diphtheriefälle gab es während und nach den beiden Weltkriegen.

Erst in den sechziger Jahren begann die Diphtherie selten zu werden. Erkrankungsfälle in der westlichen Welt betreffen heute fast ausschließlich soziale Randgruppen wie Drogenabhängige, Obdachlose, Alkoholabhängige oder Gefängnisinsassen. Gelegentlich wird auch eine Diphtherie von einer Reise in ein Entwicklungsland mitgebracht.

Die Diphtherieepidemie in den Nachfolgestaaten der Sowjetunion – Anfang der neunziger Jahre wurden dort über 50000 Erkrankungen und 5000 Todesfälle registriert – ist zwar abgeklungen, dennoch gibt es in diesen Ländern noch mehrere hundert Fälle pro Jahr, vor allem in Lettland, der Ukraine und Russland.

In der EU werden mit abnehmender Tendenz weniger als 100 Diphtheriefälle pro Jahr gemeldet. In den fünf Jahren von 2006 bis 2010 gab es insgesamt 43 Todesfälle, davon 31 in Lettland. Alle Betroffenen waren völlig ungeimpft (*EB* 2011).

Aus Mitteleuropa ist die Diphtherie praktisch verschwunden. In Deutschland gab es 1997 den letzten Todesfall. Von 2001 bis 2011 wurden 21 Erkrankungen registriert, ausnahmslos bei Erwachsenen (RKI 2012). In Österreich und der Schweiz wurde in den letzten Jahren keine Diphtherie gemeldet.

In Ländern mit niedrigem Lebensstandard und schlechter medizinischer Versorgung ist die Diphtherie noch ein häufiges Krankheitsbild. Mit Diphtheriekontakt zu rechnen ist vor allem im süd- und südostasiatischen Raum (Indien, Nepal, Bangladesch, Pakistan, Thailand, Indonesien, Philippinen), im Iran, in vielen afrikanischen Ländern sowie in Brasilien und Haiti. Indien liegt mit über 6000 Fällen pro Jahr mit Abstand in Führung.

Die Diphtherieimpfung und ihre Wirksamkeit

Seit 1936 sind bei uns Diphtherieimpfstoffe zugelassen. Sie enthalten wie die Tetanusimpfstoffe ein Toxoid – den mit Formaldehyd »entgifteten« Diphtheriegiftstoff, der an Aluminiumhydroxid gebunden ist. Die Impfung führt zur Bildung von Antikörpern gegen dieses Diphtherietoxin und macht es unschädlich. Dies hemmt auch die Vermehrung toxinbildender Diphtheriebakterien. Geimpfte könnten zwar Träger von Diphtheriebakterien sein, es handelt sich aber in der Regel nicht um toxinbildende Stämme (*EB* 2007).

Sind mehr als 80 Prozent einer Bevölkerung gegen Diphtherie geimpft, verschwinden die toxinbildenden Bakterien. Dadurch werden auch die Nichtgeimpften mitgeschützt. Sie profitieren vom sogenannten Herdenschutz (WHO 2009).

In Deutschland waren 2009 knapp 96 Prozent aller Kinder beim

Schuleintritt gegen Diphtherie geimpft. Durch den Erfolg des Impfprogramms und durch die guten sozioökonomischen Bedingungen ist die Immunität der Bevölkerung exzellent – trotz fraglichen Impfschutzes vieler Erwachsener, von denen nur etwa ein Drittel Impfantikörper aufweist (RKI 2009).

Die Diphtherieimpfung dient also – abgesehen vom individuellen Schutz von Reisenden in Diphtheriegebiete – in erster Linie dem Erhalt des Herdenschutzes in der Bevölkerung. Sie ist ebenso wie die Polioimpfung sozial indiziert.

In der gegenwärtigen epidemiologischen Situation ist es nicht erforderlich, eine Impfung schon im frühen Säuglingsalter durchzuführen. In den ersten Lebensmonaten besteht zudem ein Nestschutz, wenn die Mutter gegen Diphtherie geimpft ist. Die Antikörper beim Kind haben zum Teil sogar höhere Werte als bei der Mutter (Sauerbrei 2002, WHO 2009). Die Diphtherieimpfung kann auf den Zeitpunkt verschoben werden, zu dem auch die Tetanusimpfung für sinnvoll gehalten wird.

In Deutschland und der Schweiz ist, beginnend mit der neunten Lebenswoche, die viermalige Impfung mit Sechsfachimpfstoffen empfohlen. In Österreich wurde auf das schlankere skandinavische Schema mit drei Impfungen umgestellt: die zweite Impfung nach zwei Monaten und die dritte sieben Monate später.

Für die Grundimmunisierung in den ersten Lebensjahren gibt es in Deutschland und Österreich nur Kombinationsimpfstoffe mindestens mit der Tetanus- und Keuchhustenkomponente:

- den Dreifachimpfstoff Infanrix (gegen Diphtherie, Tetanus und Keuchhusten),
- den Vierfachimpfstoff Tetravac (zusätzlich gegen Polio),
- die Fünffachimpfstoffe Pentavac oder Infanrix-IPV+Hib (zusätzlich gegen Hib),
- den Sechsfachimpfstoff Infanrix Hexa (zusätzlich gegen Hepatitis B).

Lediglich in der Schweiz steht ein Diphtherie-Tetanus-Impfstoff für Kinder in den ersten acht Lebensjahren zur Verfügung. Ansonsten ist in der EU nur ein Diphtherie-Einzelimpfstoff mit Zulassung ab

dem sechsten Lebensjahr auf dem Markt, der Diphtherie-Adsorbat-Impfstoff Behring NF für Erwachsene.
Auffrischungsimpfungen sind in den deutschsprachigen Ländern alle zehn Jahre empfohlen, obwohl auch längere Abstände ausreichen würden, denn die Halbwertszeit der Antikörper liegt bei 20 Jahren (Amanna 2007). Wahrscheinlich vermitteln zwei Nachimpfungen – zum Beispiel eine im Vorschulalter und eine mit 13 bis 18 Jahren, so wie es in Großbritannien empfohlen ist – einen lebenslangen Schutz.

Diphtherie-Antikörper und ihre Interpretation

Bei der Überprüfung des Diphtherieschutzes durch eine Blutuntersuchung gilt ein Wert zwischen 0,01 und 0,09 IE/ml als Basisschutz (das heißt als Schutz vor schwerer Erkrankung), während ab 0,1 IE/ml ein sehr guter Schutz angenommen wird (WHO 2009). Sofort nach der Grundimmunisierung haben 95 bis 100 Prozent der Geimpften Diphtherie-Antikörper im Blut. 15 Jahre später liegt dieser Anteil bei 90 bis 95 Prozent, nach 30 Jahren nur noch bei 80 Prozent (Kjeldsen 1985, Cellesi 1989).
Auch bei Werten unter der Nachweisgrenze kann noch ein Schutz vorhanden sein, so dass fehlende Antikörper nicht unbedingt einen fehlenden Impfschutz bedeuten. Vor allem für Menschen in guter körperlicher Verfassung sind anscheinend auch sehr niedrige oder kaum messbare Antikörpertiter ausreichend.
Umgekehrt bedeuten vorhandene Antikörper nicht unbedingt einen 100-prozentig sicheren Schutz: »Die Impfung ist zwar sehr effektiv in der Verhinderung von Diphtherie-Todesfällen, doch ihre Wirksamkeit gegen eine manifeste Erkrankung wird nur auf 70–90 % geschätzt« (WHO 2009). Alle 43 Personen, die zwischen 2000 und 2006 in Europa an Diphtherie verstorben sind, waren völlig ungeimpft.

»d«-Impfstoffe:
Diphtherieimpfung ohne Keuchhustenimpfung

Junge Säuglinge benötigen wegen des noch unausgereiften Immunsystems eine hohe Impfdosis, um Antikörper zu bilden. Bei älteren Kindern und Erwachsenen rufen diese hochdosierten Impfstoffe starke Lokalreaktionen hervor. Daher werden ab dem fünften Geburtstag Diphtherieimpfstoffe mit verringertem Toxoidgehalt (»d«-Impfstoffe) eingesetzt.

Wollen Eltern ihr Kind gegen Tetanus und Diphtherie, nicht aber Keuchhusten impfen lassen, so haben sie, wenn sie in Deutschland oder Österreich wohnen, ein Problem: In diesen Ländern gibt es keine Kombinationsimpfstoffe ohne Keuchhustenkomponente.

Ein Ausweg wäre der Import des Schweizer TD-Impfstoffs für Kinder. Eine noch elegantere Lösung sind die niedriger dosierten und gut verträglichen »d«-Impfstoffe (in Klammern jeweils der Aluminiumgehalt): die Kombinationsimpfstoffe mit Tetanus, Td-rix (0,33 Milligramm) und Td-pur (0,5 Milligramm) und der Dreifachimpfstoff Revaxis (Td-Polio, 0,35 Milligramm). Beide Alternativen sind zwar offiziell nicht zugelassen. Das hat jedoch nur Bedeutung im Fall eines bleibenden Impfschadens: Der Staat haftet nur für Schäden durch zugelassene Impfstoffe.

Die Impfung mit den Einzelimpfstoffen gegen Tetanus und Diphtherie ist nicht zu empfehlen, da sie mit zusammen 0,76 Milligramm relativ viel Aluminium enthalten.

»d«-Impfstoffe sind bereits ab dem sechsten Lebensmonat gut wirksam (Shabad 1976). Kinder, die ab dem ersten Geburtstag drei Impfungen mit Td-rix oder Revaxis erhalten, haben nach eigenen Untersuchungen mit hoher Wahrscheinlichkeit schützende Antikörperspiegel. Antikörperkontrollen sind bei diesen Kindern überflüssig. Auffrischungsimpfungen sind nach sieben bis zehn Jahren und dann nach weiteren zehn Jahren sinnvoll.

Kinder, bei denen schon vor dem ersten Geburtstag »d«-Impfstoffe verabreicht werden, haben nach der dritten Impfung mit 10-prozentiger Wahrscheinlichkeit noch keine messbaren Diphtherie-Antikörper. Das bedeutet zwar nicht unbedingt ein Impfversagen. Vorsichtshalber sollte man aber im Abstand von vier bis sechs Monaten noch einmal nachimpfen, entweder mit dem Td-Impfstoff oder mit dem Diphtherie-Einzelimpfstoff. Wollen die Eltern dem Kind die Blutabnahme nach der dritten Impfung ersparen, können sie es auch »blind« viermal impfen lassen, etwa nach dem Schema »0 – 2 – 4 – 12 Monate«.

Die Gesundheitsbehörden stehen in der Pflicht, auf die Produktion und Zulassung eines TD- und TDPolio-Impfstoffs für Säuglinge hinzuwirken, um auch Kindern impfskeptischer Eltern einen ausreichenden Schutz gegen diese Krankheiten zu ermöglichen.

Nebenwirkungen der Diphtherieimpfung

Impfreaktionen sind oft nicht sicher dem Diphtherieimpfstoff zuzuordnen, da dieser zumindest bei Kindern immer in Kombination mit anderen Impfstoffen verabreicht wird. Viele der beobachteten Reaktionen können auch durch Zusatzstoffe bedingt sein, vor allem durch das Aluminium. Da es keine Diphtherieimpfstoffe ohne Aluminiumzusatz gibt, ist der Vorteil der Impfung gegen die Nachteile des Aluminiums abzuwägen.

Ein Verschieben der Impfung über die ersten Lebensmonate oder besser über das erste Lebensjahr hinaus ist vom toxikologischen Aspekt her günstiger. Es ist auch ohne Risiko, denn es droht keine Diphtheriegefahr. Vor Reisen in die Diphtheriegebiete Asiens oder Afrikas ist dagegen ein rechtzeitiger Impfschutz zu empfehlen.

Beschwerden an der Impfstelle

Beschwerden an der Impfstelle treten nach der alleinigen Tetanusimpfung etwa fünfmal seltener auf als nach der Kombinationsimpfung mit der hochdosierten Diphtheriekomponente (Mansoor 1997). Bei versehentlich subkutaner anstatt intramuskulärer Verabreichung kommt es bisweilen zu starken Lokalreaktionen wie Zysten, Knoten oder sterilen Abszessen. Dasselbe kann passieren, wenn Jugendliche oder Erwachsene mit Impfstoffen für Säuglinge geimpft werden.

Allgemeinreaktionen, Allergien

Gelegentlich treten nach der Impfung kurzzeitig Fieber oder andere Allgemeinreaktionen wie Kopfschmerzen, Unwohlsein oder Hautreaktionen auf. Eine sehr seltene Nebenwirkung sind allergische Reaktionen bis hin zum anaphylaktischen Schock. In einer japanischen Untersuchung ging die Diphtherieimpfung mit einem leicht erhöhten Risiko von Nahrungsmittelallergien und Ekzemen einher (Nakajima 2007).

Blutkrankheiten

In sehr seltenen Fällen tritt innerhalb weniger Stunden nach der Impfung ein allergisch-toxischer Gefäßschaden mit Haut- und Schleimhautblutungen auf (Quast 1997). Eine andere seltene Ursache von Blutungen nach der Diphtherieimpfung ist die toxische Schädigung von Blutplättchen (Thrombozytopenie).

Neurologische Erkrankungen

Eine akute demyelinisierende Enzephalomyelitis (ADEM) durch die Diphtherieimpfung ist eine äußerst seltene, aber gravierende und anerkannte Impffolge (Fenichel 1982, MMWR 1996). Sie kann mit Lähmungen, Sensibilitätsausfällen, Sehstörungen, Krampfanfällen und Bewusstlosigkeit einhergehen und im schlimmsten Fall auch bleibende Hirnschäden verursachen.

Zusammenfassung

- Diphtherie ist eine schwere und potenziell tödliche Erkrankung.
- Sie kommt vor allem noch in den Nachfolgestaaten der Sowjetunion, in Afrika, Asien und Brasilien vor. Ein Impfschutz bei Reisen dorthin ist unbedingt empfehlenswert.
- In Mitteleuropa gibt es praktisch keine Diphtherie mehr. Ungeimpfte profitieren vom Herdenschutz. Epidemien sind bei unserem hohen Lebensstandard und den derzeitigen Impfraten nicht zu erwarten.
- Bei einem Stopp des Impfprogramms könnte es jedoch wieder vermehrt zu Diphtherie kommen. Die Impfung hat somit eindeutig sozialen Charakter.
- Diphtherieimpfstoffe vermitteln nach dreimaliger Verabreichung einen guten Schutz für mindestens zehn Jahre. Zwei weitere Impfungen in größerem Abstand bieten wahrscheinlich einen lebenslangen Schutz.
- In Deutschland und Österreich ist die Diphtherieimpfung von Säuglingen und Kleinkindern nur in Kombination mit der Keuchhustenimpfung möglich. Alternativen ohne offizielle Zulassung sind:
  - der Schweizer DT-Impfstoff für Kinder,
  - der Diphtherie-Einzelimpfstoff Behring NF,
  - die Kombinationsimpfstoffe mit reduzierter Diphtheriekomponente (Td, TdPolio).
- Die Verträglichkeit der Diphtherieimpfung ist ähnlich gut wie die der Tetanusimpfung: Lokalreaktionen sind häufig, schwere Reaktionen sehr selten.
- Alle Diphtherieimpfstoffe enthalten den Problemstoff Aluminium. Er kann bei Säuglingen neurologische und immunologische Störungen verursachen. Ein Verschieben der Impfung aus dieser riskanten Zeit heraus ist in der gegenwärtigen epidemiologischen Situation kein Risiko (Ausnahme: Reisen in Diphtheriegebiete).

Referenzen

Amanna, I. J., Carlson, N. E., Slifka, P. D., Slifka, M. K.: Duration of humoral immunity to common viral and vaccine antigens. N Engl J Med 2007, 357 (19): 1903–1915

Cellesi, C., Michelangeli, C., Rossolini, G. M., Giovannoni, F., Rossolini, A.: Immunity to diphtheria, six to 15 years after a basic three-dose immunization schedule. J Biol Standard 1989, 17: 29–34

EB (Epidemiologisches Bulletin): Diphtherie in Europa. Epid Bull 2007, 1:1 f.

EB (Epidemiologisches Bulletin): Aktuelle Aspekte der Diphtherie in Europa. Epid Bull 2011, 27: 246 ff.

Fenichel, G. M.: Neurological complications of immunization. Ann Neurol 1982, 12: 119–128

Kjeldsen, K., Simonsen, O., Heron, I.: Immunity against diphtheria 25–30 years after primary vaccination in childhood. Lancet 1985, 1 (8434): 900 ff.

Mansoor, O., Pillans, P. I.: Vaccine adverse events reported in New Zealand 1990–5. N Z Med J 1997, 110 (1048): 270–272

MMWR (Morbidity and Mortality Weekly Report): Vaccine Side Effects, Adverse Reactions, Contraindications, and Precautions – Recommendations of the Advisory Committee on Immunization Practices (ACIP). 1996, MMWR 45 (RR-12): 1–35

Mortimer, E. A.: Immunization against infectious diseases. Science 1978, 200: 902

Nakajima, K., Dharmage, S. C., Carlin, J. B., Wharton, C. L., et al.: Is childhood immunisation associated with atopic disease from age 7 to 32 years? Thorax 2007, 62 (3): 270–275

Quast, U., et al.: Impfreaktionen. Hippokrates (2. Aufl.), Stuttgart 1997: 42 ff.

RKI (Robert-Koch-Institut): Ratgeber Infektionskrankheiten: Diphtherie. http://www.rki.de/cln_234/nn_467470/DE/Content/Infekt/EpidBull/Merkblaetter/Ratgeber__Diphtherie.html 15. 12. 2009 (Zugriff 23. 11. 2011)

RKI (Robert-Koch-Institut): SurvStat, http://www3.rki.de/SurvStat (Zugriff 30. 1. 2012)

Sauerbrei, A., Groh, A., Bischoff, A., Prager, J., Wutzler, P.: Antibodies against vaccine-preventable diseases in pregnant women and their offspring in the eastern part of Germany. Med Microbiol Immunol 2002, 190 (4): 167–172

Shabad, A. T., et al.: Use of ADT-tocoid with decreased antigen content for the immunization against diphtheria and tetanus of children with contraindications to the inoculation of APDT vaccine. Zh Mikrobiol Epidemiol Immunobiol 1976, 7: 80–85

Sitzmann, F. C., et al.: Impfungen – Aktuelle Empfehlungen. Hans Marseille, München 1998

WHO (World Health Organization): The Immunological Basis for Immunization Series, Module 2: Diphtheria. Update 2009. http://whqlibdoc.who.int/publications/2009/9789241597869_eng.pdf (Zugriff 20. 11. 2011)

Polio

Die Polioerkrankung

Polio oder Kinderlähmung wird durch ein Virus aus der Familie der RNS-Viren hervorgerufen. Es wird von Mensch zu Mensch über Schmierinfektion übertragen. Infektiös ist hauptsächlich der Stuhl von Virusträgern. Über Mund oder Nase aufgenommen, vermehrt sich das Virus im Verdauungstrakt oder im Lymphsystem, kann von hier aus in den Blutkreislauf eindringen und dann Nervenzellen im Rückenmark befallen.

In den allermeisten Fällen verläuft die Infektion völlig symptomlos. 5 Prozent der Infizierten erkranken mit grippeartigen Symptomen und Durchfällen *(minor illness)*. Nur bei einem von 200 Infizierten kommt es zur Polioerkrankung *(major illness)* mit Muskelsteife, Muskelschmerzen und schließlich Lähmungen, die sich teilweise nicht zurückbilden und eine lebenslange Behinderung zur Folge haben können. Auch Todesfälle durch Lähmung der Atemmuskulatur kommen vor. Eine ursächliche Behandlung der Erkrankung gibt es nicht. Die Erfolge alternativer Heilmethoden wie Homöopathie sind wissenschaftlich nicht belegt.

In früheren Zeiten kam es wegen der schlechteren hygienischen Verhältnisse meist schon im frühen Säuglingsalter zum ersten Kontakt mit dem Poliovirus. Die Kinder hatten jedoch in diesem Alter durch mütterliche Antikörper noch einen Schutz vor der Erkrankung. Die eigene Antikörperbildung setzte schleichend ein und wurde durch häufigen Viruskontakt immer wieder aufgefrischt. Es kam daher nur selten zu Polioausbrüchen (Atkinson 1998).

Durch steigenden Lebensstandard und vor allem bessere sanitäre und hygienische Verhältnisse wurde der Kontakt mit dem Poliovirus seltener, und immer weniger Menschen entwickelten in der frühen Kindheit schützende Antikörper. Dies war die Voraussetzung für epidemieartige Krankheitshäufungen, wie sie seit dem 19. Jahrhundert beobachtet wurden. Bis Mitte des 20. Jahrhunderts entwickelte sich Polio zu einer gefürchteten Erkrankung mit Seuchencharakter. 1952 registrierte man in den USA 22 000 Fälle von Kinderlähmung

(Linda 1999). In Deutschland gab es in der gleichen Zeit jährlich 3500 bis 9500 Polioerkrankungen (Sitzmann 1998). 80 bis 90 Prozent der Betroffenen waren unter fünfjährige Kinder – daher der Name »Kinderlähmung« –, meist aus sozioökonomisch bessergestellten Bevölkerungsgruppen in den Städten.

Die Polioimpfung

Mitte der fünfziger Jahre führte man zunächst einen Impfstoff mit abgetöteten Polioviren (SALK) ein, der gespritzt wurde und die Antikörperbildung im Blut anregte. Das Herstellungsverfahren war jedoch nicht ausgereift. 1955 kam es durch einen nicht genügend inaktivierten Impfstoff in den USA zum sogenannten »Cutter-Unglück«, benannt nach dem Impfstoffhersteller: 250 Menschen erkrankten nach der SALK-Impfung an Kinderlähmung, elf von ihnen starben. 1960 infizierten sich bei einem ähnlichen Zwischenfall in Berlin 25 Menschen mit Kinderlähmung (Beale 1992).
Ab 1962 etablierte sich dann die Schluckimpfung nach dem Bakteriologen Albert Sabin, bei der drei abgeschwächte Poliovirusstämme oral verabreicht wurden. Dies führte im Gegensatz zur Impfung mit abgetöteten Erregern auch auf der Darmschleimhaut zur Antikörperbildung und verhinderte dadurch, dass Geimpfte das Wildvirus im Darm tragen, ausscheiden und andere damit anstecken. Das Impfvirus begann sogar, in der Bevölkerung zu zirkulieren, die Ungeimpften zu »infizieren« und ihnen damit Schutz zu verleihen.
Die Schluckimpfung hatte auch den Vorteil, dass sie leicht zu verabreichen war: »Schluckimpfung ist süß, Kinderlähmung ist bitter.« Sie war sehr effektiv und führte in Deutschland zu einem Rückgang der Kinderlähmung auf etwa 60 Fälle pro Jahr in den späten sechziger Jahren und nur noch einzelne Erkrankungen in den siebziger Jahren (Weise 1984). Der letzte einheimische Poliofall wurde 1990 gemeldet. Bis 1993 registrierte man nur drei im Ausland erworbene Fälle. Seitdem ist die Polio bei uns verschwunden.
Bereits 1988 hatte die Weltgesundheitsorganisation (WHO) ein Programm gestartet mit dem Ziel, die Polioerkrankung ganz auszurot-

ten. Die Initiatoren hofften, dass man die Krankheit – ähnlich wie kurz zuvor die Pocken – durch weltweite Massenimpfungen zum Verschwinden bringen könnte und die Impfung damit für alle Zukunft überflüssig machen würde.

Durch großangelegte Impffeldzüge in allen Teilen der Welt gingen die Erkrankungszahlen tatsächlich innerhalb von 15 Jahren dramatisch auf wenige tausend pro Jahr zurück. 2001 erkrankten nur noch 537 Menschen an Polio, hauptsächlich in Indien, Afghanistan, Pakistan und Nigeria. Das entsprach einer Verminderung von 99,8 Prozent seit 1988. Der Zeitpunkt des Verschwindens der Krankheit schien nahe zu sein. 1989 wurde Europa von der WHO als frei von Polio erklärt, ebenso wie zuvor schon Nord-, Mittel- und Südamerika und der westpazifische Raum.

Im Jahr 2004 wurden jedoch in zehn Ländern Afrikas wieder Erkrankungsfälle registriert. 2005 folgten Jemen, Indonesien und Somalia. Ursachen der erneuten Ausbreitung der Polio waren politische Unruhen, Bürgerkriege und islamische Impfgegner in Nigeria (WHO 2004). Im Jahr 2005 wurden daraufhin in einer gigantischen Kraftanstrengung weltweit 400 Millionen Kinder geimpft – ohne großen Erfolg, da weiterhin jährlich 1000 bis 2000 Poliofälle bekannt wurden.

Pakistan, Afghanistan und Nigeria sind die hartnäckigen Hauptreservoire des Erregers, und von dort kommt es regelmäßig zu einem Überschwappen in die Nachbarregionen. Auch 2010 und 2011 wurde Polio wieder aus mehreren afrikanischen Ländern gemeldet (Angola, Burkina Faso, Guinea, die beiden Kongos, Liberia, Mali, Mauretanien, Niger, Senegal, Sierra Leone, Tschad, Uganda), und quasi aus dem Nichts breitete sich die Kinderlähmung 2011 mit über 400 Erkrankungsfällen in Tadschikistan aus, wahrscheinlich verursacht durch Migranten aus dem afghanisch-pakistanischen Grenzgebiet (WHO 2011). Eine positive Nachricht ist immerhin, dass seit Anfang 2011 in Indien, einem der Hauptproblemgebiete, keine Poliofälle mehr bekannt wurden.

Die für internationale Eilaktionen notwendigen finanziellen und logistischen Ressourcen sind gewaltig. Sie können dadurch andere Präventionsprogramme gefährden und werden in ihrer Nachhaltigkeit immer mehr in Frage gestellt (Razum 2002). Inzwischen fragen sich auch führende Experten, ob die Ausrottung der Kinderlähmung überhaupt zu realisieren ist oder ob man das Geld nicht besser in sanitäre und hygienische Maßnahmen investieren sollte (Henderson 2002, Kalra 2008).

Hindernis für die Ausrottung ist einmal die Tatsache, dass mit dem Stuhl ausgeschiedene Impfviren in Abwasserkanälen und Flüssen »auswildern« (rückmutieren) und Epidemien verursachen können, so wie es im Jahr 2000 in Haiti und der Dominikanischen Republik geschehen ist (Kew 2002). Die Fortführung der Schluckimpfung stellt dadurch die angestrebte Ausrottung der Kinderlähmung in Frage. Das zweite Hindernis ist die Tatsache, dass immungeschwächte Personen das Impfvirus über mehr als zehn Jahre mit dem Stuhl ausscheiden können (Fine 1999). Das bedeutet, dass Impfprogramme nach Verschwinden des Wildvirus noch über Jahrzehnte fortgesetzt werden müssen, um zu verhindern, dass die freigesetzten Impfviren zu Polioausbrüchen führen.

Impfviren können auch bereits im Darm einer geimpften Person wieder »verwildern« und eine Lähmungskrankheit hervorrufen, die sogenannte »impfassoziierte Poliomyelitis«. Diese gravierende Nebenwirkung der Schluckimpfung hat eine Häufigkeit von 1:700 000. In Deutschland wurden zwischen 1977 und 1997 31 Impfpolioerkrankungen gemeldet. In den neunziger Jahren gab es in Europa und den USA bereits mehr Impfpoliofälle als »echte« Polioerkrankungen. Es häuften sich sogar Berichte über Impfpolio bei Menschen, die sich bei Impflingen mit dem Virus infiziert hatten (Kontaktpoliomyelitis). Daher wurde empfohlen, immer alle Mitglieder einer Familie gleichzeitig zu impfen. Unter den Ärzten entstand große Unsicherheit über die Größe des Risikos einer Kontaktpoliomyelitis und darüber, wie erschöpfend die Aufklärung vor der Schluckimpfung auszusehen hatte.

Ein weiteres Problem der Polioimpfung lag im Herstellungsprozess begründet: Das Impfvirus wurde auf Affennieren-Zellkulturen angezüchtet, und es war nicht zu verhindern, dass Viren aus den Zellkulturen in den Impfstoff gelangten. Der Polioimpfstoff durfte etwa in den USA auch dann noch in den Verkehr gelangen, wenn bis zu 100 Fremdviren pro Impfdosis nachweisbar waren. Noch 1976 ließen sich im Polioimpfstoff der Firma Lederle bis zu 10 000 Affenviren pro Dosis nachweisen (Kyle 1992). Zwischen 1953 und 1963 wurden auf diesem Weg zehn bis 30 Millionen US-Amerikaner und mehrere hundert Millionen Menschen weltweit mit dem Simianvirus 40 infiziert (Shah 1976). Dieses Virus findet sich in Hirntumoren und wird auch mit anderen Krebsformen in Zusammenhang gebracht, etwa mit dem Non-Hodgkin-Lymphom (Geissler 1980, Carbone 2003, Samaniego 2004).

Die inaktivierten Polioimpfstoffe

Im Jahr 1998 wurde in den meisten westlichen Ländern die Schluckimpfung zugunsten eines neuen, »verstärkten« Totimpfstoffs (IPV) aufgegeben. Er hat den Vorteil, dass er keine Impfpolio verursacht und auch nicht übertragen werden kann. Über 95 Prozent der Impflinge entwickeln nach diesem Impfstoff schützende Antikörper. Ein schwerwiegender Nachteil sind die hohen Kosten, die eine breite Anwendung in Entwicklungsländern erschweren.
Inaktivierte Einzelimpfstoffe sind in Deutschland IPV-Mérieux (Sanofi), in Österreich Polio Salk Mérieux (Sanofi) und in der Schweiz Poliorix (GSK). Alle drei Impfstoffe sind frei von Aluminium, enthalten aber das Konservierungsmittel 2-Phenoxyethanol sowie Spuren von Formaldehyd.
Die Grundimmunisierung besteht aus drei Spritzen im Abstand von mindestens einem Monat, bei Erwachsenen genügen – wenigstens in Österreich (laut Beipackzettel Polio Salk Mérieux) – zwei Impfungen. Diese sparsamere Variante dürfte auch für Kinder gelten: Zumindest erforderte der nicht mehr erhältliche Impfstoff IPV Virelon (Novartis), der die gleiche Zusammensetzung hatte, nur zwei Injektionen im Abstand von sechs Monaten.
Weitere verfügbare Kombinationsimpfstoffe mit Poliokomponente sind der Vierfachimpfstoff Tetravac (TD-Keuchhusten-Polio), die Fünffachimpfstoffe Pentavac und Infanrix-IPV+Hib (DT-Hib-Keuchhusten-Polio) und der Sechsfachimpfstoff Infanrix Hexa (DT-Hib-Polio-Keuchhusten-Hepatitis B). Ab dem vierten Lebensjahr sind die Kombinationsimpfstoffe Repevax und Boostrix-Polio zur

Auffrischungsimpfung gegen Tetanus, Diphtherie, Keuchhusten und Polio zugelassen.

Der Kombinationsimpfstoff Revaxis gegen Tetanus, Diphtherie und Polio ist wegen des reduzierten Diphtherieanteils erst ab dem fünften Geburtstag zugelassen – das heißt, erst ab diesem Alter werden vom Staat eventuelle Impfschäden entschädigt. Die Poliokomponente dieses Impfstoffs ist ebenso hoch dosiert wie im Einzelimpfstoff.

Wünschen Eltern für ihr Kind ab dem ersten Geburtstag einen Impfschutz gegen Tetanus, Diphtherie und Polio, so empfehle ich trotz fehlender Zulassung die dreimalige Impfung mit Revaxis: zweimal im Abstand von vier bis acht Wochen und ein drittes Mal nach sechs bis zwölf Monaten. Bei Impfbeginn vor dem ersten Geburtstag ist zur Sicherung des Diphtherieschutzes eine abschließende Antikörperbestimmung oder eine zusätzliche Impfung mit Td-rix zu empfehlen (siehe Anhang).

Die Polioimpfung ist ebenso wie die Diphtherieimpfung eindeutig eine soziale Impfung, das heißt, ein Volk schützt seine Kinder, damit es auch künftig keine Krankheitsausbrüche gibt. Solange sich über 90 Prozent einer Bevölkerung impfen lassen, funktioniert dieses System, und auch für die wenigen Ungeimpften besteht kein Krankheitsrisiko.

Die Impfung muss also nicht zum frühestmöglichen Zeitpunkt, etwa wie empfohlen im Alter von acht Wochen, durchgeführt werden, sondern kann ohne Risiko auch auf einen späteren Zeitpunkt verschoben werden.

Nebenwirkungen der Polioimpfung

Die Verträglichkeit des Polio-Totimpfstoffs dürfte akzeptabel sein, doch ist die Dokumentation von Nebenwirkungen dadurch erschwert, dass er fast ausschließlich in Mehrfachimpfstoffen verwendet wird. Durch den Gehalt an geringen Spuren von Antibiotika (Streptomycin, Neomycin, Polymyxin B) sind allergische Reaktionen möglich. Ein allergischer Schock nach einer Polioimpfung gilt in den USA als anerkannter Impfschaden (HRSA 2011).

Dem Paul-Ehrlich-Institut wurden bis 2011 über 120 Nebenwirkungen durch den Polio-Einzelimpfstoff gemeldet, darunter einige Lähmungserkrankungen, Gelenkentzündungen, Schmerzsyndrome, Autoimmunerkrankungen (Diabetes, Schilddrüsenentzündung, ADEM) sowie mehrere Krampfanfälle und allergische Reaktionen.

Zusammenfassung

- Polio ist eine schwere und häufig zur körperlichen Behinderung führende Erkrankung.
- Seit Einführung der Impfung ist Polio weltweit selten geworden. In Europa, Australien und Amerika besteht auch für Ungeimpfte keine Poliogefahr mehr. Es gibt jedoch immer wieder Ausbrüche in Asien und Afrika.
- Die Impfung eilt nicht. Sie hat bei uns ausschließlich sozialen Charakter: Bei einem Stopp des Polioimpfprogramms wäre wieder mit Epidemien zu rechnen.
- Der inaktivierte Polioimpfstoff ist relativ gut verträglich, schwere Nebenwirkungen sind sehr selten. Er ist verfügbar als Einzelimpfstoff oder in Kombination mindestens mit den Impfstoffen gegen Tetanus und Diphtherie.
- Wünschen Eltern für ihr Kind einen Impfschutz gegen Tetanus, Diphtherie und Polio mit dem nicht zugelassenen Impfstoff Revaxis, so hat sich folgendes Schema bewährt: bei Impfbeginn ab dem ersten Geburtstag drei Impfungen, zweimal im Abstand von vier bis acht Wochen und ein drittes Mal nach sechs bis zwölf Monaten. Bei Impfbeginn vor dem ersten Geburtstag zusätzlich eine Dosis Td-rix vier bis acht Wochen nach der zweiten Revaxisimpfung (alternativ: Diphtherie-Antikörperbestimmung nach drei Impfungen).
- Langzeitstudien zu Nebenwirkungen des Polioimpfstoffs existieren nicht.

Referenzen

AT (arznei-telegramm): Poliomyelitis-Impfstoff nach SALK. a-t 23.11.1999

Atkinson, W., Humiston, S. G., Pollard, B., et al.: The Pink Book: Epidemiology and Prevention of Vaccine-Preventable Diseases, ed 4. Public Health Service. Department of Health & Human Services, 1998: 81–99

Beale, A. J.: Hazards of vaccine production. FEMS microbiol let 1992, 100: 469–474

Carbone, M., Pass, H. I., Miele, L., Bocchetta, M.: New developments about the association of SV40 with human mesothelioma. Oncogene 2003, 22 (33): 5173–5180

Fine, P. E., Carneiro, I. A.: Transmissibility and persistence of oral polio vaccine viruses: implications for the global poliomyelitis eradication initiative. Am J Epid 1999, 150: 1001–1021

Geissler, E.: SV 40 and human brain tumors. Progress in Medical Virology 1980, 51: 171–177

Henderson, D. A.: Countering the post-eradication threat of smallpox and polio. Clin Investig Med 2002, 34: 79–83

HRSA (Health Resources and Services Administration): Vaccine Injury Table. http://www.hrsa.gov/vaccinecompensation/vaccinetable.html (Zugriff 25.11.2011)

Kalra, A.: Polio Eradication and Environment. Indian Pediatrics 2008, 45: 388–390

Kew, O., Morris-Glasgow, V., Landaverde, M., et al.: Outbreak of poliomyelitis in Hispaniola associated with circulating type 1 vaccine-derived poliovirus. Science 2002, 296: 356–359

Kyle, W. S.: Simian retroviruses, poliovaccine and origin of Aids. Lancet 1992, 339: 600 f.

Linda, K., et al.: Polio – will we soon vanquish an old enemy? Drug Benefit Trend 1999, 11 (6): 41–44

RKI (Robert-Koch-Institut): Gesundheitsberichterstattung des Bundes: Schutzimpfungen. 2003, Heft 1

Samaniego, F., Wang, S., Young, D., Fayad, L., Wang, S.: Simian Virus 40 DNA sequences in non-Hodgkin's lymphoma. J Clinical Oncology, 2004, 14 Suppl: 6604

Shah, K., Nathanson, N.: Human exposure to SV 40. Am J Epidemiol 1976, 103: 1–12

Weise, H. J., Pöhn, H. P.: Epidemiologie der Poliomyelitis in der Bundesrepublik Deutschland und Berlin (West) 1978–1982. Münch Med Wschr 1984, 126: 296–274

WHO (World Health Organization): Polio experts warn of largest epidemic in recent years as polio hits Darfur. Press release 2004. http://www.who.int/mediacentre/releases/2004/pr45/en/ (Zugriff 18.2.2012)

WHO (World Health Organization): Fact Sheet N° 114 Polio. Oktober 2011. http://www.who.int/mediacentre/factsheets/fs114/en/ (Zugriff 25.11.2011)

Yoshida, H., Horie, H., Matsuura, K., Miyamura, T.: Characterisation of vaccine-derived polioviruses isolated from sewage and river water in Japan. Lancet 2000, 365: 1461–1463

Keuchhusten

Die Keuchhustenerkrankung

Erreger des Keuchhustens ist Bordetella pertussis, ein Bakterium, das ausschließlich den Menschen befällt und außerhalb des menschlichen Organismus schnell abstirbt. Es dringt nicht in den Blutkreislauf ein, sondern siedelt sich auf der Bronchialschleimhaut an und sondert dort Giftstoffe ab, die das Gewebe schädigen und seine Abwehrkraft stören. Die Folgen sind Reizhusten, Schleimhautschwellung und Produktion von dickem, zähem Schleim.

Nach Ende der Inkubationszeit von ein bis drei Wochen treten zunächst leichte grippale Erscheinungen mit zunehmendem Husten auf, das sogenannte Stadium catarrhale. In dieser Zeit ist die Ansteckungsgefahr über Tröpfcheninfektion am größten: Bereits das Anhusten oder Ansprechen auf eine Entfernung von weniger als einem Meter genügt zur Keimübertragung. Die Wahrscheinlichkeit der Ansteckung enger Kontaktpersonen beträgt 80 Prozent.

In der zweiten Krankheitswoche beginnt im typischen Fall das Stadium convulsivum: Heftige krampfartige Hustenanfälle mit rotem Gesicht, Tränenfluss, Würgen oder Erbrechen. Beim Luftholen entsteht oft ein ziehendes Geräusch (»Keuchen«). Zwischen den Anfällen liegen längere Pausen mit völligem Wohlbefinden. Oft bleiben die charakteristischen Anfälle auch aus, und die Krankheit beschränkt sich auf einen hartnäckigen, wochenlang anhaltenden Husten, der durch einen Reiz oder ein Kitzeln unterhalb des Kehlkopfes ausgelöst wird.

Vier bis sechs Wochen nach Beginn der Krankheit werden die Hustenanfälle allmählich seltener (Stadium decrementi) und hören nach weiteren zwei Wochen auf. In manchen Fällen bleibt allerdings über Monate ein Reizhusten bei körperlicher Anstrengung bestehen.

Die Ansteckungsfähigkeit erlischt drei Wochen nach Beginn des Hustens (CDC 2007). Bei Verzicht auf eine antibiotische Behandlung ist daher die Wiederzulassung in eine Gemeinschaftseinrichtung frühestens drei Wochen nach Auftreten der ersten Symptome möglich (RKI 2010). Wird ein Antibiotikum gegeben, so kann die Wiederzulassung fünf Tage nach Beginn der Einnahme erfolgen. Ein schriftliches ärztliches Attest ist dazu nicht erforderlich.

Durch Einnahme eines Antibiotikums – etwa Clarithromycin über sieben Tage – kann der Ausbruch des Keuchhustens verhindert werden. Dies hat jedoch nur Erfolgsaussichten, solange der Patient noch nicht hustet, denn die Giftstoffe, die den Husten verursachen, werden durch das Antibiotikum nicht beseitigt. Ist der Husten erst einmal da, bringt das Antibiotikum außer der Verkürzung der Ansteckungszeit nicht mehr viel (Altunaiji 2005).

Der Keuchhusten ist außerhalb des Säuglingsalters eine unangenehme und langwierige Krankheit, die aber ohne Folgen abheilt. Abgesehen von den Hustenanfällen wirken die meisten Betroffenen nicht krank.

Neben dem klassischen Keuchhusten gibt es noch die Parapertussis (»Neben-Keuchhusten«). Sie wird durch einen verwandten Erreger hervorgerufen, die Bordetella parapertussis. Hier sind die Verläufe milder und in der Hälfte der Ansteckungsfälle nahezu symptomlos. In Deutschland und Österreich ist der Keuchhusten meldepflichtig. Auch Kinderkrippen, Kindergärten und Schulen müssen das Gesundheitsamt über Erkrankungsfälle informieren.

Keuchhusten gehört wie Masern, Mumps und Scharlach zu den Krankheiten, die in der Vorgeschichte von Patienten mit Lymphknotenkrebs auffallend selten sind. Man könnte also über eine Schutzfunktion spekulieren (Montella 2006).

Wenn eine Schwangere Keuchhusten-Antikörper im Blut hat – durch eine frühere Erkrankung oder eine kurz zurückliegende Impfung –, genießt ihr Kind in den ersten Lebenswochen einen gewissen Nestschutz durch Antikörper im Blut (IgG), die über die Plazenta übertragen wurden, und durch Schleimhautantikörper (IgA) aus der Muttermilch. Völlig immun sind allerdings nur 5 Prozent aller Neugeborenen, und das auch nur für maximal zwei Monate (WHO 2009).

Die Dauer der Immunität nach einem überstandenen Keuchhusten ist unter anderem davon abhängig, wie oft man mit dem Keuchhustenerreger Kontakt hat. In früheren Zeiten war der Keuchhusten zu fast 100 Prozent eine Kinderkrankheit. Nach überstandener Krankheit blieb die Immunität bis ins Alter auf hohem Niveau, denn sie wurde ständig aufgefrischt: Der Kontakt mit Kindern war intensiv,

und alle Kinder hatten irgendwann Keuchhusten. Daher erkrankte jeder im Grunde nur einmal im Leben richtig an Keuchhusten.
Durch die Abnahme der Kinderzahl und die Einführung der Impfung ist diese natürliche Auffrischung unzuverlässig geworden. War die Keuchhustenimmunität in den fünfziger Jahren noch dauerhaft, so hielt sie in den neunziger Jahren 15 bis 20 Jahre, seit der Jahrtausendwende oft weniger als zwölf Jahre (WHO 2009). Viele Jugendliche und Erwachsene sind heute für Keuchhusten empfänglich, und so hat sich der Keuchhusten vom Kindesalter in höhere Altersgruppen verlagert (Galanis 2006, *EB* 2009).

Komplikationen des Keuchhustens

Die häufigste Komplikation des Keuchhustens ist eine Lungenentzündung, die sich durch Fieber und Kurzatmigkeit bemerkbar macht (der Keuchhusten macht typischerweise kein Fieber). Gelegentlich kommt es zu einer Ohrenentzündung, in sehr seltenen Fällen – fast ausschließlich bei jungen Säuglingen – zu einer Gehirnerkrankung (Enzephalopathie) mit Krampfanfällen, Koma und möglichen bleibenden Hirnschäden.

Über 85 Prozent der Krankheitskomplikationen betreffen Säuglinge in den ersten drei Lebensmonaten. Die Sterblichkeit liegt in diesem Zeitraum bei 1:500. Junge Säuglinge neigen zum Atemstillstand während oder anstelle eines Hustenanfalls und zu Lungenentzündungen. Sie müssen daher unter Umständen mit einem Atemmonitor überwacht und manchmal auch in ein Krankenhaus eingewiesen werden. Die Komplikationsgefahr bei Säuglingen ist der Grund für die Impfempfehlung »zum frühestmöglichen Zeitpunkt, d. h. unmittelbar nach Vollendung des 2. Lebensmonats« (RKI 2010). Ein besonders hohes Risiko haben Frühgeborene und Säuglinge mit schweren Grunderkrankungen wie Herzfehlern oder Beatmungsschäden an der Lunge.

Nach dem sechsten Lebensmonat nimmt das Risiko von Komplikationen deutlich ab. Bei älteren Kindern, Jugendlichen und Erwachsenen sind die Verläufe meist mild, und der Keuchhusten wird oft nicht erkannt. Es gibt jedoch auch in höheren Altersgruppen schwere Erkrankungen, die sogar eine stationäre Behandlung erforderlich machen können.

Tödliche Keuchhustenverläufe sind in Deutschland sehr selten. Sie betreffen fast ausschließlich Säuglinge in den ersten drei Lebensmonaten und alte Menschen mit schweren Vorerkrankungen. Zwischen 1974 und 1991, als die Impfung nicht öffentlich empfohlen war, wurden jährlich sieben bis acht Todesfälle registriert (*EB* 1999). Seit Wiedereinführung der Impfung im Jahr 1992 wird durchschnittlich ein tödlicher Krankheitsverlauf pro Jahr gemeldet (Herzig 1998, GBE 2002, *EB* 2009). Die Opfer waren in den letzten Jahren fünf alte Menschen und ein Jugendlicher (*EB* 2009). In Entwicklungsländern sterben jährlich bis zu 300 000 Kinder an Keuchhustenkomplikationen, begünstigt durch Vitaminmangel und Unterernährung (WHO 2010).

Die Diagnose des Keuchhustens

Der Keuchhusten unterscheidet sich von einem normalen Luftwegsinfekt dadurch, dass der Husten in der zweiten Krankheitswoche nicht abklingt, sondern an Intensität zunimmt. Jeder erfahrene Arzt kann die Diagnose auch ohne Laboruntersuchung stellen, wenn er den Erkrankten bei einem typischen Anfall sieht. Oft ist die Lage jedoch unklar, etwa in folgenden Fällen:

- Ein Kind beginnt nach einem fraglichen Kontakt mit einem Erkrankten, etwa aus einer anderen Kindergartengruppe, zu husten.
- Ein Kind hustet schon mehrere Wochen gleichförmig ohne den typischen rhythmischen Verlauf wiederkehrender Infekte.
- Ein Erwachsener hat über mehr als zwei Wochen einen nicht kontrollierbaren Reizhusten.

In solchen Fällen ist eine Labordiagnostik angezeigt. In den ersten zwei Wochen des Keuchhustens kann man die Erreger direkt über einen Nasen-Rachen-Abstrich nachweisen. Diese sogenannte PCR-Untersuchung ist zwar teuer, aber schnell und sicher – wobei es gelegentlich auch einmal falsch positive Resultate, also falschen Alarm gibt.

Da die Erreger in der dritten Krankheitswoche eliminiert werden, kann ab dann nur noch der Antikörpernachweis aus dem Blut Anhaltspunkte liefern (der jedoch meist erst am Ende der dritten Woche positiv wird). Es ist also wichtig zu überlegen, wann genau die ersten Hustensymptome aufgetreten sind.

Misst man im Blut ein Anti-Pertussis-Toxin IgG von über 100 IE/ml, liegt sehr wahrscheinlich ein frischer Erregerkontakt vor. Werte zwischen 40 und 100 IE/ml sind fraglich positiv. Niedrige Werte sind gerade bei Geimpften oder Jugendlichen und Erwachsenen schwer zu interpretieren, weil man nicht unterscheiden kann, ob man aktuelle oder alte Antikörper misst. Hier schafft manchmal erst die Wiederholung der Untersuchung nach 14 Tagen Sicherheit: Im Fall einer aktuellen Erkrankung steigen die Antikörper in diesem Zeitraum deutlich an.

Für eine frische Infektion bei Geimpften sprechen auch hohe IgA-Antikörper gegen das Keuchhustentoxin. Eine Impfung führt in der Regel nicht zur Bildung dieser für den Schleimhautschutz verantwortlichen Antikörper.

Der Keuchhustenimpfstoff

Der früher verwendete »Ganzkeim-Impfstoff«, der direkt aus den Keuchhustenbakterien hergestellt wurde, wird in den meisten Ländern Europas nicht mehr verwendet. Im Zusammenhang mit diesem Impfstoff waren vermehrt Krampfanfälle, bleibende Hirnschäden und Todesfälle gemeldet worden (Ehrengut 1974, Geier 2004). Wegen dieser Nebenwirkungen war die Impfempfehlung von 1974 bis 1991 in Deutschland ausgesetzt worden.

In den neunziger Jahren wurde der alte Impfstoff von dem besser verträglichen, aber schwächer wirksamen »azellulären« Impfstoff abgelöst, der keine ganzen Bakterienzellen, sondern nur noch zwei bis drei immunogene Proteine des Erregers enthält, in erster Linie das entgiftete Keuchhustentoxin. Die durch die Impfung erzeugten Antikörper sind nicht in der Lage, Keuchhustenbakterien abzutöten. Sie schützen jedoch die Fresszellen in den Atemwegen davor, durch das Gift der Bakterien lahmgelegt zu werden.

Seit einigen Jahren wird kein Einzelimpfstoff mehr produziert. Es gibt nur noch Kombinationsimpfstoffe mit mindestens der Tetanus- und Diphtheriekomponente (siehe Anhang). Auch die Impfempfehlung für Erwachsene muss daher mit einem Mehrfachimpfstoff umgesetzt werden.

Alle Impfstoffe mit Keuchhustenkomponente enthalten den Hilfsstoff Aluminiumhydroxid und stellen ein Risiko für die Entwicklung des frühkindlichen Immun- und Nervensystems dar.

Die Impfempfehlung

Die WHO empfiehlt in allen Ländern der Erde die Keuchhustenimpfung, um die Krankheitslast und Sterblichkeit bei jungen Säuglingen zu verringern. Gemäß den Impfempfehlungen in Deutschland, Österreich und der Schweiz soll die Impfung zum frühestmöglichen Zeitpunkt, nämlich im Alter von zwei Monaten, durchgeführt werden – auch bei Frühgeborenen. Die Impfung bereits an Neugeborene zu verabreichen wäre problematisch, da es zu starken Impfreaktionen und im späteren Leben zu schweren Keuchhustenverläufen kommen kann (White 2010).

In Deutschland sollen weitere Impfungen mit drei, vier und elf bis 14 Monaten erfolgen. Später sind noch Auffrischungen vorgesehen für Fünf- bis Sechsjährige, Neun- bis Siebzehnjährige und ein letztes Mal im Erwachsenenalter. Ein spezielles Augenmerk richtet die STIKO-Impfempfehlung auf die Umgebung von Neugeborenen: So sollen alle Frauen im gebärfähigen Alter oder in den ersten Tagen nach der Geburt ihres ersten Kindes geimpft werden. Außerdem sollen alle engen Haushaltskontaktpersonen (Vater, Geschwister) und Betreuer (zum Beispiel Tagesmütter, Babysitter, gegebenenfalls Großeltern) junger Säuglinge einen aktuellen Impfschutz haben (*EB*

2009). Weiter ist die Impfung empfohlen für Personal in Kinderkrankenhäusern, in der Geburtshilfe, in Kinderheimen und Kindergärten. In Österreich ist die Impfung für Säuglinge mit zwei, vier und elf Monaten vorgesehen. Auffrischungen sollen im Alter von sechs bis acht Jahren, mit 18 Jahren und danach in zehnjährigen Abständen erfolgen. Die Impfempfehlung gilt besonders für Erwachsene, die mit Säuglingen zu tun haben, für Raucher, für »Personal mit häufigen Publikumskontakten« und für über Sechzigjährige. »Nur durch eine sehr hohe Durchimpfungsrate kann verhindert werden, dass auch noch nicht geimpfte Säuglinge, die besonders schwer erkranken, infiziert werden« (BGM 2011).

Der Impfplan der Schweiz empfiehlt die Keuchhustenimpfung mit zwei, vier, sechs und 15 bis 24 Monaten, und dann im Alter von vier bis sieben Jahren und 25 bis 29 Jahren. Eine einmalige Auffrischung im Erwachsenenalter soll erfolgen »bei regelmäßigem Kontakt mit Säuglingen < 6 Monaten sowie bei baldigem Kinderwunsch«.

Wird mit dem Impfen erst nach dem ersten Geburtstag begonnen, so sind zur Grundimmunisierung zwei Impfungen im Abstand von vier bis acht Wochen ausreichend, bei über Zehnjährigen genügt sogar eine einzige Impfung (Knuf 2006).

Großen Einfluss auf die internationalen Impfempfehlungen und auf die WHO hat die »Global Pertussis Initiative«. Ihre Stellungnahmen und wissenschaftlichen Arbeiten werden von den meisten nationalen Impfkommissionen, auch den US-amerikanischen CDC und der deutschen STIKO, gelesen, zitiert und übernommen. Etliche Mitglieder dieser einflussreichen Gruppe haben gravierende Interessenkonflikte und erhalten Gelder von den großen Impfstoffherstellern, vor allem von Sanofi Pasteur (Forsyth 2004). Renommierte Experten wie James Cherry oder Stanley Plotkin, aber auch Claire-Anne Siegrist und Ulrich Heininger von der Schweizer bzw. deutschen Impfkommission sind Mitglieder dieser Initiative. Die Firma GSK, der große Konkurrent von Sanofi Pasteur auf dem Keuchhusten-Impfstoffmarkt, sponsert Mitglieder einer anderen Gruppe, der International Consensus Group on Pertussis Immunisation. Auch diese Gruppe schaffte sich in den letzten Jahren mit Stellungnahmen zur Keuchhusten-Impfpolitik Gehör (Popescu 2010).

Die Wirksamkeit der Keuchhustenimpfung

Die Keuchhustenimpfung hat zu einer Abnahme der Erkrankungswahrscheinlichkeit im Kindesalter und zu einem Rückgang der Krankheits- und Todesfälle im Säuglingsalter geführt (Gustafsson 2006). Nach einer Elternbefragung in Deutschland in den Jahren 2003 bis 2006 war bei 2,3 Prozent der geimpften und 15,8 Prozent der ungeimpften Kinder Keuchhusten diagnostiziert worden (Schmitz 2011). Diese Zahlen sind allerdings nicht repräsentativ: Eltern und Ärzte übersehen bei einem geimpften Kind oft den Keuchhusten, weil sie nicht damit rechnen.

Die Effektivität der Impfung wird vielfach überschätzt. Die Schutzrate im ersten Jahr nach der Grundimmunisierung liegt nur bei 56 bis 64 Prozent. Zusätzliche 20 Prozent sind zwar zunächst vor einem schweren Krankheitsverlauf geschützt, können aber einen leichten Keuchhusten durchmachen (WHO 2009). Frühgeborene sprechen noch schlechter auf die Impfung an (Baxter 2010).

Die Wirkung der Impfung ist nicht nur unzuverlässig, sondern auch flüchtig. Bereits ab dem zweiten Jahr nach der Impfung steigt die Empfänglichkeit für Keuchhusten wieder an, und spätestens mit dem Alter von sechs Jahren ist nicht mehr mit einem signifikanten Schutz zu rechnen (Lugauer 1999, Esposito 2001, Gustafsson 2006). Im Alter von zwei bis sieben Jahren beträgt die Schutzquote nach einer Analyse von Krankheitsepidemien in den USA nur 41 Prozent (Witt 2012). Nicht selten bricht Keuchhusten in Kindergärten aus, und Geimpfte und Ungeimpfte erkranken gleichermaßen ohne deutliche Unterschiede im Krankheitsverlauf.

Nachimpfungen stellen die Immunität zwar zunächst wieder her, ohne dass diese jedoch – wie etwa im Fall der Tetanusimpfung – jemals dauerhaft wird. Die Statistiken der letzten Jahrzehnte zeigen, dass der Keuchhusten heute genauso häufig ist wie vor Beginn der Impfära, er erfasst nur andere Altersgruppen. Jeder bekommt irgendwann Keuchhusten – die Ungeimpften früher, die Geimpften später. Durch Laboruntersuchungen lässt sich nicht sicher klären, ob ein Impfschutz besteht; ab einem Anti-Pertussis-Toxin-IgG von 66 IE/ml ist allerdings eine schwere Erkrankung unwahrscheinlich (Cherry 1998). Man kann nicht unbegrenzt oft nachimpfen, da mit jeder weiteren Impfung das Risiko von Nebenwirkungen ansteigt (Scheifele 2009, Kemmeren 2011).

Nach der ersten Impfung eines Säuglings ist noch wenig Wirkung zu erwarten, so dass für die besonders problematischen ersten drei Lebensmonate kein relevanter Impfschutz zu erzielen ist (Gustafsson 2006, Nilsson 2011). Die Impfabsicht war ursprünglich auch nicht der Schutz des Kindes selbst, sondern die Verhinderung der Ansteckung künftiger Geschwister und die Hoffnung, man könne den Keuchhusten ausrotten. Erst die zweite Impfung verringert die Erkrankungswahrscheinlichkeit signifikant.

Die Impfung verhindert jedoch nicht die Besiedlung der Luftwege mit Keuchhustenbakterien. Sogar frisch Geimpfte können Keimträger sein und andere anstecken, ohne selbst krank zu sein (RKI 1999, Srugo 2000). Die sogenannte »Kokonstrategie«, also die Impfung der Kontaktpersonen junger Säuglinge, ist aus diesem Grund nicht sicher wirksam.

In Deutschland ist für *alle* (auch die geimpften) Kontaktpersonen von Keuchhustenpatienten eine siebentägige antibiotische Prophylaxe empfohlen – insbesondere dann, wenn ein enger Kontakt zu einem Säugling besteht (*EB* 2001). Die Sinnhaftigkeit dieser Empfehlung wird vom unabhängigen Cochrane Institute angezweifelt, da die Häufigkeit von Keuchhustenerkrankungen und Komplikationen dadurch nicht nachweislich verringert wird (Altunaiji 2005).

Erfolglose Eskalation der Impfempfehlungen

Die Keuchhustenerreger zirkulieren ungeachtet einer hohen oder niedrigen »Durchimpfung« in gleichem Maße in der Bevölkerung. Durch die Grundimmunisierung der Säuglinge und die Auffrischungsimpfung im Vorschulalter hat sich die Krankheit in höhere Altersgruppen verschoben. Vor Einführung der Impfung erkrankten vor allem Kleinkinder, 1995 lag das durchschnittliche Erkrankungsalter bei 15 Jahren, 2008 war es auf 41 Jahre hochgeklettert (*EB* 2009). Wenn heutzutage ein Erwachsener länger als zwei Wochen hustet, so hat er mit 25-prozentiger Wahrscheinlichkeit Keuchhusten. Die

Krankheitssymptome sind oft untypisch, und bevor die Diagnose gestellt wird, sind andere schon infiziert oder sogar erkrankt.
Die Impfstrategen reagieren auf diese Entwicklung mit einer Art Eskalationspolitik: Die Impfempfehlungen werden im Jahrestakt erweitert und »angepasst«. Es ist wie bei einer porösen Wasserleitung: Man versucht das Rohr an allen möglichen Stellen zu stopfen, und immer wieder tritt das Wasser woanders aus. Das Ziel der Krankheitsausrottung ist dadurch nicht näher gerückt, und auch die Erkrankungen im Säuglingsalter haben in den letzten Jahren nicht weiter abgenommen (Hviid 2006, Castagnini 2011). Im Gegenteil: In allen Ländern mit hoher Impfbeteiligung wird der Keuchhusten in den letzten Jahren wieder häufiger.
Mathematische Modelle zeigen, dass Keuchhustenepidemien umso stärker ausfallen, je mehr man sie durch die Ausweitung von Impfprogrammen zu verhindern sucht. Ein häufiger Kontakt mit Keuchhusten führt zu unmerklichen oder milden Erkrankungen, ein seltener Kontakt macht wegen des zwischenzeitlichen Verlusts der Immunität heftigere Krankheitsbilder wahrscheinlich (Aguas 2006). Gerade die Impfung von älteren Kindern und Jugendlichen erhöht die Wahrscheinlichkeit von Keuchhusten im Erwachsenenalter, womöglich bei frischgebackenen Eltern. Schwedische Epidemiologen denken offen darüber nach, ob man nicht eine gewisse natürliche Durchseuchung einfach akzeptieren sollte. Dadurch würde die Immunität der Geimpften immer wieder aufgefrischt (»geboostert«), es würden Kosten gespart und Impfnebenwirkungen vermieden (Hallander 2011).

Die Rückkehr des Keuchhustens

In den vergangenen Jahren ist es in vielen Ländern zu einer regelrechten Renaissance des Keuchhustens gekommen:

- In Schweden erreichen die Erkrankungszahlen unter Schulkindern wieder annähernd das Niveau wie vor der Impfära (Gustafsson 2006).

- In den Niederlanden lagen die Erkrankungsziffern bei Säuglingen 2002 höher als in den frühen neunziger Jahren. Auch eine Ausweitung der Impfempfehlungen änderte nichts an diesem Trend (de Greef 2003).
- In Australien nehmen seit 2008 die Erkrankungszahlen trotz gleichbleibender Impfquoten stark zu (Lam 2012).
- In den USA steigen die Erkrankungszahlen in allen Altersgruppen seit den achtziger Jahren um das Vielfache an und erreichten zeitweise wieder das Niveau der vierziger oder fünfziger Jahre (CDC 2007, CDC 2011). 2011 erkrankten in Kalifornien Hunderte von komplett geimpften Kindern. Es gab zehn Todesfälle bei Säuglingen im Alter von bis zu vier Monaten (MMWR 2002, CDC 2007, CDC 2011).

Irgendetwas stimmt nicht mit der Keuchhustenimpfung. Der zunehmende Wirksamkeitsverlust lässt sich nicht damit erklären, dass die natürliche Boosterung nachgelassen hat. Einer der wenigen Keuchhusten-Impfforscher ohne Interessenkonflikte, der Niederländer Frits Mooi, ist sich sicher, dass die Keuchhustenerreger durch Mutationen teilweise resistent gegen die Impfstoffe geworden sind (Mooi 2010). Auch australische Forscher erklären die Zunahme des Keuchhustens damit, dass die modernen Impfstoffe, die nur wenige immunologisch wirksame Eiweiße enthalten, einen stärkeren Selektionsdruck auf die Bakterien ausüben als die früheren Ganzkeimimpfstoffe mit ihren vielen Antigenen. In Australien hat das zum Auftauchen besonders aggressiver Bakterien mit einer starken Toxinbildung geführt (Lam 2012, Octavia 2012).

Der Mensch ist wohl auch im Fall des Keuchhustens der Natur immer einen Schritt hinterher. Frits Mooi macht sich stark für die Entwicklung effektiverer Impfstoffe und kritisiert die Global Pertussis Initiative, weil sie die schlechte Wirksamkeit der gegenwärtigen Impfstoffe ignoriert und diesbezügliche Forschung zensiert und ausblendet.

Die Impfstoffhersteller und die von ihnen gesponserten Forschergruppen betreiben jedoch aus naheliegenden Gründen lieber die Ausweitung der Impfprogramme mit den vorhandenen Impfstoffen, und die Impfkommissionen der Welt gehen damit konform. Sie sind der Ansicht, dass die gegenwärtigen Impfstoffe und die vielen Auf-

frischungen zwar nicht ideal sind, aber immer noch besser als gar keine Impfung (Popescu 2010).
So gehen die Impfempfehlungen in immer neue Runden. In Österreich sind für Erwachsene sogar in zehnjährigem Rhythmus Auffrischungsimpfungen empfohlen. Dies dürfte jedoch keine Auswirkung auf die Erkrankungsrate von Säuglingen haben und wird erfahrungsgemäß auch nicht akzeptiert und umgesetzt (Rohani 2010). Letztendlich kosten die vielen Impfungen – einmal ganz abgesehen von den Nebenwirkungen – auch eine ganze Stange Geld.

Die »Kokonstrategie«

Effektiv und relativ kostengünstig scheint nur die Kokonstrategie zu sein – die einmalige Impfung der engen Kontaktpersonen von Neugeborenen und jungen Säuglingen. Vater und Kinder könnten vor der Geburt eines Babys geimpft werden. Die Impfung der Mutter während der Schwangerschaft ist wegen der Aluminiumbelastung des Fötus nicht zu empfehlen. Während der Stillzeit stellt sie für das Kind nur ein sehr geringes Risiko dar.
Die Kokonstrategie ist fair, weil sie die Möglichkeit eröffnet, Säuglinge erst spät oder gar nicht zu impfen. Impft man nur die Eltern und nicht die Geschwister, wird das Ansteckungsrisiko für den Säugling immerhin mehr als halbiert. Von den eigenen Geschwistern werden Säuglinge selten unbemerkt angesteckt, weil man bei Kindern den Keuchhusten leichter erkennt und auch in der Regel erfährt, wenn er im Kindergarten oder in der Schule grassiert. Mit einem Nasen-Rachen-Abstrich lässt sich die Diagnose innerhalb von 24 Stunden sichern. Hat sich der Säugling möglicherweise angesteckt, dann kann man den Ausbruch der Krankheit mit einem Antibiotikum verhindern. In einem solchen Fall muss man auch überlegen, ob nicht die ganze Familie eine antibiotische Prophylaxe bekommen sollte. Sonst könnten nacheinander alle Familienmitglieder erkranken, und das Baby muss jedes Mal ein Antibiotikum einnehmen.
Die Kokonstrategie »light«, also ohne Impfung, bestünde darin, den

jungen Säugling vor nahem Kontakt mit hustenden Menschen zu schützen, also zum Beispiel den Besuch von Bekannten abzusagen, wenn jemand von ihnen hustet.

Nebenwirkungen des Keuchhustenimpfstoffs

Das Robert-Koch-Institut schreibt über die Keuchhustenimpfung: »Die vorliegenden Impfstoffe haben sich in einer millionenfachen weltweiten Anwendung als nebenwirkungsarme und immunogene Vakzinen bewährt« (RKI 2010).
Die Interessenkonflikte bei den Autoren der meisten Impfstudien und bei Mitgliedern der tonangebenden »Global Pertussis Initiative« sind so deutlich, dass man sich besser nicht auf solche Aussagen verlässt. Sicherheitsstudien vergleichen den Impfstoff zudem nicht mit echten Placebos und erfassen nur sehr kurze Zeiträume. In letzter Zeit konnten die Nebenwirkungen der Keuchhustenimpfung auch nicht mehr differenziert untersucht werden, weil es keinen Einzelimpfstoff mehr gibt.
Jeder Arzt, der bei Säuglingen und Kleinkindern auch Impfstoffe ohne Keuchhustenkomponente verwendet – leider ist das nur außerhalb der Zulassung, *off-label*, möglich –, weiß, dass Keuchhustenimpfstoffe ein relativ hohes Potenzial an Nebenwirkungen haben. Die Kieler Gruppe um Heinz-Joseph Schmitt, dem man gewiss keine Distanz zur Impfindustrie nachsagen kann, beobachtete nach 67 000 DTPa-Impfdosen 157 »ernste Nebenwirkungen« (Häufigkeit 1:426), schrieb aber davon nur 13 (Häufigkeit 1:5150) »möglicherweise« oder »sicher« dem Impfstoff zu (Weigl 1997). Selbst bei der heruntergerechneten Nebenwirkungsquote dürfte in Deutschland die Durchimpfung eines ganzen Jahrgangs mit jeweils vier Impfdosen jährlich mehr als 600 ernsthafte Nebenwirkungen verursachen.
Alle Kombinationsimpfstoffe mit der Keuchhustenkomponente haben das grundsätzliche Problem, dass sie den Problemstoff Aluminiumhydroxid enthalten. Wie im Kapitel über Aluminium ausführlich dargestellt, steht dieser Stoff unter dringendem Verdacht, die Entwicklung von Immunsystem und Nervensystem zu beein-

trächtigen. Je früher im Leben mit diesem Zusatzstoff geimpft wird, desto mehr nachteilige Folgen sind zu befürchten.

Hinzu kommt, dass auch für das Keuchhustentoxin selbst, das wesentlichen Anteil am Impfstoff hat, eine ungünstige Wirkung auf das frühkindliche Abwehrsystem nachgewiesen ist: Es kann das noch labile Gleichgewicht im Immunsystem aus der Balance bringen (Mascart 2007, White 2010).

Chemisch inaktiviertes Keuchhustentoxin, wie es in den heute verfügbaren Impfstoffen verwendet wird, ist nicht sicher entgiftet und kann spontan wieder toxisch werden (Chiron 1995). Dabei kann es Signale an Rezeptoren hemmen, die während der frühkindlichen Hirnentwicklung eine wichtige Rolle spielen. Durch die Massenimpfung im frühen Säuglingsalter könnten zahlreiche Kinder in ihrer Entwicklung beeinträchtigt werden. »Neurologische Schäden sind eine gefährliche Komplikation des Keuchhustens und scheinen auch Säuglinge zu betreffen, die mit DTP-Impfstoff oder azellulärem Keuchhustenimpfstoff geimpft werden« (MSU 2006).

Lokalreaktionen, Fieber

Lokalreaktionen mit Rötung, Schwellung und Schmerzen an der Impfstelle sind umso wahrscheinlicher, je öfter die Impfung verabreicht wird (Scheifele 2009). Nach der dritten Impfung betreffen sie einen von sechs Impflingen, bei weiteren Auffrischungsimpfungen und bei Erwachsenen 60 bis 90 Prozent (Bell 1999, *EB* 2009, Kemmeren 2011). Manchmal kommt es vorübergehend zu einer sehr starken Schwellung der Impfstelle *(extensive limb swelling)*.

Fieber tritt bei einem von 150 Impflingen auf, Temperaturen über 40,5 Grad werden bei einem von 500 Impflingen beobachtet (Bell 1999, David 2008). Bis zu 45 Prozent der älteren Kinder, Jugendlichen und Erwachsenen klagen nach der Impfung über Krankheitsgefühl, Mattigkeit, Kopfschmerzen und Übelkeit. Die Beschwerden sind meist innerhalb von fünf Tage ausgestanden, in Einzelfällen dauern sie jedoch auch Wochen (*EB* 2009). Der Impfzeitpunkt muss von daher gut gewählt werden.

Mit der Zahl der Auffrischungsimpfungen werden lokale und systemische Impfreaktionen wahrscheinlicher und mit ihnen Arztbesuche und Fehlzeiten in der Schule oder am Arbeitsplatz (Kemmeren 2011).

Allergische Erkrankungen

Der Keuchhustenimpfstoff verursacht Störungen im frühkindlichen Immunsystem, die das Kind für Allergiekrankheiten anfällig machen. Die ersten sechs Lebensmonate sind die Prägungsphase des Immunsystems. Durch die Keuchhustenimpfung in diesem Zeitraum kommt es zu einer überstarken Bildung von Allergieantikörpern (IgE) und dazugehörigen Botenstoffen (Mascart 2007, White 2010). Die Wissenschaftler um Françoise Mascart, die diese Veränderungen erstmals beschrieben, führten hierzu aus: »Unsere Daten zeigen, dass das Zytokin-Profil von sechs Monate alten Kindern beeinflusst wird von der Zusammensetzung des Keuchhustenimpfstoffs, den sie im Alter von 2, 3 und 4 Monaten erhalten.« Die Autoren fordern große Langzeitstudien, um die möglichen Folgen dieser Veränderungen im Immunsystem zu untersuchen, denn zum Zusammenhang zwischen der Keuchhustenimpfung und Allergien gebe es nur Studien mit Vorschulkindern.

Versuchstiere, die gegen Keuchhusten geimpft wurden, reagieren auf Keuchhustenbakterien mit einer Ausschüttung von allergiebezogenen Botenstoffen und Abwehrzellen in der Lunge (Vandebriel 2007). Acht- bis zwölfjährige Kinder haben signifikant häufiger eine allergische Krankheit, wenn sie trotz Keuchhustenimpfung eine Keuchhustenerkrankung durchgemacht haben. Ein Keuchhusten ohne vorherige Impfung erhöht dagegen dieses Risiko nicht (Bernsen 2008).

Schrilles Schreien

Unstillbares schrilles Schreien über Stunden bis Tage wird bei einem von 250 geimpften Säuglingen beobachtet (David 2008). Vom Typ des Schreiens (»Cri encéphalique«) her ist zu vermuten, dass es sich um eine zentralnervöse Impfreaktion handelt. Inwieweit dies Spätschäden hinterlässt, ist nicht untersucht.

Hypotone-hyporesponsive Episoden (HHE)

Unter solchen Episoden versteht man kollapsartige Zustände, die durch folgende Symptome innerhalb von 48 Stunden nach der Impfung charakterisiert werden: verminderte Ansprechbarkeit, muskuläre Schlaffheit und blasse oder bläuliche Verfärbung der Haut. Die Bewusstseinstrübung und die verminderte Ansprechbarkeit lassen eine neurologische Impfreaktion vermuten, deren mögliche Auswirkung auf die Entwicklung der betroffenen Kinder bisher nicht im Detail untersucht wurde.

HHEs kamen relativ häufig nach dem früheren Keuchhusten-Ganzkeimimpfstoff vor und werden etwa drei- bis viermal seltener nach den azellulären Impfstoffen beobachtet (Scheifele 1999, DuVernoy 2000). Ein Fall ereignete sich während der Zulassungsstudie des inzwischen vom Markt genommenen Sechsfachimpfstoffs Hexavac unter 3800 Kindern.

Krampfanfälle

Eine fieberhafte Impfreaktion kann zu Krampfanfällen im Sinne eines Fieberkrampfs führen. Bei etwa einer von 16 000 Impfdosen kommt es zu einem Krampfanfall, wobei sich das Risiko bei vier Impfungen entsprechend vervierfacht (Überall 1997).

Besonders bei Kindern mit Dravet-Syndrom, einem Anfallsleiden mit zunehmender Entwicklungsverzögerung, ist die Keuchhustenimpfung oft ein Auslöser für den ersten Krampfanfall. Die Langzeitentwicklung und Prognose wird dadurch angeblich nicht beeinträchtigt (McIntosh 2010).

Enzephalitis

Im Tierversuch wird Keuchhustentoxin verwendet, um autoimmune Hirnentzündungen zu erzeugen (Hofstetter 2002). Auch beim Menschen kann der gebräuchliche Keuchhustenimpfstoff in sehr seltenen Fällen eine Gehirnentzündung mit möglichen bleibenden Schäden verursachen. Der Fachausdruck für diese Impfkomplikation, die auch nach Diphtherie-, MMR- und Influenzaimpfungen vorkommt, ist »akute demyelinisierende Enzephalomyelitis« (ADEM). Die Symptome können sehr unterschiedlich sein, von Gangstörungen, Lähmungen, Seh- oder Sensibilitätsstörungen bis hin zu Verhaltensauffälligkeiten, Krampfanfällen und Bewusstseinsstörungen. Möglicherweise sind auch das schrille Schreien und die HHEs Ausdruck einer milde verlaufenden ADEM.

In den USA wird die Enzephalopathie als Impfschaden anerkannt, wenn sie innerhalb von drei Tagen nach einer Keuchhustenimpfung auftritt (HRSA 2011). Das ist eine zu starke Einschränkung, da die Vorlaufzeit auch mehrere Wochen betragen kann (Murthy 2002).

Gedanken zur Impfentscheidung

Die Keuchhustenimpfung ist von der Wirkung und den Nebenwirkungen her besonders schwer einzuschätzen. Sie reduziert in jedem Fall deutlich die Wahrscheinlichkeit einer Erkrankung in der frühen Kindheit. Wer sein Kind nicht impft, muss auf Keuchhusten gefasst sein – inklusive Betreuung zu Hause bis zum Ende der Ansteckungszeit.

Die Impfwirkung ist andererseits unzuverlässig und kurz, und die meisten Geimpften erkranken trotz Impfung irgendwann doch an Keuchhusten – manchmal in abgeschwächter, oft aber auch in voll ausgeprägter Form. Gerade dadurch steigt das Risiko einer Asthmaerkrankung.

Die Impfung muss vor allem erörtert werden bei Frühgeborenen und bei chronisch kranken Kindern, da sie durch eine länger anhaltende Erkrankung gefährdet sein können und zu Komplikationen wie Lun-

genentzündung neigen. Auch die Berufstätigkeit beider Elternteile kann ein Grund für die Impfung sein, da Kinder im Krankheitsfall mindestens eine Woche zu Hause bleiben müssen.
Für die besonders gefährdeten ganz jungen Säuglinge kommt die Impfung zu spät. Sie profitieren jedoch von der Kokonstrategie, der Impfung der Eltern, Geschwister und anderer enger Bezugspersonen. Wer noch weitere Kinder plant, sollte sich diese Strategie durch den Kopf gehen lassen. Es ist fairer, die Eltern lassen *sich* impfen statt ihr zwei Monate altes Baby.
Natürlich kann man sich auch für beides entscheiden. Keuchhustentoxin und Aluminiumhydroxid im Impfstoff können jedoch nachteilige Wirkungen auf das frühkindliche Nerven- und Immunsystem ausüben. Leider ist unklar, wie hoch das Risiko dafür ist und ab wann es nicht mehr besteht. Daher hat die Impfentscheidung eine starke intuitive Komponente.

Zusammenfassung

- Keuchhusten ist eine langwierige und lästige Erkrankung, die jedoch meist harmlos verläuft. Für Säuglinge in den ersten Lebensmonaten und für chronisch kranke Kinder kann er bedrohlich werden.
- Die Wirksamkeit der Keuchhustenimpfung ist unzuverlässig und kurz. Sie verschiebt den Keuchhusten aus dem Säuglings- und Kleinkindalter in höhere Altersgruppen. Ungeimpfte bekommen ihn früher, Geimpfte später.
- Antibiotika können den Keuchhusten verhindern, wenn sie in der Inkubationszeit gegeben werden. Bei Säuglingen ist diese Prophylaxe ratsam.
- Die Impfung muss besonders in Erwägung gezogen werden bei chronisch kranken Kindern und bei ehemaligen Frühgeborenen.
- Gegen Keuchhusten kann man nur mit Kombinationsimpfstoffen impfen. Die Impfentscheidung muss daher vor der ersten Tetanusimpfung getroffen werden.

- Erst die zweite Keuchhustenimpfung hat einen akzeptablen Effekt. Säuglinge können daher in den ersten drei Lebensmonaten, in denen die Gefährdung am größten ist, nur durch große Achtsamkeit oder durch die Impfung der nahen Kontaktpersonen (Kokonstrategie) geschützt werden.
- Alle Keuchhustenimpfstoffe enthalten den Problemstoff Aluminium. Die Keuchhustenimpfung wird als Ursache neurologischer Entwicklungsstörungen und allergischer Späterkrankungen diskutiert. Es fehlen verlässliche Langzeituntersuchungen.
- In den letzten Jahren wird auch in Ländern mit hoher Impfrate eine starke Zunahme des Keuchhustens beobachtet – wahrscheinlich aufgrund der abnehmenden natürlichen Durchseuchung und genetischer Veränderungen der Keuchhustenbakterien. Die immer weiter eskalierenden Impfempfehlungen sind wahrscheinlich kontraproduktiv.

Referenzen

Aguas, R., Gonçalves, G., Gomes, M. G.: Pertussis: increasing disease as a consequence of reducing transmission. Lancet Infect Dis 2006, 6 (2): 112–117

Altunaiji, S., Kukuruzovic, R., Curtis, N., Massie, J.: Antibiotics for whooping cough (pertussis). Cochrane Database Syst Rev 2005, 25 (1): CD004404

Aventis Pasteur MSD: Hexavac Produktmonographie 2000

Balicer, R. D., Grotto, I., Mimouni, M., Mimouni, D.: Is childhood vaccination associated with asthma? A meta-analysis of observational studies. Pediatrics 2007, 120 (5): e1269–1277

Baxter, D.: Vaccine responsiveness in premature infants. Hum Vaccin 2010, 6 (6): 506–511

Bell, F., et al.: Adverse effects and sero-responses to an acellular pertussis/diphtheria/tetanus vaccine when combined with Haemophilus influenzae type b vaccine in an accelerated schedule. Eur J Pediatr 1999, 158 (4): 329–236H

Bernsen, R. M., Nagelkerke, N. J., Thijs, C., van der Wouden, J. C.: Reported pertussis infection and risk of atopy in 8- to 12-yr-old vaccinated and nonvaccinated children. Pediatr Allergy Immunol 2008, 19 (1): 46-52

BGM (Bundesministerium für Gesundheit): Impfplan Österreich – Evidenzbasierte Empfehlungen des Obersten Sanitätsrates. 2011. http://www.bmg.gv.at/cms/home/attachments/1/4/0/CH1100/CMS1038913010412/impfplan_2011.pdf (Zugriff 26.11.2011)

Casey, J. R., Pichichero, M.: Acellular pertussis vaccine safety and efficacy in children, adolescents and adults. Drugs 2005, 65 (10): 1367-1389

Castagnini, L. A., Healy, C. M., Rench, M. A., Wootton, S. H., et al.: Impact of Maternal Postpartum Tetanus and Diphtheria Toxoids and Acellular Pertussis Immunization on Infant Pertussis Infection. Clin Infect Dis 2011, 54 (1): 78-84

CDC (Centers for Disease Control): Pertussis (Pink Book). 2007. http://www.cdc.gov/vaccines/pubs/pinkbook/downloads/pert.pdf (Zugriff 2.12.2011)

CDC (Centers for Disease Control): Pertussis – Outbreaks. 2011. http://www.cdc.gov/pertussis/outbreaks.html (Zugriff 28.11.2011)

Cherry, J. D., Gornbein, J., Heininger, U., Stehr, K.: A search for serologic correlates of immunity to Bordetella pertussis cough illnesses. Vaccine 1998, 16 (20): 1901-1906

Chiron Corporation: Chiron Biocine Genetically Engineered Acellular Pertussis Vaccine Proves Superior To Currently Licensed Vaccine. Chiron Press Release 13.7.1995. http://findarticles.com/p/articles/mi_m0EIN/is_1995_July_13/ai_17247344/ (Zugriff 14.12.2011)

David, S., Vermeer-de Bondt, P. E., van der Maas, N. A.: Reactogenicity of infant whole cell pertussis combination vaccine compared with acellular pertussis vaccines with or without simultaneous pneumococcal vaccine in the Netherlands. Vaccine 2008, 26 (46): 5883-5887

De Greef, S. C., Schellekens, J. P. F., Mooi, F. R., de Melker, H. E.: Pertussis in the Netherlands 2001-2002. RIVM report 128507010, 2003. http://www.rivm.nl/bibliotheek/rapporten/128507010.html (Zugriff 2.12.2011)

DuVernoy, T. S., Braun, M. M.: Hypotonic-hyporesponsive episodes reported to the Vaccine Adverse Event Reporting System (VAERS), 1996-1998. Pediatrics 2000, 106 (4): E52

EB (Epidemiologisches Bulletin): Zur Situation bei wichtigen Infektionskrankheiten. EB 1999, 19 (99): 119-141

EB (Epidemiologisches Bulletin): Fragen und Antworten zu verschiedenen Impfungen. EB 2001 (8): 58 f.

EB (Epidemiologisches Bulletin): Zusätzliche Pertussis-Impfung im Erwachsenenalter als Tdap-Kombinationsimpfung bei der nächsten fälligen Td-Impfung – Empfehlung und Begründung. EB 2009, 31: 299-311, Anhang 1: http://edoc.rki.de/documents/rki_fv/reITstrUwm7D2/PDF/28TkrRLswXhvg02.pdf (Zugriff 30.11.2011)

Ehrengut, W.: Über konvulsive Reaktionen nach Pertussis-Schutzimpfung. Dtsch Med Wschr 1974, 99: 2273-2279

Esposito, S., Agliardi, T., Giammanco, A., et al.: Long-term pertussis-specific immunity after primary vaccination with a combined diphtheria, tetanus, tricomponent acellular pertussis, and hepatitis B vaccine in comparison with that after natural infection. Infect Immun 2001, 69 (7): 4516–4520

Forsyth, K. D., Campins-Marti, M., Caro, J., Cherry, J. D.: New pertussis vaccination strategies beyond infancy: recommendations by the global pertussis initiative. Clin Infect Dis 2004, 39 (12): 1802–1809, http://cid.oxfordjournals.org/content/39/12/1802.full.pdf (Zugriff 30.11.2011)

Galanis, E., King, A. S., Varughese, P., Halperin, S. A.: Changing epidemiology and emerging risk groups for pertussis. CMAJ 2006, 174 (4): 451–452

GBE (Gesundheitsberichterstattung des Bundes) 2002. http://www.gbe-bund.de/

Geier, D. A., Geier, M. R.: An evaluation of serious neurological disorders following immunization: a comparison of whole-cell pertussis and acellular pertussis vaccines. Brain Dev 2004, 26 (5): 296–300

Gustafsson, L., Hessel, L., Storsaeter, J., Olin, P.: Long-term follow-up of Swedish children vaccinated with acellular pertussis vaccines at 3, 5, and 12 months of age indicates the need for a booster dose at 5 to 7 years of age. Pediatrics 2006, 118 (3): 978–984

Hallander, H. O., Nilsson, L., Gustafsson, L.: Is adolescent pertussis vaccination preferable to natural booster infections? Expert Rev Clin Pharmacol 2011, 4 (6): 705–711

Herzig, P., Harmann, C., Fischer, D., Weil, J., von Kries, R., Schroten, H., Wirsing von König, C. H.: Pertussis complications in Germany – 3 years of hospital-based surveillance during the introduction of acellular vaccines. Infection 1998, 26 (4): 227–231

Hofstetter, H. H., Shive, C. L., Forsthuber, T. G.: Pertussis toxin modulates the immune response to neuroantigens injected in incomplete Freund's adjuvant: induction of Th1 cells and experimental autoimmune encephalomyelitis in the presence of high frequencies of Th2 cells. J Immunol 2002, 169 (1): 117–125

HRSA (Health Resources and Services Administration): Vaccine Injury Table 22.7.2011. http://www.hrsa.gov/vaccinecompensation/vaccinetable.html (Zugriff 2.12.2011)

Hviid, A., Stellfeld, M., Wohlfahrt, J., Andersen, P. H., Melbye, M.: The impact of pre-school booster vaccination of 4–6-year-old children on pertussis in 0–1-year-old children. Vaccine 2006, 24 (9): 1401–1407

Kemmeren, J. M., Timmer, S. S., van der Maas, N. A., de Melker, H. E.: Comparison of the tolerability of an acellular pertussis-containing vaccine given as the fifth booster dose in differently primed children. Vaccine 2011, 29 (26): 4373–4377

Knuf, M., Zepp, C., Habermehl, P., Faser, E., Wirsing von König, C. H., et al.: Pertussisauffrischung bei ungeimpften Jugendlichen – eine Impfung oder 3 Impfungen? Pädiat Prax 2006, 67: 7–12

Lam, C., Octavia, S., Bahrame, Z., Sintchenko, V., et al.: Selection and emergence of pertussis toxin promoter ptxP3 allele in the evolution of Bordetella pertussis. Infect Genet Evol 2012, 12 (2): 492–495

Lugauer, S., Heininger, K., Stehr, J., Cherry, D.: Untersuchung zur Schutzdauer nach Pertussis-Grundimmunisierung mit Ganzkeim- bzw. azellulärer Vakzine (Abstract). Kinderärztl Praxis 1999, Abstracts zur 7. Jahrestagung der DGPI: 442

Mascart, F., Hainaut, M., Peltier, A., Verscheure, V., et al.: Modulation of the infant immune responses by the first pertussis vaccine administrations. Vaccine 2007, 25 (2): 391–398

McIntosh, A. M., McMahon, J., Dibbens, L. M., Iona, X., et al.: Effects of vaccination on onset and outcome of Dravet syndrome: a retrospective study. Lancet Neurol 2010, 9 (6): 592–598

MMWR (Morbidity and Mortality Weekly Report): Pertussis – United States 1997–2000. MMWR 2002, 51 (4): 73–76

Montella, M., Maso, L. D., Crispo, A., Talaminim, R., et al.: Do childhood diseases affect NHL and HL risk? A case-control study from northern and southern Italy. Leuk Res 2006, 30 (8): 917–922

Mooi, F. R.: Bordetella pertussis and vaccination: the persistence of a genetically monomorphic pathogen. Infect Genet Evol 2010, 10 (1): 36–49

MSU (Mississippi State University) 2006: Study targets safer vaccine for often-fatal whooping cough. http://www.msstate.edu/web/media/detail.php?id=3652 (Zugriff 2. 12. 2011)

Murthy, J. M.: Acute disseminated encephalomyelitis. Neurol India 2002, 50: 238–243

Nilsson, L., Lepp, T., von Segebaden, K., Hallander, H.: Pertussis vaccination in infancy lowers the incidence of pertussis disease and the rate of hospitalisation after one and two doses: Analyses of 10 years of pertussis surveillance. Vaccine 2011, 30 (21): 3239–3247

Octavia, S., Sintchenko, V., Gilbert, G. L., Lawrence, A.: Newly Emerging Clones of Bordetella pertussis Carrying prn2 and ptxP3 Alleles Implicated in Australian Pertussis Epidemic in 2008–2010. J Infect Dis 2012, 205 (8): 1220–1224

Popescu, R.: Whooping cough experts rely on vaccine companies for money, ethical dilemmas abound. Investigative New Source 10. 12. 2010. http://www.inewsource.org/2010/12/14/blurred-lines-of-influence (Zugriff 30. 11. 2011)

RKI (Robert-Koch-Institut): Merkblatt für Ärzte – Empfehlungen für die Wiederzulassung in Schulen und sonstigen Gemeinschaftseinrichtungen. 1999. http://www.rki.de/DE/Content/Infekt/EpidBull/Merkblaetter/Wiederzulassung/Mbl__Wiederzulassung__schule.html (Zugriff 18. 2. 2012)

RKI (Robert-Koch-Institut): RKI-Ratgeber für Ärzte – Pertussis (Keuchhusten). Aktualisierte Fassung, August 2010. http://edoc.rki.de/series/rki-ratgeber-fuer-arzte/2010/PDF/pertussis-%28keuchhusten%29.pdf (Zugriff 23. 11. 2011)

Rohani, P., Zhong, X., King, A.: Contact network structure explains the changing epidemiology of pertussis. Science 2010, 330: 982–985

Rohani, P., Drake, J. M.: The decline and resurgence of pertussis in the US. Epidemics 2011, 3 (3–4): 183–188

Scheifele, D. W.: Marked reduction in febrile seizures and hypotonic-hyporesponsive episodes with acellular pertussis-based vaccines: results of Canada-wide surveillance 1993–1998. 37th Annual Meeting of the Infectious Diseases Society of America; Philadelphia, PA; 18. bis 21. November 1999. Session 36, Abstract 31

Scheifele, D. W., Ochnkio, J. J., Halperin, S. A.: Cellular immunity as a potential cause of local reactions to booster vaccination with diphtheria and tetanus toxoids and acellular pertussis antigens. Pediatr Infect Dis 2009, 28 (1): 985–989

Schmitz, R., Poethko-Müller, C., Reiter, S., Schlaud, M.: Impfstatus und Gesundheit von Kindern und Jugendlichen: Ergebnisse des Kinder- und Jugendgesundheitssurveys (KiGGS). Dtsch Arztebl Int 2011, 108 (7): 99–104

Srugo, I., Benilevi, D., Madeb, R., Shapiro, S., et al.: Pertussis infection in fully vaccinated children in day-care centers, Israel. Emerg Infect Dis 2000, 6 (5): 526–529

Überall, M. A., Stehr, K., Cherry, J. D., Heininger, U., Schmitt-Grohe, S., Laussucq, S., Eckhardt, T.: Severe adverse events in a comparative efficacy trial in Germany in infants receiving either the Lederle/Takeda acellular pertussis component DTP (DTaP) vaccine, the Lederle whole-cell component DTP (DTP) or DT vaccine. The Pertussis Vaccine Study Group. Dev Biol Stand 1997, 89: 83–89

Vandebriel, R. J., Gremmera, E. R., Vermeulen, J. P., Hellwig, S. M., et al.: Lung pathology and immediate hypersensitivity in a mouse model after vaccination with pertussis vaccines and challenge with Bordetella pertussis. Vaccine 2007, 25: 2346–2360

Weigl, J. A., Schmitt, H. J., et al.: Safety and efficacy of acellular pertussis vaccines: the Mainz study and other recent studies. Ann Acad Med Singapore, 1997, 26 (3): 320–325

White, O. J., Rowe, J., Richmond, P., Marshall, H., et al.: Th2-polarisation of cellular immune memory to neonatal pertussis vaccination. Vaccine 2010, 28 (14): 2648–2652

WHO (World Health Organization): The Immunological Basis for Immunization Series, Module 4: Pertussis. Update 2009. http://whqlibdoc.who.int/publications/2010/9789241599337_eng.pdf (Zugriff 25. 11. 2011)

Witt, M. A., Katz, P. H., Witt, D. J.: Unexpectedly Limited Durability of Immunity Following Acellular Pertussis Vaccination in Pre-Adolescents in a North American Outbreak. Clin Infect Dis. 2012, Mar 15 (Epub ahead of print)

Hib

Die Hib-Erkrankung

Haemophilus influenzae b (Hib) ist eine Bakterie, die häufig bei Gesunden in der Nasen- und Rachenflora gefunden wird und nur ausnahmsweise zu schweren Krankheiten führt. Bis zu 5 Prozent der Bevölkerung sind gesunde Keimträger. Die meisten akuten Erkrankungsfälle werden durch engen Kontakt mit solchen Hib-Trägern hervorgerufen (Moxon 1986).

Von anderen Haemophilusgruppen unterscheidet sich Hib durch eine Zuckerkapsel, die ihn für das Immunsystem kleiner Kinder schwer erkennbar macht. Hib neigt daher dazu, bei ihnen schwere Erkrankungen hervorzurufen.

Hirnhautentzündungen (Meningitis) machen bis zu zwei Drittel, Entzündungen des Kehldeckels (Epiglottitis) etwa ein Drittel der Hib-Erkrankungsfälle aus. In seltenen Fällen verursacht Hib eitrige Entzündungen an einem Gelenk, im Bindegewebe oder im Knochenmark. Alle Hib-Erkrankungen sind, wenn sie rechtzeitig erkannt werden, mit intravenösen Antibiotika heilbar. 90 Prozent der Erkrankten werden auf diese Weise wieder vollständig gesund.

Die ersten Symptome einer Gehirnhautentzündung sind hohes Fieber, Erbrechen, Kopfschmerzen, Berührungsempfindlichkeit und Nackensteifigkeit: Bei angewinkelten Beinen kann der Mund nicht auf das Knie gebracht werden (»Kniekuss«). Die Kinder wirken schwer krank und werden zunehmend apathisch. 1 bis 2 Prozent der Meningitisfälle verlaufen trotz antibiotischer Therapie tödlich, etwa 4 Prozent der Patienten behalten neurologische Restschäden oder Krampfanfälle (McIntyre 1993, Theodoriou 2007).

Hib-Erkrankungen haben zwischen 1949 und 1986 um das Vierfache zugenommen. Wahrscheinlich sind die Keime wegen der zunehmenden Verbreitung von Antibiotika aggressiver und widerstandsfähiger geworden (NVIC 2011). In den achtziger Jahren war die Hib-Meningitis die häufigste Ursache erworbener Hirnschäden.

Auch die Kehldeckelentzündung ist eine lebensbedrohliche Erkrankung und bedarf immer intensivmedizinischer Behandlung. Sie be-

ginnt mit hohem Fieber, starken Halsschmerzen und massiver Schluckstörung. Die betroffenen Kinder lassen den Speichel aus dem Mund laufen, haben eine kloßige Sprache und zunehmende Atemnot – jedoch im Unterschied zum Krupp keinen Husten.
Seit dem 1. Januar 2001 müssen in Deutschland Erkrankungen namentlich gemeldet werden, wenn im Blut oder im Rückenmarkswasser eines Kranken Haemophilusbakterien nachgewiesen wurden.

Risikogruppen für Hib-Erkrankungen

In den ersten drei Lebensmonaten haben Kinder durch mütterliche Antikörper in der Regel einen Nestschutz vor Hib. Die Hälfte aller Hib-Erkrankungen betrifft die Altersgruppe zwischen dem vierten und zwölften Lebensmonat. Nach dem fünften Geburtstag sind Hib-Infektionen selten.
Schwedische Forscher fanden ein signifikant geringeres Hib-Risiko bei gestillten Kindern, wobei jede Woche ausschließlicher Muttermilchgabe das Risiko weiter verringert. Dieser Effekt hält auch nach Ende des Stillens bis ins Schulalter an. Die Autoren empfehlen, das Stillen unter diesem Aspekt in Ländern zu propagieren, in denen die Impfung aus finanziellen Gründen nicht durchführbar ist (Silfverdal 1997).
Passiv rauchende Kleinkinder haben ein bis zu sechsfach erhöhtes Risiko für Hib-Erkrankungen (Vadheim 1992). Auch Frühgeborene und Kinder mit Milzerkrankung sind vermehrt gefährdet. Vor Einführung der Impfung erkrankten auch Krippenkinder häufiger an Hib (Cochi 1986). Seit Einführung der Impfung hat sich ihr Risiko jedoch stark verringert.

Die Hib-Impfung

Ab 1990 wurde in Europa nach und nach die Hib-Impfung eingeführt. Es handelt sich um einen Totimpfstoff. Die Entwicklung des

Impfstoffs war kompliziert, da Kinder in den ersten 18 Lebensmonaten nicht auf die Impfung mit Bruchstücken der Bakterienkapsel ansprechen. Diese enthalten nämlich kein Eiweiß und sind für die Abwehrzellen schlecht zu erkennen. Erst ein Kunstgriff überlistet das noch unreife Immunsystem und macht die Impfung ab dem dritten Lebensmonat wirksam: Antigen der Hib-Bakterien wird an ein Trägereiweiß aus Tetanustoxoid, Diphtherietoxoid oder Meningokokkenbakterien gebunden (»Konjugatimpfstoff«).

Die Hib-Impfung ist für alle Kinder ab dem dritten Lebensmonat empfohlen. Auch Frühgeborene sollen schon zu diesem Zeitpunkt geimpft werden. Dies führt bei ihnen jedoch zu einer deutlich geringeren Ansprechrate als bei späterer Impfung (Tsuda 2011). Die Hib-Impfempfehlung gilt nur bis zum fünften Geburtstag, da Hib-Erkrankungen danach äußerst selten auftreten.

Den Hib-Impfstoff gibt es als Einzelimpfstoff – in Deutschland und Österreich unter dem Namen ACT-Hib (Sanofi), in der Schweiz als Hiberix (GSK). Beide kommen ohne Aluminiumhilfsstoff aus. Der Einzelimpfstoff muss zweimal im Abstand von ein bis zwei Monaten und ein letztes Mal im zweiten Lebensjahr aufgefrischt werden; bei Impfbeginn nach dem ersten Geburtstag reicht eine einzige Impfdosis.

Die Hib-Komponente ist auch in allen Fünf- und Sechsfachimpfstoffen enthalten. Kombinationsimpfstoffe werden in Deutschland und der Schweiz bis zum fünfzehnten Lebensmonat viermal verabreicht, in Österreich – nach dem skandinavischen Impfschema – bis zum zwölften Lebensmonat dreimal.

Ist es in einem Haushalt zu einer schweren Hib-Infektion gekommen und lebt dort noch ein Säugling oder ein ungeimpftes Kind, so ist für alle Mitglieder des Haushalts (außer einer Schwangeren) die Gabe des Antibiotikums Rifampicin über vier Tage empfohlen. Dieselbe Prophylaxe soll bei ungeimpften bis zu vierjährigen Kindern durchgeführt werden, wenn sie im Kindergarten innerhalb der letzten sieben Tage engen Kontakt zu Personen hatten, die an Hib erkrankt sind.

Die Wirksamkeit der Impfung

Die Hib-Impfung ist ohne Zweifel sehr gut wirksam. In den USA gab es vor der Einführung der Impfung jährlich etwa 20000 schwere Hib-Infektionen, zwei Drittel davon Gehirnhautentzündungen. Betroffen waren insbesondere die Ureinwohner Alaskas mit einem zehnmal so hohen Risiko wie die übrige Bevölkerung. Nach Einführung der Impfung gingen die Krankheitszahlen innerhalb weniger Jahre um 98 Prozent zurück (CDC 2010). In Deutschland waren vor Einführung der Impfung pro Jahr mehr als 1500 Kinder von einer schweren Hib-Erkrankung betroffen. In den Jahren 2001 bis 2007 wurden nur noch vier bis 19 Fälle pro Jahr erfasst.

Der Impfschutz liegt nach einer kompletten Impfserie bei deutlich über 90 Prozent (Lagos 1996). Ein geringes Resterkrankungsrisiko bleibt: 2007 und 2008 erkrankten je drei vollständig geimpfte Kinder an Hib, eines ist sogar daran verstorben. Wird der Impftermin von Frühgeborenen an ihrem tatsächlichen Geburtsdatum ausgerichtet, so bildet das noch unreife Immunsystem relativ wenig Antikörper (Baxter 2010).

Die Wirksamkeit der Hib-Impfung geht auch über den Schutz der geimpften Bevölkerung hinaus. Dieser sogenannte Herdenschutz kommt dadurch zustande, dass die Zahl der Hib-Träger abnimmt und damit auch die Wahrscheinlichkeit der Ansteckung von Ungeimpften.

Da nicht bei jeder Haemophilusinfektion die Erregergruppe bestimmt wird, ist die Zahl der derzeitigen Hib-Infektionen nicht genau bekannt. In Deutschland gab es 2009 acht gesicherte Hib-Erkrankungen bei Kindern und Jugendlichen, ein Todesfall ist nicht aufgetreten (RKI 2009). Das derzeitige Erkrankungsrisiko für ungeimpfte Kinder liegt rechnerisch unter 1:20000. Es ist noch geringer, wenn in den ersten Lebensmonaten Muttermilch gegeben wird und wenn die Eltern nicht rauchen. Das Risiko eines bleibenden Schadens liegt ohne Impfung bei etwa 1:150000.

Wollen Eltern ihr Kind im ersten Lebensjahr vor Hib schützen, aber keinen aluminiumhaltigen Fünf- oder Sechsfachimpfstoff verwenden, so können sie es ab dem dritten Lebensmonat mit dem Hib-Einzelimpfstoff impfen lassen. Empfohlen sind drei Impfungen innerhalb eines Jahres.

Wollen Eltern ihr Kind nicht im ersten Lebensjahr impfen, aber auch nicht »Trittbrettfahrer« bleiben, dann können sie ihm im Alter von einem Jahr den Einzelimpfstoff verabreichen lassen. Sie minimieren dadurch sein Erkrankungsrisiko ab diesem Zeitpunkt und bauen einen Herdenschutz mit auf, der auch künftigen Geschwistern nutzt. Die Nachhaltigkeit der Hib-Impfung ist noch unklar. Seit Jahren werden vermehrt Erkrankungen durch Haemophilus-influenzae-Stämme beobachtet, die im Impfstoff nicht berücksichtigt sind (Ribeiro 2003, Bajanca 2004, Tsang 2006, Resman 2011). Dieses sogenannte »Serotype Replacement« wurde von den Impfexperten bisher für irrelevant gehalten. Die Berichte lassen aber eine Veränderung in der Epidemiologie der Haemophiluserkrankung befürchten, die mittelfristig den Erfolg des Impfprogramms in Frage stellen könnte (Butler 2006).

Auch die durch die Hib-Impfung erzeugte Herdenimmunität hat möglicherweise negative Folgen: Ältere Kinder, Jugendliche und Erwachsene könnten durch den selteneren Kontakt mit Hib-Bakterien allmählich ihre Immunität verlieren. Ein Trend zu steigenden Hib-Erkrankungszahlen bei Erwachsenen zeichnet sich in Deutschland und Großbritannien ab (McVernon 2004, RKI 2010). Der bis dato recht zuverlässige Nestschutz für die jungen Säuglinge könnte dadurch schwinden und Kinder in einem Alter gefährden, in dem ein Impfschutz nicht gelingt.

Nebenwirkungen der Hib-Impfung

Hib-Impfstoffe haben einen hohen Gehalt an Endotoxinen und sind daher schlechter verträglich als die Impfstoffe gegen Tetanus, Polio oder Diphtherie (Ochiai 2004). Kombinierte Impfstoffe sind besser verträglich als die gleichzeitige Verabreichung des Hib-Einzelimpfstoffs und einer Kombination der übrigen Impfstoffe (DeNoon 1998). Hib-Impfstoffe lösen durch einen pharmakologischen Kunstgriff eine Abwehrreaktion gegen die Zuckermoleküle der Bakterienkapsel aus. An sich besitzt das frühkindliche Abwehrsystem eine Toleranz gegen solche Moleküle – wahrscheinlich, um den Aufbau der ebenfalls zuckerhaltigen Nervenscheiden nicht zu stören. Ob das Durchbrechen dieser Toleranz neurologische Auswirkungen hat – etwa einen Anstieg von Autismus, wie der Immunologe Richmand (2011) vermutet –, bedarf weiterer Untersuchungen.

Seit der massenhaften Anwendung des Hib-Impfstoffs wurden die Nebenwirkungen nicht mehr systematisch untersucht. Das ist auch nicht mehr nachzuholen, da Hib-Einzelimpfstoffe kaum noch verwendet werden. Wir werden also vermutlich nie erfahren, welche Rolle die Hib-Komponente bei Komplikationen nach Fünf- und Sechsfachimpfungen spielt.

Akute Nebenwirkungen

In den Zulassungsstudien kam es bei jedem vierten Impfling zu einer Rötung, Schwellung oder Überwärmung an der Impfstelle. Bei einem von hundert traten Fieber, Erbrechen, Durchfall oder anhaltendes Schreien auf.

Sehr bald nach der ersten Impfung kann eine heftige, im weiteren Verlauf auch bläuliche Schwellung der Gliedmaße auftreten, in die geimpft wurde. Sie bildet sich meist innerhalb von 24 Stunden wieder zurück. Möglich sind weiterhin seltene allergische Reaktionen auf der Haut oder in den Atemwegen (Kehlkopfschwellung, Asthma) und sehr selten ein allergischer Schock.

Meldungen nach der Hib-Einzelimpfung an das Paul-Ehrlich-Institut betrafen außerdem Blutgerinnungsstörungen und neurologische Komplikationen wie Gefühlsstörungen, Krampfanfälle, hypotone hyporesponsive Episoden, Lähmungen, Meningitis, Enzephalitis oder das Guillain-Barré-Syndrom. Die ausführliche Beschreibung eines wahrscheinlich impfbedingten Guillain-Barré-Syndroms mit stark erhöhten Antikörpern gegen das Impfstoffeiweiß findet sich bei P. E. Klass (1992).

Auch Todesfälle nach der Hib-Impfung wurden gemeldet, wobei der Zusammenhang mit der Impfung unklar bleibt.

Schwere Hib-Infektion

Wird ein Kind gegen Hib geimpft, während es sich gerade mit Hib-Bakterien angesteckt hat, so kann es Stunden oder Tage später zu einem Absinken der Antikörper mit der Gefahr einer besonders schweren Hib-Erkrankung kommen. Hohes Fieber und schlechter werdender Allgemeinzustand nach der Hib-Impfung müssen an eine solche Erkrankung denken lassen. In den USA ist sie eine anerkannte Impfkomplikation (HRSA 2011). Im Zeitalter des Herdenschutzes ist sie jedoch selten geworden.

Asthma bronchiale

Durch die Hib-Impfung steigt nach einer amerikanischen Studie die Wahrscheinlichkeit, bis zum Alter von sechs Jahren an Asthma bronchiale zu erkranken, um etwa 7 Prozent (DeStefano 2002).

Diabetes

Die Hib-Impfung könnte epidemiologischen Studien zufolge das Risiko vergrößern, an Diabetes Typ 1 zu erkranken (Dokheel 1993, Gardner 1997, Classen 1997, 2003). Bei dieser Form der Zuckerkrankheit werden die Inselzellen in der Bauchspeicheldrüse durch ein Autoimmungeschehen zerstört und produzieren kein Insulin mehr. Die Behandlung besteht aus dem lebenslangen Spritzen von Insulin.
Bei Hib-geimpften einjährigen Kindern lassen sich im Blut überzufällig häufig zwei verschiedene Antikörper gegen Bauchspeicheldrüsengewebe (IA-2A, GADA) nachweisen (Wahlberg 2003). Jedes zweite Kind, das diese beiden Antikörper aufweist, erkrankt innerhalb von sechs Jahren an Diabetes (Siegmund-Schultze 2007).
In den USA und vielen westeuropäischen Ländern stieg das Diabetesrisiko parallel zur Einführung der Hib-Impfung signifikant an, in

Finnland beispielsweise um 60 Prozent. In Deutschland nahmen die jährlichen Neuerkrankungen bei unter fünfjährigen Kindern von 1993 bis 2010 um 70 Prozent zu (ESPED 2010).

Das Risiko eines Diabetesausbruchs zwei bis drei Jahre nach der Hib-Impfung wird von Classen mit 1:1700 angegeben. Es steigt seiner Berechnung nach auf bis zu 1:50, wenn in der nahen Verwandtschaft, beispielsweise bei Geschwistern, ein insulinpflichtiger Diabetes vorkommt (Classen 2008). In den Vereinigten Staaten ließ sich sogar beobachten, dass ein Diabetesausbruch umso wahrscheinlicher wurde, je mehr Hib-Impfdosen verabreicht worden waren (Classen 1997).

Andere Studien konnten den Zusammenhang nicht bestätigen, wobei hier entweder die untersuchten Gruppen sehr klein waren oder nicht mit Ungeimpften verglichen wurde (zum Beispiel Karvonen 1999, Hummel 2000, DeStefano 2001). Das Dilemma besteht darin, dass bei einem Stopp des Impfprogramms die Hib-Erkrankungen wieder zunehmen würden. Letztlich erhebt sich die ethische Frage, wer die Impfentscheidung treffen soll: der Staat oder die Eltern?

Die renommierte Fachzeitschrift *arznei-telegramm* forderte die Aufklärung der Eltern über das mögliche Diabetesrisiko durch die Hib-Impfung (*AT* 1999). In der sofortigen Replik der deutschen Impf-Hardliner wurde die Nebenwirkung heruntergespielt: Es handle sich bei den fraglichen 260 Diabetesfällen zusätzlich pro Jahrgang nur um eine »marginale« Erhöhung. Und es wurde Stillhalten gefordert: »Eine Aufklärung der Eltern darüber, dass ›die Hib-Impfung Diabetes verursachen könnte‹, ist aufgrund der derzeitigen Datenlage die Verbreitung einer falschen Information« (von Kries 1999).

»Die Resultate zeigen, dass frühere Impfstudien fehlerhaft sind, denn ihr Design erlaubt nicht, Zusammenhänge zwischen Impfung und Autoimmunerkrankungen wie Diabetes aufzudecken« (Classen 1997).

Zusammenfassung

- Hib-Erkrankungen sind schwer und potenziell lebensbedrohlich. Auch bei intensiver Behandlung können sie Spätschäden hinterlassen.
- Ein Krankheitsrisiko besteht vor allem in den ersten Lebensjahren.
- Ein erhöhtes Risiko haben ehemalige Frühgeborene und passiv rauchende Kinder. Einen gewissen Schutz mit Langzeitwirkung vermittelt Stillen in den ersten Lebensmonaten.
- Eine weitgehende Immunität wird durch die Grundimmunisierung ab dem dritten Lebensmonat erzielt. Die Impfung ist möglich mit Einzelimpfstoffen (ACT-Hib, Hiberix) oder mit Fünf- und Sechsfachimpfstoffen.
- Bei Impfbeginn nach dem zwölften Lebensmonat genügt die einmalige Verabreichung eines Einzelimpfstoffs.
- Die Massenimpfung hat das Erkrankungsrisiko auch für Ungeimpfte erheblich reduziert (Herdenschutz).
- Die Hib-Einzelimpfstoffe enthalten kein Aluminium.
- Akute Impfnebenwirkungen sind häufig.
- Hib-Impfstoffe stehen unter dem Verdacht, Diabetes auszulösen. Diese Gefahr könnte besonders Kinder betreffen, in deren Familie ein insulinpflichtiger Diabetes vorkommt, und steigt vermutlich mit der Anzahl der Impfungen.

Referenzen

AT (arznei-telegramm): Diabetes mellitus nach Impfung gegen H. influenzae Typ B. a-t 1999, 11: 120

Bajanca, P., Canica, M., und die Multicenter Study Group: Emergence of nonencapsulated and encapsulated non-b-type invasive Haemophilus influenzae isolates in Portugal (1989-2001). J Clin Microbiol 2004, 42: 807-810

Baxter, D., Ghebrehewet, S., Welfare, W., Ding, D. C.: Vaccinating premature infants in a Special Care Baby Unit in the UK: results of a prospective, non-inferiority based, pragmatic case series study. Hum Vaccin 2010, 6 (6): 512-520

Butler, J. C.: Nature abhors a vacuum, but the public health is loving it: the sustained decrease in the rate of invasive Haemophilus influenzae disease. Clin Infect Dis 2006, 40: 831-833

CDC (Centers of Disease Control): Haemophilus influenzae type b – Epidemiology and Prevention of Vaccine-Preventable Diseases. The Pink Book: Course Textbook – 12th Edition (April 2011). http://www.cdc.gov/vaccines/pubs/pinkbook/hib.html (Zugriff 11. 12. 2011)

Classen, D. C., Classen, J. B.: The timing of pediatric immunization and the risk of insulin-dependent diabetes mellitus. Inf Dis Clin Pract 1997, 6: 449-454

Classen, J. B., Classen, D. C.: Clustering of cases of type 1 diabetes mellitus occurring 2-4 years after vaccination is consistent with clustering after infections and progression to type 1 diabetes mellitus in autoantibody positive individuals. J Pediatr Endocrinol Metab 2003, 16 (4): 495-508

Classen, J. B.: Risk of vaccine induced diabetes in children with a family history of type 1 diabetes. The Open Pediatric Medicine Journal 2008, 2: 7-10

Cochi, S. L., Fleming, D. W., Hightower, A. W., et al.: Primary invasive Haemophilus influenzae type b disease: a population-based assessment of risk factors. J Pediatr 1986, 108 (6): 887-896

DeNoon, D. J.: DTAP and Hib combination vaccine. Conference Coverage (ICAAC); CDC finds hib and DTP vaccines safer when combined. Vaccine Weekly, 19. 10. 1998. http://www.newsrx.com/newsletters/Vaccine-Weekly/1998-10-19/199810193334VW.html (Zugriff 19. 2. 2012)

DeStefano, F., Mullooly, J. P., Okoro, C. A., Chen, R. T., et al.: Childhood vaccinations, vaccination timing, and risk of type 1 diabetes mellitus. Pediatrics 2001, 108 (6): E112

DeStefano, F., Gu, D., Kramarz, P., Truman, B. I., et al.: Childhood vaccinations and risk of asthma. Pediatr Infect Dis J 2002, 21 (6): 498-504

Dokheel, T. M.: An epidemic of childhood diabetes in the United States. Diabetes Care 1993, 16: 1606-1611

ESPED (Erhebungseinheit für seltene pädiatrische Erkrankungen in Deutschland): Jahresbericht 2010. http://www.esped.uni-duesseldorf.de/jabe2010.pdf (Zugriff 11. 12. 2011)

Galil, K., Singleton, R., Levine, O. S., et al.: Reemergence of invasive Haemophilus influenzae type b disease in a well-vaccinated population in remote Alaska. J Infect Dis 1999, 179 (1): 101–106

Gardner, S., et al.: Rising incidence of insulin dependent diabetes in children under 5 years in Oxford region: time trend analysis. BMJ 1997, 315: 713–716

HRSA (Health Resources and Services Administration): Vaccine Injury Table 22.7.2011. http://www.hrsa.gov/vaccinecompensation/vaccinetable.html (Zugriff 2.12.2011)

Hummel, M., Fuchtenbusch, M., Schenker, M., Ziegler, A., et al.: No major association of breast-feeding, vaccinations, and childhood viral diseases with early islet autoimmunity in the German BABYDIAB Study. Diabetes Care 2000, 23 (7): 969–974

Karvonen, M., Cepaitis, Z., Tuomilehto, J.: Association between type 1 diabetes and Haemophilus influenzae type b vaccination: birth cohort study. BMJ 1999, 318 (7192): 1169–1172

Klass, P. E., Klein, J. O.: Therapy of bacterial sepsis, meningitis and otitis media in infants and children: 1992 poll of directors of programs in pediatric infectious diseases. Pediactric Infectiol Dis J 1992, 11: 702–705

Kries, R. von, Schmitt, H. J.: Diabetes mellitus nach Hib-Impfung? Kinderärztl Prax 1999, 8: 589

Lagos, R., Horwitz, I., Toro, J., San Martin, O., et al.: Large scale, postlicensure, selective vaccination of Chilean infants with PRP-T conjugate vaccine: practicality and effectiveness in preventing invasive Haemophilus influenzae type b infections. Pediatr Infect Dis J 1996, 15 (3): 216–222

McIntyre, P., Jepson, R., Leeder, S., Irwig, L.: The outcome of childhood Haemophilus influenzae meningitis. A population-based study. Med J Aust 1993, 159 (11–12): 766–772

McVernon, J., Trotter, C. L., Slack, P. E., Ramsay, M. E.: Trends in Haemophilus influenzae type b infections in adults in England and Wales: surveillance study. BMJ 2004, 329: 655–658

Moxon, E. R.: The carrier state: Haemophilus influenzae. J Antimicrob Chemotherap 1986, 18 (Suppl A): 17–24

NVIC (National Vaccine Information Center): Haemophilus influenza type b (HIB). http://www.nvic.org/Vaccines-and-Diseases/HIB.aspx (Zugriff 14.12.2011)

Ochiai, M., Kataoka, M., Toyoizumi, H., Yamamoto, A.: Endotoxin content in Haemophilus influenzae type b vaccine. Jpn J Infect Dis 2004, 57 (2): 58 f.

Resman, F., Ristovski, M., Ahl, J., Forsgren, A., et al.: Invasive disease caused by Haemophilus influenzae in Sweden 1997–2009; evidence of increasing incidence and clinical burden of non-type b strains. Clin Microbiol Infect 2011, 17 (11): 1638–1645

Ribeiro, G. S., Reis, J. N., Cordeiro, S. M., Lima, J. B. T., et al.: Prevention of Haemophilus influenzae type b (Hib) meningitis and emergence of serotype replacement with type a strains after introduction of Hib immunization in Brazil. J Infect Dis 2003, 187: 109–116

Richmand, B. J.: Hypothesis: conjugate vaccines may predispose children to autism spectrum disorders. Med Hypotheses 2011, 77 (6): 940–947

RKI (Robert-Koch-Institut): Infektionsepidemiologisches Jahrbuch meldepflichtiger Krankheiten für 2009: 80. Datenstand: 1.3.2010

Siegmund-Schultze, N.: Diabetes mellitus Typ 1: Gezielte Vorhersage. D Ärztebl 2007, 104 (11): A-706

Silfverdal, S. A.: Protective effect of breastfeeding on invasive Haemophilus influenzae infection: a case-control study in Swedish preschool children. Int J Epidemiol, 1997, 26 (2): 443–450

Theodoriou, M. N., Vasilopoulou, N. A., Atsali, E. E., Pangalis, A. M.: Meningitis registry of hospitalized cases in children: epidemiological patterns of acute bacterial meningitis throughout a 32-year period. BMC Infect Dis 2007, 7: 101

Tsang, R. S., Mubareka, S., Sill, M. K., Wylie, J., et al.: Invasive Haemophilus influenzae in Manitoba, Canada, in the postvaccination era. J Clin Microbiol 2006, 44 (4): 1530–1535

Tsuda, K., Iwasaki, S., Horiguchi, H., Mori, M., et al.: Immune response to Haemophilus influenzae type b conjugate vaccine in preterm infants. Pediatr Int. 2011, 154 (1): 64–67

Vadheim, C. M., Greenberg, D. P., Bordenave, N., Ziontz, L., et al.: Risk factors for invasive Haemophilus influenzae type b in Los Angeles County children 18–60 months of age. Am J Epidemiol 1992, 136 (2): 221–235

Vadheim, C. M., Greenberg, D. P., Partridge, S., Jing, J., Ward, J. I.: Effectiveness and safety of an Haemophilus influenzae type b conjugate vaccine (PRP-T) in young infants. Kaiser-UCLA Vaccine Study Group. Pediatrics 1993, 92 (2): 272–279

Wahlberg, J., Fredriksson, J., Vaarala, O., Ludvigsson, J., et al.: Vaccinations May Induce Diabetes-Related Autoantibodies in One-Year-Old Children. Ann NY Acad Sci 2003, 1005: 404–408

Hepatitis B

Die Hepatitis-B-Erkrankung

Die Hepatitis B wird durch ein Virus ausgelöst, das durch kontaminiertes Genitalsekret oder Blut übertragen wird. In Mitteleuropa erkranken in erster Linie Jugendliche und jüngere Erwachsene, infiziert durch Geschlechtspartner oder Fixernadeln. Risikogruppen sind vor allem promiskuitive Erwachsene, Homosexuelle und Drogenabhängige.
Beschäftigte im Gesundheitswesen sind gefährdet, wenn sie bei ihrer Tätigkeit mit menschlichem Blut Kontakt haben. Bis zu 5 Prozent der Neuinfektionen betreffen diesen Personenkreis.
Die in früheren Zeiten häufigen Infektionen von Neugeborenen werden heute durch die Untersuchung aller Schwangeren auf Hepatitis B und die Impfung der gefährdeten Kinder verhindert.
In Ländern mit schlechterem hygienischem Standard spielen für die Übertragung auch medizinische Eingriffe wie Infusionen, Injektionen oder Impfungen eine Rolle. Ärztliche Eingriffe waren auch bei uns Wegbereiter der Hepatitis B, vor allem durch die unkritische Verabreichung von verseuchten Blutprodukten.
Obwohl bei Hepatitis-B-Impfkampagnen immer wieder behauptet, ist die Virusübertragung durch Speichel nicht möglich: Das Virus wird im Verdauungstrakt inaktiviert.
Für Kontaktpersonen im gleichen Haushalt mit Virusträgern besteht ein geringes, aber relevantes Ansteckungsrisiko. Eine Impfung ist bei einer solchen Konstellation zu empfehlen. Als Ansteckungsquelle kommen zum Beispiel gemeinsam benutzte Zahnbürsten in Frage, mit denen Viren in verletztes Zahnfleisch einmassiert werden können.
Nach einer Nadelstichverletzung durch eine herumliegende Fixerspritze kann eine Passivimpfung mit Hepatitis-B-Antikörpern eine Infektion verhindern. Die Immunisierung muss allerdings innerhalb von 48 Stunden erfolgen. Davor und zwei und sechs Monate danach soll das Blut des Betroffenen auf Hepatitis B und C und auf HIV untersucht werden. Auch die sichergestellte Spritze bzw. Nadel sollte ins Labor gegeben werden. Für eine Virusanalyse reichen kleinste Blutspuren.

Erkrankungsverlauf und Komplikationen

Der Verlauf der Hepatitis B ist von vielen Faktoren abhängig, unter anderem von Alter, Geschlecht, Gesundheitszustand und von der Funktion des Immunsystems. 80 Prozent der infizierten Erwachsenen erwerben Immunität, ohne bemerkbar zu erkranken. Besonders im Gesundheitswesen Beschäftigte gehören zu dieser Gruppe, vielleicht wegen des häufigen »unterschwelligen« Kontakts mit Hepatitis-B-Viren (Barash 1999).

Bei 20 Prozent der Infizierten kommt es nach einer Inkubationszeit von zwei bis sechs Monaten zur »klassischen« Leberentzündung mit Krankheitsgefühl, Übelkeit oder Erbrechen, vergrößerter und druckschmerzhafter Leber, Gelbfärbung der Haut und Augenbindehaut, entfärbtem Stuhl und dunkelfarbigem Urin. Einer von tausend Infizierten stirbt im akuten Stadium der Erkrankung an Leberversagen. Dies betrifft vor allem Menschen mit geschwächtem Immunsystem und Säuglinge.

Drei von tausend Hepatitis-B-Patienten entwickeln im Laufe ihres Lebens ein chronisches Leberversagen, eine Leberzirrhose oder Leberkrebs. Zu diesen lebensbedrohlichen Krankheiten tragen vor allem zusätzliche Faktoren wie Alkoholmissbrauch oder eine Hepatitis-C-Infektion bei. Oft ist eine Lebertransplantation notwendig. Jährlich sterben in Deutschland 800 bis 900 Menschen durch eine chronische Hepatitis B.

Die Komplikationsrate der Hepatitis B kann durch Behandlung mit Interferon oder eine Langzeittherapie mit virushemmenden Medikamenten um ein Mehrfaches gesenkt werden, bei bestimmten Formen der Erkrankung lässt sich damit sogar das Virus eliminieren.

Chronifizierung

Einem Teil der Infizierten gelingt es nicht, das Virus loszuwerden. Sie werden chronische Virusträger, die ihr Leben lang für andere ansteckend sind. Hierbei besteht eine starke Altersabhängigkeit: 90 Prozent der infizierten Neugeborenen, 30 Prozent der Kleinkinder und bis zu 5 Prozent der Erwachsenen sind dauerhaft infektiös (*EB* 2004). Virusträger nach einer überstandenen Hepatitis B bleiben auch 10 bis 20 Prozent der Drogenkonsumenten, 20 bis 30 Prozent der Dialysepatienten und bis zu 50 Prozent der Nierentransplantierten.

Die Zahl der chronischen Virusträger wird in Deutschland auf 300 000 bis 500 000 geschätzt, das sind etwa 0,4 bis 0,7 Prozent der Bevölkerung (*EB* 2006). Die meisten von ihnen haben eine völlig normale Lebenserwartung.

Die Häufigkeit der Erkrankung

Die Hepatitis B gehört zu den häufigsten Infektionskrankheiten weltweit. Zwischen 10 und 15 Prozent der Bevölkerung Afrikas, Asiens und Lateinamerikas sind chronische Virusträger, weltweit sollen es an die 350 Millionen sein.

Deutschland, Österreich und die Schweiz gehören – ebenso wie die meisten anderen Länder Europas und die USA – zu den Gebieten mit sehr niedrigem Risiko. 2006 wurden in Deutschland 1165 Neuerkrankungen gemeldet, 2010 waren es 767 gesicherte Fälle – also ein Risiko von etwas weniger als 1:100 000. Seit die Neugeborenen infizierter Mütter geimpft werden, kommt es bei Kindern nur noch sehr selten zu einer Neuerkrankung. 2010 wurden in Deutschland zwei Fälle gemeldet (*EB* 2011).

Der starke Rückgang der Meldungen seit Anfang des Jahrtausends – 1997 wurden noch 6135 Neuerkrankungen registriert – ist nicht auf die Impfung, sondern auf die früher häufige Mehrfachmeldung zurückzuführen. Seit Einführung der namentlichen Meldepflicht im Jahr 2001 ist dieser statistische Fehler ausgeschlossen. Als 1995 in Deutschland die Hepatitis-B-Impfung für Säuglinge empfohlen wurde, phantasierten die Kampfbroschüren der Impfindustrie und die Massenmedien sogar von 40 000 bis 50 000 Neuinfektionen pro Jahr. Die aktuellen Meldeziffern machen nicht einmal 3 Prozent davon aus.

Übertreibungen gehören zum Standardrepertoire der Impfpromotion. Die Empfehlung der WHO, in Indien die Hepatitis-B-Impfung einzuführen, beruhte auf Studien der Pharmaindustrie und des von ihr gesponserten Viral Hepatitis Prevention Board. Mit manipulierten Hochrechnungen wurde auf die indische Regierung Druck ausgeübt, die Hepatitisimpfung in das öffentliche Impfprogramm aufzunehmen (Puliyel 2004). Es ist kein Marketingtrick, sondern eine zynische Form von Wirtschaftskriminalität, wenn man teure Impfprogramme in Ländern erzwingt, in denen die Mittel für einfachste Präventionsmaßnahmen wie sauberes Trinkwasser, ausreichende Ernährung und Bildung fehlen.

Hepatitis-B-Impfstoffe

Die Hepatitis-B-Impfstoffe enthalten Antigen von der Oberfläche des Hepatitis-B-Virus (HBs-Antigen). Die ersten Impfstoffe wurden zu Beginn der achtziger Jahre zugelassen und waren noch aus Blutplasma hergestellt. Inzwischen sind nur noch gentechnologisch mit Hilfe von Hefezellen hergestellte Hepatitis-B-Impfstoffe im Handel. Europaweit zugelassen sind die Einzelimpfstoffe Engerix B (GSK) und HBVaxpro (Sanofi Pasteur). Sie enthalten als Wirkverstärker Aluminiumhydroxid.

In Österreich ist noch der Impfstoff Fendrix (GSK) mit dem neuartigen Hilfsstoff AS04 zugelassen, der bis dato nur im HPV-Impfstoff Cervarix Verwendung fand. Er enthält neben Aluminium auch Monophosphoryl-Lipid A und wurde bisher nicht eingehender auf seine Sicherheit untersucht. Vom österreichischen Gratiskinderimpfprogramm werden nur die Kosten für HBVaxpro übernommen.

Verfügbare Kombinationsimpfstoffe sind Twinrix (Hepatitis A und B) und der Sechsfachimpfstoff Infanrix Hexa. In Österreich gibt es außerdem Ambirix (Hepatitis A und B) mit dem Hilfsstoff Aluminiumphosphat. Mehr zu den Kombinationsimpfstoffen finden Sie im Kapitel »Hepatitis-A-Impfung«.

Die Impfempfehlung für Hepatitis B

Die WHO und vor allem die mit Industriegeldern gesponserte Global Alliance on Vaccines and Immunization (GAVI) mahnen seit 1991 weltweit die Ausrottung der Hepatitis B an und drängen zur generellen Einführung der Impfung für Säuglinge auch in Ländern mit niedrigem Risiko. Welche Rolle die Impfstoffhersteller bei dieser Empfehlung spielten, war in einem Interview mit dem Geschäftsführer von SmithKline Beecham in der französischen Zeitschrift *Sciences et Avenir* am 27. Januar 1997 nachzulesen:

»Im Jahr 1988 begannen wir, die Aufmerksamkeit der europäischen Experten der Weltgesundheitsorganisation auf die Hepatitis B zu lenken. Von damals bis 1991 finanzierten wir zu diesem Thema epidemiologische Studien, um einen wissenschaftlichen Konsens dahingehend herbeizuführen, dass die Hepatitis ein großes Problem der öffentlichen Gesundheit ist. Wir waren erfolgreich, denn 1991 gab die WHO neue Empfehlungen zur Hepatitis-B-Impfung heraus.«

Bereits im selben Jahr 1991 wurde die Hepatitis-B-Impfung in Italien zur Pflichtimpfung für alle Säuglinge erklärt. Diese politische Entscheidung wurde wahrscheinlich durch Schmiergeldzahlungen forciert: Drei Monate vor Bekanntgabe der Impfpflicht hatte einer der Impfstoffhersteller, SmithKline Beecham, 600 Millionen Lire an den damaligen Gesundheitsminister De Lorenzo überwiesen, wofür dieser zu einer Gefängnisstrafe verurteilt wurde (Kline 1993). Die American Association of Pediatrics, die in den USA die Einführung der Hepatitis-B-Impfung für Kinder Mitte der achtziger Jahre unterstützte, erhielt 1988 vom Hersteller Merck eine Zuwendung von 100 000 US-Dollar (Orient 1999).

Im Jahr 1995 wurde die Hepatitis-B-Impfung auch in den deutschen Impfkalender aufgenommen, und zwar für Kinder in den ersten zwei Lebensjahren und für noch nicht geimpfte Neun- bis Siebzehnjährige. Die Einführung der Impfung im Säuglingsalter hatte mehr taktische als gesundheitliche Gründe: Jugendliche sind für vorbeugende Maßnahmen schlechter erreichbar als Säuglinge, die meist regelmäßig zu Vorsorgeuntersuchungen gebracht werden. Daraus ergibt sich jedoch das ethische Problem, dass eine Bevölkerungsgruppe der Gefahr von Impfnebenwirkungen ausgesetzt wird, die von der Krankheit nicht unmittelbar bedroht ist.

Um Eltern von der Impfempfehlung zu überzeugen, wurde die Behauptung aufgestellt, ein Großteil der Neuerkrankten sei keiner der Risikogruppen zuzuordnen und im Grunde sei jeder potenziell gefährdet. Dies war jedoch reine Impfpropaganda. Bei einer Nachbefragung in Schweden konnten nahezu alle Neuinfizierten einer Risikogruppe zugeordnet werden (Struve 1996). In Deutschland zeigte die alleinige Impfung von Risikogruppen innerhalb von zehn Jahren schon deutliche Erfolge.

Mit Vehemenz stürzten sich Behörden und Hersteller in die Vermarktung der Hepatitis-B-Impfstoffe im Kindesalter. Die Presse brachte Meldungen wie »Hepatitis tödlicher als Aids« (*AZ* 1996). An bayrischen Schulen finanzierte 1999 der damalige Impfstoffhersteller SmithKline Beecham in Zusammenarbeit mit dem Kultusministerium die Aktion »Take Care« – eine verkaufsfördernde Maßnahme für den Hepatitis-B-Impfstoff. Der Gang zum Arzt wurde dadurch belohnt, dass Schulen mit der höchsten »Durchimpfung« an einer Verlosung für Popkonzerte teilnehmen durften. Im Zeitalter von Aids wurde den Schülern trügerische Sicherheit vorgegaukelt: »Dann kann euch nichts mehr passieren.«

Die Impfpropaganda war sehr erfolgreich: Im Jahr 2003 waren 67 Prozent der deutschen Erstklässler komplett gegen Hepatitis B geimpft, 2009 bereits 90 Prozent (*EB* 2004, *EB* 2011).

In Österreich ist ebenso wie in Deutschland die Grundimmunisierung im ersten Lebensjahr empfohlen, mit einer Auffrischungsimpfung im siebten bis dreizehnten Lebensjahr. In der Schweiz sollen sich »prioritär« Jugendliche im Alter von elf bis 15 Jahren impfen lassen. Die Impfung kann aber laut BAG »in jedem Alter verabreicht werden«. Alle drei Länder empfehlen außerdem die Impfung von Risikogruppen. Dazu gehören:

- in medizinischen Berufen tätige Personen,
- Personen, die beruflich Kontakt mit möglicherweise infektiösen Blutprodukten haben (Reinigungspersonal, Sanitäter, Polizisten, Pharmaangestellte),

- Personal von Einrichtungen für geistig Behinderte,
- mögliche Hepatitis-B-Überträger (Prostituierte, Homosexuelle, Drogenabhängige, HIV-Patienten),
- Patienten mit chronischer Lebererkrankung,
- Patienten mit häufigem Bedarf an Plasmaprodukten (zum Beispiel Hämophile) und Dialysepatienten.

Die Wirksamkeit der Hepatitis-B-Impfung

An der Wirksamkeit der Impfung ist nicht zu zweifeln. Eine chronische Hepatitis-B-Erkrankung ist unwahrscheinlich, wenn Impfantikörper in ausreichender Höhe nachzuweisen sind – auch wenn die schwer zu messende zelluläre Immunität den entscheidenderen Anteil an der Immunität hat (Batnavala 2003, WHO 2009).

Mehr als 5 Prozent der Geimpften sprechen auf die erste Impfserie nicht an. Patienten mit Immunschwächekrankheiten, über vierzigjährige Erwachsene und Personen mit einem besonders hohen Infektionsrisiko, zum Beispiel Beschäftigte im Gesundheitsbereich, sollten nach der Grundimmunisierung ihre Impfantikörper untersuchen lassen. Bei einem Anti-HBs unter 10 IE/l sind weitere Auffrischungsimpfungen und Kontrolluntersuchungen notwendig.

Ein Anti-HBs von über 10 IE/l zeigt einen wahrscheinlichen Langzeitschutz an. Wurde dieser Wert einmal gemessen, dann sind erneute Blutuntersuchungen oder Auffrischungsimpfungen überflüssig, da die Gedächtniszellen auch bei Bedarf sehr schnell wieder große Mengen Antikörper bilden können (ECG 2000). Nur Patienten mit chronischer Lebererkrankung oder Dialysebehandlung können einen einmal vorhandenen Impfschutz wieder verlieren. Daher sind bei ihnen Titerkontrollen wichtig (ECG 2000).

Bei Kindern ist die Rate an Impfversagern mit 1,5 bis 4 Prozent niedriger als bei Erwachsenen (CDC 1994). Blutentnahmen zur Antikörperuntersuchung sind bei ihnen nicht empfohlen. Solche Eingriffe würden wohl auch die Impfmotivation untergraben. Die Dauer des Impfschutzes bei Kindern ist allerdings unsicher. Die sehr optimistische Weltgesundheitsorganisation geht von einem langfristigen Schutz aus und empfiehlt keine routinemäßigen Auffrischungsimpfungen (WHO 2009).

Langzeitstudien aus Ländern mit hohem Infektionsrisiko sehen das anders: In Ägypten machen acht von tausend Kindern innerhalb von fünf Jahren nach der Impfung eine Hepatitis-B-Infektion durch, im Vergleich zu 22 in der ungeimpften Kontrollgruppe. Daraus errechnet sich eine langfristige Impfwirksamkeit von nur 60 bis 70 Prozent (Reda 2003). Ähnliche Zahlen ergab auch eine Studie aus Gambia (van der Sande 2007). In den USA behält nur jeder zweite Hepatitis-B-geimpfte Säugling sein immunologisches Gedächtnis bis ins Jugendalter (Hammitt 2007, Bialek 2008). Mitverantwortlich für Impfversagen und Durchbruchsinfektionen sind wahrscheinlich auch Virusstämme, die von der Impfung nicht oder nur teilweise erfasst werden (Lott 2011, Stramer 2011).

Die Strategie, in Ländern mit niedrigem Erkrankungsrisiko Säuglinge zu impfen, damit sie als Erwachsene geschützt sind, mutet angesichts dieser Unsicherheiten wie ein Schuss ins Dunkle an. Es müssen extrem viele Säuglinge geimpft werden, um auch nur einen Fall von Hepatitis B zu verhindern. Wie holländische Gesundheitsökonomen berechnet haben, hat die Impfung nur einen minimalen Effekt auf die Verringerung der Zahl chronischer Virusausscheider (Kretzschmar 2009).

Lediglich in Gegenden mit hohem Erkrankungsrisiko ist die Säuglingsimpfung sinnvoll und kann dort zu einer Abnahme chronischer Infektionen beitragen (Liao 1999, Al-Faleh 1999). In Regionen mit niedrigem Risiko wie zum Beispiel in Mitteleuropa wären die Erfassung, Aufklärung und Impfung von Risikogruppen eine ausreichende Strategie. Auch die Stellungnahme der an sich impffreudigen WHO lässt hierfür Spielraum: »In den wenigen Gebieten, in denen die Erkrankungshäufigkeit gering ist, gibt es keine eindeutige ökonomische Beweislage für eine rationale Entscheidung zu selektiver oder allgemeiner Impfung« (WHO 2009).

Alle Jugendlichen müssen über Hepatitis B und HIV informiert und darüber aufgeklärt werden, dass man beide Krankheiten mit Barrieremethoden verhindern kann. Sollen in einer Partnerschaft erstmals andere Methoden der Verhütung angewandt werden, ist der sicherste Weg die vorherige Blutuntersuchung beider Partner auf Hepatitis B, C und HIV.

Nebenwirkungen der Hepatitis-B-Impfung

Die Hepatitis-B-Impfung hat ein hohes Nebenwirkungsrisiko, vor allem hinsichtlich autoimmuner Störungen. Zwischen 1995 und 2000 wurden dem Paul-Ehrlich-Institut mehr als 1 000 unerwünschte Reaktionen gemeldet. Schwerwiegende Verdachtsfälle traten bei einer von 60 000 Impfungen auf, wobei eine Untererfassung von circa 90 Prozent berücksichtigt werden muss – das heißt, möglicherweise ist das Verhältnis 1:6000.

Zur Meldung kamen schwere allergische Reaktionen, Störungen der Blutbildung, Schmerzen und/oder Entzündungen an Muskeln und Gelenken, neurologische Reaktionen und Reaktionen an Augen und Sehnerv. Ein Fall von Erblindung wurde vom Versorgungsamt als Impfschaden anerkannt. Hinzu kamen 16 Todesfälle, vier davon in plausiblem zeitlichem Abstand zur Impfung (Hartmann 2002). Seit Einführung der Meldepflicht in Deutschland im Jahr 2001 tragen Impfstoffe, die die Hepatitis-B-Komponente enthalten, zu jeder vierten Meldung von Impfnebenwirkungen bei.

In Frankreich führte die Impfkampagne gegen Hepatitis B zur bis dahin größten Serie an unerwünschten Arzneiwirkungen. Marc Girard, renommierter französischer Infektiologe und Impfexperte, beschuldigte die Regierung einer voreiligen Impfkampagne ohne Überwachung von Nebenwirkungen. Mehr als 900 Personen hätten sich infolge der Massenimpfungen neurologische Komplikationen zugezogen, darunter chronische Erkrankungen wie multiple Sklerose (Girard 2004).

Die Impfung der Gesamtbevölkerung in einem Land mit niedrigem Hepatitis-B-Risiko mutet abenteuerlich an. Die Gefahr, dass Kinder durch die Impfung bedrohliche Nebenwirkungen erleiden, ist wesentlich größer als ihr Risiko, ohne Impfung an Hepatitis B zu erkranken (Orient 1999).

Die Weltgesundheitsorganisation, durchsetzt von industriefreundlichen Experten, sieht das anders und spricht von einem »exzellenten Sicherheitsprofil« der Hepatitis-B-Impfung: »Auch in zahlreichen Langzeitstudien fand sich kein Beweis für ernsthafte Nebenwirkungen, die ursächlich mit der Hepatitis-B-Impfung in Verbindung gebracht werden konnten« (WHO 2009).

Akutnebenwirkungen

10 bis 15 Prozent der Impflinge entwickeln innerhalb der ersten vier bis fünf Tage Beschwerden an der Impfstelle, aber auch Fieber, Gelenkbeschwerden, Kopfweh oder Müdigkeit (Stratton 1994). In einer israelischen Arbeit wird beklagt, dass Neugeborene nach der Impfung häufig Fieber entwickeln und eine Prozedur unnötiger Diagnostik und eventuell sogar unnötige Therapien über sich ergehen lassen müssen (Linder 1999).

Allergische Reaktionen

Akute allergische Reaktionen auf Bestandteile des Impfstoffs sind eine gesicherte Impfnebenwirkung (MMWR 1996). Einer der Auslöser ist wahrscheinlich Hefeprotein aus den Impfkulturen. Die Symptome reichen von Nesselfieber über einen Asthmaanfall bis hin zum allergischen Schock. Zu lebensbedrohlichen Reaktionen kommt es bei mehr als einem von 100 000 Impflingen (HRSA 2011).
Die Hepatitis-B-Impfung trägt wahrscheinlich auch zur Zunahme allergischer Erkrankungen im späteren Leben bei. Nach einer amerikanischen Studie leiden Kinder, die Hepatitis-B-geimpft sind, bis zum sechsten Lebensjahr um etwa 10 Prozent häufiger an Asthma bronchiale als Kinder ohne die Impfung (DeStefano 2002).

Makrophagische Myofasziitis

Stärkere Beschwerden an der Impfstelle können Vorboten einer makrophagischen Myofasziitis sein. Hierbei handelt es sich um eine Entzündung durch Aluminiumverbindungen im Impfstoff, die besonders häufig nach der Hepatitis-B-Impfung auftritt. Symptome sind über Monate anhaltende Muskel- und Gelenkschmerzen und chronische Müdigkeit. Bei jedem dritten Betroffenen treten im weiteren Verlauf Autoimmunerkrankungen auf, zum Beispiel neurolo-

gische Beschwerden, die der multiplen Sklerose ähneln (Gherardi 2003). Bei Kindern kann die makrophagische Myofasziitis mit Gedeihstörungen und motorischen Entwicklungsstörungen einhergehen (Gruis 2006).
Die tatsächliche Häufigkeit und volksmedizinische Bedeutung der makrophagischen Myofasziitis ist derzeit nicht abzuschätzen, weil sie wegen ihrer geringen Bekanntheit selten gemeldet wird. Die Zahl von 200 bisher in Frankreich bekannt gewordenen Fälle ist jedoch alarmierend.

Neurologische Erkrankungen

Die Analyse des amerikanischen Meldesystems VAERS spricht für einen sehr wahrscheinlichen Zusammenhang zwischen der Hepatitis-B-Impfung und multipler Sklerose sowie anderen neurologischen Erkrankungen (Geier 2002a). Viele Meldungen beziehen sich auf Nervenerkrankungen durch entzündliche Zerstörung der Nervenscheide, beispielsweise das Guillain-Barré-Syndrom (Shaw 1988, Herroelen 1991, Stratton 1994, Souayah 2007) oder die transverse Myelitis (Senejoux 1996, Trevisani 1993, Tartaglino 1995, Renard 1999, Agmon-Levin 2009b).
Auch Entzündungen des Sehnervs (Optikusneuritis) sind eine geläufige Nebenwirkung der Hepatitis-B-Impfung (Riikonen 1989, Van de Gijn 1994, IOM 1994, Berkman 1996, Albitar 1997, Grotto 1998, Hamard 2000). Innerhalb von fünf Jahren wurden den Gesundheitsbehörden in den USA 17 Fälle gemeldet, in Deutschland von 1995 bis 1999 elf Fälle (Stück 1999). Sehstörungen bis zur Erblindung sind beschrieben, in Deutschland bei einem elfjährigen Jungen und einem zweijährigen Mädchen.
In Deutschland wurden zwischen 1995 und 2000 14 Fälle einer autoimmunen Hirnentzündung (ADEM) nach der Hepatitis-B-Impfung gemeldet, neun davon bei Kindern oder Jugendlichen (Hartmann 2002). Im selben Zeitraum trug die Impfung zu 28 der 57 Meldungen von multipler Sklerose als vermutlicher Impffolge bei.

In Frankreich war die Einführung der Impfung im Jahr 1991 von einer regelrechten Epidemie neurologischer Erkrankungen begleitet. Es wurden mehr als 600 Fälle von multipler Sklerose gemeldet, was einer Verdoppelung der Zahl von Neuerkrankungen gleichkam. Im Oktober 1998 wurde daraufhin die Hepatitis-B-Impfkampagne an Schulen ausgesetzt. Mehrere Pharmaproduzenten mussten Schadenersatz für neurologische Impfschäden zahlen. Der französische Multiple-Sklerose-Verband riet von der weiteren Verwendung des Hepatitis-B-Impfstoffs ab.

Kurz nach den ersten Medienberichterstattungen über die Risiken der Hepatitis-B-Impfung kam es zu massiven Interventionen der Regierungsbehörden und der Impfindustrie. Es wurde wissenschaftlich »unkorrekt«, im Zusammenhang mit der Hepatitis-B-Impfung die Diagnose »multiple Sklerose« zu stellen. Der Anstieg der Fälle von Neuerkrankungen flachte ab. Stattdessen kam es nun zu einer dramatischen Zunahme der Diagnose »schwere neuromuskuläre Erkrankung« (Girard 2005a).

Der kanadische Wissenschaftler M. A. Hernan (2004) errechnete eine Verdreifachung des Risikos für multiple Sklerose nach einer Hepatitis-B-Impfung. Eine französische Studie bestätigte das erhöhte Risiko auch bei Kindern, vor allem nach Impfungen mit Engerix B (Mikaeloff 2009).

Inzwischen gibt es auch eine immunologische Erklärung für die Nebenwirkungen im Nervensystem: Immerhin 60 Prozent aller Hepatitis-B-Geimpften entwickeln zumindest vorübergehend Antikörper gegen das Gewebe von Nervenscheiden (Bogdanos 2005). Verantwortlich dafür ist wahrscheinlich das HBV-Polymerase-Protein, ein Eiweiß, das ähnliche immunologische Eigenschaften hat wie menschliches Myelin und in allen Hepatitis-B-Impfstoffen zu finden ist (Faure 2005). Für M. Girard ist dies das »Missing Link für die zahlreichen klinischen und epidemiologischen Belege, dass die Hepatitis-B-Impfung neben anderen Nebenwirkungen ein für ein präventives Arzneimittel ungewöhnlich hohes Potenzial für zentralnervöse Störungen hat« (Girard 2006).

Autoimmunerkrankungen

Bei Hepatitis-B-Geimpften sind überzufällig häufig verschiedene Antikörper gegen körpereigene Gewebe nachzuweisen: »Bei genetisch vorbelasteten Personen oder gemeinsam mit anderen Auslösefaktoren könnte eine solche Kombination zum Risiko der Entwicklung einer anhaltenden autoimmunen Reaktion beitragen« (Martinuc Porobic 2005).
Der Zusammenhang zwischen der Hepatitis-B-Impfung und Autoimmunerkrankungen geht aus zahlreichen Veröffentlichungen der medizinischen Literatur hervor. In einer unabhängigen Analyse des amerikanischen Meldesystems VAERS heißt es:

> »Unsere Studie zeigt, dass die Hepatitis-B-Impfung beim Erwachsenen statistisch mit akuter Neuropathie, Neuritis, Myelitis, Vaskulitis, Thrombozytopenie, Magen-Darm-Erkrankungen, multipler Sklerose und Arthritis vergesellschaftet ist ... Diese Langzeitnebenwirkungen müssen mit Patienten besprochen werden, die sich über die Hepatitis-B-Impfung Gedanken machen« (Geier 2002b).

In einer späteren Veröffentlichung fordern die Autoren Forschungsanstrengungen, um die Ursache der Nebenwirkungen aufzuklären und das Sicherheitsprofil der Hepatitis-B-Impfung zu verbessern (Geier 2003).
Auch die Hepatitis-B-Erkrankung kann autoimmune Krankheiten verursachen. Dies betrifft jedoch wesentlich weniger Menschen als bei einer Massenimpfung, die auf die gesamte Bevölkerung zielt.
Beim Nationalen Rheumatologie-Kongress 1996 wurde in den USA ein vielbeachteter Bericht vorgestellt mit dem Titel *An epidemic of rheumatoid arthritis caused by the hepatitis B vaccine* (»Eine Epidemie von rheumatoider Arthritis, verursacht durch den Hepatitis-B-Impfstoff« [Pope 1995]). Rein rechnerisch liegt das Risiko, nach einer Hepatitis-B-Impfung an einer chronischen Arthritis zu erkranken, fünf- bis neunmal höher als nach einer Tetanusimpfung (Geier 2002a). Die Beschwerden treten innerhalb von zwei Wochen nach der Impfung auf und können akut und kurz dauernd, aber auch chronisch verlaufen.

In den Jahren von 1990 bis 1992 wurden in den USA 57 Fälle von chronischer Arthritis nach der Hepatitis-B-Impfung dokumentiert (IOM 1994). In Frankreich wurde eine Studie mit 22 Fällen von rheumatischer Erkrankung veröffentlicht (Maillefert 1999). Dem Paul-Ehrlich-Institut wurden von 2001 bis 2006 22 Fälle von Arthritis nach Impfstoffen mit Hepatitis-B-Komponente gemeldet. Zahlreiche weitere Berichte finden sich in der medizinischen Literatur (zum Beispiel Rogerson 1990, Vaultier 1994, Biasi 1993, Hachulla 1990, Soubrier 1997).

Israelische Forscher stellen zehn Patienten mit der schweren Autoimmunerkrankung Lupus erythematodes vor, begonnen durchschnittlich zwei Monate nach der Hepatitis-B-Impfung (Agmon-Levin 2009a). Die Liste weiterer Autoren, die zu autoimmunen Impfnebenwirkungen veröffentlicht haben, ist lang und unvollständig: Digiusto 1986, Fried 1987, Goolsby 1989, Rogerson 1990, Cockwell 1990, Tudela 1992, Mamoux 1994, Devin 1996, Guiserix 1996, Harle 1997, Saadoun 2001, Stübgen 2010.

Diabetes

Zahlen aus Italien, Frankreich und Neuseeland zeigen, dass sich zwei bis vier Jahre nach der Hepatitis-B-Impfung Diabetes-Neuerkrankungen auffallend häufen (Classen 2008). In Neuseeland kam es nach der Einführung der Säuglingsimpfung gegen Hepatitis B zu einer 60-prozentigen Zunahme des Diabetes im Kindesalter (Poutasi 1996). Auch die amerikanischen Centers for Disease Control veröffentlichten 1997 Daten, die für ein erhöhtes Risiko sprachen (DeStefano 1997). Bei einer späteren Veröffentlichung war das Risiko jedoch herausgerechnet (DeStefano 2001). Die wissenschaftliche Diskussion ist nicht abgeschlossen.

Zusammenfassung

- Die Hepatitis B ist eine Viruserkrankung mit sehr variablem Verlauf. In der Mehrzahl der Fälle bleibt sie unbemerkt und heilt folgenlos ab.
- Problematisch ist vor allem die Chronifizierung: Die Betroffenen sind ansteckend für andere und erleiden in seltenen Fällen lebensbedrohliche Komplikationen.
- Die Hepatitis B wird bei uns fast ausschließlich durch Geschlechtsverkehr und Spritzenkanülen übertragen (Fixer, Medizinbereich). Das Ansteckungsrisiko über normalen Kontakt ist vernachlässigbar gering.
- Kinder infizierter Mütter werden sofort nach der Geburt geimpft. Im Kindesalter kommt die Hepatitis B daher kaum noch vor.
- Die Impfung aller Säuglinge ist unnötig und teuer. Das Erkrankungsrisiko steht in keinem Verhältnis zu den Risiken der Impfung.
- Die Impfung wird mit seltenen, aber schwerwiegenden autoimmunen und neurologischen Impfreaktionen in Zusammenhang gebracht.
- Jugendliche müssen über die Gefahren der Hepatitis B und die Vorbeugungsmöglichkeiten aufgeklärt werden. Die Impfung ersetzt in keinem Fall die Verhütung von sexuell übertragbaren Krankheiten durch Barrieremethoden.
- Für Risikogruppen (Drogenabhängige, Homosexuelle, Dialysepatienten, exponiertes medizinisches Personal, enge Kontaktpersonen von Virusträgern) ist die Impfung zu empfehlen. Eine vorherige Antikörperbestimmung ist zu diskutieren, um unnötige Impfungen zu vermeiden.

Referenzen

Agmon-Levin, N., Zafrir, Y., Paz, Z., Shilton, T., et al.: Ten cases of systemic lupus erythematosus related to hepatitis B vaccine. Lupus 2009a, 18 (13): 1192–1197

Agmon-Levin, N., Kivity, S., Szyper-Kravitz, M., Shoenfeld, Y.: Transverse myelitis and vaccines: a multi-analysis. Lupus 2009b, 18 (13): 1198–1204

Albitar, S., et al.: Bilateral retrobulbar neuritis with hepatitis B vaccination. Nephrol Dial Transplant 1997, 71: 53–56

Al-Faleh, F. Z., Al-Jeffri, M., Ramia, S., Al-Rashed, R.: Seroepidemiology of hepatitis B virus infection in Saudi children 8 years after a mass hepatitis B vaccination programme. Infect 1999, 38 (3): 167–170

Authier, F. J., Cherin, P., Creange, A., Bonnotte, B.: Central nervous system disease in patients with macrophagic myofasciitis. Brain 2001, 124: 974–983

AZ (Abendzeitung) 10./11. 2. 1996

Barash, C., et al.: Serologic hepatitis B immunity in vaccinated health care workers. Arch Intern Med 1999, 159 (13): 1481–1483

Barnett, L. A., et al.: Enhancement of autoimmune disease using recombinant vaccinia virus encoding myelin proteolipid. J Neuroimmunol 1993, 44 (1): 15–25

Batnavala, J. E., Van Damme, P.: Hepatitis B vaccine – do we need boosters? J Viral Hepat 2003, 10 (1): 1–6

Belloni, C., Avanzini, M. A., De Silvestri, A., Martinetti, M.: No evidence of autoimmunity in 6-year-old children immunized at birth with recombinant hepatitis B vaccine. Pediatrics 2002, 110: e4

Berkman, N., et al.: Bilateral neuro-papillitis after hepatitis B vaccination. Presse Medicale 1996, 25 (28): 1301

Bialek, S. R., Bower, W. A., Novak, R., Helgenberger, L., et al.: Persistence of protection against hepatitis B virus infection among adolescents vaccinated with recombinant hepatitis B vaccine beginning at birth: a 15-year follow-up study. Pediatr Infect Dis J 2008, 27 (10): 881–885

Biasi, D., et al.: A new case of reactive arthritis after hepatitis B vaccination. Clinical and Exper Rheumatol 1993, 11 (2): 215

Bogdanos, D. P., Smith, H., Ma, Y., Baum, H., Mieli-Vergani, G., Vergani, D.: A study of molecular mimicry and immunological cross-reactivity between hepatitis B surface antigen and myelin mimics. Clin Dev Immunol 2005, 12: 217–224

CDC (Centers for Disease Control): Morbidity and Mortality Weekly Report (MMWR) 1994, 42 (53): 10

Classen, J. B.: Diabetes epidemic follows hepatitis B immunization program. New Zealand Medical Journal 1996, 109: 195

Classen, J. B.: Clustering of cases of IDDM 2 to 4 years after hepatitis B immunization is consistent with clustering after infections and progression to IDDM in autoantibody positive individuals. Open Pediatr Med J 2008, 2: 1–6. http://www.vaccines.net/1TOPEDJ.pdf (Zugriff 13. 1. 2012)

Cockwell, P., Allen, M. B., Page, R.: Vasculitis related to hepatitis B vaccine. BMJ 1990, 301 (6763): 1281

Confavreux, C., Suissa, S., Saddier, P., et al.: Vaccinations and the risk of relapse in multiple sclerosis. Vaccines in Multiple Sclerosis Study Group. N Engl J Med 2001, 344 (5): 319–326

DeStefano, F., Okoro, C., Graffander, P., Chen, R. T.: The timing of hepatitis B immunization and risk of insulin dependent diabetes mellitus. Pharmacoepidemiology and Drug Safety 1997, 6 (S2): S60

DeStefano, F., Mullooly, J. P., Okoro, C. A., Chen, R. T.: Childhood vaccinations, vaccination timing, and risk of type 1 diabetes mellitus. Pediatrics. 2001, 108 (6): E112

DeStefano, F., Gu, D., Kramarz, P., Truman, B. I., et al.: Childhood vaccinations and risk of asthma. Pediatr Infect Dis J 2002, 21 (6): 498–504

Devin, F., Roques, G., Disdier, P., Rodor, F., Weiller, P. J.: Occlusion of central vein after hepatitis B vaccination. Lancet 1996, 347 (9015): 1626

Digiusto, C. A., Bernhard, J. D.: Erythema nodosum provoked by hepatitis B vaccine. Lancet 1986, 2 (8514): 1042

EB (Epidemiologisches Bulletin): Virushepatitis B, C und D im Jahr 2002. EB 2004, 2: 11–17

EB (Epidemiologisches Bulletin): Virushepatitis B, C und D im Jahr 2005. EB 2006, 46: 399–407

EB (Epidemiologisches Bulletin): Virushepatitis B, C und D im Jahr 2010. EB 2011, 29: 261–271

ECG (European Consensus Group on Hepatitis B Immunity): Are booster immunisations needed for lifelong hepatitis B immunity? Lancet 2000, 355: 561–565

Faure, E.: Multiple sclerosis and hepatitis B vaccination: Could minute contamination of the vaccine by partial Hepatitis B virus polymerase play a role through molecular mimicry? Med Hypotheses 2005, 65 (3): 509–520

Fourrier, A., Touze, E., Alperovitch, A., et al.: Association between hepatitis B vaccine and multiple sclerosis: a case-control study. Pharmacoepidemiol Drug Saf 1999, 8 (Suppl): 140 f.

Fried, M., Conen, D., Conzelmann, M., Steinemann, E.: Uveitis after hepatitis B vaccination. Lancet 1987, 2 (8559): 631 f.

Geier, D. A., Geier, M. D.: A one year follow-up of chronic arthritis following rubella and hepatitis B vaccination based upon analysis of the Vaccine Adverse Events Reporting System (VAERS) database. Clin Exp Rheumatol 2002a, 20 (6): 767–771

Geier, D. A., Geier, M. R.: Chronic adverse reactions associated with hepatitis B vaccination. Ann Pharmacother 2002b, 36: 1970 f.

Geier, M. R., Geier, D. A., Zahalsky, A. C.: A review of hepatitis B vaccination. Expert Opin Drug Saf 2003, 2 (2):113–122

Gherardi, R. K.: Lessons from macrophagic myofasciitis: towards definition of a vaccine adjuvant-related syndrome. Rev Neurol 2003, 159 (2): 162 ff.

Girard, M.: Report criticizes French hepatitis vaccination campaign. 7.11.2004. http://www.rolandsimion.org/spip.php?article14&lang=fr (Zugriff 11. 1. 2012)

Girard, M.: Allgemeine Hepatitis-B-Impfung – Was können wir aus den Erfahrungen Frankreichs lernen? 2005a. http://www.impfo.ch/pdf-dokumente/GirardM_RedFlag_HBV-I+MS.pdf (Zugriff 12. 1. 2012)

Girard, M.: Autoimmune hazards of hepatitis B vaccine. Autoimmun Review 2005b, 4 (2): 96–100

Girard, M., Comenge, Y.: Multiple sclerosis and hepatitis B vaccination: adding the credibility of molecular biology to an unusual level of clinical and epidemiological evidence. Med Hypotheses 2006, 66 (1): 84 ff.

Goolsby, L. P. G.: Erythema nodosum after Recombivax HB hepatitis B vaccine. N Engl J Med 1989, 321: 1198–1199

Grotto, I., et al.: Major adverse reactions to yeast-derived hepatitis B vaccine – a review. Vaccine 1998, 16: 329–334

Gruis, K. L., Teener, J. W., Blaivas, M.: Pediatric macrophagic myofasciitis associated with motor delay. Clin Neuropathol 2006, 25 (4): 172–179

Guiserix, J.: Systemic lupus erythematosus following hepatitis B vaccine. Nephron 1996, 74 (2): 441

Hachulla, E., et al.: Reactive arthritis after hepatitis B vaccination. Journal of Rheumatology 1990, 17: 1250–1251

Hamard, H., Hamard, P., Gohier, P., Roussat, B., Doummar, D., Iba-Zizen, M. T.: »Idiopathic« acute optic neuropathies in children. Bull Acad Natl Med 2000, 184 (7): 1511

Hammitt, L. L., Hennessy, T. W., Fiore, A. E., Zanis, C., et al.: Hepatitis B immunity in children vaccinated with recombinant hepatitis B vaccine beginning at birth: A follow-up study at 15 years. Vaccine 2007, 25 (39–40): 6958–6964

Harle, J. R., Jouglard, J., Weiller, P. J. K.: Occlusion of the central retinal vein after vaccination against viral Hepatitis B with recombinant vaccines. 4 cases. Presse Medicale 1997, 26 (2): 62–65

Hartmann, K., Keller-Stanislawski, B.: Rekombinante Hepatitis-B-Impfstoffe und Verdachtsfälle unerwünschter Reaktionen. Bundesgesundheitsbl – Gesundheitsforsch – Gesundheitsschutz 2002, 45: 355–363

Hernan, M. A., Jick, S. S., Olek, M. J., Jick, H.: Recombinant hepatitis B vaccine and the risk of multiple sclerosis: A prospective study. Neurology 2004, 63: 838–842

Herroelen, L., De Keyser, J., Ebinger, G.: Central-nervous system demyelination after immunization with recombinant hepatitis B vaccine. Lancet 1991, 338: 1174

HRSA (Health Resources and Services Administration): Vaccine Injury Table 22. 7. 2011. http://www.hrsa.gov/vaccinecompensation/vaccinetable.html (Zugriff 2. 12. 2011)

IOM (Institute of Medicine): Adverse effects associated with childhood vaccines: Evidence bearing on causality. National Academy Press, Washington, D. C., 1994

Keller-Stanislawski, B., Hartmann, K.: Auswertung der Meldungen von Verdachtsfällen auf Impfkomplikationen nach dem Infektionsschutzgesetz.

Bundesgesundheitsbl – Gesundheitsforsch – Gesundheitsschutz 2002, 45: 344–354

Kline, M.: Three US-related companies dragged into Italian investigation – SmithKline, Foote Cone, Young & Rubicam Units. Ex-Executives Arrested. Wall Street Journal, 25.6.1993

Kretzschmar, M., Mangen, M. J., van de Laar, M., de Wit, A.: Model-based analysis of hepatitis B vaccination strategies in the Netherlands, Vaccine 2009, 27 (8): 1254–1260

Liao, S. S., Li, R. C., Li, H., Yang, J. Y., et al.: Long-term efficacy of plasma-derived hepatitis B vaccine among Chinese children: a 12-year follow-up study. World J Gastroenterol 1999, 5 (2): 165f.

Linder, N., Raz, M., Sirota, L., Reichman, B., et al.: Unexplained fever in neonates may be associated with hepatitis B vaccine. Arch Dis Child Fetal Neonatal Ed 1999, 81 (3): F206f.

Lott, C.: Impfstoff-Egoismus und die Folgen. Pressemitteilung der Justus-Liebig-Universität Gießen, 20.1.2011

Maillefert, J. F., Sibilia, J., Toussirot, E., Vignon, E., Eschard, J. P., et al.: Rheumatic disorders developed after hepatitis B vaccination. Rheumatology 1999, 38 (10): 978–983

Mamoux, V., Dumont, C.: Lupus erythematosus disseminatus and vaccination against hepatitis B virus. Archive de Pediatrie 1994, 1 (3): 307f.

Martinuc Porobic, J., Avcin, T., Bozic, B., et al.: Anti-phospholipid antibodies following vaccination with recombinant hepatitis B vaccine. Clin Exp Immunol 2005, 142 (2): 377–380

Mikaeloff, Y., Caridade, G., Suissa, S., Tardieu, M.: Hepatitis B vaccine and the risk of CNS inflammatory demyelination in childhood. Neurology 2009, 72 (10): 873–880

MMWR (Morbidity and Mortality Weekly Report): Vaccine Side Effects, Adverse Reactions, Contraindications, and Precautions-Recommendations of the Advisory Committee on Immunization Practices (ACIP). 1996, 45 (RR-12): 1–35

Orient, J.: Statement of the Association of American Physicians & Surgeons to the Subcommittee on Criminal Justice, Drug Policy, and Human Resources of the Committee on Government Reform U. S. House of Representatives: Hepatitis B Vaccine. 14.6.1999. http://www.aapsonline.org/testimony/hepbcom.htm (Zugriff 11.1.2012)

Pope, J., et al.: An epidemic of rheumatoid arthritis linked to hepatitis B vaccination. Arthritis and Rheumatism 1995, 38 (9): 667–681

Poutasi, K.: Immunization and diabetes. N Zealand Med J 1996, 109 (1026): 283

Puliyel, J. M.: Plea to restore public funding for vaccine development. Lancet 2004, 363 (9409): 659

Reda, A. A., Arafa, M. A., Youssry, A. A., Wandan, E. H., Ab de Ati, M., Daebees, H.: Epidemiologic evaluation of the immunity against hepatitis B in Alexandria, Egypt. Eur J Epidemiol 2003, 18 (10): 1007–1011

Renard, J. L., Guillamo, J. S., Ramirez, J. M., Taillia, H., Felten, D., Buisson,

Y.: Myelite transverse aigue cervicale après vaccination contre le virus de l'hepatite B. Evolution serologique des anticorps anti-HBs. Presse Med 1999, 28 (24): 1290–1292

Reuters: Report criticizes French hepatitis vaccination campaign. Reuters Health Information 2002. http://www.rolandsimion.org/spip.php?article14&lang=fr (Zugriff 25.1.2012)

Riikonen, R.: The role of infection and vaccination in the genesis of optic neuritis and multiple sclerosis in children. Acta Neur Scand 1989, 80: 425–431

Rogerson, S. J., Nye, F. J.: Hepatitis B vaccine associated with erythema nodosum and polyarthritis. Br Med J 1990, 301 (6747): 345

Saadoun, D., Cacoub, P., Mahoux, D., Sbai, A., Piette, J. C.: Vascularites postvaccinales: a propos de trois observations. Rev Med Interne 2001, 22 (2): 172–176

Sande, M. A. van der, Waight, P. A., Mendy, M., Zaman, S.: Long-term protection against HBV chronic carriage of Gambian adolescents vaccinated in infancy and immune response in HBV booster trial in adolescence. PLoS One 2007, 2 (8): e753

Senejoux, A., et al.: Acute myelitis after immunization against hepatitis B with recombinant vaccine (letter). Gastroenterologie Clinique et Biologique 1996, 20 (4): 401 f.

Shaw, F. E., et al.: Postmarketing surveillance for neurologic adverse events reported after hepatitis B vaccination. Am J Epidemiology 1988, 127 (2): 337–352

Souayah, N., Nasar, A., Fareed, M., Suri, K., et al.: Guillain-Barré syndrome after vaccination in United States – a report from the CDC/FDA vaccine adverse event reporting system. Vaccine 2007, 25 (29): 5253 ff.

Soubrier, M., et al.: Erosive polyarthritis triggered by vaccination against hepatitis B. Presse Medicale 1997, 26 (2): 75

Stramer, S. L., et al.: Nucleid acid testing to detect HBV infection in blood donors. N Engl J Med 2011, 364: 236–247

Stratton, K. R., et al., Institute of Medicine: Adverse events associated with childhood vaccines: evidence bearing on causality. National Academy Press, Washington, D. C., 1994

Struve, J.: Utility of an anonymous questionnaire for the identification of a primary transmission route and possible secondary transmission in adults with acute Hb. Eur J of Epid 1996, 12: 319–322

Stübgen, J. P.: Neuromuscular disorders associated with Hepatitis B vaccination. J Neurol Sci 2010, 292 (1–2): 1–4

Stück, B.: Fragliche Impfschäden nach Hepatitis-B-Impfung. Pädiatr Prax 1999, 56: 491–494

Tartaglino, L. M., et al.: MR imaging in a case of postvaccination myelitis. Am J Neuroradiol 1995, 16: 581 f.

Trevisani, F., et al.: Transverse myelitis following hepatitis B vaccination. J Hepatol 1993, 19: 317 f.

Tudela, P., Marti, S., Bonal, J.: Systemic lupus erythematosus and vaccination against hepatitis B. Nephron 1992, 62 (2): 236

Van de Gijn, E. J., et al.: Bilateral optic neuritis with branch retinal artery occlusion associated with vaccination. Documenta Ophth 1994, 86: 403–408

Vaultier, G., Carty, J. E.: Acute sero-positive rheumatoid arthritis occurring after hepatitis vaccination. Brit J Rheumatol, 1994, 33: 991–998

WHO (World Health Organization): Hepatitis B vaccines. WER 2009, 84: 405–420

Zipp, F., Weil, J. G., Einhaupl, K. M.: No increase in demyelinating diseases after hepatitis B vaccination. Nat Med 1999, 5 (9): 964 f.

Pneumokokken

Pneumokokkenerkrankungen

Pneumokokken (oder exakter Streptococcus pneumoniae) sind eine Gruppe weitverbreiteter Keime und vor allem bei Kindern in den ersten Lebensjahren häufige Nasen-Rachen-Bewohner. Je nach Jahreszeit findet sich eine Besiedlung mit Pneumokokken bei 25 bis 75 Prozent aller Kinder und bei 4 bis 10 Prozent der Erwachsenen (Lakshman 2003, Korona-Glowniak 2011, WHO 2009).
Durch eine Kapsel, die vor Abwehrzellen schützt, sind Pneumokokken potenziell krank machend. Sie können eitrige Entzündungen von Mittelohr, Nasennebenhöhlen, Lunge oder Hirnhäuten (»Meningitis«) und auch Blutvergiftungen (»Sepsis«) hervorrufen. Es gibt über 90 verschiedene Typen von Pneumokokken mit unterschiedlicher Gefährlichkeit und weltweit unterschiedlicher Verteilung.
Die Abwehr gegen Pneumokokken wird durch medikamentöse Fiebersenkung geschwächt – viele schwere Pneumokokkenerkrankungen sind wahrscheinlich durch diese übliche Praxis »hausgemacht« (Esposito 1984).
Etwa jede zweite schwere Pneumokokkenerkrankung ereignet sich im ersten Lebensjahr. Ein mehrfach erhöhtes Risiko haben Kinder aus Raucherhaushalten, Kinder, die in den ersten beiden Lebensjahren eine Kinderkrippe besuchen, und Kinder, die keine Muttermilch bekommen oder nie bekamen (Takala 1995, Levine 1999).
Im Erwachsenenalter erkranken vor allem ältere Menschen und Raucher – Letztere mit einem vierfach erhöhten Risiko. Präventive Vorkehrungen gegen den Zigarettenkonsum sind eine billige, effektive und nachhaltige Maßnahme gegen Pneumokokkeninfektionen bei Kindern und Erwachsenen (Nuorti 2000).
Gefährdet sind außerdem Personen mit bestimmten Grunderkrankungen. Dazu zählen chronische Herz-Kreislauf-, Lungen- und Nierenerkrankungen, Diabetes, Sichelzellanämie und Immunschwäche (Aids, Downsyndrom, Krebs oder Unterernährung). Ein besonders hohes Risiko haben Patienten, deren Milz außer Funktion ist oder

entfernt wurde. Bei ihnen wird das Blut nicht mehr von eingedrungenen Bakterien »gereinigt«.

Da Pneumokokkenerkrankungen fast ausschließlich durch eine individuelle Abwehrschwäche bedingt sind, gibt es keine Ansteckungsgefahr und keine Epidemien. Eine antibiotische Prophylaxe bei gesunden Kontaktpersonen ist daher nicht angezeigt.

Bei Erwachsenen ist nahezu ein Drittel aller schwer verlaufenden Atemwegsinfekte durch Pneumokokken hervorgerufen oder kompliziert. Bei Kindern sind Pneumokokken die Ursache jeder dritten eitrigen Mittelohrentzündung und der Mehrzahl der bakteriellen Lungenentzündungen. Weltweit sterben jedes Jahr, begünstigt durch Aids und Unterernährung, etwa 800 000 Kinder an Pneumokokkeninfektionen (O'Brien 2009).

Die schwerste Erkrankung, die durch Pneumokokken ausgelöst wird, ist die Hirnhautentzündung (Meningitis). Sie ist nach der Meningokokken-Meningitis die zweithäufigste bakterielle Hirnhautentzündung im Kindesalter und hat die schlechteste Prognose: Die Sterblichkeit beträgt 7 bis 8 Prozent (Theodoriou 2007).

In Deutschland gibt es jährlich über 400 schwere Pneumokokkenerkrankungen im Kindesalter, 40 Prozent davon sind Hirnhautentzündungen (Rückinger 2008). Zehn bis zwölf der betroffenen Kinder sterben, die Mehrzahl aufgrund eines vorbestehenden Immundefekts oder durch medikamentöse Fiebersenkung (Jefferies 2012). Bei durchschnittlich 35 Kindern pro Jahr kommt es zu Folgeschäden – in erster Linie zu Hörstörungen, aber auch zu Lähmungen, Anfallsleiden oder Entwicklungsverzögerungen (von Kries 2000).

Pneumokokkenerkrankungen können antibiotisch behandelt und dadurch geheilt werden. Die Erreger reagierten bis vor wenigen Jahren ausnahmslos sehr empfindlich auf einfaches Penicillin. Wegen der häufigen und unkritischen Verschreibung und Einnahme von Antibiotika auch bei harmlosen Virusinfekten gab es in den letzten Jahrzehnten gerade bei den Pneumokokken eine dramatische Resistenzentwicklung. Dies führte zu einer verstärkten Suche nach wirksamen Impfstoffen.

Resistente Pneumokokken kommen vor allem bei Kindern vor, die bereits mit Antibiotika behandelt wurden – bis zu 20 Prozent der bei ihnen gefundenen Keime sind auf verschiedene Antibiotika resistent

(Nasrin 1999). Nach einer längeren Antibiotikapause nehmen die resistenten Pneumokokkenstämme wieder ab (Ekdahl 1999).
In den deutschsprachigen Ländern ist die Situation im Vergleich mit Ländern wie etwa Spanien oder USA noch günstig, so dass die Erfolgsrate einer Antibiotikatherapie immer noch sehr hoch ist. Niederländische Untersuchungen unterstützen im Übrigen ein abwartendes Behandlungskonzept bei Mittelohrentzündungen, gleich welcher Ursache: Über 80 Prozent der daran erkrankten Kinder werden auch ohne die Gabe von Antibiotika gesund (Del Mar 1999).

Pneumovax 23, der Impfstoff für Erwachsene

Derzeit sind in Deutschland drei Pneumokokkenimpfstoffe auf dem Markt: Synflorix, Prevenar 13 und Pneumovax 23.
Pneumovax 23 ist ab dem Alter von zwei Jahren zugelassen, Zielgruppe sind aber vor allem die Erwachsenen. Der Impfstoff enthält Antigene der 23 häufigsten Pneumokokkentypen.
Die Impfung mit Pneumovax 23 war zunächst nur für Personen mit erhöhtem Infektionsrisiko empfohlen, etwa nach Entfernung der Milz, bei angeborener oder erworbener Immunschwäche, bei Diabetes und chronischen Herz- oder Lungenerkrankungen. 1998 wurde die Impfempfehlung auf alle über sechzigjährigen Personen ausgedehnt.
Die Impfwirkung ist jedoch unzuverlässig und kurz. Schweizer Sozialmediziner errechneten eine Risikominderung von nicht einmal 10 Prozent (Huss 2009). In Doppelblindstudien fand sich bei geimpften über Fünfzigjährigen keine Verringerung von Krankenhausaufnahmen, Lungenentzündungen oder Todesfällen (Örtkvist 1998, Honkanen 1999, Jackson 2003, Skull 2007). Auch bei den genannten Risikogruppen fehlt ein Nachweis der Wirksamkeit. Bei HIV-Patienten vergrößert die Impfung sogar die Gefahr von Lungenentzündungen, vermutlich aufgrund einer Schädigung von Abwehrzellen (French 2000). Die Empfehlung der Pneumokokkenimpfung älterer Menschen ist somit fragwürdig (*AT* 2003a, 2003b, 2011). Die britische Impfkommission plädierte im März 2011 für die Beendigung des Pneumokokken-Impfprogramms für ältere Menschen (JCVI 2011).

Bei bis zu 50 Prozent der Geimpften führt Pneumovax 23 zu Beschwerden an der Impfstelle. Wenige Stunden bis Tage nach der Impfung kann es zu Fieber, Muskelbeschwerden und Kopf- oder Gelenkschmerzen kommen (Quast 1997). Starke Impfreaktionen mit hohem Fieber treten bei 1 Prozent der Geimpften auf. Selten kommt es zu allergischen Reaktionen bis hin zum anaphylaktischen Schock (CID 1985). Bei mehrmaliger Impfung mit Pneumovax 23 steigt das Risiko eines Arthusphänomens, einer sehr schmerzhaften Antigen-Antikörper-Reaktion an der Impfstelle. Eine Auffrischungsimpfung darf daher frühestens nach fünf Jahren, bei jungen Erwachsenen nach zehn Jahren erfolgen.

Synflorix und Prevenar 13, die Impfstoffe für Kinder

Als erster Pneumokokkenimpfstoff für Kinder in den ersten beiden Lebensjahren bekam 2001 Prevenar von Wyeth (heute Pfizer) die Zulassung. Er richtete sich gegen sieben Erregertypen. 2010 wurde er durch Prevenar 13 gegen 13 Erregertypen ersetzt – in den USA durch ein »Fast-track«-Verfahren, eine beschleunigte Zulassung, um dem europäischen Konkurrenten GSK die Stirn zu bieten: Dieser war 2009 mit dem Impfstoff Synflorix gegen zehn Erregertypen gestartet. Prevenar 13 enthält 0,125 Milligramm Aluminium, Synflorix 0,5 Milligramm.

Frühester Impfzeitpunkt ist der dritte Lebensmonat. Laut Beipackzettel sind in diesem Alter vier Dosen, bei Erstimpfung ab dem siebten Monat drei Dosen, bei Erstimpfung ab dem dreizehnten Monat zwei Dosen notwendig. Studien aus den USA und Kanada zeigen allerdings, dass man von diesem Schema ohne signifikanten Wirkungsverlust abweichen kann (Whitney 2006, Vesterheim 2008, Deceuninck 2010). Zwei Dosen im ersten Lebensjahr sind demnach ausreichend, im zweiten Lebensjahr soll die Immunisierung mit einer dritten Dosis komplettiert werden. Bei Impfbeginn nach dem ersten Geburtstag würde sogar eine einzige Injektion genügen.

Das 2+1-Impfschema im Alter von zwei, vier und zwölf Monaten ist in den skandinavischen Ländern, in Italien, Österreich und der

Schweiz empfohlen. In der Schweiz wird die Pneumokokkenimpfung als »ergänzende Impfung« von der obligaten Krankenpflegeversicherung übernommen. Das österreichische Gesundheitssystem zahlt nur für den Impfstoff Synflorix. Dieser ist zwar billiger als Prevenar 13, enthält aber deutlich mehr Aluminium und ist weniger wirksam. In Deutschland soll die Pneumokokkenimpfung noch viermal erfolgen: im Alter von zwei, vier, sechs und zwölf bis 14 Monaten.

Mit der Impfempfehlung erhoffen sich die Behörden eine Verringerung der Krankheitsfälle und einen gewissen Herdeneffekt, also den Schutz auch der Ungeimpften. Die deutsche STIKO geriet mit ihrer Empfehlung rasch in die Kritik. Das *arznei-telegramm* wandte ein, dass ein Teil der Daten, auf die sich die Impfempfehlung beruft, nicht öffentlich zugänglich sei (*AT* 2006). Außerdem sei bei der Mehrzahl der Pneumokokkenerkrankungen in Deutschland der Typ überhaupt nicht bestimmt worden, so dass die Grundlage für eine Impfempfehlung mit Prevenar fehle. Auch das Deutsche Institut für Medizinische Dokumentation kritisierte, dass die STIKO aufgrund fehlender eigener Untersuchungen einfach Daten aus Kalifornien und Finnland auf Deutschland übertragen habe, was eine Methode mit großer Unsicherheit sei (Antony 2005).

Durch die Pneumokokken-Impfempfehlung werden dem Gesundheitssystem enorme finanzielle Belastungen aufgebürdet: Der Preis für die vier Impfdosen liegt bei Synflorix zwischen 210 und 260 Euro, bei Prevenar 13 zwischen 260 und 320 Euro. Pro Jahr sind also 120 bis 180 Millionen Euro aufzuwenden, um 80 Prozent aller Säuglinge zu impfen und nach dem optimistischsten Szenario zehn Todesfälle und 30 Folgeschäden in dieser Altersgruppe zu verhindern.

Niederländische Gesundheitsökonomen errechneten zumindest für den früheren Prevenar-Impfstoff ein fragliches Kosten-Nutzen-Verhältnis. In allen bisherigen Berechnungen sei außerdem der durch die Impfung verursachte Typenwechsel nicht berücksichtigt worden (Rozenbaum 2010).

2004 hatte auch das deutsche Gesundheitsministerium einen Bericht zur ökonomischen und medizinischen Effektivität der Pneumokokkenimpfung angefordert. Der Bericht kam zu dem Schluss, dass aus ökonomischer Sicht keine Empfehlung zur generellen Aufnahme der

Impfung in den Impfkalender gegeben werden könne. Für die gesetzlichen Krankenkassen sei die Impfung nicht kosteneffektiv. Aus medizinischer Sicht sei eine allgemeine Pneumokokkenimpfung nur dann zu empfehlen, wenn man das gesundheitspolitische Ziel verfolgt, die Resistenzen der Pneumokokken gegen Antibiotika nicht anwachsen zu lassen. Hier gebe es jedoch derzeit keinen Handlungsbedarf, sondern die Situation solle vorerst weiter beobachtet werden, um die Datengrundlage für eine eventuelle Impfempfehlung zu verbessern. Dabei müssten auch die Kosten etwaiger Nebenwirkungen und anderer »indirekter Effekte« einberechnet werden (Antony 2005).

Sicher sind finanzielle Argumente für viele Eltern zunächst nicht einsichtig. Die Politik der umfangreichen Umschichtung von Geldern in die pharmakologische Prävention hat jedoch weitreichende Folgen für das Gesundheitssystem, da immer weniger Mittel für andere Bereiche zur Verfügung stehen. Größere Anstrengungen im Kampf gegen den Zigarettenkonsum oder verstärkte Promotion des Stillens wären zum Beispiel eine weit billigere und nachhaltigere Maßnahme gegen Pneumokokkeninfektionen und zahlreiche andere volksmedizinisch bedeutsame Krankheiten – zumal wenn man auch die ökologische Seite bedenkt: »Bis zur Freigabe einer einzelnen Impfstoffcharge von Prevenar werden über etwa 12 Monate insgesamt 230 000 Arbeitsstunden, 17 Tonnen Rohstoffe und 300 000 Liter Wasser investiert und mehr als 5000 Teststufen durchlaufen« (Kenzel 2010).

Nach Ansicht der Weltgesundheitsorganisation sollten vor allem jene Länder die Impfung gegen Pneumokokken prüfen, in denen mehr als jedes fünfte Kind durch eine Erkrankung mit diesen Keimen stirbt. Dies trifft insbesondere auf Regionen mit hohem HIV-Risiko zu. Gerade dort ist die teure Impfung aber kaum zu finanzieren. Die WHO sieht in der Impfung daher auch nur eine flankierende Maßnahme und erachtet es als wichtiger, begünstigende Faktoren für Pneumokokkenerkrankungen zu bekämpfen: Luftverschmutzung im Haus durch offenes Feuer oder Tabakrauch, vorzeitiges Abstillen und Unterernährung (WHO 2007).

Die Wirksamkeit der Pneumokokkenimpfung für Kinder

Seit der Zulassung der verschiedenen Pneumokokkenimpfstoffe für Kinder werden wir Ärzte mit Erfolgsmeldungen zugetextet. Sie stammen teilweise aus der Feder der Hersteller, teils von Epidemiologen wie der Gruppe um Rüdiger von Kries (zum Beispiel Rückinger 2009), die sich unter anderem vom früheren Prevenar-Hersteller Wyeth sponsern ließ und auch dadurch aufgefallen war, dass sie von den Hib-Impfstoffherstellern Gelder für eine Studie zu Hib-Impfstoffen annahm (Milde-Busch 2007).

Die fortwährenden Veröffentlichungen aus herstellerfinanzierten »Fachgesprächen« und »Symposien« lassen eine gewisse Nervosität erkennen. Man versucht, Ärzten und Eltern mit beeindruckenden Zahlen zu beweisen, wie gut die Impfstoffe gegen die darin enthaltenen Erregertypen wirken und beispielsweise Ohrenentzündungen verhindern, die von ihnen verursacht werden. Diese Wirkung ist gewiss da – doch das ist nur die halbe Wahrheit.

In Deutschland und Österreich gibt es weder eine Meldepflicht noch ein Krankheitsregister für Pneumokokkenerkrankungen. Es gab und gibt auch keine fundierte Begleitstudie zur Einführung der verschiedenen Impfstoffe. Die Datenquellen sind teils bruchstückhaft, teils dubios. Der Einfachheit halber wird meist mit angelsächsischen Zahlen argumentiert.

Unabhängige Experten wie zum Beispiel das *arznei-telegramm* kritisieren die Datenerfassung der Behörden und stellen die Wirksamkeit des Impfprogramms in Frage:

> »Konkrete Zahlen werden nicht mitgeteilt. Bei den 2- bis 4-Jährigen und den 5- bis 15-Jährigen haben invasive Pneumokokkenerkrankungen tendenziell zugenommen bzw. sind gleich häufig geblieben. Vollständigkeit und Aussagekraft der Daten stehen unseres Erachtens in Frage: Eine generelle Meldepflicht für invasive Pneumokokkenerkrankungen gibt es hierzulande bis heute nicht. Die verminderte Erkrankungsrate bei den unter Zweijährigen könnte ... zumindest teilweise auf einer geringeren Melderate beruhen. Diese soll nach Schätzungen von zuvor 80 % auf 60 % abgenommen haben« (*AT* 2010).

In der Schweiz sind schwere Infektionen mit Pneumokokken seit 1999 meldepflichtig. Aus den dortigen Zahlen ist in den letzten Jahren eine kontinuierliche Zunahme der invasiven Pneumokokkenerkrankungen abzulesen. Lediglich bei unter Zweijährigen war eine Abnahme zu verzeichnen (BAG 2010). Dies könnte, muss aber nicht auf die Impfung zurückzuführen sein. Ein Herdenschutz ist jedenfalls nicht zu verzeichnen.

Bei Frühgeborenen ist die Ansprechrate auf die Impfstoffe deutlich schlechter als bei Reifgeborenen (Baxter 2010). Das lässt an der Sinnhaftigkeit der Impfempfehlung zweifeln: Sie sollen nämlich ausgehend von ihrem tatsächlichen Geburtstermin, also sehr unreif geimpft werden.

In einem kritischen Artikel in der Impfzeitschrift *Vaccine* nimmt der indische Impfexperte Joseph L. Mathew die Strategie der WHO und der Impfstoffhersteller aufs Korn, den Pneumokokkenimpfstoff auch in Ländern der Dritten Welt salonfähig zu machen. Er schreibt: »Der gegenwärtige Rummel um die Pneumokokkenimpfstoffe ist von Ursprung, Charakter und Inhalt her weitgehend kommerziell« (Mathew 2009).

Das »Serotype Replacement«

Sehen wir uns einmal die Impferfolge in anderen Ländern an: Der erste Kinderimpfstoff Prevenar war gegen die in den USA vorherrschenden Pneumokokkentypen entwickelt worden und hat dort nach seiner Einführung schwere Pneumokokkeninfektionen zunächst um über 80 Prozent reduziert (Black 2000).

Die Typenverteilung ist jedoch von Land zu Land, ja sogar von Stadt zu Stadt sehr unterschiedlich, so dass die Ergebnisse nicht einfach übertragen werden können. In den meisten Ländern Europas mit Ausnahme von Norwegen hatten die Impfprogramme mit Prevenar nur wenig Effekt. Es kam zu einer teils enormen Zunahme von Antibiotikaresistenzen und von Pneumokokkentypen, die im Impfstoff nicht erfasst sind – zum sogenannten »Serotype Replacement« (*AT* 2009, Barricarte 2007a, Lepoutre 2008). Ähnlich einem Antibiotikum übt die Impfung einen Selektionsdruck auf die Erreger aus. Sie schafft eine Lücke, die sich mit anderen Erregertypen oder Erregern füllt, und veranlasst die durch die Impfung bedrohten Pneumokokken, genetische Eigenschaften von den resistenten Verwandten zu übernehmen (Golubchik 2012).

Im Nasen-Rachen-Raum geimpfter Kinder finden sich ebenso häufig Pneumokokken wie bei Kindern ohne Impfung, nur eben andere Typen (Hochmann 2005, Chowdhary 2008, van Gils 2011a, b). Die niederländische Forschergruppe um Elske van Gils entdeckte im Rachenabstrich von Kindern, die mit Prevenar geimpft worden waren, fast doppelt so häufig den Problemtyp 19A, der als besonders bösartig und widerstandsfähig gilt. Der Kommentar der Wissenschaftlerin:

»Wir haben damit meines Wissens zum ersten Mal gezeigt, dass die Verabreichung eines siebenvalenten Impfstoffes – also eines, der nur vor sieben Serotypen schützt – eine Infektion mit dem Typ 19A begünstigt. Und dieser ist dafür bekannt, dass er Mittelohr-, Lungen- und Hirnhautentzündungen hervorrufen kann, die besonders schwer verlaufen und nur schwer behandelbar sind.«

Die *Frankfurter Rundschau* titelte daraufhin: »Impfung kann Babys gefährlich werden« (*FR-Online* 2010).

Auch andere Problemkeime wie Staphylokokken, Moraxella catarrhalis, Haemophilus influenzae und sogar Darmbakterien treten an die Stelle der weggeimpften Pneumokokken (Lipsitch 1999, Mbelle 1999, *AT* 2001, Peltola 2003, Bogaert 2004, Block 2004, Gonzalez 2006, Li 2010, van Gils 2011).

Die Bakterienflora in den Atemwegen unserer Kinder scheint also durch die Impfung ziemlich aus dem Gleichgewicht zu geraten. Die Keimverschiebung dürfte durch die breiter wirksamen Impfstoffe Synflorix und Prevenar 13 noch ausgeprägter werden.

Durch das Replacement verpuffen Impfprogramme unter Umständen schon nach kurzer Zeit. Während der kurzen Laufzeit der ersten finnischen Impfstudie nahmen die Infektionen durch impfstoffresistente Pneumokokken um ein Drittel zu (Eskola 2001). In Deutschland kam es nach Einführung der Impfung mit Prevenar immer wieder zu schweren Pneumokokkeninfektionen bei geimpften Kindern. Die

Zahl der erfassten Fälle stieg zwischen 2007 und 2010 von zunächst 45 auf 74 pro Jahr und macht damit schon mehr als die Hälfte der Erkrankungen im Kindesalter aus (ESPED 2010). Kanadische Ärzte machten ähnliche Beobachtungen (Chibuk 2010). In Spanien wurden nach Einführung der Pneumokokkenimpfung zunehmend aggressive Pneumokokkentypen nachgewiesen. In Barcelona nahm dadurch in den letzten Jahren die Häufigkeit schwerer Pneumokokkeninfektionen bei Kindern um 50 bis 150 Prozent zu (Barricarte 2007b, Muñoz-Almagro 2008).

In England kam es nach Einführung der Impfung zu einer zehnfachen Zunahme schwerster Lungenentzündungen durch Pneumokokken mit zuletzt jährlich 1000 Fällen (Laurance 2008). Eine Zunahme von eitrigen Lungenentzündungen mit Ergussbildung wird auch in Deutschland beobachtet, Verursacher sind Pneumokokken und Staphylokokken, vermutliche Nutznießer der durch die Impfung entstandenen Lücke (ESPED 2010).

Im Impfland Nummer eins, den USA, nahmen die impfstoffresistenten Pneumokokken ebenfalls dramatisch zu, und es wurden immer mehr schwere Infektionen mit diesen Erregertypen nachgewiesen, sogar auch bei erwachsenen Kontaktpersonen geimpfter Kinder (Byington 2005, MMWR 2005, Gonzalez 2006, Singleton 2007, Li 2010, Metlay 2010).

Mancherorts breiteten sich sogar Pneumokokken aus, die gegen alle gebräuchlichen Antibiotika resistent sind (Pelton 2007) – die Verhinderung dieser Entwicklung war gerade ein Argument für die Einführung der Impfung.

Führende Infektiologen bezeichnen das »Serotype Replacement« als »komplett« (Wroe 2012) – sie räumen damit ein, dass die Massenimpfung letztlich wirkungslos verpufft. Im Grunde müssten künftig alle paar Jahre neue Pneumokokkenimpfstoffe entwickelt und zugelassen werden, um die jeweils neu auftauchenden Erregertypen mitzuerfassen. Die Zulassung dürfte dabei noch das geringste Problem sein: Den Zulassungsbehörden genügte beim Wechsel von Prevenar zu Prevenar 13 eine einzige vom Hersteller eingereichte Studie zur Nutzen-Risiko-Beurteilung. Das eigentliche Hindernis für eine höhere Schlagzahl ist der große finanzielle Aufwand bei der Impfstoffentwicklung.

Vorläufiger Höhe- und Schlusspunkt ist damit wohl der Impfstoff Prevenar 13, der wegen seines deutlich niedrigeren Aluminiumgehalts zwar Vorteile gegenüber dem etwas älteren Synflorix hat, aber auch deutlich teurer ist. Die Einführung dieses ökonomisch interessanten Impfstoffs war der entscheidende Anlass für die Übernahme des Herstellers Wyeth durch den Pharmagiganten Pfizer im Jahr 2010.

Prevenar 13 wurde für den europäischen Markt maßgeschneidert und erfasst neben den sieben »amerikanischen« nun auch einige »europäische« Pneumokokkentypen. Die Zulassung erfolgte im Hauruckverfahren, es wurden nur Antikörperuntersuchungen vorgelegt und keinerlei Daten zur Wirksamkeit in der freien Wildbahn.

Das *arznei-telegramm* bemängelt an beiden neuen Impfstoffen, Synflorix und Prevenar 13, die geringe Antikörperbildung gegen mehrere der neu hinzugekommenen Impfstofftypen und stellt die Wirksamkeit in Frage: »Ob diese beiden einen größeren klinischen Nutzen haben ... ist jedoch unklar. Selbst klinische Gleichwertigkeit mit [dem früheren Impfstoff] Prevenar steht unseres Erachtens in Frage« (*AT* 2010). Vielversprechend sind die Aussichten jedenfalls nicht: In England erfasst der neue Impfstoff nur ein Drittel derjenigen Pneumokokkentypen, die sich nach drei Jahren Anwendung von Prevenar in den kindlichen Atemwegen eingenistet hatten (Tocheva 2011). Im englischsprachigen Beipackzettel von Prevenar war zu lesen, dass die Wirksamkeit durch die gleichzeitige Gabe anderer Impfstoffe (vor allem gegen Keuchhusten, Hib und Polio) beeinträchtigt wird (Wyeth 2000). Dessen ungeachtet hat sich diese Impfpraxis auf breiter Front durchgesetzt.

Es gibt auch noch einige offene ökologische Fragen zur Pneumokokkenimpfung: Noch nie untersucht wurde beispielsweise der mögliche Nutzen, den die Besiedlung der Atemwege mit Pneumokokken hat. Es wäre ja denkbar, dass sie eine Schutzfunktion etwa gegenüber anderen Erregern ausüben (Regev-Yochay 2004) oder dass sie das Immunsystem auf der Schleimhaut in Schwung halten und so Allergien oder Krebserkrankungen verhüten helfen. Die Natur funktioniert nicht nach dem Freund-Feind-Schema, sondern nach systemischen Regelkreisen.

Eine weitere zu klärende Frage betrifft die immunologische Toleranz: Das Immunsystem von Kindern bis zwei Jahren erkennt Zuckermoleküle schlecht, was Bakterien mit einer Zuckerkapsel wie Hib, Pneumokokken oder Meningokokken für sie gefährlich macht. Die Impfstoffe gegen diese Bakterien arbeiten daher mit einem Trick: Zuckermoleküle werden an bestimmte Proteine gekoppelt, »konjugiert«, und schon wird die Abwehr auf den süßen Feind aufmerksam. Der Grund für die frühkindliche »Abwehrschwäche« hat jedoch wahrscheinlich einen Sinn: Zuckermoleküle sind wichtige Bestandteile der Nervenscheiden, die vor allem in den ersten beiden Lebensjahren gebildet werden. Wird die Zuckertoleranz nun durch einen Konjugatimpfstoff durchbrochen, dann könnten Abwehrvorgänge die regelrechte Bildung der Nervenscheiden erschweren und den Aufbau oder die Funktion des Nervensystems stören (Richmand 2011).

Nebenwirkungen der Pneumokokkenimpfstoffe

Die Behörden in den deutschsprachigen Ländern verzichteten auf die Einrichtung eines geeigneten Überwachungssystems zur Beobachtung möglicher negativer Folgen der Pneumokokkenimpfung nach deren Zulassung. Ganz im Vertrauen auf die Informationen des Herstellers setzen sie damit das verfassungsrechtliche Gebot außer Kraft, die körperliche Unversehrtheit der Bürger zu schützen.
Mit der Zulassung der Impfstoffe Synflorix und Prevenar 13 ist die Sicherheitslage vollends unübersichtlich geworden. Die Produktion des alten Impfstoffs Prevenar wurde über Nacht eingestellt, und die Uhr des Meldesystems für Nebenwirkungen muss wieder auf null zurückgestellt werden. Es bleibt keine Möglichkeit für ein Feedback, das Impfwesen hetzt weiter, und keiner weiß wirklich, was vor sich geht.
Von den Herstellern wurde die Sicherheit der Pneumokokkenimpfstoffe mit der gewohnten Nachlässigkeit untersucht – man hat da ja von den Zulassungsbehörden keine Vorgaben. Mögliche unerwünschte Arzneimittelwirkungen fragte man beispielsweise nur in den ersten zwei Wochen nach der Impfung in standardisierten Tele-

foninterviews ab. Der Pneumokokkenimpfstoff wurde auch immer mit anderen Impfstoffen kombiniert verabreicht und nicht gegen Placebo untersucht – eine Methode, die Nebenwirkungen verschleiert und zu statistischen Manipulationen geradezu herausfordert. Oft wurden sogar prophylaktisch fiebersenkende und schmerzstillende Medikamente gegeben, um die Nebenwirkungsrate zu senken (*AT* 2010).

Prevenar 13 und Synflorix führen bei 40 bis 50 Prozent der Geimpften zu Lokalreaktionen wie Rötung, Schwellung und Schmerzen an der Impfstelle. Häufig gibt es auch Klagen über Allgemeinreaktionen wie Fieber, Schläfrigkeit, Reizbarkeit, Erbrechen, Durchfall oder Appetitlosigkeit. Bis zu 3 Prozent der geimpften Kinder fallen durch stundenlanges Schreien auf. Bei einem von 1000 Geimpften kommt es zum Kollaps (hypotone-hyporesponsive Episode), zu Krampfanfällen oder allergischen Reaktionen.

Zwischen 2001 und 2011 wurden im Meldesystem des Paul-Ehrlich-Instituts 1314 Ereignisse nach der Pneumokokkenimpfung im Kindesalter erfasst – darunter sehr häufig Fieber und Kreislaufsymptome. Gemeldet wurden weiterhin 51 Krampfanfälle, acht Fälle von Enzephalitis und 33 hypotone-hyporesponsive Episoden (HHE), meist nach gleichzeitiger Verabreichung von Mehrfachimpfstoffen.

In den USA wurden in den ersten acht Jahren der Anwendung von Prevenar 217 Todesfälle registriert. In den Niederlanden kam es im November 2009 zu drei Todesfällen nach der Impfung mit Prevenar, daraufhin wurden über 100 000 Dosen des Impfstoffs vom Markt genommen. In Deutschland wurden zwischen 2001 und 2011 60 Sterbefälle von Kindern nach der Pneumokokkenimpfung gemeldet – davon 49 nach zeitgleicher Impfung mit einem Fünf- oder Sechsfachimpfstoff.

Zu Langzeitnebenwirkungen existieren keine Studien. Das erwähnte »Serotype Replacement« ist in jedem Fall ein schwer einzuschätzendes Risiko, das man mit der Impfung in Kauf nimmt. Die empfohlene Impfserie mit drei bis vier Impfungen bedeutet auch eine zusätzliche Belastung mit dem Problemstoff Aluminium und könnte die frühkindliche neurologische und immunologische Entwicklung beeinträchtigen.

Zusammenfassung

- Pneumokokken sind global verbreitete Bakterien, die in seltenen Fällen schwere Infektionen wie Mittelohreiterung, Lungenentzündung oder Hirnhautentzündung verursachen.
- Ein erhöhtes Krankheitsrisiko haben Kinder, die nie gestillt wurden, die Zigarettenrauch ausgesetzt sind, routinemäßig »Fieberzäpfchen« bekommen und/oder schon früh eine Kinderkrippe besuchen. Risikokinder sind außerdem Frühgeborene und chronisch kranke Kinder.
- Die Impfung gegen Pneumokokken ist für alle Kinder ab dem dritten Lebensmonat empfohlen. Jenseits des Säuglings- bzw. Kleinkindalters sollen nur bestimmte Risikogruppen geimpft werden – vor allem Patienten, die ohne Milz leben.
- Die Wirksamkeit der Pneumokokkenimpfstoffe ist wegen der Vielzahl der natürlich vorkommenden Pneumokokkentypen eingeschränkt. Prevenar 13 erfasst mehr Erregertypen als Synflorix.
- Durch den Selektionsdruck der Impfung wird die Ausbreitung impfstoffresistenter Pneumokokken und anderer Problemkeime begünstigt. Die Folgen sind schwer abzuschätzen.
- Die Impfung belastet Säuglinge mit dem Problemstoff Aluminium. Prevenar 13 enthält davon weniger als Synflorix.
- Bei Impfwunsch ist das Schweizer 2+1-Impfschema in Erwägung zu ziehen oder die einmalige Impfung nach dem ersten Geburtstag.
- Häufige Nebenwirkungen sind Beschwerden an der Impfstelle und Allgemeinreaktionen wie Fieber oder Magen-Darm-Symptome. Auch lebensbedrohliche Nebenwirkungen und Todesfälle wurden registriert.
- Langzeitstudien und Vergleichsstudien mit Ungeimpften fehlen.
- Die gleichzeitige Verabreichung anderer Impfstoffe ist riskant und verringert deren Wirkung.
- Die Impfung alter Menschen mit Pneumovax 23 ist wahrscheinlich nutzlos, aber weiterhin empfohlen.

Referenzen

Antony, K., Pichlbauer, E., Stürzlinger, H.: Medizinische und ökonomische Effektivität der Pneumokokkenimpfung für Säuglinge und Kleinkinder. GMS Health Technol Assess 2005, 1: Doc 05. http://portal.dimdi.de/de/hta/hta_berichte/hta114_bericht_de.pdf (Zugriff 22.2.2012)

AT (arznei-telegramm): Neue Konjugat-Impfstoffe Prevenar und Meningitec. a-t 2001, 4: 38 f.

AT (arznei-telegramm): Pneumokokken-Impfung – Wie ist der Stand der Kenntnis? a-t 2003a, 34 (10): 94

AT (arznei-telegramm): Zur Pneumokokken-Impfung nach Entfernung der Milz. a-t 2003b, 34 (11): 102

AT (arznei-telegramm): Pneumokokken-Konjugatimpfstoff für alle unter Zweijährigen? a-t 2006, 10: 87 ff.

AT (arznei-telegramm): Massenimpfung mit Prevenar – erste Daten aus Europa. a-t 2009, 40: 27 ff.

AT (arznei-telegramm): Neue Pneumokokkenimpfstoffe Prevenar 13 und Synflorix. a-t 2010, 41: 37 ff.

AT (arznei-telegramm): Großbritannien: Keine Routine-Impfung Älterer gegen Pneumokokken. a-t 2011, 42. http://www.arznei-telegramm.de/register/1105402.pdf (Zugriff 22.2.2012)

BAG (Bundesamt für Gesundheit): Übertragbare Krankheiten: Pneumokokkenerkrankungen 2009. Bulletin 2010, 47: 1121–1127

Barricarte, A., Castilla, J., Gil-Setas, A., Torroba, L., et al.: Effectiveness of the 7-valent pneumococcal conjugate vaccine: a population-based case-control study. Clin Infect Dis 2007a, 44 (11): 1436–1441

Barricarte, A., Gil-Sertas, A., Torroba, L., Castilla, J., et al.: Invasive pneumococcal disease in children younger than 5 years in Navarra, Spain (2000–2005). Impact of the conjugate vaccine. Artikel in Spanisch. Med Clin (Barc) 2007b, 129 (2): 41–45

Baxter, D., Ghebrehewet, S., Welfare, W., Ding, D. C.: Vaccinating premature infants in a Special Care Baby Unit in the UK: results of a prospective, non-inferiority based, pragmatic case series study. Hum Vaccin 2010, 6 (6): 512–520

Black, S., Shinefeld, H., Fireman, B., Louis, E., et al.: Efficacy, safety and immunogenicity of heptavalent pneumococcal conjugate vaccine in children. Northern California Kaiser Permanente Vaccine Study Center Group. Pediatr Infect Dis J 2000, 19 (3): 187–195

Block, S. L., Hedrick, J., Harrison, C. J., Tyler, R., et al.: Community-wide vaccination with the heptavalent pneumococcal conjugate significantly alters the microbiology of acute otitis media. Pediatr Infect Dis J 2004, 23 (9): 829–833

Bogaert, D., van Belkum, A., Sluijter, M., Luijendijk, A., et al.: Colonisation by Streptococcus pneumoniae and Staphylococcus aureus in healthy children. Lancet 2004, 363 (9424): 1871 f.

Byington, C. L., Samore, M. H., Stoddard, G. J., Barlow, S., et al.: Temporal trends of invasive disease due to Streptococcus pneumoniae among children in the intermountain west: emergence of nonvaccine serogroups. Clin Infect Dis 2005, 41 (1): 21–29

Chibuk, T. K., Robinson, J. L., Hartfield, D. S.: Pediatric complicated pneumonia and pneumococcal serotype replacement: trends in hospitalized children pre and post introduction of routine vaccination with Pneumococcal Conjugate Vaccine (PCV7). Eur J Pediatr 2010, 169 (9): 1123–1128

Chowdhary, S., Puliyel, J.: Incidence of pneumonia is not reduced by pneumococcal conjugate vaccine. Bulletin of the World Health Organization; Letters 2008. Article DOI: 10.2471/BLT.08.054692

CID (Committee on Infectious Diseases), American Academy of Pediatrics: Recommendations for using pneumococcal vaccine in children. Pediatrics 1985, 95: 1153–1158

Deceuninck, G., De Wals, P., Bouliannne, N., De Serres, G.: Effectiveness of Pneumococcal Conjugate Vaccine Using a 2+1 Infant Schedule in Quebec, Canada. Pediatr Infect Dis J 2010 29 (6): 546–549

Del Mar, C. B., Glasziou, P. P.: Should we now hold back from initially prescribing antibiotics for acute otitis media? J Paediatr Child Health 1999, 35 (1): 9 f.

Ekdahl, K., Persson, K., Molstad, S., Melander, E., et al.: Reduced frequency of resistant pneumococci in Southern Sweden. Community based disease control projects to minimize antibiotic resistance. Lakartidningen 1999, 96 (24): 2962–2965

Eskola, J., Kilpi, T., Palmu, A., et al.: Efficacy of a pneumococcal conjugate vaccine against acute otitis media. N Engl J Med 2001, 344 (6): 403–409

ESPED (Erhebungseinheit für seltene pädiatrische Erkrankungen in Deutschland): Jahresbericht 2010. http://www.esped.uni-duesseldorf.de/jabe2010.pdf (Zugriff 16. 12. 2011)

Esposito, A. L.: Aspirin impairs antibacterial mechanisms in experimental pneumococcal pneumonia. Am Rev Respir Dis 1984, 130 (5): 857–862

FR (Frankfurter Rundschau) Online: Impfung kann Babys gefährlich werden. 7. 9. 2010

French, N., Nakiyingi, J., Carpenter, L. M., Lugada, E., et al.: 23-valent pneumococcal polysaccharide vaccine in HIV-1-infected Ugandan adults: double-blind, randomised and placebo controlled trial. Lancet 2000, 355 (9221): 2106–2111

Gils, E. J. van, Veenhoven, R. H., Rodenburg, G. D., Hak, E., Sanders, E. A.: Effect of 7-valent pneumococcal conjugate vaccine on nasopharyngeal carriage with Haemophilus influenzae and Moraxella catarrhalis in a randomized controlled trial. Vaccine 2011a, 29 (44): 7595–7598

Gils, E. J. van, Hak, E., Veenhoven, R. H., Rodenburg, G. D., et al.: Effect of seven-valent pneumococcal conjugate vaccine on Staphylococcus aureus colonisation in a randomised controlled trial. PLoS One 2011b, 6 (6): e20 229

Goldblatt, D., et al.: Immunogenicity and boosting after a reduced number of doses of a pneumococcal conjugate vaccine in infants and toddlers. Pediatr Infect Dis J 2006; 25: 312–319

Golubchik, T., Brueggemann, A. B., Street, T., Gertz jr., R. E.: Pneumococcal genome sequencing tracks a vaccine escape variant formed through a multi-fragment recombination event. Nat Genet 2012, 44 (3): 352–355

Gonzalez, B. E., Hulten, K. G., Lamberth, L., Kaplan, S. L.: Streptococcus pneumoniae serogroups 15 and 33: an increasing cause of pneumococcal infections in children in the United States after the introduction of the pneumococcal 7-valent conjugate vaccine. Pediatr Infect Dis J 2006, 25 (4): 301–305

Hochmann, M. E.: Childhood vaccine saves lives, but may lead to other infections. The Boston Globe 21.6.2005. http://www.boston.com/news/globe/health_science/articles/2005/06/21/childhood_vaccine_saves_lives_but_may_lead_to_other_infections/?page=1 (Zugriff 16.12.2011)

Honkanen, P. O., Keistinen, T., Miettinen, L., Herva, E., et al.: Incremental effectiveness of pneumococcal vaccine on simultaneously administered influenza vaccine in preventing pneumonia and pneumococcal pneumonia among persons aged 65 years or older. Vaccine 1999, 4; 17 (20–21): 2493–2500

Huss, A., Scott, P., Stuck, A. E., Trotter, C., Egger, M.: Efficacy of pneumococcal vaccination in adults: a meta-analysis. CMAJ 2009, 180 (1): 48–58

Jackson, L. A.: Effectiveness of pneumococcal polysaccharide vaccine in older adults. N Engl J Med 2003, 348: 1747–1755

JCVI (Joint Committee for Vaccination and Immunization): JCVI statement on discontinuation of the routine pneumococcal vaccination programme for adults aged 65 years and older. 16.3.2011. http://www.dh.gov.uk/prod_consum_dh/groups/dh_digitalassets/@dh/@ab/documents/digitalasset/dh_125122.pdf (Zugriff 14.12.2011)

Jefferies, S., Weatherall, M., Young, P., Eyers, S., Beasley, R.: Systematic review and meta-analysis of the effects of antipyretic medications on mortality in Streptococcus pneumoniae infections. Postgrad Med J 2012, 88 (1035): 21–27

Kenzel, S., Hufnagel, M., et al.: Pneumokokkenimpfung und Serotype-Replacement: Brauchen wir ein neues Impf(stoff)konzept? Dtsch Med Wochenschr 2010, 135: 1198–1200

Korona-Glowniak, I., Niedzielski, A., Malm, A.: Upper respiratory colonization by Streptococcus pneumoniae in healthy pre-school children in south-east Poland. Int J Pediatr Otorhinolaryngol 2011, 75 (12): 1529–1534

Kries, R. von, Siedler, A., Schmitt, H. J.: Epidemiologie von Pneumokokken-Infektionen bei Kindern. Kinderärztl Prax 2000, 71: 435–438

Lakshman, R., Murdoch, C., Race, G., Burkinshaw, R., et al.: Pneumococcal nasopharyngeal carriage in children following heptavalent pneumococcal conjugate vaccination in infancy. Arch Dis Child 2003, 88 (3): 211–214

Laurance, J.: Increase in severe pneumonia in children may be caused by vaccine. The Indipendent 14.4.2008

Lepoutre, A., Varon, E., Georges, S., Gutmann, L.: Impact of infant pneumococcal vaccination on invasive pneumococcal diseases in France 2001–2006. Eurosurveillance 2008, 35

Levine, O. S., Farley, M., Harrison, L. H., Lefkowitz, L., et al.: Risk factors for invasive pneumococcal disease in children: a population-based case-control study in North America. Pediatrics 1999, 103 (3): E28

Li, S. T., Tancredi, D. J.: Empyema Hospitalizations Increased in US Children Despite Pneumococcal Conjugate Vaccine. Pediatrics 2010, 125: 25–33

Lipsitch, M.: Bacterial vaccines and serotype replacement: lessons from Haemophilus influenzae and prospects for Streptococcus pneumoniae. Emerg Infect Dis 1999, 5 (3): 336–345

Mathew, J. L.: Pneumococcal vaccination in developing countries: Where does science end and commerce begin? Vaccine 2009, 27 (32): 4247–4251

Mbelle, N., Huebner, R. E., Wasas, A. D., Kimura, A., Chang, I., Klugman, K. P.: Immunogenicity and impact on nasopharyngeal carriage of a nonavalent pneumococcal conjugate vaccine. J Infect Dis 1999, 180 (4): 1171–1176

Metlay, J. P., Lautenbach, E., Li, Y., Shults, J., Edelstein, P. H.: Exposure to children as a risk factor for bacteremic pneumococcal disease: changes in the post-conjugate vaccine era. Arch Intern Med 2010, 170 (8): 725–731

Milde-Busch, A., Kalies, H., Rückinger, S., Siedler, A., Rosenbauer, J., von Kries, R.: Surveillance for Rare Infectious Diseases: is one passive data source enough for Haemophilus influenzae? Eur J Public Health 2008, 18 (4): 371–375. http://eurpub.oxfordjournals.org/content/18/4/371.full (Zugriff 14.12.2011)

MMWR: Direct and indirect effects of routine vaccination of children with 7-valent pneumococcal conjugate vaccine on incidence of invasive pneumococcal disease – United States, 1998–2003. MMWR Weekly, 16. September 2005, 54 (36): 893–897

Muñoz-Almagro, C., Jordan, I., Gene, A., Latorre, C., et al.: Emergence of invasive pneumococcal disease caused by nonvaccine serotypes in the era of 7-valent conjugate vaccine. Clin Infect Dis 2008, 46 (2): 174–182

Nasrin, D.: Antibiotic resistance in Streptococcus pneumoniae isolated from children. J Paediatr Child Health 1999, 35 (6): 558–561

Nuorti, J. P., Butler, J. C., Farley, M. M., Harrison, L. H., et al.: Cigarette smoking and invasive pneumococcal disease. Active Bacterial Core Surveillance Team. N Engl J Med 2000, 342 (10): 681–689

O'Brien, K., Wolfson, L. J., Watt, J. P., Henkle, E., et al.: Burden of disease caused by Streptococcus pneumoniae in children younger than 5 years: global estimates. Lancet 2009, 374: 893–902

Örtkvist, A., Hedlund, J., Burman, L. A., et al.: Randomised trial of 23-valent pneumococcal capsular polysaccharide vaccine in prevention of pneumonia in middle-aged and elderly people. Swedish Pneumococcal Vaccination Study Group. Lancet 1998, 351 (9100): 399–403

Peltola, H., Schmitt, J., Rooby, R.: Pneumococcal conjugate vaccine for acute otitis media – yes or no? Lancet 2003, 381: 2170 f.

Pelton, S. I., Huot, H., Finkelstein, J. A., Bishop, C. J., et al.: Emergence of 19A as virulent and multidrug resistant pneumococcus in Massachusetts following universal immunization of infants with pneumococcal conjugate vaccine. Pediatr Infect Dis J 2007, 26 (6): 468–472

Pelton, S. I., Klein, J. O.: The future of pneumococcal conjugate vaccines for prevention of pneumococcal diseases in infants and children. Pediatrics 2002, 110 (4): 805–814

Quast, U., et al.: Impfreaktionen. Hippokrates Verlag (2. Aufl.), Stuttgart 1997

Regev-Yochay, G., Dagan, R., Raz, M., Carmeli, Y., Shainberg, B.: Association between carriage of Streptococcus pneumoniae and Staphylococcus aureus in Children. JAMA 2004, 292 (6): 716–720

Richmand, B. J.: Hypothesis: conjugate vaccines may predispose children to autism spectrum disorders. Med Hypotheses 2011, 77 (6): 940–947

Rozenbaum, M. H., van Hoek, A. J., Hak, E., Postma, M. J.: Huge impact on assumptions on indirect effects on the cost-effectiveness of routine infant vaccination with 7-valent conjugate vaccine (Prevenar). Vaccine 2010, 28 (12): 2367–2369

Rückinger, S., von Kries, R., Reinert, R., van der Linden, M., Siedler, A.: Childhood invasive pneumococcal disease in Germany between 1997 and 2003: Variability in incidence and serotype distribution in absence of general pneumococcal conjugate vaccination. Vaccine 2008, 26 (32): 3984–3986

Rückinger, S., van der Linden, M., Reinert, R. R., von Kries, R., et al.: Reduction in the incidence of invasive pneumococcal disease after general vaccination with 7-valent pneumococcal conjugate vaccine in Germany. Vaccine 2009, 27 (31): 4136–4141

Singleton, R. J., Hennessy, T. W., Bulkow, L. R., Hammitt, L. L., et al.: Invasive pneumococcal disease caused by nonvaccine serotypes among alaska native children with high levels of 7-valent pneumococcal conjugate vaccine coverage. JAMA 2007, 297 (16): 1784–1792

Skull, S. A., Andrews, R. M., Byrnes, G. B., Kelly, H. A., et al.: Prevention of community-acquired pneumonia among a cohort of hospitalized elderly: Benefit due to influenza and pneumococcal vaccination not demonstrated. Vaccine 2007, 25 (23): 4631–4640

Takala, A. K., Jero, J., Kela, E., Rönnberg, P. R., et al.: Risk factors for primary invasive pneumococcal disease among children in Finland. JAMA 1995, 273 (11): 859–864

Theodoriou, M. N., Vasilopoulou, N. A., Atsali, E. E., Pangalis, A. M.: Meningitis registry of hospitalized cases in children: epidemiological patterns of acute bacterial meningitis throughout a 32-year period. BMC Infect Dis 2007, 7: 101

Tocheva, A. S., Jefferies, J. M., Rubery, H., Bennett, J., et al.: Declining serotype coverage of new pneumococcal conjugate vaccines relating to the carriage of Streptococcus pneumoniae in young children. Vaccine 2011, 29 (26): 4400–4404

Vesterheim, D. F., Løvoll, O., Aaberge, I. S., Caugant, D. A., et al.: Effectiveness of a 2+1 dose schedule pneumococcal conjugate vaccination programme on invasive pneumococcal disease among children in Norway. Vaccine 2008, 26: 3277–3281

Whitney, C. G., Pilishvili, T., Farley, M. M., Schaffner, W., et al.: Effectiveness of seven-valent pneumococcal conjugate vaccine against invasive pneumococcal disease: a matched case-control study. Lancet 2006, 368 (9546): 1495–1502

WHO (World Health Organization): Weekly epidemiological record – Pneumococcal conjugate vaccine for childhood immunization – WHO position paper. WER 2007, 12 (82): 93–104

Wroe, P. C., Lee, G. M., Finkelstein, J. A., Pelton, S. I.: Pneumococcal Carriage and Antibiotic Resistance in Young Children Before 13-valent Conjugate Vaccine. Pediatr Infect Dis J 2012, 31 (3): 249–254

Wyeth-Lederle Product Manufacturer Insert: Pneumococcal 7-Valent Conjugate Vaccine (PREVNAR). Charge vom Februar 2000

Meningokokken

Die Meningokokkenerkrankung

Meningokokken sind Bakterien, die bei 10 bis 15 Prozent der gesunden Menschen im Rachenabstrich nachgewiesen werden können. In aller Regel sind sie harmlose Rachenbewohner und führen zu keiner ernsthaften Krankheit. Sie können sich jedoch – ebenso wie Pneumokokken oder Hib-Bakterien – vor dem Abwehrsystem mit einer aus Zuckermolekülen bestehenden Kapsel tarnen, ins Blutsystem eindringen und schwere Erkrankungen wie Hirnhautentzündungen (»Meningitis«) oder Blutvergiftungen (»Sepsis«) hervorrufen.

Außerhalb des menschlichen Körpers sterben die Meningokokken schnell ab. Sie verbreiten sich daher nur durch engen Körperkontakt, vor allem durch Kontakt mit Speichel. Die Haupterkrankungszeiten sind Winter und Frühjahr.

Symptome einer Meningokokkenerkrankung sind plötzliches hohes Fieber, starkes Krankheitsgefühl, rasch schlechter werdender Allgemeinzustand, Kopfschmerzen und Nackensteife. Im typischen Fall erscheinen auf der Haut rote Flecken, die durch Druck – etwa mit einem Glas – nicht verschwinden. Zeichen des Hirnhautbefalls bei Säuglingen ist die prall gespannte und vorgewölbte Fontanelle. Bei ungünstigem Verlauf kommt es schnell zu einem lebensbedrohlichen Krankheitsbild mit Bewusstlosigkeit und Kreislaufschock (»Waterhouse-Friedrichsen-Syndrom«).

Meningokokkenerkrankungen sind äußerst bedrohlich und verlaufen auch unter antibiotischer Therapie in bis zu 10 Prozent der Fälle tödlich. In Deutschland wurden im Jahr 2002 66 Todesfälle registriert, 2005 waren es 44 und 2007 37.

Trotz intensivmedizinischer Behandlung können Hirn-, Hör- und Sehschäden sowie Beeinträchtigungen anderer Organe zurückbleiben. Bei rechtzeitiger Behandlung kommt es jedoch in der Mehrzahl der Fälle zur völligen Ausheilung.

Hauptrisikogruppen für Erkrankungen durch Meningokokken sind Kinder zwischen dem sechsten und 24. Lebensmonat und dann wieder Jugendliche im »Diskoalter«, also zwischen 15 und 19 Jahren.

Begünstigend wirkt die Belastung des Organismus durch Antibiotika und Passivrauch (Coryn-van Spaendonck 1999, *EB* 2003, Lee 2010). Für die erhöhte Erkrankungsrate bei Jugendlichen und jungen Erwachsenen werden Rauchen, Alkoholexzesse, Schlafmangel und intimes Küssen verantwortlich gemacht (WHO 2010). Ein gewisses Erkrankungsrisiko haben auch Menschen in beengten Wohnverhältnissen mit schlechter sanitärer Ausstattung und Patienten mit chronischen Krankheiten des Immunsystems.

Infektionen bei Erwachsenen sind selten, weil bei längerer oder wiederholter Besiedlung der Rachenschleimhäute schützende Antikörper gebildet werden. Säuglinge haben durch mütterliche Antikörper und durch die Besiedlung mit Verwandten der Meningokokken, den Milchbakterien Neisseria lactamica, eine gewisse Immunität (Bennett 2005).

In Deutschland werden jährlich 400 bis 500 schwere Erkrankungen durch Meningokokken registriert – die Häufigkeit liegt bei 1:200000 Einwohnern. In Österreich und in der Schweiz werden jährlich je 50 bis 80 Fälle gemeldet (Häufigkeit weniger als 1:100000). In allen drei Ländern sind die Fallzahlen unabhängig von der Einführung der Impfung rückläufig.

Besonders viele Erkrankungen – bis zu 1:50000 Einwohner pro Jahr – gibt es in Großbritannien, Irland, Norwegen und Dänemark. In bestimmten Gegenden Afrikas, vor allem zwischen der Sahara und dem Äquator (»Meningitisgürtel«), erkrankt in der Trockenzeit einer von 1000 Einwohnern.

Es gibt zwölf Meningokokkengruppen mit jeweils unterschiedlichen Antigen-Eigenschaften. Am häufigsten sind die Meningokokken A, B und C, in manchen Ländern auch der Typ Y. Immer wieder kommt es zu unerklärlichen Veränderungen in der Häufigkeit und der Verteilung der Gruppen. Die Beurteilung von Impfmaßnahmen wird dadurch schwierig.

In Afrika werden Infektionen vor allem durch die Gruppe A verursacht, in vielen europäischen Ländern wie Spanien, Großbritannien oder Griechenland durch die Gruppe C. In Mitteleuropa herrscht die Gruppe B vor, gegen die es derzeit noch keinen Impfstoff gibt.

In Deutschland verursacht die Gruppe C etwas mehr als 20 Prozent der Erkrankungen (bei unter Fünfjährigen sogar nur 16 Prozent), das sind jährlich 80 bis 120 Fälle mit drei bis fünf tödlichen Verläufen im Kindesalter. Die Gruppe B ist für über 50 Prozent der Erkrankungen verantwortlich.

In Österreich macht die Gruppe C etwa 30 Prozent der Erkrankungen aus. 2010 gab es 25 schwere Meningokokken-C-Infektionen, darunter vier Todesfälle bei Kindern im Alter von ein bis drei Jahren (AGES 2010).

In der Schweiz wurden 2010 58 Meningokokkenerkrankungen gemeldet. Die Gruppe C machte 26 Prozent der Fälle aus, die exotische Gruppe Y überraschenderweise 33 Prozent. Ähnlich wie in Deutschland sind in der Schweiz die Meningokokkenerkrankungen durch die Gruppen B und C seit 2001, also schon vor Einführung der Impfung, deutlich zurückgegangen (Ninet 2010). Die Gruppe Y, die vermehrt in der Schweiz aufgetaucht ist, hat auch in den USA in den letzten Jahren stark zugelegt.

Zu Erkrankungen mit der selteneren Gruppe W kommt es gelegentlich bei Pilgerreisen nach Mekka; sie führte aber auch im Jahr 2003 in Burkina Faso und angrenzenden Gebieten zu einer Epidemie, bei der mehr als 13 000 Menschen erkrankten und 1500 starben. Mit Geldern der Bill-Gates-Stiftung wurde von GlaxoSmithKline ein Impfstoff speziell für die Bekämpfung dieser zentralafrikanischen Epidemie entwickelt.

Schutz von Kontaktpersonen bei Ausbrüchen

Die Inkubationszeit von Meningokokkenerkrankungen beträgt ein bis vier (selten bis zehn) Tage. Personen, die in den zehn Tagen vor Krankheitsbeginn engen Kontakt zu einem Erkrankten hatten, müssen sorgfältig beobachtet und bei Krankheitssymptomen sofort ärztlich untersucht werden.

Besteht die Möglichkeit, dass sie direkten Kontakt mit dem Speichel des Erkrankten hatten, so ist zur Verhinderung einer Infektion die vorbeugende Gabe des Antibiotikums Rifampicin empfohlen (RKI 2010). Die gilt besonders für

- alle Haushaltsmitglieder und enge Kontaktpersonen in Gemeinschaftseinrichtungen mit haushaltsähnlichem Charakter, zum Beispiel Internaten, Wohnheimen, Kasernen,
- Intimpartner, enge Freunde, eventuell feste Banknachbarn in der Schule,
- Kontaktpersonen in Kindereinrichtungen mit Kindern unter 6 Jahren – bei guter Gruppentrennung nur die betroffene Gruppe,
- medizinisches Personal, zum Beispiel bei Mund-zu-Mund-Beatmung, Intubation und Absaugen des Patienten ohne Atemschutz und ohne geschlossene Absaugsysteme.

In der entsprechenden Veröffentlichung des deutschen Robert-Koch-Instituts heißt es außerdem:

»In Schulen und anderen Gemeinschaftseinrichtungen sollte der Kreis der engen Kontaktpersonen so genau wie möglich entsprechend den o. g. Kriterien definiert werden. Je nach Alter und Verhalten der Betroffenen, dem Grad der Gruppentrennung in Kindereinrichtungen etc. sollte versucht werden, nur solchen Personen eine Chemoprophylaxe zu empfehlen, die der Definition einer engen Kontaktperson entsprechen« (RKI 2010).

Für enge Kontaktpersonen empfiehlt die STIKO zusätzlich zur Antibiotikagabe die Meningokokkenimpfung, weil das Krankheitsrisiko im Umfeld eines Erkrankten bis zu ein Jahr lang erhöht ist.

Die Meningokokkenimpfstoffe

In den deutschsprachigen Ländern sind folgende Vierfachimpfstoffe gegen die Meningokokkengruppen A, C, W 135 und Y zugelassen: Mencevax ACWY (und in Deutschland zusätzlich der Meningokokkenimpfstoff Mérieux) ab dem achtzehnten Lebensmonat und der Konjugatimpfstoff Menveo, der vorläufig nur eine Zulassung ab dem zwölften Lebensjahr hat, vermutlich aber auch bald für Kinder zugelassen wird. Außerdem haben mehrere Konjugatimpfstoffe gegen Meningokokken C eine Zulassung ab dem vollendeten zweiten Lebensmonat: Meningitec von der Firma Wyeth-Lederle, Menjugate von Chiron-Behring und NeisVac-C von Baxter.

Bis auf Menveo arbeiten alle Impfstoffe mit dem Wirkverstärker Aluminiumhydroxid: Meningitec enthält 0,125 Milligramm, Menjugate Kit 0,33 Milligramm und NeisVac C 0,5 Milligramm Aluminium.

Die Wirksamkeit der Meningokokken-Konjugatimpfstoffe beruht auf demselben Trick wie bei den Hib-Impfstoffen: Das Impfantigen ist an ein Eiweiß, zum Beispiel Diphtherietoxoid, gekoppelt und löst daher auch beim unreifen Immunsystem von Säuglingen die Bildung von Antikörpern gegen die Zuckerkapsel der Bakterien aus.

Bei Impfbeginn schon im ersten Lebensjahr, wie es in manchen Ländern empfohlen ist, müssen zwei bis drei Dosen verabreicht werden. Bei Impfbeginn ab dem zweiten Lebensjahr ist in der Regel nur eine Impfung vorgesehen, lediglich in der Schweiz sollen Kinder zweimal, nämlich im Alter von zwölf bis 15 Monaten und von elf bis 15 Jahren geimpft werden.

Eine Impfung gegen Meningokokken B ist zurzeit »in der Pipeline«. Sollte eine Zulassung und Empfehlung erfolgen, ist erst einmal größte Zurückhaltung am Platz, denn die Gruppe B ist ein Spezialist in Mimikry: Ihre Zuckerkapsel enthält Moleküle, die im menschlichen Nervengewebe für den Kontakt zwischen Nervenzellen zuständig sind. Eine Bildung von Antikörpern gegen diese Strukturen könnte schlimme Folgen haben.

Die Impfempfehlung

Die STIKO empfiehlt seit Sommer 2006 die einmalige Impfung für alle Kinder ab Beginn des zweiten Lebensjahres. Wenn dieser Zeitpunkt nicht eingehalten werden kann, soll die Impfung zum nächstmöglichen Zeitpunkt, spätestens bis zum achtzehnten Geburtstag nachgeholt werden.

Außerdem ist die Meningokokkenimpfung empfohlen für Personen mit Immundefekten, für gefährdetes Laborpersonal und für Reisende – vor allem bei Langzeitaufenthalt – in Ländern, in denen eine allgemeine Impfempfehlung ausgesprochen ist (USA, England, Wales, Irland, Spanien, Niederlande) oder in denen die Meningitis häufig ist (Länder der Sahelzone, Kenia, Tansania, Kamerun und während der Trockenzeit die Republik Kongo). Saudi-Arabien verlangt bei der Einreise ein Impfzeugnis über zwei Impfungen, auch bei Kindern.

In Österreich ist die einmalige Meningokokken-C-Impfung ab dem ersten Geburtstag empfohlen, im elften bis dreizehnten Lebensjahr dann die Vierfachimpfung gegen Meningokokken A, C, W135 und Y. Der Impfstoff Menveo ist Bestandteil des kostenlosen Kinderimpfkonzepts.

In der Schweiz gilt die Meningokokken-C-Impfung als »Ergänzungsimpfung«. Sie ist für das Alter von zwölf bis 15 Monaten (Nachholimpfung bis zum fünften Geburtstag) und als zweite Dosis im Alter von elf bis 15 Jahren empfohlen. Die Kosten werden von der obligaten Krankenpflegeversicherung übernommen.

Den Eltern muss bei der Impfentscheidung bewusst sein, dass sich die Impfung gegen eine zwar schwere, aber sehr seltene Krankheit richtet. Die Meningokokkengruppe C zeigt ebenso wie die Gruppe B schon seit 2002 in allen Altersgruppen abnehmende Tendenz. Das Paul-Ehrlich-Institut schrieb noch im Jahr vor der STIKO-Impfempfehlung: »Der Rückgang der Inzidenz an Serogruppen-C-Erkrankungen war bei den unter 5-jährigen Kindern am deutlichsten« (*EB* 2005). 2003 wurden Meningokokken C in dieser Altersgruppe in 67 Fällen, 2004 in 46 Fällen und 2005 in 27 Fällen (1:125 000) nachgewiesen. In Großbritannien, das von der STIKO als Argument für die Wirksamkeit der Impfung angeführt wird, gab es bis zur Einführung der Impfung zehnmal mehr Meningokokken-C-Erkrankungen.

Die Wirksamkeit der Meningokokken-C-Impfstoffe

Während die älteren Meningokokkenimpfstoffe deutliche Schwächen in der Wirksamkeit haben, sind die neueren Konjugatimpfstoffe gegen Meningokokken C unbestreitbar effektiv: In England mit seinen hohen Erkrankungszahlen kam es in den Jahren nach

Einführung der Impfung zu einem Rückgang von Meningokokken-C-Erkrankungen um über 90 Prozent. Durch die entstandene »Herdenimmunität« nahmen auch bei Ungeimpften die Krankheitsfälle deutlich ab (*EB* 2003, Ruggeberg 2003).

Für Deutschland war ein solcher Effekt von vornherein nicht zu erwarten, da die Meningokokken C nur eine geringe Rolle spielen. Die Abnahme der Meningokokkenerkrankungen seit 2002 betrifft alle Erregergruppen und nicht nur die Gruppe C. In den Jahren vor und nach 2006 – dem Jahr der Impfempfehlung – war die Gruppe C für 22 bis 26 Prozent der Erkrankungsfälle verantwortlich, ohne seither deutlich abnehmende Tendenz (NRZM 2010).

Die Meningokokken-C-Impfung hat eine umso kürzere Wirkungszeit, je jünger das geimpfte Kind ist. Bei Säuglingen und Kleinkindern ist der Impfschutz bereits nach einem Jahr unsicher (Snape 2005, Borrow 2006, Spoulou 2007, Sakou 2009). Zwei bis drei Jahre nach der Impfung von Einjährigen, wie sie in Deutschland empfohlen ist, lassen sich nur noch bei 25 Prozent der Geimpften schützende Antikörper nachweisen (Vu 2006). Die WHO kommentiert diesen Wirkungsverlust kritisch:

> »Kurzlebige Antikörper-Antworten sind ein Markenzeichen der früh im Leben verabreichten Meningokokken-C-Konjugatimpfstoffe. Ohne zirkulierende Antikörper kann das immunologische Gedächtnis keinen umfassenden Schutz vor kapselbildenden Bakterien wie Meningokokken gewähren« (WHO 2010).

Die Gesamtzahl der Meningokokken-C-Erkrankungen wird durch die Impfung von Kleinkindern daher nur wenig beeinflusst, und auch ein »Herdenschutz« ist nicht zu erwarten. Selbst in den USA ist die Impfung von Kindern in den ersten zehn Lebensjahren nur in besonderen Ausnahmefällen angeraten: Sie sei zu kurz wirksam und zu teuer (MMWR 2008). Eine Impfempfehlung gibt es in den USA für Elf- und Zwölfjährige. Auch in dieser Altersgruppe ist die Wirkungszeit auf höchstens fünf Jahre begrenzt, so dass seit 2010 eine Auffrischungsimpfung für Sechzehnjährige angeraten ist (CDC 2011). Ebenso wie in Großbritannien sind in den USA die Meningokokken C in den letzten Jahren seltener geworden, wodurch sich

auch das Erkrankungsrisiko für die Ungeimpften verringert hat (WHO 2010, Trotter 2009).
Niemand weiß, wie erfolgreich auf Dauer die Impfprogramme gegen Meningokokken sind, denn es handelt sich um äußerst variable Keime, die auch rasch die Serogruppe wechseln können. Die Impfung gegen die Meningokokken C führt zu einem Selektionsdruck, der das Aufkommen neuer Gruppen fördert. Anzeichen dafür sind die vermehrten Erkrankungen durch Keime der Gruppe Y in den USA und der Schweiz sowie die Zunahme von Meningokokken B und von Meningokokken-C-Mutanten in Großbritannien (Diggle 2005, Ibarz-Pavón 2011).
So tragisch Todesfälle und Behinderungen durch Meningokokken-C-Erkrankungen sind, so muss doch angesichts der immensen Kosten des Impfprogramms darüber nachgedacht werden, ob die begrenzten Mittel im Gesundheitssystem nicht sinnvoller genutzt werden können, etwa zur Propagierung des Stillens oder zur Raucherprävention, was zur Reduzierung aller Meningokokkenerkrankungen beitragen würde.
In einem Positionspapier zum Thema Impfen hat die Deutsche Gesellschaft für Allgemein- und Familienmedizin ausgeführt:

»Auch für andere Impfungen scheint nur ein sehr geringer individualmedizinischer und epidemiologischer Nutzen zu bestehen (Meningokokken Typ C, Pneumokokken). Ob solche Impfungen dann auch ein vertretbares Kosten-Nutzen-Verhältnis aufweisen, wird in Zeiten endlicher Ressourcen zunehmend zu einer ethisch legitimierten Frage« (DEGAM 2009).

Nebenwirkungen

Die Meningokokkenimpfstoffe gehören zu den eher schlecht verträglichen Impfstoffen. Dies kann unter anderem damit zu tun haben, dass das Diphtherietoxoid in den gebräuchlichen Impfstoffen Menjugate und Meningitec nicht komplett entgiftet ist und zellschädigende Wirkung haben kann (Qiao 2007).

Jeder zweite Säugling und jedes fünfte Kleinkind fällt nach der Impfung durch erhöhte Irritabilität auf. Bei einem von 20 Kleinkindern kommt es zu Fieber. Häufig werden Schläfrigkeit oder Schlafstörungen, Appetitverlust, Erbrechen und Diarrhö beobachtet. Ältere Kinder und Jugendliche klagen sehr häufig über Kopfschmerzen.

Seltenere Meldungen betreffen Krampfanfälle, Kollaps, Gelenkschmerzen und allergische Reaktionen bis hin zum Schock. Sehr seltene vermutliche Impffolgen sind Herzmuskelentzündung, Enzephalitis und verzögerte allergische Syndrome wie Stevens-Johnson-Syndrom oder Purpura Schoenlein-Henoch (Py 1997, *AT* 2001, Courtney 2001, Lambert 2003, Barton 2008).

In Großbritannien kam es nach Einführung der Konjugatimpfstoffe zu einer heftigen öffentlichen Debatte über die Nebenwirkungen. Fast alle britischen Zeitungen brachten ihre Sorge über die Häufung von Impfkomplikationen zum Ausdruck. Tausende von Kindern hätten seit Einführung der Impfung Nebenwirkungen erlitten, und zwölf Kinder seien im Anschluss an die Impfung verstorben. Das Gesundheitsministerium betonte in einer Gegendarstellung, der Impfstoff sei »sehr sicher«, da es nur bei einem von 10 000 Impflingen zu schweren Nebenwirkungen komme, empfahl jedoch weitere Vorsichtsmaßnahmen, etwa was Kombinationen mit anderen Impfstoffen anbelangt. Vier der Fachberater des britischen Gesundheitsministeriums in dieser Angelegenheit hatten nach Recherchen des *Observer* enge Verbindungen zu mindestens einem der Impfstoffhersteller (Bright 2000).

In Frankreich wurden im Rahmen einer Impfkampagne sieben schwere Nebenwirkungen auf 100 000 Impfungen gemeldet, bei 14 Prozent der Impflinge kam es zu neurologischen Störungen (Laribiere 2005). Der französische Impfexperte Marc Girard wies in einem Leserbrief an das *British Medical Journal* auf die extrem hohe Rate an lokalen Impfreaktionen hin (Girard 2006). Bei einer der Impfstudien hatten 42 Prozent der Kinder über Beschwerden an der Impfstelle geklagt, 2 Prozent mussten wegen schwerer Lokalreaktionen oder Allgemeinreaktionen aus der Studie ausgeschlossen werden (Diggle 2006).

Mir persönlich ist der Fall eines einjährigen Kindes aus Österreich bekannt, das am Tag nach der Meningokokken-C-Impfung verstor-

ben ist. Die behandelnden Ärzte stritten jeden Zusammenhang mit der Impfung ab, so dass der Fall nicht gemeldet wurde.
In den USA löste die gleichzeitige Impfung von Mädchen mit dem HPV-Impfstoff Gardasil und Menactra, einem Impfstoff gegen vier Meningokokkentypen, eine Flut von Meldungen schwerer Impfnebenwirkungen wie Guillain-Barré-Syndrom und Krampfanfällen aus (NVIC 2007).
Bei Patienten mit nephrotischem Syndrom, einer schweren Nierenerkrankung, kann es durch die Meningokokken-C-Impfung zu einem Krankheitsschub kommen (Abeyagunawardena 2003).

Die Impfentscheidung

Bei der Impfentscheidung müssen sich die Eltern die Frage stellen, wie sinnvoll es ist, ihr Kind vor einem äußerst geringen Krankheitsrisiko mit einer Maßnahme schützen zu wollen, die selbst nicht frei von Risiken und von kurzer Wirkdauer ist. Schwere Impfkomplikationen liegen erfahrungsgemäß in der Größenordnung um 1:100000, also etwa so hoch wie die Gefahr einer Meningokokken-C-Erkrankung bei einem Ungeimpften.
Gerade im Kleinkindalter ist eine Störung der Funktion des Immunsystems und der neurologischen Entwicklung durch das Aluminium in den Impfstoffen denkbar. Die Impfstoffe sensibilisieren zudem das Abwehrsystem gegen Zuckermoleküle, was den regulären Aufbau der Nervenscheiden und die Hirnreifung ungünstig beeinflussen könnte (Richmand 2011).
Impfkommissionen sollten eigentlich Antworten auf diese ungeklärten Fragen suchen und nicht die Studien der Impfstoffhersteller zur alleinigen Entscheidungsgrundlage machen. Weniger riskant ist die österreichische Empfehlung zur ausschließlichen Impfung ab dem Alter von elf Jahren. Auch sie kann durch Erzeugung eines »Herdenschutzes« die allgemeine Krankheitslast verringern. Hier würde sich der neue aluminiumfreie Impfstoff Menveo anbieten.

Zusammenfassung

- Meningokokkeninfektionen sind lebensbedrohliche Erkrankungen, die einer sofortigen antibiotischen und intensivmedizinischen Behandlung bedürfen. Frühzeichen sind hohes Fieber, Nackensteife und Hautblutungen.
- Die Impfempfehlung für Kinder und Jugendliche gilt den Meningokokken C, die eine untergeordnete Rolle spielen. Ein Impfstoff gegen die in Mitteleuropa vorherrschenden Meningokokken B ist derzeit nicht verfügbar.
- Die Wirkung der Meningokokken-C-Impfung ist vor allem im Kleinkindalter unzuverlässig und hält kaum länger als zwölf Monate. Ein Effekt des Impfprogramms ist in Mitteleuropa bisher nicht nachweisbar.
- Den geringsten Aluminiumgehalt hat der Impfstoff Meningitec.
- Der ab dem Alter von elf Jahren zugelassene Impfstoff Menveo gegen vier Meningokokkentypen (A, C, W135, Y) kommt sogar ganz ohne Aluminium aus.
- Impfnebenwirkungen sind häufig, Nachteile für die frühkindliche Entwicklung sind nicht ausgeschlossen.
- Fairer als die Durchimpfung der Einjährigen ist ein Impfprogramm für große Kinder oder Jugendliche. Auch bei ihnen hält der Impfschutz allerdings nur wenige Jahre an.
- Die Impfung mit Menveo ist zu erwägen für Reisende in Hochrisikogebiete (Pilgerfahrt nach Mekka, Trockenzeit im subsaharischen Afrika).

Referenzen

Abeyagunawardena, A. S., Goldblatt, D., Andrews, N., Trompeter, R. S.: Risk of relapse after meningococcal C conjugate vaccine in nephrotic syndrome. Lancet 2003, 362 (9382): 449–450

AGES (Österreichische Agentur für Gesundheit und Ernährungssicherheit) – Nationale Referenzzentrale für Meningokokken: Jahresbericht 2010. http://bmg.gv.at/cms/home/attachments/7/6/0/CH1305/CMS1299588520701/jb_meningokokken_2010.pdf (Zugriff 18.12.2011)

AT (arznei-telegramm): Neue Konjugat-Impfstoffe Prevenar und Meningitec. AT 2001, 4: 38

Barton, M., Finkelstein, Y., Opavsky, M. A., Ito, S.: Eosinophilic Myocarditis Temporally Associated With Conjugate Meningococcal C and Hepatitis B Vaccines in Children. Ped Inf Dis J 2008, 27 (9): 831–835

Bennett, J. S., Griffiths, D. T., McCarthy, N. D., Sleeman, K. L.: Genetic diversity and carriage dynamics of Neisseria lactamica in infants. Infect Immun 2005, 73 (4): 2424–2432

Borrow, R., Miller, E.: Long-term protection in children with meningococcal C conjugate vaccination: lessons learned. Expert Rev Vaccines 2006, 5 (6): 851–857

Bright, M., McVeigh, T.: Fresh controversy surrounding Britain's Meningitis C vaccination programme. Observer 3.9.2000

CDC (Centers for Disease Control): Meningococcal: Who Needs to be Vaccinated? Vaccines and Immunizations 2011. http://www.cdc.gov/vaccines/vpd-vac/mening/who-vaccinate.htm (Zugriff 31.12.2011)

Coryn-van Spaendonck, M. A., Reintjes, R., Spanjaard, L., van Kregten, E., et al.: Meningococcal carriage in relation to an outbreak of invasive disease due to Neisseria meningitidis serogroup C in the Netherlands. J Infect 1999, 39 (1): 42–48

Courtney, P. A., Patterson, R. N., Lee, R. J. E.: Henoch-Schönlein purpura following meningitis C vaccination. Rheumatology 2001, 40: 345f.

Diggle, M. A., Clarke, S. C.: Increased genetic diversity of Neisseria meningitidis isolates after the introduction of meningococcal serogroup C polysaccharide conjugate vaccines. J Clin Microbiol 2005, 43 (9): 4649–4653

Diggle, L., Deeks, J. J., Pollard, A. J.: Effect of needle size on immunogenicity and reactogenicity of vaccines in infants: randomised controlled trial. BMJ 2006, 333: 571

EB (Epidemiologisches Bulletin): Invasive Meningokokken-Erkrankungen im Jahr 2002. EB 2003, 50: 415–418

EB (Epidemiologisches Bulletin): Invasive Meningokokken-Erkrankungen im Jahr 2004. EB 2005, 43: 307-313-E

Girard, M.: Reliability of drug safety data. Bmj.com 4.10.2006. http://bmj.bmjjournals.com/cgi/eletters/333/7568/571 (Zugriff 20.5.2007)

Ibarz-Pavón, A. B., Maclennan, J., Andrews, N. J., Gray, S. J.: Changes in serogroup and genotype prevalence among carried meningococci in the United Kingdom during vaccine implementation. J Infect Dis 2011, 204 (7): 1046–1053

Lambert, E. M., Liebling, A., Glusac, E., Antaya, R. J.: Henoch-Schonlein purpura following a meningococcal vaccine. Pediatrics 2003, 112 (6 Pt 1): e491

Laribiere, A., Miremont-Salame, G., Reyre, H., Abouelfath, A., et al.: Surveillance of adverse effects during a vaccination campaign against meningitis C. Eur J Clin Pharmacol 2005, 61 (12): 907–911

Lee, C. C., Middaugh, N. A., Howie, S. R., Ezzati, M.: Association of secondhand smoke exposure with pediatric invasive bacterial disease and bacterial carriage: a systematic review and meta-analysis. PLoS Med 2010, 7 (12): e1 000 374

MMWR: Decision not to recommend routine vaccination of all children aged 2–10 years with quadrivalent meningococcal conjugate vaccine (MCV4). MMWR 2008, 57 (17): 462–465

Ninet, B., Schrenzel, J.: Annual Report of the National Center for Meningococci 2010. http://www.meningo.ch/pdf/RapportCNM2010.pdf (Zugriff 18. 12. 2011)

NRZM (Nationales Referenzzentrum für Meningokokken): Berichte 2002–2010. http://www.meningococcus.uni-wuerzburg.de/startseite/berichte/ (Zugriff 8. 12. 2011)

NVIC (National Vaccine Information Center): Analysis shows greater risk of GBS reports when HPV vaccine is given with meningococcal and other vaccines. 15. August 2007. http://www.nvic.org/vaccines-and-diseases/HPV/hpvaug152007.aspx (Zugriff 21. 12. 2011)

Py, M. O., Andre, C.: Acute disseminated encephalomyelitis and meningococcal A and C vaccine: case report. Arq Neuropsiquiatr 1997, 55 (3B): 632–635

Qiao, J., Ghani, K., Caruso, M.: Diphtheria toxin mutant CRM197 is an inhibitor of protein synthesis that induces cellular toxicity. Toxicon 2008, 51 (3): 473–477

Richmand, B. J.: Hypothesis: conjugate vaccines may predispose children to autism spectrum disorders. Med Hypotheses 2011, 77 (6): 940–947

RKI (Robert-Koch-Institut): Ratgeber für Ärzte – Meningokokken-Erkrankungen. 2010. http://edoc.rki.de/series/rki-ratgeber-fuer-arzte/2010/PDF/meningokokken-erkrankungen.pdf (Zugriff 21. 12. 2011)

Ruggeberg, J., Heath, P. T.: Safety and efficacy of meningococcal group C conjugate vaccines. Expert Opin Drug Saf 2003, 2 (1): 7–19

Sakou, I. I., Tzanakaki, G., Tsolia, M. N., Sioumala, M., et al.: Investigation of serum bactericidal activity in childhood and adolescence 3–6 years after vaccination with a single dose of serogroup C meningococcal conjugate vaccine. Vaccine 2009, 27 (33): 4408–4411

Snape, M. D., Kelly, D. F., Green, B., Moxon, E. R., et al.: Lack of serum bactericidal activity in preschool children two years after a single dose of serogroup C meningococcal polysaccharide-protein conjugate vaccine. Pediatr Infect Dis J 2005, 24: 128–131

Spoulou, V. I., Tzanakaki, G., Theodoridou, M. C.: Conjugate vaccine-induced immunological priming is not protective against acute meningococcal C infection. Vaccine 2007, 25 (41): 7012 f.

Trotter, C. L., et al.: Meningococcal vaccines and herd immunity: Lessons learned from serogroup C conjugate vaccination programs. Expert Review of Vaccines 2009, 8: 851–861

Vu, D. M., Kelly, D., Heath, P. T., McCarthy, N. D., et al.: Effectiveness analyses may underestimate protection of infants after group C meningococcal immunization. J Infect Dis 2006, 194 (2): 231–237

WHO (World Health Organization): Immunological basis for immunization Series: Module 15: Meningococcal Disease. http://whqlibdoc.who.int/publications/2010/9789241599849_eng.pdf (Zugriff 17.12.2011)

WHO (World Health Organization): Meningococcal vaccines – WHO position paper. Weekly epidemiological record 2011, 86 (47): 521–540

Masern

Die Masernerkrankung

Die Masern sind eine hochfieberhafte Viruserkrankung und gehörten früher zu den klassischen »Kinderkrankheiten«. In der Zeit vor der Einführung der Masernimpfung kam es im Zweijahrestakt zu großen Epidemien, was die Immunität von praktisch allen Kindern spätestens mit dem zehnten Lebensjahr zur Folge hatte (ECDC 2012). Das Masernvirus ist einer der ansteckendsten Erreger überhaupt und wird schon bei flüchtigem Kontakt über Atemtröpfchen übertragen. Nach einer Inkubationszeit von zehn bis 14 Tagen beginnen die Masern mit Fieber, Krankheitsgefühl, Schnupfen, Bindehautentzündung und intensivem Husten. An der Wangenschleimhaut gegenüber den Backenzähnen findet man in den ersten Tagen weiße, kalkspritzerartige Flecken (»Koplikschen Flecken«). Nach einem kurzen Fieberabfall am dritten bis vierten Tag kommt es zu einem neuerlichen Fieberanstieg und dem typischen Hautausschlag. Er besteht aus stark geröteten, bis etwa 1 Zentimeter großen Flecken, die zum Zusammenfließen neigen und sich von Kopf und Hals nach unten über den Stamm und die Gliedmaßen ausbreiten. Drei bis vier Tage nach Auftreten des Ausschlags klingt das Krankheitsbild allmählich ab. Die Masern hinterlassen eine lebenslange Immunität.

Die Epidemiologen des Paul-Ehrlich-Instituts empfehlen, Masernerkrankungen labordiagnostisch zu sichern, weil vor allem jüngere Ärzte mit dem Krankheitsbild nicht mehr vertraut sind. Die Diagnose kann entweder durch Virusnachweis aus einem Rachenabstrich oder aus dem Urin oder durch Antikörperbestimmung aus dem Blut gestellt werden.

Ansteckend sind die Masern drei Tage vor bis maximal vier Tage nach Erscheinen des Ausschlags. Bei einem kleinen Teil der Infizierten können die Masern auch ohne Krankheitssymptome verlaufen. So hatten zehn von 40 Schülern einer Waldorfschule positive Masern-Antikörper, obwohl sie weder geimpft waren noch Masern hatten (Traut 2011).

Eine ursächliche Behandlung der Masern gibt es nicht. Empfohlen werden in den Lehrbüchern Antibiotika bei bakteriellen Komplikationen, ansonsten symptomatische Maßnahmen wie Fiebersenkung – was aber gefährlich sein kann.

In Deutschland, Österreich und der Schweiz besteht für Masern eine namentliche Meldepflicht auch schon bei Krankheitsverdacht. In Deutschland dürfen Kontaktpersonen von Erkrankten 14 Tage lang keine Gemeinschaftseinrichtungen (Kindergarten, Schule etc.) besuchen – es sei denn, sie haben nachweislich Masern-Antikörper, sind geimpft oder lassen sich innerhalb von drei Tagen nach Masernkontakt impfen.

Nicht jeder Fall von Masern wird gemeldet, und die Dunkelziffer des aktuellen Meldesystems ist unbekannt. Noch Ende der neunziger Jahre gab es in Deutschland mehrere zehntausend Krankheitsfälle pro Jahr. Seit 2003 werden hier jährlich zwischen 500 und 2200 Erkrankungen gemeldet, in Österreich und der Schweiz jeweils hundert bis mehrere hundert Fälle.

Komplikationen der Masern

Durch die zunehmende Akzeptanz der Masernimpfung ist das Erkrankungsalter in den letzten Jahrzehnten deutlich angestiegen. Hatten früher nahezu alle Kinder bis zum Kindergartenalter die Masern durchgemacht, so ist heute über die Hälfte aller Masernkranken mehr als 15 Jahre alt. Auf der anderen Seite hat auch die Zahl Erkrankungen im ersten Lebensjahr zugenommen, weil mit dem Verschwinden der Masern der Nestschutz der Säuglinge schlechter geworden ist. Gerade Säuglinge, Jugendliche und Erwachsene zeigen in der Regel einen wesentlich schwereren Krankheitsverlauf als Kleinkinder.

Mit der prozentualen Zunahme der Masern bei Säuglingen und Erwachsenen sind Komplikationen daher häufiger geworden. Die Rate der Krankenhauseinweisungen pro 100 Masernfälle lag Mitte der achtziger Jahre in Deutschland bei 4,2, Mitte der neunziger Jahre bei 11,4 und bei einem Masernausbruch in Nordrhein-Westfalen 2006 bei 13 (Windorfer 1999, EB 2006). Teilweise dürfte der Anstieg auch damit zusammenhängen, dass die Sicherheit im Umgang mit der Krankheit verlorengegangen ist.

Typische Komplikationen der Masern sind Pseudokrupp, Ohren- und Lungenentzündung. Sie werden zum Teil durch das Virus selbst, zum Teil auch durch bakterielle Superinfektionen aufgrund einer vorübergehenden Immunschwäche verursacht. Die Masern-Lungenentzündung kann bedrohlich werden.

Einer von 250 Masernerkrankten erleidet einen Fieberkrampf – doppelt so häufig, aber ebenso gutartig wie nach der Masernimpfung (Allerdist 1979). Gelegentlich kommt es zu Blutungen durch Blutplättchenzerfall (Thrombozytopenie). Auch das wird nach der Masernimpfung gelegentlich beobachtet.

Die gefährliche Masern-Enzephalitis tritt in den ersten vier Lebensjahren bei einem von 15 000 Masernfällen auf, meist innerhalb der ersten zwölf Tage nach Erscheinen des Ausschlags. Bei Fünf- bis Neunjährigen ist das Risiko 1:5500, bei über Zehnjährigen 1:2500 (Conybeare 1956, Gritz 1999). Der Verlauf dieser Komplikation ist im Kindesalter eher mild, bei Säuglingen, Jugendlichen und Erwachsenen jedoch oft bedrohlich. Nur bei 60 Prozent der Betroffenen heilt die Enzephalitis folgenlos aus, bei 25 Prozent hinterlässt sie Dauerschäden, 15 Prozent sterben (Schaad 1997).

Erste Anzeichen der Masern-Enzephalitis sind Kopfschmerzen, Nackensteife, Schläfrigkeit und Erbrechen. Im weiteren Verlauf kann es zu Bewusstlosigkeit und Krampfanfällen kommen. Die Diagnose wird durch die Analyse des Rückenmarkswassers (Liquor) und eine Hirnstromableitung (EEG) gestellt. Die Therapiemöglichkeiten sind begrenzt, da es keine Medikamente gibt, die das Masernvirus abtöten.

Todesfälle durch Masern

Enzephalitis und Lungenentzündung können schlimmstenfalls auch zum Tode führen. Besonders gefährdet sind Säuglinge, chronisch kranke Kinder und Erwachsene. Mehr als jeder dritte Todesfall ereignet sich im ersten Lebensjahr. Die Sterblichkeit ist am geringsten im Alter zwischen einem und neun Jahren, also in dem Alter, in dem früher die Masern nahezu ausschließlich auftraten. Dies zeigt, dass die Menschheit im Laufe der Geschichte in ein gewisses Gleichgewicht mit dem Masernvirus gekommen war (Asaria 2006).

Die Masernsterblichkeit ging von 1900 bis 1969 von 1:100 auf 1:5000 zurück (Nightingale 1999), bedingt durch zunehmenden Wohlstand und bessere medizinische Versorgung. Um die Jahrtausendwende lag sie bei 1:10000 bis 20000 (Gbe 2002, RKI 2006). Zwischen 1991 und 1995 wurden in Deutschland 27 Todesfälle gemeldet bei damals noch mehr als 100000 Erkrankungen pro Jahr. Seit 1998 werden jährlich ein bis zwei Todesfälle registriert.

Die neueren Statistiken zeigen jedoch einen Wiederanstieg der Sterblichkeit, der vermutlich mit dem veränderten Alter der Erkrankten zu tun hat: In Nordrhein-Westfalen gab es 2006 unter den 1750 Masernfällen zwei tödliche Verläufe: ein Kind im Alter von zwei Monaten, ein anderes mit zwei Jahren. In Italien kam es 2002/03 unter 24000 Erkrankten zu drei Todesfällen – darunter zwei Säuglinge – und zu 13 Fällen von Enzephalitis. 2009/10 erkrankten bei einem Masernausbruch in Bulgarien mehr als 24000 Menschen (über 90 Prozent bulgarische Roma), 24 davon starben. Im Jahr 2011 wurden in ganz Europa über 30000 Masernfälle registriert, mehr als die Hälfte davon in Frankreich. Es gab 27 Fälle von Enzephalitis und acht Todesfälle.

Eine unvergleichlich höhere Bürde tragen jedoch die Entwicklungsländer mit bis zu 170000 Maserntoten pro Jahr. Unter- oder mangelernährte Kinder haben ein mindestens 400-faches Risiko für Komplikationen und Todesfälle, verglichen mit Kindern aus guten sozialen Verhältnissen (Nightingale 1999). Dies scheint unter anderem an der Vitamin-A-Unterversorgung zu liegen. Die WHO empfiehlt bei masernkranken Kindern aus schlechten sozioökonomischen Verhältnissen die Gabe von je 200000 IE Vitamin A an zwei aufeinanderfolgenden Tagen; das wären jeweils sieben Kapseln Vitamin A 30000 IE Jenapharm. Ein erhöhtes Risiko haben auch HIV-Infizierte und Patienten mit Tuberkulose.

Die Sterblichkeit bei Masern steigt auf das Vielfache, wenn das Fieber medikamentös gesenkt wird (Witsenburg 1992). Die Empfehlung zur Fiebersenkung, die in vielen Lehrbüchern zu lesen ist, muss daher revidiert werden. Leider fehlen Untersuchungen über die soziale Situation, den Ernährungszustand und die Altersstruktur der Patienten mit Masernkomplikationen und über die Abhängigkeit der Komplikationen von therapeutischen Maßnahmen. Ein Forschungsprojekt zu Komplikationen der Masernerkrankung, das das anthroposophisch orientierte Gemeinschaftskrankenhaus Herdecke zusammen mit dem Robert-Koch-Institut durchführte, musste 2004 unter anderem wegen der fehlenden Kooperationsbereitschaft der Bundesbehörde abgebrochen werden. Es sollten wohl Ergebnisse verhindert werden, die die Ausrottungsstrategie in Frage stellen könnten. Zwischenauswertungen zeigten nämlich deutlich weniger Masernkomplikationen bei anthroposophisch oder homöopathisch orientierter Behandlung (Schmitt-Troschke 2005).

Die subakute sklerosierende Panenzephalitis (SSPE) ist eine sehr seltene, aber dramatische Spätfolge von Masern, die praktisch zur Zerstörung des Gehirns und immer zum Tod führt. Sie ist vor allem Folge von Masern in den ersten zwei Lebensjahren, weil in diesem Alter das Virus weniger zuverlässig beseitigt wird (Bellini 2005). Seit der breiten Akzeptanz der Masernimpfung werden die SSPE-Erkrankungen zwar insgesamt seltener. Das relative SSPE-Risiko ist jedoch deutlich angestiegen, weil Masern in den ersten beiden Lebensjahren häufiger geworden sind. Während vor der Impfära nur einer von 100 000 Masernkranken von SSPE betroffen war, liegt das Risiko heute bei 1:10 000 und höher (Campbell 2007).

Bisher gibt es keinen gesicherten Fall von SSPE durch das Masernimpfvirus. Untersucht man Kinder, die nach einer Masernimpfung an SSPE erkrankt und gestorben sind, findet man bei der Obduktion regelmäßig Erbmaterial von Wildviren im Nervengewebe.

Positive Aspekte der Masern

Die Masern üben offenbar einen positiven Effekt auf das Immunsystem aus. Die Arztkontakte wegen Infektanfälligkeit nehmen nach Masern deutlich ab (Kummer 1992). In der Dritten Welt senken die

Masern langfristig das Risiko von Parasitenbefall und Malaria (Rooth 1992). Kinder, die Masern durchgemacht haben, leiden seltener an allergischen Erkrankungen; die Masernimpfung bietet diesen Schutz nicht (Shaheen 1996, Flöistrup 2006, Kucukosmanoglu 2006, Rosenlund 2009).

Eine bekannte positive Folge der Masern ist die heilende Wirkung auf chronische Erkrankungen wie Schuppenflechte (Chakravati 1986) oder nephrotisches Syndrom, eine schwere chronische Nierenerkrankung. Auch Epilepsie kann durch Masern ausheilen (Yamamoto 2004), ebenso eine durch Nahrungsmittelallergie bedingte Neurodermitis (Kondo 1993).

Das Durchmachen von Kinderkrankheiten, insbesondere Masern, Röteln und Mumps, führt anscheinend im späteren Leben zu einem verminderten Krebsrisiko, einschließlich Morbus Hodgkin, Brustkrebs und Lymphknotenkrebs (Albonico 1998, Glaser 2005, Montella 2006). Auch die multiple Sklerose ist bei Menschen seltener, die in der Kindheit Masern hatten (Kesselring 1990).

Die Politik der Masernausrottung

Die WHO hat zur Ausrottung der Masern aufgerufen. Zur Erreichung dieses Ziels ist eine mindestens 95-prozentige Durchimpfung der Bevölkerung notwendig. Dies erfordert einen sehr starken Druck auf Ärzte und Eltern, sich ohne Wenn und Aber der Impfempfehlung anzuschließen: »Entscheidende Fortschritte im Interventionsprogramm erfordern Impfraten von mindestens 95 % im frühen Kindesalter und setzen eine hohe Bereitschaft zur Unterstützung in der Bevölkerung und innerhalb der Ärzteschaft voraus« (RKI 2006).

Die Realisierbarkeit der weltweiten Ausrottung der Masern ist mehr als fraglich. Gerade Länder mit hoher Masernsterblichkeit haben zu wenig organisatorische und finanzielle Ressourcen, um die notwendige hohe Durchimpfungsrate zu erreichen – obwohl über die UNICEF Impfstoffe zum Preis von weniger als einem Dollar pro Dosis erhältlich sind. Ein großes Problem ist allein schon die Sicherung der Kühlkette, da der Impfstoff wärmeempfindlich ist.

Die Senkung der Sterblichkeit durch Masern in den ärmeren Ländern des Südens ist aber auch schon ein lohnendes Zwischenziel. Von 1999 bis 2007 stieg die weltweite Durchimpfungsrate gegen Masern von 71 auf 77 Prozent (Afrika: 68 Prozent). Das führte zu einer Abnahme der Todesfälle auf weniger als die Hälfte. Die Propagierung der teuren MMR-Impfung durch die »Global Alliance on Vaccines and Immunization« beispielsweise in Indien ist jedoch wegen der zusätzlichen Kosten eher kontraproduktiv.

Ein großes Hindernis für die Masernausrottung ist die Tatsache, dass das Masernvirus auch bei weitgehender »Durchimpfung« zirkuliert und sogar von Geimpften auf Geimpfte übertragen werden kann (Damien 1998). Inzwischen wurde auch entdeckt, dass Fledermäuse ein Reservoir für Masern- und Mumpsviren bilden und daher eine Ausrottung beider Viren illusorisch ist (DLF 2012). Ein Stopp des Impfprogramms wäre also selbst bei anscheinendem Verschwinden der Masernerkrankung gefährlich. Insofern hängt, wie der Homöopath Hans-Jürgen Achtzehn sarkastisch anmerkt, die ganze Welt wie ein »Impfjunkie« am Tropf der Pharmaindustrie (Achtzehn 1998).

In den reichen, demokratisch regierten Ländern des Nordens sind die zur Masernausrottung erforderlichen Impfraten nur durch intensive Kampagnen und Eingriffe in die persönliche Freiheit – zum Beispiel Impfpflicht, Quarantänemaßnahmen oder Überwachung der Immunitätslage in der Bevölkerung – zu erreichen.

In Deutschland sind gegenwärtig 96 Prozent der Grundschüler einmal und 90 Prozent zweimal gegen Masern geimpft (*EB* 2011). Die Impfquoten liegen also weiterhin zu niedrig, um wenigstens landesweit die Masern auszurotten. 2011 wurden in Europa annähernd 30 000 Masernerkrankungen registriert, vor allem in Frankreich, Italien, Rumänien, Deutschland und Spanien. Aus den USA, von der Weltgesundheitsorganisation und von der deutschen »Arbeitsgemeinschaft Masern« kommen immer wieder Klagen über die schlechte Impfmoral in Europa, vor allem in Deutschland, Italien und Frankreich. Deutschland wurde auch schon mal als »Masernnotstandsgebiet« bezeichnet (*Spiegel* 2000). Dabei hat sich herausgestellt, dass auch in den USA die Impfraten in vielen Staaten teilweise sehr niedrig liegen und dadurch immer wieder Masernausbrüche vorkommen.

Das deutsche Infektionsschutzgesetz sieht vor, in Fällen von Epidemien das Grundrecht auf körperliche Unversehrtheit aufzuheben und Zwangsimpfungen durchzuführen (Paragraph 20, 6-7). Grundlage hierfür ist die mit diesem Gesetz eingeführte Meldepflicht von Masern. Die Möglichkeit, durch Zwangsmaßnahmen hohe Impfquoten durchzusetzen, ist die konsequente Fortsetzung einer Impfpolitik, die sich die Ausrottung von Krankheiten zum Ziel gemacht hat. Vorrang hat nicht mehr die umfassende Aufklärung und informierte Einwilligung des Einzelnen in die Impfmaßnahme, sondern die möglichst rasche und vollständige Durchimpfung der Bevölkerung. Die Presse leistet hier Beihilfe und scheut auch nicht davor zurück, Fotos von SSPE-Erkrankten zu veröffentlichen. Nebenwirkungen der Impfung und langfristige epidemiologische Probleme werden nicht kommuniziert, um das Impfziel nicht zu gefährden.
Der Druck auf Ärzte und Bevölkerung gipfelt in den Beschlüssen des Deutschen Ärztetages 2006, die Pflichtimpfung gegen Masern einzuführen und berufsrechtliche Schritte gegen Ärzte einzuleiten, die sich »wiederholt gegen empfohlene Schutzimpfungen aussprechen«.

Die Masernimpfung

In Deutschland, Österreich und der Schweiz ist die Masernimpfung seit den siebziger Jahren, die Masern-Mumps-Röteln-Impfung (MMR) seit 1980 empfohlen. In Deutschland sollen seit 2006 alle Kinder zusätzlich gegen Windpocken geimpft werden, gegebenenfalls in der Vierfachkombination MMRV. Empfohlener Impfbeginn ist das Alter von elf bis 14 Monaten, bei Krippenkindern schon im zehnten Lebensmonat (in diesem Fall Zweitimpfung schon bald nach dem ersten Geburtstag). Die zweite Impfung soll frühestens vier Wochen nach der ersten erfolgen, wobei es keinen Maximalabstand gibt: Die STIKO empfiehlt das Alter von 15 bis 23 Monaten. In der Fachliteratur gibt es nach STIKO-Angaben keinen Hinweis auf die Schädlichkeit einer wiederholt verabreichten Masern-, Mumps- und Rötelnimpfung (STIKO 1997).
Die seit 1972 gebräuchlichen Masernimpfstoffe bestehen aus abge-

schwächten Lebendviren, die auf Bindegewebszellen von Hühnern angezüchtet werden. Sie enthalten außerdem Gelatine und Spuren des Antibiotikums Neomycin sowie je nach Präparat verschiedene weitere Hilfsstoffe.

In Deutschland und Österreich gibt es nur noch Dreifachimpfstoffe gegen Masern, Mumps und Röteln und Vierfachimpfstoffe zusätzlich gegen Windpocken. Der bisher zugelassene Masern-Einzelimpfstoff ist nicht mehr verfügbar. Ein identischer Einzelimpfstoff kann mit einem Rezept über jede Apotheke aus Frankreich importiert werden (Rouvax, Firma Sanofi). Für importierte Impfstoffe gibt es allerdings keine offizielle Zulassung und damit auch keine Haftung des Staates bei einem bleibenden Impfschaden.

In Österreich werden nach dem kostenlosen Kinderimpfkonzept nur die Kosten für MMR-Vax-Pro erstattet.

In der Schweiz zugelassen sind der Einzelimpfstoff Measles Vaccine, die Dreifachimpfstoffe MMR-Vax Pro und Priorix sowie die Vierfachimpfstoffe Priorix-Tetra und ProQuad.

Die Impfstoffpreise in Deutschland liegen mit 35 bis 50 Euro weit über dem europäischen Durchschnitt – in Spanien beispielsweise wird der MMR-Impfstoff von Sanofi zum Preis von 6 Euro abgegeben. Die Kombination MM (Masern-Mumps) ist in Europa nicht mehr verfügbar, ebenso wenig ein Mumps-Einzelimpfstoff.

Von schützenden Impfantikörpern wird ausgegangen, wenn die Masern-IgG-Konzentration im Blut mehr als 200 IE/l beträgt. Von vorrangiger Bedeutung für einen Impfschutz ist jedoch die zelluläre Immunität, die mit den üblichen Methoden nicht gemessen werden kann. So kann schon bei geringeren Antikörperspiegeln Immunität bestehen, während auch bei höheren Titern sogenannte »Durchbruchsinfektionen« auftreten können. Die zweite Impfung bietet eine zusätzliche Sicherheit vor einem Impfversagen.

Tritt sieben bis zwölf Tage nach der ersten Masernimpfung Fieber mit einem masernartigen Hautausschlag (»Impfmasern«) auf, ist von einem sicheren Impferfolg auszugehen. Man kann den Impferfolg auch mit einer Antikörperuntersuchung messen. Für das Erwachsenenalter sind in jedem Fall zwei Impfungen der robustere Schutz.

Als sogenannte »Inkubationsimpfung« kann die Masernimpfung

einen Masernausbruch verhindern, wenn sie innerhalb von 72 Stunden nach Masernkontakt durchgeführt wird. Im Falle einer Masernepidemie können auch sogenannte »Riegelungsimpfungen« für Ungeimpfte angeordnet werden. Auf diese Weise soll die Weiterverbreitung der Erkrankung verhindert werden.

Seit 2010 ist auch die zweimalige Masernimpfung aller Erwachsenen empfohlen, die nach 1970 geboren sind und keine Masernimmunität besitzen. Die Masernimpfung darf jedoch nicht in der Schwangerschaft vorgenommen werden, und in den drei Monaten nach der Impfung sollte eine Frau auch nicht schwanger werden.

Die Impfung ist gefährlich für Personen, die allergisch gegen Gelatine oder Neomycin sind oder eine schwere Hühnereiallergie haben. Sie ist auch kontraindiziert bei angeborener oder erworbener Immunschwäche, bei Krebserkrankungen oder während einer Chemotherapie.

Die Wirksamkeit der Masernimpfung

Der Masernimpfstoff ist ohne Zweifel wirksam: Mit zunehmender »Durchimpfung« der Bevölkerung kommt es zu einer deutlichen Abnahme der Masernerkrankungen. In Skandinavien, den ehemaligen Ostblockländern (außer Rumänien und Bulgarien), den Niederlanden und Portugal gibt es kaum noch Masernfälle, und auch in Deutschland ist seit 2002/03 ein dramatischer Rückgang der Masern zu beobachten.

Dies ist jedoch eine labile Situation, die sogenannte »Honeymoon-Phase«. Nach Erfahrungen aus der Praxis und nach mathematischen Berechnungen besteht künftig die Gefahr von Masernausbrüchen gerade unter den besonders gefährdeten Säuglingen und Erwachsenen. Die Massenimpfung gegen Masern erfüllt nicht das Kriterium der Nachhaltigkeit. Das einmal begonnene Impfprogramm ist nicht fehlerfreundlich, sondern erzwingt eine anhaltende und möglichst weitgehende »Durchimpfung«.

Nicht jeder hat nach der ersten Masernimpfung einen Schutz. In der Fachsprache spricht man vom »primären Impfversagen«, von dem

5 bis 10 Prozent der Geimpften betroffen sind – unter Umständen sogar trotz messbarer Antikörper. In den USA war in den späten achtziger Jahren jeder zweite Masernkranke ein Heranwachsender oder Erwachsener, der als Kind an einer Masernimpfung teilgenommen hatte.

Seit den neunziger Jahren ist eine zweite Masernimpfung empfohlen, um möglichst viele Impfversager doch noch zu schützen und um den Schutz der einmal Geimpften weiter zu verbessern. Auf die zweite Impfung sprechen über 80 Prozent derer an, die nach der ersten Impfung keine Antikörper entwickelt hatten (WHO 2009).

Trotzdem ist auch dann der Schutz nicht hundertprozentig. Bei einer Masernepidemie auf den Marshallinseln in der Südsee wurde die Effektivität einer einmaligen Impfung mit 92 Prozent, die von zwei Impfungen mit 95 Prozent berechnet – dies jedoch in einer Region, in der Masern noch vorkommen und den Schutz der Geimpften verstärken (Marin 2006). In der Ukraine kam es 2005 zu nahezu 20 000 Masernfällen. Dabei erkrankten mehrheitlich Jugendliche und Erwachsene, von denen 36 Prozent zweimal geimpft waren (Spika 2006). Bei einem Masernausbruch 2006 in Nordrhein-Westfalen waren 6 Prozent der Erkrankten zweimal geimpft.

In Finnland erkrankten 1998 22 Schüler trotz zweimaliger Impfung an Masern. Sie wurden während einer Schulversammlung in einer »schlecht belüfteten Halle ohne Tageslicht« von einem frisch Erkrankten angesteckt. Anscheinend kann es bei intensivem Kontakt trotz Impfung zu »astronomischen Ansteckungsraten« (Paunio 1998) kommen, wobei der Krankheitsverlauf durch die vorausgegangenen Impfungen nicht einmal abgeschwächt wird. Der finnische Infektiologe Mikko Paunio meint dazu:

> »Sekundäres Masernimpfversagen ist häufiger als bisher angenommen, vor allem bei Individuen, die früh im Leben oder vor längerer Zeit geimpft wurden, und auch bei mehrfach Geimpften. Die – wegen des fehlenden Booster-Effekts durch die natürliche Maserninfektion – nachlassende Immunität auch bei Individuen, die nach dem fünfzehnten Lebensmonat geimpft wurden, sollte als relevantes Szenario in der Planung der künftigen Masernimpfstrategie berücksichtigt werden« (Paunio 2000).

Die Zahl sekundärer Impfversager wird also wahrscheinlich noch zunehmen, da durch den Wegfall der Masern die natürliche »Auffrischung« unterbleibt. Dies ist auch der Grund, warum selbst Mütter, die als Kind Masern hatten, ihren Kindern heute keinen guten Nestschutz mehr mitgeben, obwohl sie selbst einen lebenslangen Schutz haben.

Die primären und sekundären Impfversager gefährden den Erfolg der Masernimpfung und verhindern die Ausrottung der Masern. Die euphorischen Erfolgsmeldungen früherer Jahre gründeten sich darauf, dass noch Auffrischungen (»Boosterung«) durch die natürlichen Masern stattfanden, so wie das in vielen Schwellen- und Entwicklungsländern heute noch der Fall ist.

Gelegentliche Masernausbrüche sind für die Gesellschaft einerseits von Vorteil, da sie den Schutz der Geimpften boostern. Sie gefährden andererseits die Säuglinge und die immer größer werdende Gruppe von nicht immunen Erwachsenen. Wenn Eltern ihr Kind nicht gegen Masern impfen lassen wollen, sollte daher zumindest ihre eigene Immunität gegen Masern gesichert sein.

Mit keiner Impfstrategie wird es gelingen, die Bevölkerung langfristig sicher vor Masern zu schützen. Selbst wenn man 95 Prozent der Bevölkerung zweimal impft, kommen 10 Prozent jedes Jahrgangs ungeschützt ins Erwachsenenalter und können bei Masernkontakt erkranken. In Deutschland sind das in jedem Jahrgang 70 000 Erwachsene, die gewissermaßen auf der »Zeitbombe Masern« sitzen. Im Vergleich dazu hatten vor Einführung der Masernimpfung 99 Prozent der Fünfzehnjährigen die Masern durchgemacht und somit einen lebenslangen Schutz vor einer erneuten Masernerkrankung.

In dieser Situation hilft nur noch die Flucht nach vorn: ein Impfprogramm für möglichst viele, das bis in die Unendlichkeit fortgesetzt werden muss, um eine Krankheit weitgehend zu kontrollieren, die sich nicht ausrotten lässt. Der finnische Infektiologe Heinonen führt dazu aus:

> »Die komplette Unterbrechung der Viruszirkulation hat ein neues Problem mit sich gebracht: Die Geimpften haben so wenig Gelegenheit zur natürlichen Boosterung, dass das Schwinden des Impfschutzes Realität

geworden ist. Da weiterhin das Risiko der Maserneinschleppung aus dem Ausland besteht, bleibt als einziges Instrument gegen einen Ausbruch die Aufrechterhaltung einer hohen Durchimpfung und als Minimalstrategie die Fortführung des zweidosigen Impfschemas« (Heinonen 1998).

Wann impfen?

Falls dies gelingt und der Herdenschutz einigermaßen verlässlich ist, gibt es eine neue Option für ein individuelles Impfvorgehen: Eltern könnten mit der Masern-(oder MMR-)Impfung ihres Kindes warten, bis sein Immunsystem mit dem dritten Geburtstag weitgehend stabil ist und auch das Fieberkrampfrisiko sinkt. Bei sehr starken Bedenken gegen die Impfung könnten die Eltern auch erst einmal zuwarten und dann impfen, wenn Masernerkrankungen am Wohnort gemeldet werden: Die Masernimpfung wirkt sofort.

Ein wichtiger Grund erfordert unter Umständen allerdings einen früheren Impfzeitpunkt: Mit der Geburt des nächsten Kindes ist für die älteren Geschwister ein Masernschutz ratsam, damit sie das Baby nicht anstecken und dadurch in Lebensgefahr bringen.

Wegen der zunehmenden Komplikationsgefahr sollte jedes Kind spätestens mit zehn Jahren gegen Masern geimpft sein. Ist nach der ersten Impfung der Maserntiter hoch (über 1000 IE/l), dann kann man mit der zweiten Impfung noch zuwarten. Erwachsene sollten jedoch für eine möglichst sichere Immunität zweimal geimpft sein (Paunio 2000, Vandermeulen 2007).

Eines der Hauptargumente für die Masernimpfung, nämlich der Rückgang der Enzephalitis, ist im Übrigen strittig: In Finnland nahmen nach Einführung der Masernimpfung die Fälle von Masern-Enzephalitis zwar drastisch ab, stattdessen jedoch häuften sich die Fälle von Enzephalitis durch andere Viren, so dass die Rate insgesamt gleich blieb (Koskiniemi 1997). Die Lücke, die die Masernimpfung erzeugt hat, hat sich also rasch wieder gefüllt – ein Beleg für die Tatsache, dass nicht der Erreger, sondern das »Terrain«, also die Krankheitsbereitschaft, die entscheidende Rolle spielt.

Wegen der hohen Masernsterblichkeit in Entwicklungsländern sind dort Impfprogramme zu begrüßen; noch wünschenswerter allerdings wäre eine Ernährungslage, die Kinder vor Komplikationen von Infektionskrankheiten besser schützt.

Zunahme der Masern im Säuglingsalter

Die Massenimpfung gegen Masern hat dazu geführt, dass heute Kinder im ersten Lebensjahr kaum noch einen Nestschutz haben. Auch Mütter, die selbst in ihrer Kindheit die Masern durchgemacht haben, vermitteln diesen Schutz nicht mehr, da bei ihnen wegen des fehlenden Kontakts mit Masern die Antikörper ebenfalls absinken (Hohendahl 2006). Die Halbwertszeit des Nestschutzes beträgt 40 bis 60 Tage. Bei Antikörpertitern von um die 8000 IE/l, wie sie früher bei Schwangeren üblich waren, dauerte es acht bis zwölf Monate, bis die Werte beim Kind unter die kritischen 200 IE/l abgesunken waren, während die heute üblichen Titer von 500 IE/l nur noch einen Nestschutz von durchschnittlich zwei Monaten vermitteln.
Mit zunehmender Durchimpfung steigt daher prozentual der Anteil an Säuglingen, die sich mit Masern infizieren. In den USA war zuletzt jeder vierte Masernkranke unter zwölf Monate alt, und die Hälfte der gemeldeten Masernfälle gehörte zu den Risikogruppen der Säuglinge und Erwachsenen (Haney 1992, Gold 1997). Bei einer Masernepidemie in Barcelona 2006/07 waren 123 der 213 Erkrankten unter 15 Monate alt (Torner 2007).
Die Masernimpfung kann jedoch nicht immer weiter vorverlegt werden, da sie vor dem Alter von neun Monaten zu keiner ausreichenden Antikörperbildung mehr führt (Gans 1998). Säuglinge sind heute also mehr von Masern bedroht als je zuvor. Von daher ist bei jeder Geburt die Impfung der älteren Kinder im Haushalt sinnvoll.

Nebenwirkungen der Masern- und MMR-Impfung

In den meisten Studien, die sich mit der Sicherheit der Masernimpfung befassen, wurden die Impflinge nur wenige Wochen nachbeobachtet. Ein längerer Zeitraum wird für unnötig gehalten, da das Impfvirus nur in der zweiten Woche nach der Impfung im Blut nachweisbar ist (»Virämie«).

Die meisten Sicherheitsstudien wurden zudem lediglich mit dem Einzelimpfstoff durchgeführt, nicht mit der heute üblichen Kombination MMR (Masern-Mumps-Röteln). Diese Situation ist völlig unzulänglich, da durch überlebende Viren (»Viruslatenz«) noch nach Monaten oder Jahren mit Impffolgen gerechnet werden muss. Der bekannte kanadische Epidemiologe Walter Spitzer meint zu diesem nach wie vor aktuellen Problem:

> »Wir müssen uns große Sorgen darüber machen, dass die Unbedenklichkeit [des MMR-Impfstoffs] bisher nicht nachgewiesen werden konnte ... Ich bin einerseits besorgt, weil wir [beim Nachweis von schweren Nebenwirkungen] den MMR-Impfstoff als nützlichen und effektiven Impfstoff verlieren könnten, andererseits auch deswegen, weil offensichtlich nichts dafür getan wird, seine Sicherheit zu dokumentieren. Während viele Studien zum Nachweis der Wirksamkeit des MMR-Impfstoffs durchgeführt wurden, konnte ich keine einzige Studie finden, bei der es um seine Sicherheit (verglichen mit der Wirksamkeit) hinsichtlich möglicher Folgeerkrankungen und Nebenwirkungen geht. Ich kann nicht verstehen, warum die Behörden keine aussagekräftigen Sicherheitsstudien verlangt haben oder – wenn es solche gibt – warum sie nie veröffentlicht wurden. Ich bin auch darüber beunruhigt, dass es keine einzige Studie zur MMR-Impfung gibt, bei der ein größeres Kollektiv geimpfter und ungeimpfter Kinder miteinander verglichen wird« (Spitzer 2001).

In zwei großen Cochrane-Reviews wurde die medizinische Literatur zur Unbedenklichkeit der MMR-Impfstoffe untersucht (Demicheli 2005, 2012). Das Ergebnis ist für die Impfforschung niederschmetternd. Die Autoren fanden nur »eingeschränkte Beweise für die Sicherheit von MMR-Impfstoffen« im Vergleich mit den Einzelimpfstoffen und konnten »kein Vertrauen in die Ergebnisse« der meisten Studien gewinnen. Nirgends gab es Vergleichsgruppen von ungeimpften Kindern. Die Autoren schreiben: »Dies ist ein methodologisches Problem, auf das man wahrscheinlich in allen vergleichenden Studien etablierter Impfstoffe für Kinder stößt.« Sie äußern sich außerdem enttäuscht, dass sie keine verlässlichen Wirksamkeitsstudien zur MMR-Impfung fanden, merken aber an, dass das Verschwinden von Masern, Mumps und Röteln auf die Wirksamkeit der MMR-Impfung schließen lässt.

Die Kombination von Lebendimpfstoffen ist prinzipiell problematisch, weil unerwartete Wechselwirkungen auftreten können. Eine Mischung von Viren bringt durch den Austausch von genetischem Material ein Risiko für Veränderungen in den Viruseigenschaften mit sich. Wird durch eines der Impfviren etwa eine Immunsuppression erzeugt, könnten die anderen Impfviren eine schleichende Infektion hervorrufen. Im Fall eines Patienten mit einer autoimmunen Leberentzündung beispielsweise konnten noch mehrere Jahre nach der Masernimpfung Impfviren im Lebergewebe nachgewiesen werden (Kawashima 1996). Bei einem Enzephalitiskranken fand sich das Impfvirus noch acht Monate nach der Masernimpfung in einer Gewebeprobe des Gehirns (Bitnun 1999).

In den USA liegen aus den Jahren 1990 bis 2000 mehr als 40 000 Meldungen von Nebenwirkungen nach der MMR-Impfung vor. Auch in der medizinischen Literatur wird häufig über Komplikationen nach der MMR-Impfung berichtet. Das Komitee für Arzneimittelsicherheit in Großbritannien hat 1994 im zeitlichen Zusammenhang mit sieben Millionen MMR-Impfungen 530 schwere Impfreaktionen anerkannt, darunter mehrere Fälle von Meningoenzephalitis und chronischer Arthritis. Das errechnete Risiko schwerer Nebenwirkungen beträgt 1:13 000 (Fletcher 1996, *AT* 1996).

Die Durchimpfung weißrussischer Kinder mit dem MMR-Impfstoff der Firma Mérieux – bei uns früher unter dem Namen »MMR Triplovax« im Handel – im Jahr 1996 führte bei 1,3 Prozent zu »schweren Impfnebenwirkungen« (Samoilovich 1998). In Finnland kam es zwischen 1982 und 1996 mit einer Wahrscheinlichkeit von 1:10 000 zu schweren Impfkomplikationen – darunter zu einem Todesfall (Patja 2000).

Auffallend ist bei den Nebenwirkungen der MMR-Impfung die Bevorzugung des weiblichen Geschlechts, die sich auch in der erhöhten Sterblichkeit von Mädchen nach einem Hochdosis-Masernimpfstoff zeigte (Shohat 2000).

Von einer Folge der Masernimpfung in der zweiten Generation berichteten Forscher der Universitäten in Kiel und Mainz: Die Säuglinge maserngeimpfter Mütter weisen heute nicht nur einen schlechten Nestschutz gegen Masern auf, sondern auch gegen ein Virus, das mit dem Masernvirus verwandt ist und im Säuglingsalter schwere Atemwegsinfektionen hervorrufen kann, das respiratorische Synzytial-Virus (RSV). In den Industrieländern nehmen schwere Bronchitiserkrankungen mit diesem Virus seit Mitte der neunziger Jahre dramatisch zu, während in Ländern mit niedrigen Masernimpfraten die Anfälligkeit für diese schweren Atemwegsinfekte auffallend gering ist (Weigl 2005).

Die folgenden Nebenwirkungen der Masernimpfstoffe finden wissenschaftliche Bestätigung oder werden als impfbedingt diskutiert.

Virusausscheidung

Das Masernimpfvirus kann bis zu zwei Wochen nach der Impfung über Speichel und Urin ausgeschieden werden (Miller 1987). Übertragungen auf Kontaktpersonen sind bisher nicht beschrieben worden (RKI 2010). Dennoch ist in den zwei Wochen nach der Impfung Abstand zu Patienten mit Immunschwäche oder Chemotherapie ratsam.

Fieber und Impfmasern

Fieber über mehrere Tage tritt bei 5 bis 15 Prozent der Geimpften auf – meist zwischen dem siebten und zwölften Tag nach der Impfung. Bei 3 bis 5 Prozent kommt es sogar zu masernähnlichen Symptomen mit Fieber, Krankheitsgefühl, Durchfall und eventuell auch

Hautausschlag. Die Symptome treten häufiger nach der MMR-Impfung auf als nach der Masernimpfung allein (Geier 2003).
Die Masernimpfung setzt ebenso wie die Masernerkrankung das Immunsystem vorübergehend auf Sparflamme. Gelegentlich gehen daher die Impfmasern in eine Ohren- oder sogar Lungenentzündung über, wahrscheinlich begünstigt durch Infekte, die zum Zeitpunkt der Impfung noch in der Inkubationszeit waren. Eine Impfung außerhalb der Infektsaison ist daher vorteilhaft.

Krampfanfälle

Innerhalb von sechs bis 14 Tagen nach einer Masern- oder MMR-Impfung tritt mit einer Wahrscheinlichkeit von 1:500 ein Fieberkrampf auf (Miller 1989). Nach der Vierfachimpfung MMR-Windpocken (MMRV) ist das Krampfrisiko etwa doppelt so hoch, weshalb bei der ersten Impfung die MMR- und die Windpockenkomponente getrennt verabreicht werden sollen.
Die Gefahr, während einer Masernerkrankung einen Fieberkrampf zu erleiden, ist wesentlich größer. Fieberkrämpfe sind harmlose Ereignisse ohne Spätfolgen. Ein erhöhtes Risiko haben Kinder, die bereits früher einen Fieberkrampf erlitten oder in deren engerer Verwandtschaft Krampfanfälle vorkommen. Hierüber sollte vor der Masernimpfung aufgeklärt werden.
Selten einmal kann ein Krampfanfall auch erstes Symptom einer Impfenzephalitis sein (Ehrengut 1965).

Allergische Reaktionen und Allergiekrankheiten

Nach einer von 5000 Masernimpfungen werden schwerwiegende allergische Reaktionen beobachtet (Erlewyn-Lajeunesse 2008). Masern- und MMR-Impfstoffe enthalten geringe Mengen des Antibiotikums Neomycin und teilweise als Stabilisator Gelatine. Zudem enthalten sie Spuren von Hühnerembryozellen, auf denen das Impfvirus angezüchtet wird. Auf jede der Komponenten ist eine Allergie möglich – mit Reaktionen von harmloser Nesselsucht bis hin zu einem akuten Asthmaanfall oder einem lebensbedrohlichen allergischen Schock.

Früher wurde Hühnereiallergikern von der Masernimpfung abgeraten, da eine Kreuzallergie mit den Hühnerembryozellen aus den Viruskulturen möglich ist. Heute sind die Impfexperten optimistischer und werten eine Eiallergie nicht mehr als Gegenanzeige. Eine vorherige Hauttestung mit Hühnerei oder dem Impfstoff ist nicht mehr empfohlen, da diese eine allergische Reaktion sogar begünstigen kann (Knuf 2004). Wachsamkeit ist dennoch am Platz, wenn auf Hühnereigenuss schon schwere allergische Sofortreaktionen vorgekommen sind, oder wenn im Haut- oder Bluttest ein hochpositiver Befund auf Hühnerei erhoben wurde (Yavuz 2011).

Die Masernimpfung kann bleibende Allergien gegen Gelatine und kreuzreagierende Nahrungsmittel wie Ei, Kuhmilch oder Hühnerfleisch hervorrufen (Patja 2001).

Der Beitrag der MMR-Impfung zur Zunahme von Allergiekrankheiten ist umstritten. Die Impfviren können im Laborversuch menschliche Lymphozyten so »umschalten«, dass sie vermehrt Allergieantikörper produzieren (Imani 2001). Nach einer dänischen Studie steigt durch die MMR-Impfung das Risiko für Neurodermitis bis zum fünfzehnten Lebensjahr um fast das Doppelte (Olesen 2003).

Im Verlauf einer schwedischen Studie stellte sich heraus, dass Kinder nach der MMR-Impfung vermehrt zu allergischem Schnupfen neigen (Flöistrup 2006). Dies steht im Widerspruch zu einer Untersuchung amerikanischer Wissenschaftler, die kein höheres Allergierisiko ergeben hatte (DeStefano 2002). Vielleicht ist letztlich das Verschwinden der Masernerkrankung entscheidender für die Zunahme allergischer Erkrankungen als der direkte Einfluss der Impfung (Rosenlund 2009).

Thrombozytopenische Purpura

Nach einer von 30 000 Masernimpfungen kommt es zu Hautblutungen durch den Zerfall von Blutplättchen. MMR-Impfstoffe sind dafür ein höheres Risiko als Einzelimpfstoffe (Miller 2001, Okazaki 2011).
Die thrombozytopenische Purpura ist auch eine geläufige Komplikation der Masernerkrankung. Die Symptome sind punktförmige Haut- oder Schleimhautblutungen, schlimmstenfalls kommt es zu inneren Blutungen. Die meisten Betroffenen genesen innerhalb von sechs Monaten (Jonville-Béra 1996).

Ataxie

In der zweiten Woche nach der Impfung kommt es in Einzelfällen zu einer Beeinträchtigung der Kleinhirnfunktion, wahrscheinlich infolge einer minimal verlaufenden Hirnentzündung. Die Unsicherheit beim Gehen oder Greifen hält meist über mehrere Tage an. Nach einer dänischen Untersuchung tritt Ataxie nach einer von 12 500 Masern- oder MMR-Impfungen auf (Plesner 2000).

Morbus Crohn

Der Morbus Crohn ist eine Autoimmunerkrankung des Darms mit chronischen Durchfällen, Bauchschmerzen und Gewichtsabnahme. Er hat in den letzten Jahrzehnten dramatisch zugenommen (ESPED 1998). In Skandinavien haben sich die Erkrankungszahlen bei Kindern und Jugendlichen zwischen 1990 und 2001 verfünffacht (Hildebrand 2003).
Der Morbus Crohn wird immer wieder in Zusammenhang mit dem Masernvirus gebracht. Bei betroffenen Kindern findet man überzufällig oft Masernimpfviren in Darmgewebe und Blutzellen (Kawashima 2000).

Das Säuglingsalter scheint eine »verwundbare Phase« für das Entstehen des Morbus Crohn zu sein: Kinder, die im Mutterleib – über eine Masernerkrankung der Mutter – oder in den ersten Lebenswochen mit Masern infiziert wurden, haben ein erhöhtes Risiko, im späteren Leben an Morbus Crohn zu erkranken (Ekbom 1994). Manche Forscher vermuten, dass der immer weiter nach vorn verlegte Zeitpunkt der Masern-Lebendimpfung ebenfalls diese Gefahr mit sich bringen könnte (Thompson 1995).

Ein Cochrane-Review von 2005 hält den Zusammenhang zwischen MMR-Impfung und Morbus Crohn für unwahrscheinlich (Demicheli 2005). Die Autoren hatten in einer früheren Veröffentlichung jedoch einschränkend geäußert: »Das Design und die Auswertung der Ergebnisse von Sicherheitsstudien sowohl vor als auch nach der Vermarktung der MMR-Impfung sind größtenteils unzulänglich« (Jefferson 2003).

Neurologische Impfkomplikationen

In den vier Wochen nach der Masern- bzw. MMR-Impfung steigt die Wahrscheinlichkeit akuter neurologischer Erkrankungen. In den siebziger Jahren wurde für Nervenschäden eine Wahrscheinlichkeit von 1:2500 errechnet (Allerdist 1979).

Mehrere Fallberichte von Entzündungen des Sehnervs gehen aus der medizinischen Literatur hervor, teils mit bleibenden Sehstörungen (Marshall 1985, Stevenson 1996). Eine Meldung ging auch beim Paul-Ehrlich-Institut ein.

Weitere Einzelmeldungen zu neurologischen Komplikationen betreffen Lähmungen des Gesichtsnervs und der Augenmuskeln sowie Innenohrschwerhörigkeit – Letztere eventuell durch die Mumpskomponente der MMR-Impfung hervorgerufen.

Außerdem wurden dem Paul-Ehrlich-Institut von 2001 bis 2011 17 Fälle von Guillain-Barré-Syndrom und transverser Myelitis nach einer Masernimpfung gemeldet.

Enzephalitis

Die akute Hirnentzündung (Enzephalitis) ist eine sehr seltene Komplikation der Masernimpfung. Sie wird nicht durch das Impfvirus selbst hervorgerufen, sondern durch eine fehlgeleitete Abwehrreaktion des Körpers: ein Autoimmungeschehen, bei dem Nervenhüllen im Gehirn entzündlich zerstört werden. Die medizinisch exakte Diagnose lautet »akute demyelinisierende Enzephalomyelitis« oder »ADEM«.

Typischer Zeitraum des Auftretens dieser Komplikation ist der sechste bis fünfzehnte Tag nach der Impfung. In den USA werden bleibende Hirnschäden nach der Masernimpfung anerkannt und entschädigt, wenn die ersten Symptome innerhalb dieses Zeitraums einsetzten (HRSA 2011). Das Kriterium ist sicher zu eng, wie ein Fallbericht aus Kanada zeigt: Dort wurde durch den Nachweis des Masernimpfvirus im Hirngewebe eine Impfenzephalitis diagnostisch gesichert – die Komplikation trat über acht Monate nach der Impfung auf (Bitnun 1999).

Die Prognose der Impfenzephalitis ist ungünstig: R. E. Weibel (1998) berichtet von 48 Kindern, die innerhalb von 15 Tagen nach der Masernimpfung an Enzephalitis erkrankten. Acht Patienten starben, alle übrigen behielten neurologische Spätschäden wie motorische und geistige Behinderung oder Anfallsleiden.

Von 1991 bis 1996 wurden in den USA 166 Fälle von ADEM nach Masernimpfungen gemeldet (CDC 1998). In Deutschland waren es im gleichen Zeitraum zehn Jahre später (2001 bis 2006) nur 16 Fälle, was eine hohe Dunkelziffer vermuten lässt.

Eine britische Studie gibt die Wahrscheinlichkeit schwerwiegender Hirnerkrankungen nach der Impfung mit 1:365000 an (Ward 2007). Ein spanisches Forscherteam vermutet eine deutlich höhere Rate neurologischer Nebenwirkungen, da häufig nur milde Akutsymptome auftreten (Martinon-Torres 1999). Immerhin kommt es bei 3 Prozent der Impflinge zu Veränderungen in den Hirnströmen (Fescharek 1990).

Geht man davon aus, dass nur 5 bis 10 Prozent der tatsächlichen Fälle gemeldet werden, so dürfte das Risiko einer Impfenzephalitis irgendwo zwischen 1:35000 und 1:50000 liegen. Damit wäre im

Kleinkindalter die Enzephalitis nach der Masernimpfung nicht wesentlich seltener als nach der Masernerkrankung. Mit zunehmendem Alter steigt jedoch das Risiko einer Masern-Enzephalitis (Conybeare 1956, Gritz 1999), so dass ab dem Grundschulalter die Vorteile der Impfung hinsichtlich dieser Komplikation überwiegen dürften.

Die Diskussion dieser Statistiken zeigt, auf welch unsicherem Boden Impfempfehlungen getroffen werden und wie schwierig die Entscheidung für oder gegen die Masernimpfung im Einzelfall sein kann. Es handelt sich um eine Gleichung mit vielen Unbekannten.

Eine Auswertung des US-amerikanischen Meldesystems VAERS berechnet das Risiko für Autismus auf 1,5 auf eine Million MMR-Impfungen, das für geistige Behinderung auf 1,4 und das für bleibenden Hirnschaden auf 0,7 (Geier 2003, 2004). Die Autoren halten die MMR-Impfung für unsicher und fordern die Entwicklung besser verträglicher Masernimpfstoffe ohne Lebendviren.

Autismus

Das autistische Syndrom ist eine unheilbare und tiefgreifende emotionale und geistige Entwicklungsstörung, die sich in den ersten drei Lebensjahren bemerkbar macht. Die Kinder kapseln sich ab und entwickeln zwanghafte und bizarre Verhaltensauffälligkeiten. In den letzten Jahrzehnten breitete sich der Autismus aus ungeklärten Gründen explosionsartig aus. In Kalifornien kam es zwischen 1987 und 2007 zu einem zwölffachen Anstieg der Autismusfälle. Bei einem von 152 Kindern wird dort inzwischen Autismus diagnostiziert (DDS 2007).

Mitte der neunziger Jahre war in Großbritannien bei betroffenen Eltern der Verdacht aufgekommen, dass die MMR-Impfung und der Autismus miteinander zu tun haben könnten. Im Jahr 1998 beschrieb der Gastroenterologe John Wakefield in der Zeitschrift *Lancet* elf Kinder mit Autismus und chronischer Darmentzündung, bei denen ein Zusammenhang mit der MMR-Impfung plausibel erschien

(Wakefield 1998). Das Krankheitsbild wurde von dem Autor »autistische Enterokolitis« genannt: Darmentzündung in Kombination mit Autismus (Wakefield 2000). Wakefield schrieb:

> »Wir haben bei Kindern eine chronische Enterokolitis entdeckt, die mit neuropsychiatrischen Funktionsstörungen zusammenzuhängen scheint. In den meisten Fällen setzten die Symptome nach einer Masern-Mumps-Röteln-Impfung ein. Weitere Forschung ist nötig, um dieses Syndrom und seine mögliche Beziehung zu dieser Impfung zu überprüfen.«

Aus einer Analyse des US-amerikanischen Meldesystems VAERS geht ein minimal erhöhtes Autismusrisiko bei Kindern hervor, die gegen Masern, Mumps und Röteln geimpft wurden (Geier 2004). Ähnliches berichteten japanische Untersucher (Takahashi 2003). Ein gewisses Risiko lässt sich auch errechnen, wenn parallel zur Masernimpfung aluminiumhaltige Totimpfstoffe verabreicht werden (Delong 2011).

Infolge der Veröffentlichung von Wakefield ging in einigen Gegenden Europas die MMR-Impfrate dramatisch zurück. Wakefield wurde von Kollegen und den britischen Behörden massiv angegriffen. Er verlor seine Stelle am Royal Free Hospital in London und siedelte in die USA über. Einige seiner Mitautoren und auch die Zeitschrift *Lancet*, die seine Arbeit veröffentlicht hatte, distanzierten sich von seinen Aussagen. Inzwischen wird ihm vorgeworfen, er habe von einer Anwaltskanzlei, die Schadenersatzklagen betroffener Familien koordinierte, große Summen für Beratungstätigkeiten und Gutachten erhalten (Kaulen 2007).

Zahlreiche Studien widersprachen Wakefields Theorie, unter anderem eine große dänische Untersuchung aus Krankenakten von 500000 Kindern (Madsen 2002) und ein Cochrane-Review (Demicheli 2005). Von der Mainstream-Medizin wird der Zusammenhang zwischen MMR-Impfung und Autismus eindeutig abgelehnt.

Falls es ein Restrisiko für Autismus gibt, so dürfte es nach heutigem Forschungsstand sehr gering sein. Will man dieses Risiko vermeiden, bleibt die Möglichkeit, die Masernimpfung bis ins Kindergartenalter hinauszuschieben oder in den ersten Lebensjahren statt des MMR-Impfstoffs den Masern-Einzelimpfstoff zu verwenden.

Todesfälle

Todesfälle nach der MMR-Impfung werden immer wieder gemeldet und sind nach den US-amerikanischen Kriterien eine gesicherte »Nebenwirkung«. Zu lebensbedrohlichen Ereignissen kommt es zum Beispiel aufgrund schwerer allergischer Reaktionen oder durch ungehemmte Virusausbreitung bei Personen mit angeborener oder erworbener Immunschwäche (CDC 1996). Dem Paul-Ehrlich-Institut wurden von 2001 bis 2008 14 Todesfälle nach einer Masernimpfung gemeldet. Vorausgegangen waren unter anderem hohes Fieber, Krampfanfälle, Enzephalitis und Herzmuskelentzündung.
Die gleichzeitige Verabreichung der Masernimpfung mit Mehrfachimpfstoffen gegen Tetanus, Diphtherie und Keuchhusten führte in Westafrika zu einer deutlich erhöhten Sterblichkeit vor allem bei Mädchen (Aaby 2010).

Die Impfentscheidung

Wegen der zunehmenden Gefährdung von Risikogruppen (Säuglingen, Jugendlichen, Erwachsenen) ist die Masernimpfung zu einer ethischen Frage geworden. Es geht nicht mehr nur um den Schutz des eigenen Kindes, sondern auch um den seiner Umgebung. Die Unbedenklichkeit der MMR-Impfstoffe ist jedoch nicht gesichert. Welche alternativen Möglichkeiten gibt es? Wie kann die Impfentscheidung aussehen? Eltern, die ihrem Kind die Masernkrankheit ersparen wollen, haben folgende Möglichkeiten:

- Impfung ab dem ersten Geburtstag,
- Impfung um den dritten Geburtstag, also vor Eintritt in die Öffentlichkeit des Kindergartens: ein Kompromiss zwischen dem

Schutz des frühkindlichen Immun- und Nervensystems und sozialer Verpflichtung,
- Masernimpfung, wenn am Wohnort Masern auftreten (auf Pressemeldungen und Aushänge im Kindergarten achten!) – die Impfung wirkt sofort,
- Inkubationsimpfung innerhalb von 72 Stunden nach Masernkontakt.

Eltern, die es für vorteilhaft halten, wenn ihr Kind die Masern durchmacht, können folgendermaßen vorgehen:

- bei Masernerkrankung keine Fiebersenkung, sondern ganzheitliche Behandlung (gute Pflege, Phytotherapie, Homöopathie),
- Masernimpfung mit spätestens zehn Jahren, wenn das Kind bis dahin keine Masern hatte.

Die Masern sind selten geworden, und die Wahrscheinlichkeit einer Infektion für die Ungeimpften ist stark gesunken. Die Frage, ob es zu verantworten ist, ein Kind bei einer »Masernparty« absichtlich zu infizieren, muss sich jeder selbst beantworten. Angesichts der zwar seltenen, aber möglichen Komplikationen rate ich davon ab.

Zusammenfassung

- Die Masern sind eine hochfieberhafte Erkrankung, die bei Kindern in den allermeisten Fällen komplikationslos abheilt.
- Die Masern können die Widerstandskraft gegen Infekte, Allergien und Krebs steigern.
- Säuglinge, Jugendliche, Erwachsene und chronisch kranke Kinder haben ein erhöhtes Risiko für schwere Masernverläufe und lebensbedrohliche Komplikationen.
- Die Impfung hat zu einem dramatischen Rückgang der Masern geführt.

- Nachlassender Nestschutz und Impfversagen bringen Risikogruppen wie Säuglinge und Erwachsene in Gefahr. Die Masernimpfung hat daher heute vor allem einen sozialen Aspekt.
- Die Impfung ist empfohlen ab dem zwölften Lebensmonat. Eine Alternative ist das aufmerksame Zuwarten bis zum dritten Geburtstag, einem weniger riskanten Impfzeitpunkt.
- Mit der Geburt eines Kindes sollten alle anderen Kinder im Haushalt gegen Masern immun sein.
- Zwei Impfungen – Mindestabstand vier Wochen – wirken sicherer und anhaltender als eine. Alternativ können nach der ersten Impfung die Masern-Antikörper überprüft werden.
- Die Masernimpfung sollte besser nicht zusammen mit aluminiumhaltigen Totimpfstoffen verabreicht werden.
- Die Sicherheit der Kombinationsimpfstoffe (MMR, MMRV) ist nicht gut untersucht. Der Einzelimpfstoff ist vor allem in den ersten Lebensjahren weniger riskant. In Deutschland und Österreich muss man ihn importieren (z.B. Rouvax aus Frankreich).
- Am fünften bis zehnten Tag nach der Masernimpfung ist mit Fieber zu rechnen. Gleichzeitig auftretende Infekte werden unter Umständen verstärkt – besser ist daher die Impfung außerhalb der Infektsaison.

Referenzen

Aaby, P., Martins, C., Bale, C., Garly, M. L., et al.: Sex differences in the effect of vaccines on the risk of hospitalization due to measles in Guinea-Bissau. Pediatr Infect Dis J 2010, 29 (4): 324–328

Achtzehn, H. J.: Impfschäden aus homöopathischer Sicht. Homöopathische Einblicke 1998, 33: 19–24

Albonico, H., et al.: Febrile infectious childhood diseases in the history of cancer patients and matched controls. Med Hypotheses, 1998, 51 (4): 315–320

Allerdist, H.: Neurological complications following measles vaccination. Dev Biol Stand 1979, 43: 259–264

Asaria, P., MacMahon, E.: Measles in the United Kingdom: Can we eradicate it by 2010? BMJ 2006, 333: 890–895

AT (arznei-telegramm): Zur Verträglichkeit der Masernimpfung. a-t 1996, 2: 22

Bellini, W. J., Rota, J. S., Katz, R. S., Dyken, P. R., et al.: Subacute Sclerosing Panencephalitis: More Cases of This Fatal Disease Are Prevented by Measles Immunization than Was Previously Recognized. J Infect Dis 2005, 192: 1686–1693

Bitnun, A., Shannon, P., Durward, A., Rota, P. A., Bellini, W. J., Graham, C., et al.: Measles inclusion-body encephalitis caused by the vaccine strain of measles virus. Clin Infect Dis 1999, 29 (4): 855–861

Campbell, H., Andrews, N., Brown, K. E., Miller, E.: Review of the effect of measles vaccination on the epidemiology of SSPE. Int J Epidemiol 2007, 36 (6): 1334–1348

CDC (Centers for Disease Control): Vaccine side effects, adverse reactions, contraindications, and precautions. Recommendations of the Advisory Committee on Immunization Practices. MMWR Morb Mortal Wkly Rep 1996, 45 (RR-12): 1–35

CDC (Centers for Disease Control): Measles, Mumps, and Rubella – Vaccine Use and Strategies for Elimination of Measles, Rubella, and Congenital Rubella Syndrome and Control of Mumps: Recommendations of the Advisory Committee on Immunization Practices (ACIP). MMWR 1998, 47 (RR-8), 1–57

Chakravati, V. S., et al.: Measles induced remission of psoriasis. Annals of Tropical Paediatrics 1986, 6: 293 f.

Conybeare, E. T.: Month Bull Health 1956, 15: 40. Zitiert bei Ehrengut, W.: Measles Encephalitis: Age disposition and vaccination. Archiv Ges Virusforsch 1965, XVI (1–5): 311 ff.

Damien, B., Huiss, S., et al.: Estimated susceptibility to asymptomatic secondary immune response against measles in late convalescent and vaccinated persons. J Med Virol 1998, 56 (1): 85–90

DDS (Californian Department of Developmental Service): Autism spectrum disorders – changes in the California caseload. http://www.dds.ca.gov/Autism/docs/AutismReport_2007.pdf (Zugriff 7. 12. 2011)

Delong, G.: A positive association found between autism prevalence and childhood vaccination uptake across the U. S. population. J Toxicol Environ Health A 2011, 74 (14): 903–916

Demicheli, V., Jefferson, T., Rivetti, A., Price, D.: Vaccines for measles, mumps and rubella in children. The Cochrane Database of Systematic Reviews 2005 Issue 4

Demicheli, V., Rivetti, A., Debalini, M. G., Di Pietrantonj, C.: Vaccines for measles, mumps and rubella in children. Cochrane Database Syst Rev 2012, 15 (2): CD004407

DeStefano, F., Gu, D., Kramarz, P., Truman, B. I., et al.: Childhood vaccinations and risk of asthma. Pediatr Infect Dis J 2002, 21 (6): 498–504

DLF (Deutschlandfunk): Viren in Fledermäusen. 25.4.2012. http://www.dradio.de/dlf/sendungen/forschak/1739749 (Zugriff 25.4.2012)

EB (Epidemiologisches Bulletin): Zur Eliminierung der Masern und der kongenitalen Röteln. EB 2000, 7: 54–57

EB (Epidemiologisches Bulletin): Masern im Jahr 2005 und Ausbrüche in Baden-Württemberg und Nordrhein-Westfalen in der ersten Hälfte des Jahres 2006. EB 2006, 27: 205–211

EB (Epidemiologisches Bulletin): Masern: Zu einem Ausbruch in NRW – Erfahrungen und Empfehlungen. Konsenspapier der »Arbeitsgruppe Masern«. EB 2007, 13: 109–112

EB (Epidemiologisches Bulletin): Impfquoten bei den Schuleingangsuntersuchungen in Deutschland 2009. EB 2011, 16: 125–129

ECDC (European Center for Disease Control and Prevention): European monthly measles monitoring (EMMO). 2012, 8: 8–9ECDC

Ehrengut, W.: Measles Encephalitis: Age disposition and vaccination. Archiv Ges Virusforsch 1965, XVI (1–5): 311–313

Ekbom, A., Wakefield, A. J., Zack, M., Adami, H. O: Perinatal measles infection and subsequent Crohn's disease. Lancet 1994, 344 (8921): 508 ff.

Erlewyn-Lajeunesse, M., Manek, R., Lingam, R., Finn, A., et al.: Anaphylaxis following single component measles and rubella immunisation. Arch Dis Child 2008, 93 (11): 974–975

ESPED (Erhebungseinheit für seltene pädiatrische Erkrankungen in Deutschland) – Jahresbericht 1998

Fescharek, R., Quast, U., Maass, G., Merkle, W., Schwarz, S.: Measles-mumps vaccination in the FRG: An empirical analysis after 14 years of use. II. Tolerability and analysis of spontaneously reported side effects. Vaccine 1990, 8: 446–456

Fletcher, J.: Safe or Sorry? Health visitor, 1996, 69 (5): 200

Flöistrup, H., Swartz, J., Bergstrom, A., Alm, S. J., et al.: Allergic disease and sensitization in Steiner school Children. J Allergy Clin Immunol 2006:117 (1): 50–66

Gans, H. A., et al.: Deficiency of the humoral immune response to measles vaccine in infants immunized at age 6 months. JAMA 1998, 280: 527–532

Gbe (Gesundheitsberichterstattung des Bundes) 2002. http://www.gbe-bund.de

Geier, M. R., Geier, D. A.: Pediatric MMR vaccination safety. International Pediatrics 2003, 18: 203–208

Geier, D. A., Geier, M. R.: A comparative evaluation of the effects of MMR immunization and mercury doses from thimerosal-containing childhood vaccines on the population prevalence of autism. Med Sci Monit 2004, 10 (3): PI33–39

Glaser, S. L., Keegan, T. H., Clarke, C. A., Trinh, M., et al.: Exposure to childhood infections and risk of Epstein-Barr virus-defined Hodgkin's lymphoma in women. Int J Cancer 2005, 115 (4): 599–605

Gold, E.: Current progress in measles eradication in the United States. Infect Med 1997, 14 (4): 297–300

Gritz, K.: MMR-Impfung: Vorurteile - Fakten. Kinderarzt 1999, 30: 10 f.
Haney, D. Q.: Wave of infant measles stems from vaccinations. Albuquerque Journal, 23. 11. 1992: B3
Heinonen, O. P., Paunio, M., Peltola, H.: Total elimination of measles in Finland. Ann Med 1998, 30 (2): 131 ff.
Hildebrand, H., Finkel, Y., Grahnquist, L., Lindholm, J., Ekbom, A., Askling, J.: Changing pattern of paediatric inflammatory bowel disease in northern Stockholm 1990-2001. Gut 2003, 52 (10): 1432 ff.
Hohendahl, J., Peters, N., Hüttermann, U., Rieger, C.: Masern- und Mumpsantikörperstatus bei Neugeborenen und ihren Müttern - Verlauf im ersten Lebensjahr. Klin Pädiatr 2006, 218: 213-220
HRSA (Health Resources and Services Administration): Vaccine Injury Table 22. 7. 2011. http://www.hrsa.gov/vaccinecompensation/vaccinetable.html (Zugriff 2. 12. 2011)
Imani, F., Kehoe, K. E.: Infection of human B lymphocytes with MMR vaccine induces IgE class switching. Clin Immunol 2001, 100 (3): 355-361
Jefferson, T., Price, D., Demicheli, V., Vianco, E.: Unintended events following immunization with MMR: a systematic review. Vaccine 2003, 21 (25-26): 3954-3960
Jonville-Béra, A. P., et al.: Thrombozytopenic purpura after measles, mumps and rubella vaccination: A retrospective survey by the French regional pharmacovigilance centres and pasteur-merieux serums et vaccins. Pediatr Infect Dis J 1996, 15 (1): 44-48
Kaulen, H.: Masern-Mumps-Röteln-Impfung: Wie ein Impfstoff zu Unrecht in Misskredit gebracht wurde. Dtsch Ärztebl 2007, 104 (4): A-166
Kawashima, H., et al.: Polymerase chain reaction detection of the hemagglutinin gene from an attenuated measles vaccine strain in the peripheral mononuclear cells of children with autoimmune hepatitis. Arch Virol 1996, 141 (5): 877-884
Kawashima, H., Mori, T., Kashiwagi, Y., et al.: Detection and sequencing of measles virus from peripheral mononuclear cells from patients with inflammatory bowel disease and autism. Dig Dis Sci 2000, 45 (4): 723-729
Kesselring, J.: Zur Pathogenese der Multiplen Sklerose. Schweiz Med Wochenschr 1990, 120: 1083-1090
Knuf, M., Habermehl, P.: Zur Masernimmunität. Pädiatr Prax 2006, 69 (1): 132-136
Knuf, M., Kampmann, C., Habermehl, P.: Impfungen bei allergischen Kindern. Kinder- und Jugendmedizin 2004, 2: 5-10
Kondo, N., Fukuromi, O., Ozawa, T., Agata, H., et al.: Improvement of food-sensitive atopic dermatitis accompanied by reduced lymphocyte responses to food antigen following natural measles virus infection. Clin Exp Allergy 1993 Jan, 23 (1): 44-50
Koskiniemi, M., Korppi, M., Mustonen, K., Rantala, H., Muttilainen, M., Herrgard, E., et al.: Epidemiology of encephalitis in children. A prospective multicentre study. Eur J Pediatr 1997, 156 (7): 541-545

Kucukosmanoglu, E., Cetinkaya, F., Akcay, F., Pekun, F.: Frequency of allergic diseases following measles. Allergol Immunopathol 2006, 34 (4): 146–149

Kummer, K. H.: Masernverlauf in einer Kinderarztpraxis. Der Merkurstab 1992, 3: 180–189

Madsen, K. M., Hviid, A., Vestergaard, M., Schendel, D., et al.: A population-based study of measles, mumps, and rubella vaccination and autism. NEJM 2002, 347 (19): 1477–1482

Marin, M., Nguyen, H. Q., Lanqidrik, J. R., Edwards, R., et al.: Measles transmission and vaccine effectiveness during a large outbreak on a densely populated island: implications for vaccination policy. Clin Infect Dis 2006, 42 (3): 320 f.

Marshall, G. S., et al.: Diffuse retinopathy following measles, mumps, and rubella vaccination. Pediatrics 1985, 76 (6): 989 ff.

Martinon-Torres, F., Magarinos, M. M., Picon, M., Fernandez-Seara, M. J., Rodriguez-Nunez, A., Martinon-Sanchez, J. M.: Encefalopatia aguda autolimitada en relacion con el componente antisarampionoso de la vacuna triple virica (Self-limited acute encephalopathy related to measles component of viral triple vaccine). J Rev Neurol 1999, 28 (9): 881 f.

Meissner, H. C., Strebel, P. M., Orenstein, W. A.: Measles vaccines and the potential for worldwide eradication of measles. Pediatrics 2004, 114: 1065–1069

Miller, C.: Live measles vaccine: a 21 year follow-up. BMJ (Clin Res Ed) 1987, 295 (6589): 22 ff.

Miller, C., Miller, E., Rowe, B., Bowie, C., Judd, M., Walker, D.: Surveillance of symptoms following MMR vaccine in children. The Practitioner 1989, 233: 69–73

Miller, E., Waight, P., Farrington, C. P., et al.: Idiopathic thrombocytopenic purpura and MMR vaccine. Arch Dis Child 2001, 84 (3): 227–229

Montella, M., Maso, L. D., Crispo, A., Talaminim, R., et al.: Do childhood diseases affect NHL and HL risk? A case-control study from northern and southern Italy. Leuk Res 2006, 30 (8): 917–922

Nightingale, M.: Measles vaccine. 1999, Epoch 81/82. http://www.whale.to/vaccines/measles_1.html (Zugriff 7. 12. 2011)

Okazaki, N., Takeguchi, M., Sonoda, K., et al.: Detection of platelet-binding anti-measles and anti-rubella virus IgG antibodies in infants with vaccine-induced thrombocytopenic purpura. Vaccine 2011, 29: 4878–4880

Olesen, A. B., Juul, S., Thestrup-Pedersen, K.: Atopic dermatitis is increased following vaccination for measles, mumps and rubella or measles infection. Acta Derm Venereol 2003, 83 (6): 445–450

Patja, A., Davidkin, I., Kurki, T., et al.: Serious adverse events after measles-mumps-rubella vaccination during a fourteen-year prospective follow-up. Pediatr Infect Dis J 2000, 19 (12): 1127–1134

Patja, A., Makinen-Kiljunen, S., Davidkin, I., et al.: Allergic reactions to measles-mumps-rubella vaccination. Pediatrics 2001, 107 (2): E27

Paunio, M., et al.: Explosive school-based measles outbreak: intense exposure may have resulted in high risk, even among revaccinees. Am J Epidemiol 1998, 148 (11): 1103–1110

Paunio, M., Hedman, K., Davidkin, I., Valle, M.: Secondary measles vaccine failures identified by measurement of IgG avidity: high occurrence among teenagers vaccinated at a young age. Epidemiol Infect 2000, 124 (2): 263–271

Plesner, A. M., Hansen, F. J., Taudorf, K., Nielsen, L. H., Larsen, C. B., Pedersen, E.: Gait disturbance interpreted as cerebellar ataxia after MMR vaccination at 15 months of age: a follow-up study. Acta Paediatr 2000, 89 (1): 58–63

RKI (Robert-Koch-Institut): Die Anstrengungen zur Bekämpfung der Masern müssen verstärkt werden. Pressemitteilung des Robert-Koch-Instituts, 12.11.1997

RKI (Robert-Koch-Institut): RKI-Ratgeber Infektionskrankheiten – Merkblätter für Ärzte, Masern. 2006. http://www.hygieneinspektoren-rlp.de/ infektion/RKI_Ratgeber_Masern.pdf (Zugriff 7.12.2011)

RKI (Robert-Koch-Institut): Änderung der Empfehlung zur Impfung gegen Masern. Epidem Bull 2010, 32: 315–322

Rooth, I. B.: Supression of plasmodium falciparum infections during measles or influenza. Am J Trop Med Hyg, 1992, 47 (5): 675–681

Rosenlund, H., Bergström, A., Alm, J. S., Swartz, J., et al.: Allergic disease and atopic sensitization in children in relation to measles vaccination and measles infection. Pediatrics 2009, 123 (3): 771–778

Samoilovich, E. O., Kapustik, L. A., Feldman, E. V., Ermolovich, M. A., et al.: Immunologicheskaia effektivnost' assotsiirovannoi vaktsiny Trimovaks, prednaznachennoi dlia profilaktiki kori, parotita i krasnukhi (The immunological efficacy of the combined vaccine Trimovax intended for the prevention of measles, mumps and rubella). Zh Mikrobiol Epidemiol Immunobiol 1998, 4: 36–40

Schaad, U. B.: Pädiatrische Infektiologie, Hans Marseille, München, 2. Aufl. 1997

Schmitt-Troschke, S.: Meldestelle Masern (MM) 2001–2004, Abschlussbericht. http://www.impfkritik.de/masern/Meldestelle-Masern.pdf (Zugriff 22.2.2012)

Shaheen, S. O., et al.: Measles and atopy in Guinea-Bissau. Lancet 1996, 347: 1792–1796

Shohat, T., Green, M. S., Nakar, O., Ballin, A., et al.: Gender differences in the reactogenicity of measles-mumps-rubella vaccine. Isr Med Assoc J 2000, 2 (3): 192–195

Spiegel, Der: Hysterie im Sandkasten. 2000, 34: 175–177

Spika J. S., Aidyralieva, C., Mukharskaya, L., Kostyuchenko N. N., et al.: Measles outbreak in the Ukraine, 2005–2006. Eurosurveillance weekly 2006, 11 (3)

Spitzer, W.: The real scandal of the MMR debate. Daily Mail, 18.12.2001. http://www.vaccinationnews.com/DailyNews/March2002/RealScandalMMR.htm (Zugriff 7.12.2011)

Stevenson, V. L., et al.: Optic neuritis following measles/rubella vaccination in two 13-year-old children. Br J Ophthalmol, 1996, 80 (12): 1110 f.

STIKO: Impfempfehlungen der Ständigen Impfkommission am Robert-Koch-Institut, Stand März 1997. Deutsches Ärzteblatt 1997, 94 (26) Suppl: 4–19

Takahashi, H., Suzumura, S., Shirakizawa, F., Wada, N., et al.: An epidemiological study on Japanese autism concerning routine childhood immunization history. Jpn J Infect Dis 2003, 56 (3): 114–147

Thompson, N. P., et al.: Is measles vaccination a risk factor for inflammatory bowel disease? Lancet 1995, 345: 1971–1974

Torner, N., Martinez, A., Costa, J., Barrabeig, I., et al.: Measles outbreak in Barcelona region of Catalonia, Spain, October 2006 to February 2007. Eurosurveillance weekly, 22. 2. 2007

Traut, T.: Maserntiter nach Impfung, durchgemachten Masern und bei Ungeimpften ohne Masernanamnese. Der Merkurstab 2011, 4: 296 f.

Vandermeulen, C., Roelands, M., Leroux-Roels, G., Van Damme, P., Hoppenbrouwers, K.: Long-term persistence of antibodies after one or two doses of MMR-vaccine. Vaccine 2007, 25 (37–38): 6672–6676

Wakefield, A. J., et al.: Ileal-lymphoid-nodular hyperplasia, non-specific colitis, and pervasive developmental disorder in children. Lancet, 1998, 351 (9103): 637–641

Wakefield, A. J., Anthony, A., Murch, S. H., Thomson, M., et al.: Enterocolitis in children with developmental disorders. Am J Gastroenterol 2000, 95 (9): 2285–2295

Ward, K. N., Bryant, N. J., Andrews, N. J., et al.: Risk of serious neurologic disease after immunization of young children in Britain and Ireland. Prediatrics 2007, 120: 314–321

Weibel, R. E., Caserta, V., Benor, D. E., et al.: Acute encephalopathy followed by permanent brain injury or death associated with further attenuated measles vaccines: a review of claims submitted to the National Vaccine Injury Compensation Program. Pediatrics 1998, 101 (3, 1): 383–387

Weigl, J. A., Puppe, W., Belke, O., Neususs, J., et al.: The descriptive epidemiology of severe lower respiratory tract infections in children in Kiel, Germany. Klin Pädiatr 2005, 217 (5): 259–267

Whittle, H. C., Aaby, P., et al.: Effect of subclinical infection on maintaining immunity against measles in vaccinated children in West Africa. Lancet 1999, 353: 98–101

WHO (World Health Organization): The immunological Basis for immunization series – module 7: Measles. Update 2009. http://whqlibdoc.who.int/publications/2009/9789241597555_eng.pdf (Zugriff 7. 12. 2011)

Windorfer, A.: Masern, Mumpf und Röteln bei Jugendlichen. Kinderärztl Prax 1999, Sonderheft Impfen 2: 26

Witsenburg, B. C., et al.: Masernsterblichkeit und Therapie. Der Merkurstab 1992, 3: 177 f.

Yamamoto, H., Yamano, T, Nijima, S., Kohyama, J., Yamanouchi, H.: Spontaneous improvement of intractable epileptic seizures following acute viral infections. Brain Dev 2004, 26 (6): 377 ff.

Yavuz, S., Sahiner, U., Sekerel, B., Tuncer, A., et al.: Anaphylactic reactions to Measles-Mumps-Rubella vaccine in three children with allergies to hen's egg and cow's milk. Acta Paediatr 2011, 100 (8): e94 ff.

Mumps

Die Mumpserkrankung

Mumps ist eine Virusinfektion, die hauptsächlich die Speicheldrüsen, vor allem die Ohrspeicheldrüsen befällt. Nach der Inkubationszeit von zwei bis drei Wochen beginnt die Erkrankung im typischen Fall mit Fieber, Kopfschmerzen, Appetitlosigkeit und Krankheitsgefühl. Bald kommt es zu einer schmerzhaften Schwellung vor einem oder beiden Ohren, gelegentlich durch den Befall der Unterkieferspeicheldrüse auch unter dem Kinn. Die Beschwerden dauern drei bis sieben Tage. Die medizinischen Lehrbücher empfehlen die Verordnung von Schmerzmitteln.

Mumps wird über infektiösen Speichel übertragen, ist jedoch weniger ansteckend als Masern oder Windpocken. Vor Einführung der Impfung waren bis zum fünfzehnten Lebensjahr 90 Prozent der Bevölkerung »durchseucht«, das heißt, sie hatten eine Mumpsinfektion durchgemacht und dadurch schützende Antikörper erworben. Der Erkrankungsgipfel lag im Kindergartenalter.

Nur 50 bis 70 Prozent erkranken mit der klassischen Speicheldrüsenentzündung. Bei 20 Prozent der Infizierten verläuft die Krankheit unbemerkt (»stille Feiung«), die restlichen entwickeln lediglich leichte grippale Symptome (WHO 2010).

Mit Beginn der Speicheldrüsenschwellung ist die Ansteckungsgefahr am größten. Mumpsviren sind jedoch schon sieben Tage vor und bis zu acht Tage nach Erkrankungsbeginn im Speichel.

Bei Unklarheit kann die Diagnose durch den direkten Virusnachweis aus Blut, Speichel oder Urin gestellt werden. Ab dem vierten Krankheitstag finden sich auch Mumps-Antikörper im Blut. Bei früher Geimpften lässt nur der Anstieg der Antikörper in einer zweiten Blutprobe eine sichere Aussage zu.

Das Durchmachen von Mumps führt zu einer lebenslangen Immunität. Säuglinge, deren Mütter Mumps hatten, sind in den ersten Lebensmonaten durch übertragene mütterliche Antikörper geschützt. In Deutschland können Kontaktpersonen von Erkrankten, wenn sie weder Mumps hatten noch eine Impfung nachweisen können, von den Gesundheitsbehörden bis zu 18 Tage lang vom Besuch einer Gemeinschaftseinrichtung ausgeschlossen werden. Im Paragraph 28 des deutschen Infektionsschutzgesetzes heißt es: »Werden Kranke, Krankheitsverdächtige, Ansteckungsverdächtige oder Ausscheider festgestellt ..., so trifft die zuständige Behörde die notwendigen Schutzmaßnahmen ..., soweit und so lange es zur Verhinderung der Verbreitung übertragbarer Krankheiten erforderlich ist.« Ein Kindergarten- oder Schulbesuch wird im Allgemeinen nur erlaubt, wenn Mumps-Antikörper nachgewiesen und attestiert werden oder wenn innerhalb von fünf Tagen nach dem Kontakt eine Impfung durchgeführt wurde.

Die Betroffenen sind im Fall eines Mumpsausbruchs allerdings nicht vollkommen wehrlos: Die Stadt Essen musste 2007 einen Schulausschluss nach Einspruch der Betroffenen revidieren und sich darauf beschränken, lediglich krankheitsverdächtige Kinder vom Unterricht auszuschließen.

Die Zahl der jährlichen Mumpserkrankungen ist unbekannt. Früher waren es in Deutschland etwa 200 000 Fälle. Durch die Impfung dürften es nur noch wenige hundert sein. Seit 2012 müssen in Deutschland Mumpserkrankungen namentlich an das Gesundheitsamt gemeldet werden. In Österreich und der Schweiz besteht keine Meldepflicht. Warum auch?

Mumpskomplikationen

Mumps ist in den allermeisten Fällen eine völlig harmlose Kinderkrankheit, die von allein ausheilt. Ernsthafte Komplikationen sind sehr selten. Schwerere Verläufe betreffen eher Erwachsene (Phillips 1992, CDC 1989).

Am zweiten bis fünften Krankheitstag kann es zu einer milden Hirnhautentzündung (Meningitis) kommen, die spontan und ohne Folgen ausheilt. Die Häufigkeit liegt, ansteigend mit dem Alter, zwischen 1:5000 und maximal 1:100 (WHO 2010). Hinweisende Symptome sind hohes Fieber, Kopfschmerzen und Nackensteife. Gelegentlich kommt es auch zu einer Meningitis ohne Speicheldrü-

senschwellung, so dass die Ursachensuche zunächst schwierig ist. In sehr seltenen Fällen geht die Meningitis auf das Hirngewebe über (Enzephalitis), das Risiko dürfte unter 1:50000 liegen (CDC 2010).
Weitere Komplikationen des Mumps sind Entzündungen der Bauchspeicheldrüse und bei männlichen Erkrankten der Hoden. Während die Hodenentzündung im Kindesalter kaum vorkommt, betrifft sie 20 bis 30 Prozent der erwachsenen Männer (Manson 1990, Zarzycka-Chrol 1995). Jeder dritte erkrankte Hoden schrumpft (»Hodenatrophie«), bei 13 Prozent der Betroffenen kommt es zu einer Einschränkung der Fruchtbarkeit. Eine beidseitige Entzündung mit nachfolgender Sterilität ist jedoch sehr selten (CDC 1989, Masarani 2006). In den USA wird seit Jahren wegen der Mumpsepidemien unter Collegestudenten eine Zunahme von Hodenentzündungen registriert.
Bei erwachsenen Frauen kommt es häufig zu einer passageren Brustdrüsenentzündung (1:3) oder einer Eileiterentzündung (1:20), die beide jedoch folgenlos ausheilen. Mumps in der Frühschwangerschaft erhöht die Gefahr eines Abgangs, führt aber nicht zu Missbildungen des Embryos.
Schwerwiegendste Folge des Mumps ist eine bleibende, meist einseitige Hörschwäche durch Entzündung eines Hörnervs. Hierzu kommt es bei 0,5 bis 5 von 100000 Mumpsfällen (Vuori 1962, CDC 1989).

Positive Aspekte des Mumps

Das Mumpsvirus gehört zu einer Gruppe von Viren, die das Fortschreiten von Krebswachstum verhindern können: »Unsere Ergebnisse demonstrieren die einzigartige Eigenschaft des Mumpsvirus, ... Onkogene [Krebsgene] auszuschalten« (Ulane 2003). Die Krankengeschichten von Krebspatienten lassen oft eine Mumpserkrankung vermissen. Frauen, die Mumps durchgemacht haben, haben im Gegensatz zu geimpften Frauen ein um 20 Prozent geringeres Risiko, an Eierstockkrebs zu erkranken (West 1966, Newhouse 1977, Cramer

2010). Dies ist auf bestimmte Antikörper zurückzuführen, die sich durch die Speicheldrüsenentzündung bilden. »Die logische Konsequenz ist, dass wir eine Zunahme von Eierstockkrebs zu erwarten haben, denn Speicheldrüsenentzündungen durch Mumps sind wegen der Impfung selten geworden« (Cramer 2010). Bis zu 1000 Frauen könnten künftig jedes Jahr in Deutschland zusätzlich an Ovarialkarzinom sterben, weil sie als Kinder nicht Mumps durchgemacht haben. Da dieser Zusammenhang von mehreren Untersuchern bestätigt wird und auch immunologisch plausibel ist, ist die Mumpsimpfung bei Mädchen im Grunde kontraindiziert. Man sollte ihnen die (wenn auch geringe) Chance geben, Mumps zu bekommen. Mumps könnte nach Meinung mancher Autoren auch vor weiteren Krebserkrankungen wie zum Beispiel Lymphknotenkrebs schützen (Albonico 1998, Montella 2006).

Die Mumpsimpfung

Seit den siebziger Jahren sind Mumps-Lebendimpfstoffe zugelassen. Sie enthalten abgeschwächte, aber vermehrungsfähige Mumpsviren, die auf Hühnerembryozellen gezüchtet werden. Weitere Bestandteile sind Gelatine, Humanalbumin und Spuren des Antibiotikums Neomycin. Seit 2003 sind Mumpsimpfstoffe nur noch in Kombination mit dem Masern- und Rötelnimpfstoff (MMR) oder zusätzlich dem Windpockenimpfstoff (MMRV) erhältlich.
Eventuell noch vorhandene mütterliche Antikörper können die Mumpsimpfung im ersten Lebensjahr neutralisieren. Sie ist daher erst ab dem Alter von elf Monaten zusammen mit den Impfungen gegen Masern, Röteln und gegebenenfalls Windpocken empfohlen. Für einen optimalen Schutz soll zweimal geimpft werden, mit einem Mindestabstand von vier Wochen.
Ebenso wie andere Lebendimpfungen darf die Mumpsimpfung nicht durchgeführt werden während einer Schwangerschaft, bei bestimmten Krankheiten des Immunsystems oder während einer Therapie mit immunschwächenden Medikamenten (Chemotherapie, Kortison).

Die Wirksamkeit der Mumpsimpfung

Mumpserkrankungen bei Geimpften sind nichts Ungewöhnliches, da die derzeit verwendeten Impfviren sehr stark abgeschwächt sind. Die Antikörperkonzentration im Blut liegt nach der Impfung fünfmal niedriger als nach einer natürlichen Infektion (WHO 2010). 15 Jahre nach zwei MMR-Impfungen lassen sich nur bei zwei Drittel Mumps-Antikörper im Blut nachweisen (Vandermeulen 2007).

Die Wirksamkeit der Impfung ist auch deshalb bescheiden, weil Mumps selten geworden ist und die Geimpften keine Gelegenheit mehr haben, ihren Schutz durch den Kontakt mit dem Wildvirus aufzufrischen. Ähnlich wie bei den Masern kommt es zur allmählichen, aber stetigen Zunahme von Ungeschützten mit der Gefahr von Epidemien vor allem im Jugendlichen- und Erwachsenenalter. Von einer Ausrottung der Erkrankung sind wir weit entfernt.

Seit den neunziger Jahren werden aus den USA, wo am frühesten und konsequentesten geimpft wurde, immer wieder massive Mumpsausbrüche gemeldet. »Auch eine nachgewiesene Impfdokumentation scheint kein verlässlicher Indikator für den Schutz einer Person gegen Mumps zu sein« (Cheek 1995).

Um die Wirkung der Impfung zu verbessern, ist seit Mitte der neunziger Jahre ebenso wie bei Masern und Röteln eine zweite Impfung empfohlen. In den USA gingen dadurch die registrierten Mumpserkrankungen noch einmal deutlich zurück, von 12 848 im Jahr 1987 auf 274 im Jahr 2001.

Doch auch die zweite Impfung erweist sich als wenig nachhaltig. Die Schutzwirkung von zunächst 83 bis 88 Prozent sinkt mit der Zeit immer weiter ab (Cohen 2007, WHO 2010, Demicheli 2012). Impfexperten sprechen vom »sekundären Impfversagen« (Vandermeulen 2004, Park 2007). Viren, die gegen den Impfstoff resistent geworden sind, tragen zusätzlich zur Gefahr von Epidemien in voll »durchgeimpften« Bevölkerungen bei (Nojd 2001).

Zum ersten größeren Mumpsausbruch unter zweimal Geimpften kam es 1998 in New York. Im Frühjahr 2006 bahnte sich in den USA die größte Mumpsepidemie der letzten 20 Jahre an – mit mehr als 6500 Erkrankten. Betroffen waren überwiegend Collegestudenten, die zweimal MMR-geimpft worden waren (CDC 2006). 10 Prozent der Männer entwickelten eine Hodenentzündung. Das Fazit der amerikanischen Infektiologen: »Unsere Resultate weisen auf die Notwendigkeit effektiverer Mumpsimpfstoffe und/oder einer Überprüfung der gegenwärtigen Impfpolitik, um künftige Ausbrüche zu verhindern« (Dayan 2008). Der »künftige« Ausbruch ereignete sich schon 2009 in New York mit über 2000 Erkrankten.

Mit zeitlicher Verzögerung kam es auch in Europa zu Durchbruchsepidemien (Vandermeulen 2004, BAG 2005, HPA 2009). In Deutschland gab es zwischen Juli 2010 und Februar 2011 einen Mumpsausbruch mit Hunderten von Erkrankten. Im Wesentlichen waren junge Erwachsene betroffen. Allein in der Urologischen Klinik in Regensburg mussten 21 junge Männer wegen einer Mumpsorchitis behandelt werden.

Auch in der Schweiz (1999 bis 2001) und in Österreich (2008) kam es zu Mumpsausbrüchen: in der Schweiz mit über 50000, in Österreich mit mehreren hundert Erkrankten. Über die Hälfte der Patienten war mindestens einmal geimpft. Der offensichtlich sehr schlecht wirksame Schweizer Impfstoff wurde inzwischen gegen einen wirksameren ausgetauscht.

Die Wirkung der Mumpsimpfung ist also alles andere als sicher. Dennoch ist sie für Männer noch das geringere Übel, verglichen mit einer Mumpserkrankung. Da der Impfschutz der Kleinkinder oft nicht bis ins Erwachsenenalter hält, sollten Buben besser erst vor Eintritt der Pubertät geimpft werden. Eine vorherige Antikörperuntersuchung kann man sich heute sparen, da die meisten Kinder keinen Mumpskontakt mehr haben.

Bleiben die Mädchen ungeimpft, damit sie durch eine Mumpserkrankung Schutz vor Krebs erwerben, dann bleibt das Wildvirus in der Bevölkerung und verbessert die Immunität der geimpften Männer.

Nebenwirkungen des Mumpsimpfstoffs

Wie bereits im Kapitel »Masern« erwähnt, ist die Sicherheit der MMR-Impfstoffe – der derzeit einzigen Möglichkeit zur Mumpsimpfung – ungenügend untersucht (Demicheli 2006). Insbesondere

Berichte über Störungen der neurologischen Entwicklung (Geier 2003, 2004) lassen es geraten erscheinen, diese Kombinationsimpfstoffe nicht im Kleinkindalter anzuwenden.

Wollen Eltern ihr Kleinkind gegen Masern schützen, können sie zumindest in Deutschland und der Schweiz auf den Masern-Einzelimpfstoff ausweichen. Vor der Pubertät müsste dann bei Jungen zum Schutz vor Mumps zweimal der MMR-Impfstoff verabreicht werden, so dass sie insgesamt viermal gegen Masern geimpft werden. Nach derzeitiger Erkenntnis ist dies jedoch unproblematisch, da die Masernimpfviren bei noch vorhandenen Antikörpern sofort unschädlich gemacht werden. Die Masernimpfungen ließen sich auf drei reduzieren, wenn nach der ersten Masernimpfung in der Kindheit eine ausreichende Antikörperbildung (über 1000 IE/l) nachgewiesen wird.

Da der Mumpsimpfstoff einzeln nicht mehr verwendet wird, gibt es nur ältere Quellen zu den Nebenwirkungen dieses Impfstoffs. Nebenwirkungen der MMR-Impfstoffe sind im Kapitel »Masern« abgehandelt.

Übertragung des Impfvirus

Das Mumpsimpfvirus kann man aus dem Speichel von Geimpften anzüchten (Quast 1997). In sehr seltenen Fällen wird es auf Kontaktpersonen übertragen und löst bei diesen eine Impf-Mumpserkrankung aus (Sawada 1993, Atrasheuskaya 2006). In der medizinischen Literatur sind sogar eine Meningitis und eine Enzephalitis durch einen Kontakt zu einem frisch Geimpften beschrieben (Kim 2005, Tesović 2008).

Wegen der Virusausscheidung verbietet sich die Mumpsimpfung während einer Schwangerschaft und in der Stillzeit.

Fieber und Krampfanfälle

Bis zu 2 Prozent der Impflinge entwickeln neun bis zwölf Tage nach der Impfung Krankheitsgefühl mit Fieber und gelegentlich Lymphknotenschwellungen (Quast 1997). Begleitend können Fieberkrämpfe auftreten, wobei wegen der Kombination mit der Masernimpfung keine klare Trennung der Ursache möglich ist.

Allergische Reaktionen

Durch die Impfung kann es zu allergischen Reaktionen auf einen der Inhaltsstoffe des Impfstoffs kommen, vor allem auf Gelatine, auf Hühnereiweiß oder das Antibiotikum Neomycin.
Der MMR-Impfstoff verdoppelt das Risiko für den Ausbruch einer Neurodermitis bis zum vierzehnten Lebensjahr (Olesen 2003).

Hodenentzündung

In den zwei Wochen nach der Mumpsimpfung tritt in sehr seltenen Fällen eine meist einseitige schmerzhafte Rötung und Schwellung des Hodens auf. Folgeschäden wurden bisher nicht berichtet.

Speicheldrüsenentzündung

Mumpsimpfstoffe sind nach dem Register der Weltgesundheitsorganisation der häufigste medikamentöse Auslöser von Entzündungen der Ohrspeicheldrüsen (*AT* 1994, 11). Mehrere Fälle von impfbedingter Entzündung der Bauchspeicheldrüse sind in der medizinischen Literatur beschrieben, die Häufigkeit soll bei 1:2,5 Millionen Impfungen liegen (Adler 1991, Cebria 1994, Quast 1997).

Innenohrschwerhörigkeit

Durch die Mumpsimpfung kann ebenso wie durch die Mumpserkrankung in sehr seltenen Fällen eine Innenohrschwerhörigkeit ausgelöst werden. Das *arznei-telegramm* berichtet über Zwillinge, von denen nach der zeitgleichen Impfung gegen FSME und Masern-Mumps einer auf beiden Ohren und der andere auf einem Ohr ertaubte (*AT* 1994, 7). In den USA wurden zwischen 1990 und 2003 44 Fälle von Innenohrtaubheit nach einer MMR-Impfung gemeldet (Asatryan 2008).

Meningitis, Enzephalitis

Im Jahr 1992 wurden zwei MMR-Impfstoffe vom Markt genommen, da sich nach der Impfung mit dem Mumps-Impfvirusstamm »Urabe« außerordentlich häufig Gehirnhautentzündungen ereigneten – nach japanischen Statistiken bei einem von 142 Impflingen (Fujinaga 1991). Die Nebenwirkungsrate war schon länger bekannt, jedoch wurde der Virusstamm wegen seiner besseren Wirksamkeit zunächst weiter verwendet. Daran zeigt sich der grundsätzliche Konflikt zwischen dem Interesse des Einzelnen, risikoarm geimpft zu werden, und dem Interesse der Behörden, möglichst effektiv und umfassend zu impfen: »... es muss nicht immer im Interesse der Gesellschaft sein, den Impfstoff mit der geringsten Komplikationsrate zu verwenden« (Nokes 1991).
Der derzeit benutzte Mumps-Impfvirusstamm »Jeryll-Lynn« ist sicherer, kann aber doch in seltenen Fällen eine Impfenzephalitis oder -meningitis verursachen (HRSA 2011). Eine gutartige Meningitis tritt mit einer Häufigkeit von 1:1 Million wesentlich seltener als nach einer Mumpserkrankung auf (Quast 1997).

Diabetes

Seit den achtziger Jahren wird immer wieder untersucht, ob die Mumpsimpfung ebenso wie die Mumpserkrankung bei genetisch vorbelasteten Personen Diabetes zum Ausbruch bringen kann (Otten 1984). Classen (2003) beobachtete eine Häufung des kindlichen Diabetes zwei bis vier Jahre nach der Masern-Mumps-Röteln-Impfung. Die Impfbehörden in Europa und den USA halten einen Zusammenhang für ausgeschlossen.

Zusammenfassung

- Mumps ist eine bei Kindern in aller Regel harmlose Krankheit, die spontan abheilt und in fast der Hälfte der Fälle sogar völlig unbemerkt verläuft. Sehr selten bleibt eine meist einseitige Innenohrschwerhörigkeit zurück.
- Bei erwachsenen Männern kann Mumps eine Hodenentzündung hervorrufen, unter Umständen mit Beeinträchtigung der Fruchtbarkeit.
- Mumps ist nahezu verschwunden. Kinder haben kaum mehr die Möglichkeit, ihn in jungen Jahren durchzumachen und damit eine lebenslange Immunität zu erwerben.
- Der Mumpsimpfstoff steht nur in Kombination mit dem Masern- und Rötelnimpfstoff (MMR) oder zusätzlich dem Windpockenimpfstoff (MMRV) zur Verfügung.
- Die zweimalige MMR-Impfung direkt vor der Pubertät schützt zuverlässiger im Erwachsenenalter als die Impfung im Kleinkindesalter, denn die Mumpsimpfung hat eine relativ hohe Versagerquote, die mit dem Abstand zur Impfung zunimmt. Eine bereits früher vorgenommene Masern-Einzelimpfung ist unproblematisch und verbessert eventuell sogar den Masernschutz im Erwachsenenalter.
- Mädchen sollten die Chance erhalten, eine Mumpserkrankung durchzumachen. Sie verringern damit ihr Krebsrisiko im späteren Leben.

Referenzen

Adler, J. B., et al.: Pancreatitis caused by measles, mumps, and rubella vaccine. Pancreas 1991, 6 (4): 489 f.

Albonico, H. U., et al.: Febrile infectious childhood diseases in the history of cancer patients and matched controls. Med Hypotheses, 1998, 51 (4): 315–320

Asatryan, A., Pool, V., Chen, R. T., Kohl, K. S., et al.: Live attenuated measles and mumps viral strain-containing vaccines and hearing loss: Vaccine Adverse Event Reporting System (VAERS), United States, 1990–2003. Vaccine 2008, 26 (9): 1166–1172

AT (arznei-telegramm): Taubheit nach FSME-Immun- und Masern-Mumps-Impfung. a-t 1994: 7: 65

AT (arznei-telegramm), a-t 1994, 11: 109

Atrasheuskaya, A. V., Neverov, A., Rubin, S., Ignatvey, G. M.: Horizontal transmission of the Leningrad-3 live attenuated mumps vaccine virus. Vaccine 2006, 24 (10): 1530–1536

BAG (Bundesamt für Gesundheit): Mumpsepidemie unter jungen Erwachsenen in Großbritannien. BAG-Bulletin 2005, 9: 136

CDC (Centers for Disease Control): Recommendations of the Immunization Practices Advisory Committee: Mumps Prevention. MMWR 1989, 38 (22): 388–392, 397–400

CDC (Centers for Disease Control): Update: Multistate outbreak of mumps – United States Januar 1 – May 2 2006. MMWR 2006, 55: 1–5

CDC (Centers for Disease Control): Pinkbook – Mumps. 2010. http://www.cdc.gov/vaccines/pubs/pinkbook/downloads/mumps.pdf (Zugriff 21.12.2011)

Cebria, L., et al.: Acute pancreatitis caused by parotiditis vaccine. Pancreas 1994, 9 (3): 390 f.

Cheek, J. E., et al.: Mumps outbreak in a highly vaccinated school population. Evidence for large-scale vaccination failure. Arch Pediatr Adolesc Med 1995, 149: 774–778

Classen, J. B., Classen, D. C.: Clustering of cases of type 1 diabetes mellitus occurring 2–4 years after vaccination is consistent with clustering after infections and progression to type 1 diabetes mellitus in autoantibody positive individuals. J Pediatr Endocrinol Metab 2003, 16 (4): 495–508

Cohen, C., White, J. M., Savage, E. J., Glynn, J. R., et al.: Vaccine effectiveness estimates, 2004–2005 mumps outbreak, England. Emerg Infect Dis 2007, 13 (1): 12

Cramer, D. W., Vitonis, A. F., Pinheiro, S. P., McKolanis, J. R., et al.: Mumps and ovarian cancer: modern interpretation of an historic association. Cancer Causes Control 2010, 21: 1193–1201

Dayan, G. H., Rubin, S.: Mumps outbreaks in vaccinated populations: are available mumps vaccines effective enough to prevent outbreaks? Clin Infect Dis 2008, 47 (11): 1458–1467

Demicheli, V., Jefferson, T., Rivetti, A., Price, D.: Vaccines for measles, mumps and rubella in children. The Cochrane Database of Systematic Reviews 2005 Issue 4

Fujinaga, T., Motegi, Y., Tamura, H., et al.: A prefecture-wide survey of mumps meningitis associated with measles, mumps and rubella vaccine. Pediatr Infect Dis J 1991, 10 (3): 204–209

Geier, M. R., Geier, D. A.: Pediatric MMR vaccination safety. International Pediatrics 2003, 18: 203–208

Geier, D. A., Geier, M. R.: A comparative evaluation of the effects of MMR immunization and mercury doses from thimerosal-containing childhood vaccines on the population prevalence of autism. Med Sci Monit 2004, 10 (3): PI33–39

Gerth, H. J.: Mumps. In: Krumbach/Kikuth (Hg.): Die Infektionskrankheiten des Menschen und ihre Erreger, Bd. II. Thieme, Stuttgart, 2. Aufl. 1969: 1421–1433

Hersh, B. S., et al.: Mumps outbreak in a highly vaccinated population. J Pediatr 1991, 119 (2): 187–193

HPA (Health Protection Agency of GB): Early 2009 sees continued rise in mumps. 9. 4. 2009

HRSA (Health Resources and Services Administration): Vaccine Injury Table 22. 7. 2011. http://www.hrsa.gov/vaccinecompensation/vaccinetable.html (Zugriff 2. 12. 2011)

Kesselring, J.: Zur Pathogenese der Multiplen Sklerose. Schweiz Med Wochenschr 1990, 120: 1083–1090

Kim, P., Cappelen-Smith, C.: Protracted mumps encephalitis with good outcome. Clin Neurosci 2005, 12 (8): 959–961

Manson, A. L.: Mumps orchitis. Urology 1990, 36 (4): 355–358

Masarani, M., Wazait, H., Dinneen, M.: Mumps Orchitis. J R Soc Med 2006, 99 (11): 573 ff.

Montella, M., Maso, L. D., Crispo, A., Talaminim, R., et al.: Do childhood diseases affect NHL and HL risk? A case-control study from northern and southern Italy. Leuk Res 2006, 30 (8): 917–922

Newhouse, M., et al.: A case control study of carcinoma of the ovary. Br J Prev Soc Med 1977, 31: 148–153

Nojd, J., Tecle, T., Samuelsson, A., Orvell, C.: Mumps virus neutralizing antibodies do not protect against reinfection with a heterologous mumps virus genotype. Vaccine 2001, 19 (13–14): 1727–1731

Nokes, D. J., Anderson, R. M.: Vaccine safety versus vaccine efficacy in mass immunization programmes. Lancet 1991, 338 (8778): 1309–1312

Olesen, A. B., Juul, S., Thestrup-Pedersen, K.: Atopic dermatitis is increased following vaccination for measles, mumps and rubella or measles infection. Acta Derm Venereol 2003, 83 (6): 445–450

Otten, A., et al.: Mumps, mumps vaccination, islet cell antibodies and the first manifestation of diabetes mellitus type I. Behring Inst Mitt 1984 (75): 83–88

Park, D. W., Nam, M. H., Kim, Y. H., Kin, H. J., et al.: Mumps outbreak in a highly vaccinated school population: assessment of secondary vaccine failure using IgG avidity measurements. Vaccine 2007, 25 (24): 4665–4670

Phillips, C. F.: Mumps: epidemic parotitis. In: Behrmann, R. E. (Hg.): Nelson textbook of pediatrics. 14th ed., W. B. Saunders, Philadelphia 1992: 808–810

Quast, U., et al.: Impfreaktionen. Hippokrates, Stuttgart, 2. Aufl. 1997

Sawada, H., et al.: Transmission of Urabe mumps vaccine between siblings [letter]. Lancet, 1993, 342 (8867): 371

Tesović, G., Poljak, M., Lunar, M. M., Kocjan, B. J.: Horizontal transmission of the Leningrad-Zagreb mumps vaccine strain: a report of three cases. Vaccine 2008, 26 (16): 1922–1925

Ulane, C. M., Rodriguez, J. J., Parisien, J. P., Horvath, C. M.: STAT3 ubiquitylation and degradation by mumps virus suppress cytokine and oncogene signaling. J Virol 2003, 77 (11): 6385–6393

Vandermeulen, C., Roelants, M., Vermoere, M., Roseeuw, K., et al.: Outbreak of mumps in a vaccinated child population: a question of vaccine failure? Vaccine 2004, 22: 2713–2716

Vandermeulen, C., Roelands, M., Leroux-Roels, G., Van Damme, P., Hoppenbrouwers, K.: Long-term persistence of antibodies after one or two doses of MMR-vaccine. Vaccine 2007, 25 (37–38): 6672–6676

Vuori, M., et al.: Perspective deafness in connection with mumps. A study of 298 servicemen suffering from mumps. Acta Otolar 1962, 55: 231–236

West, R.: Epidemiologic study of malignancies of the ovaries. Cancer 1966, 19: 1001–1007

Whitman, C.: Mumps outbreak in a highly vaccinated population. NY Vac Scene 1999, 1[1]. The New York City Department of Health

WHO (World Health Organization): The immunological basis for immunization series – mumps. 2010. http://www.who.int/entity/immunization/documents/WHO_IVB_ISBN9789241500661/en/index.html (Zugriff 21. 12. 2011)

Zarzycka-Chrol, E., Smukalska, E., Sawilska-Tanska, M.: Complications of Mumps in children in light of personal observations. Pediatr Pol 1995, 70 (10): 841–845

Röteln

Die Rötelnerkrankung

Die Röteln sind im Grunde eine harmlose Viruserkrankung. Sie werden durch Atemtröpfchen übertragen und verlaufen in Form eines fieberhaften grippalen Infekts, meist mit Schwellung der Lymphknoten hinter den Ohren und im Nacken. Im typischen Fall erscheint gleichzeitig mit dem Fieber ein kleinfleckiger rötlicher Hautausschlag, der im Gesicht und am Hals beginnt und innerhalb von zwei bis drei Tagen über den ganzen Körper bis zu den Beinen wandert. Im Gegensatz zum Masernausschlag fließen die Flecken nicht zusammen.
Oft ist das Krankheitsbild untypisch und wird selbst von erfahrenen Ärzten nicht als Röteln erkannt. Vor allem bei Kindern verlaufen die Röteln in der Mehrzahl der Fälle »still«, das heißt, es treten keine Krankheitssymptome auf, aber es werden Antikörper gebildet, die vor erneuter Ansteckung schützen.
Die Diagnose kann durch Blutuntersuchung auf Antikörper oder – schneller, aber teurer – durch den Virusnachweis aus einem Rachenabstrich gesichert werden. In Deutschland müssen seit 2012 Rötelnerkrankungen namentlich an das Gesundheitsamt gemeldet werden. Die Röteln sind ansteckend von sieben Tage vor Beginn des Ausschlags bis zwölf Tage danach. Nach der Ansteckung dauert es zwei bis drei Wochen, bis die Krankheit ausbricht. Eine Impfung nach der Ansteckung kann den Ausbruch nicht verhindern.
Für den Ausschluss von Kontaktpersonen von Erkrankten aus Gemeinschaftseinrichtungen gibt es keine rechtliche Handhabe. In Deutschland, Österreich und der Schweiz besteht jedoch Meldepflicht.
Komplikationen durch Röteln sind sehr selten, vor allem im Kindesalter. Bei Jugendlichen oder Erwachsenen verursachen die Röteln häufig Gelenkbeschwerden oder Gelenkentzündungen. Selten (1:3000) kommt es zu Hautblutungen durch einen vorübergehenden Mangel an Blutplättchen, sehr selten zu meist milde verlaufenden

neurologischen Komplikationen wie Nervenentzündungen oder Enzephalitis. Die Häufigkeit liegt unter 1:20 000 (Sitzmann 1998). Werden die Röteln vor der Pubertät durchgemacht, verringern sie wahrscheinlich das Risiko von Krebs und multipler Sklerose (Newhouse 1977, McGowan 1979, Kesselring 1990, Albonico 1998).

Die Rötelnembryopathie

Eine Rötelnerkrankung während der Schwangerschaft kann zur Infektion des Kindes im Mutterleib und zu seiner Schädigung, der Rötelnembryopathie führen. Das bedeutet schwere Missbildungen und Behinderungen des Kindes oder auch eine Fehlgeburt. Die Infektion des Fötus kann durch eine Laboruntersuchung des Fruchtwassers oder des Kindsblutes gesichert werden. Röteln in der Frühschwangerschaft sind die klassische medizinische Indikation für eine Schwangerschaftsunterbrechung.

Das Risiko für eine Embryopathie beträgt bei Röteln in den ersten elf Schwangerschaftswochen bis zu 90 Prozent. Im mittleren Schwangerschaftsdrittel kommen Schäden noch bei 25 bis 35 Prozent der Kinder vor (RKI 2010). Typisch sind hier die drei Symptome Herzfehler, grauer Star und Schwerhörigkeit.

Bei Erkrankung zwischen der sechzehnten und zwanzigsten Schwangerschaftswoche ist noch bei bis zu 5 Prozent der Kinder mit Defekten vor allem am Innenohr zu rechnen. Mögliche Spätfolgen sind Diabetes und die Entwicklung eines Autismus.

Vor Einführung der Impfung waren über 90 Prozent der Frauen im gebärfähigen Alter mit Röteln »durchseucht« und hatten eine lebenslange Immunität (Ehrengut 1984). Dennoch wurde unter je 10 000 Kindern eines mit Rötelnembryopathie geboren.

In den Entwicklungsländern lag die Zahl der Embryopathien Anfang dieses Jahrtausends bei geschätzten 100 000 pro Jahr, ist aber seitdem durch Impfprogramme deutlich zurückgegangen (WHO 2005, CDC 2010).

Die Rötelnimpfung

Im Jahr 1962 kam es in den westlichen Ländern zu einer Rötelnepidemie, die allein in den USA zu über zwölf Millionen Erkrankungen führte und in deren Verlauf mehr als 20 000 geschädigte Kinder geboren wurden. Diese Epidemie war Anlass für die Entwicklung wirksamer Impfstoffe und für die Suche nach sinnvollen Impfstrategien. Anfang der siebziger Jahre wurden die ersten Rötelnimpfstoffe in Europa zugelassen. Sie bestehen aus abgeschwächten Lebendviren, die auf Zellkulturen von abgetriebenen menschlichen Föten gezüchtet sind. Weitere Inhaltsstoffe sind Gelatine und Antibiotika, meist Neomycin.
Der Rötelnimpfstoff ist in Europa nur noch in Kombination mit dem Masern-, Mumps- und evtl. auch Windpockenimpfstoff erhältlich (MMR, MMRV). Die Marktrücknahme der Einzelimpfstoffe gegen Mumps und Röteln (und gegen Masern in Deutschland und Österreich) macht es schwierig, individuelle Impfwünsche zu erfüllen. Mädchen sollten spätestens mit Beginn der Pubertät gegen Röteln geimpft werden und erhalten damit zwangsläufig auch die Mumpsimpfung. Der Masernschutz im Kleinkindalter ist mit (gegebenenfalls auch importierten) Einzelimpfstoffen möglich. .
Die STIKO empfiehlt die zweimalige Rötelnimpfung zu Beginn des zweiten Lebensjahres: die erste Impfung mit elf bis 14 Monaten, die zweite mit 15 bis 23 Monaten. Ziel dieses Vorgehens ist es, die Röteln in Deutschland auszurotten. Der Rötelnimpfstoff soll in Kombination mit dem Masern-, Mumps- und Windpockenimpfstoff verabreicht werden. Frauen im gebärfähigen Alter sollen zweimal gegen Röteln geimpft sein. Ist der Impfstatus unklar, so ist das Nachholen von zwei Rötelnimpfungen empfohlen.
In der Schweiz sind zwei MMR-Impfungen im Alter von zwölf und 15 bis 24 Monaten empfohlen. In Österreich soll ebenfalls mit zwölf Monaten das erste Mal und dann mit 19 bis 23 Monaten das zweite Mal geimpft werden.
Spätestens mit Beginn der Gebärfähigkeit sollte jedes Mädchen Antikörper gegen Röteln haben – entweder durch die Erkrankung oder durch die Impfung. Wegen der Massenimpfung der Kleinkinder, die in Mitteleuropa inzwischen 90 bis 95 Prozent erfasst, ist mit

einer natürlichen Durchseuchung kaum noch zu rechnen. Im Zweifelsfall kann eine Blutuntersuchung im Alter von zehn bis 14 Jahren Klarheit schaffen. Röteln-IgG-Antikörper von über 10 IE/ml zeigen Immunität an.

Bereits bei der Diskussion über die Einführung der Impfung gab es gewichtige Gegenstimmen und ein Minderheitsvotum innerhalb der STIKO, das vor einem Verschieben der Röteln gerade in das problematische Erwachsenenalter warnte. Die Argumentationslinie war, dass eine Impfung für alle Kinder unnötig sei, da doch mehr als 90 Prozent der Frauen bis zur ersten Schwangerschaft Röteln durchgemacht hätten – man müsse nur bei allen jugendlichen Mädchen die Antikörper untersuchen und die ungeschützten impfen (Ehrengut 1974). Mit einem solchen Vorgehen wurde im Schweizer Kanton Uri auch ohne die Impfung im Kleinkindalter bei 96,5 Prozent der 18- bis 23-jährigen Frauen ein wirkungsvoller Schutz vor Röteln in der Schwangerschaft erzielt (Albonico 1991). Ökonomische Überlegungen behielten jedoch die Oberhand, denn diese Praxis ist aufwendiger und kostspieliger als die unterschiedslose »Durchimpfung« aller Kleinkinder gegen Masern, Mumps und Röteln.

Durch die intensive Impfkampagne bezüglich Masern ist auch die Impfrate der meist gleichzeitig verabreichten Rötelnimpfung in den letzten Jahren stark angestiegen. 2009 waren 95,7 Prozent der deutschen Schulanfänger einmal und 90,1 Prozent zweimal gegen Röteln geimpft.

Soll eine erwachsene Frau wegen fehlender Rötelnimmunität geimpft werden, so ist der beste Zeitpunkt die Regelblutung. Auch in den vier Wochen nach der Impfung sollte es zu keiner Schwangerschaft kommen. Bisher wurden zwar keine Embryopathien durch eine versehentliche Impfung einer Schwangeren bekannt, aber das Impfvirus wird auf den Fötus übertragen, und ein geringes Restrisiko ist nicht ausgeschlossen (Castillo-Solórzano 2011).

Der Test einer Schwangeren auf Rötelnimmunität erfolgt in Deutschland nur noch dann, wenn sie nicht zweimal gegen Röteln geimpft wurde: »Immunität ... ist anzunehmen, wenn der Nachweis über zwei erfolgte Rötelnimpfungen vorliegt ...« (GBA 2011).

Eine Schwangere, die keinen Rötelnschutz hat und mit einem

Erkrankten Kontakt hatte, kann weder durch eine nachträgliche Impfung noch durch Immunglobuline zuverlässig vor einem Krankheitsausbruch geschützt werden (CDC 2010). Zur Sicherung der Diagnose müssen bei ihr die Röteln-Antikörper zweimal im Abstand von fünf oder mehr Tagen untersucht werden.

Nach Empfehlung der STIKO soll eine nicht immune Schwangere jeden Kontakt mit möglicherweise infizierten Personen vermeiden. Dazu gehört auch ein Beschäftigungsverbot in Risikoberufen, zum Beispiel in der Kinderbetreuung. Alle ungeimpften Kontaktpersonen sollen sich gegen Röteln impfen lassen.

Die Wirksamkeit der Rötelnimpfung

Die Rötelnimpfung hat eine zuverlässigere Wirksamkeit als die Impfungen gegen Masern, Mumps und Windpocken und schützt die große Mehrzahl der Geimpften ein Leben lang. Die Schutzwirkung ist jedoch nicht perfekt: Nach einer einmaligen Impfung liegt die Schutzquote bei durchschnittlich 95 Prozent (WHO 2011). In der medizinischen Literatur gibt es Berichte über schwangere Frauen, die trotz einer einmaligen Impfung an Röteln erkrankten und Kinder mit Embryopathiesymptomen auf die Welt brachten (zum Beispiel Ushida 2003). Mögliche Ursachen von Impfversagen sind noch vorhandene mütterliche Antikörper bei einer Impfung im Säuglingsalter oder ein Infekt zum Zeitpunkt der Impfung.

Wenn mehr als 85 Prozent einer Bevölkerung mindestens einmal geimpft sind, werden Rötelnausbrüche sehr selten, und die Krankheit gilt offiziell als eliminiert. Nach Ansicht der Weltgesundheitsorganisation ist daher keine zweite Impfung notwendig (WHO 2011). In Europa und den USA wird jedoch eine Zweitimpfung für sicherer gehalten. Sie steigert die Schutzquote auf 99 bis 100 Prozent.

Auch bei zweimal Geimpften kann der zunächst vorhandene Impfschutz wieder verloren gehen (»sekundäres Impfversagen«), vor allem in Ländern, in denen keine Boosterung durch zirkulierende Wildviren mehr stattfindet. In solchen Regionen haben bis zu 10 Prozent der

Erwachsenen trotz zweimaliger Impfung keine nachweisbaren Röteln-Antikörper mehr im Blut (Kakoulidou 2008, LeBaron 2009). Viele haben zwar Gedächtniszellen, die im Ansteckungsfall schnell wieder schützende Antikörper ausschütten. Bei einigen kommt es jedoch zur »Reinfektion«, die oft ohne die typischen Rötelnsymptome verläuft und nur durch eine Laboruntersuchung aufgedeckt werden kann (Cusi 1993). Geschieht dies während einer Schwangerschaft, so beträgt das Risiko für eine Embryopathie immerhin 2 bis 8 Prozent (Enders 2011).

Die Ausrottungspolitik

Die Weltgesundheitsorganisation fordert die Ausrottung (»Elimination«) der Röteln in Europa und Nord- und Südamerika bis zum Jahr 2015 (WHO 2005). Alle gebärfähigen Frauen sollen einen Impfschutz haben und auch keiner Infektionsgefahr mehr ausgesetzt sein. Die WHO stellt dabei frei, mit Einzel- oder Kombinationsimpfstoffen vorzugehen. Zur Überprüfung der Rötelnsituation fordert die WHO eine Meldepflicht für Rötelnerkrankungen, wie sie in Deutschland seit 2012 besteht.

Die meisten europäischen Länder verfolgen das Ziel der Ausrottung von Röteln und Masern mit der MMR-Impfung für Kleinkinder und empfehlen zwei Impfungen mit einem Mindestabstand von vier Wochen. Durch die über 90-prozentige Durchimpfung der Kinder sind die Röteln in den meisten westlichen Ländern äußerst selten geworden. In Deutschland wird die Zahl der Erkrankungen auf jährlich 70 bis 640 Fälle geschätzt (Gärtner 2011).

Das Verschwinden der Röteln in einer voll »durchgeimpften« Bevölkerung hat jedoch seine Tücken. In Ländern wie Schweden, Ungarn, Slowakei oder USA, in denen schon seit über 20 Jahren praktisch alle Kinder gegen Röteln geimpft werden, werden zwar kaum noch Röteln oder Rötelnembryopathien registriert. Die Immunität der Schwangeren verschlechtert sich jedoch, weil die natürliche Boosterung durch das Wildvirus ausbleibt. Mit zunehmendem Abstand zur Impfung sinken die Impfantikörper ab, teilweise auf Werte, die keinen sicheren Schutz mehr befürchten lassen.

Mehr als 8 Prozent der schwedischen Frauen, die als Kleinkind geimpft worden sind, haben keine nachweisbaren Röteln-Antikörper (Kakoulidou 2010). In den USA liegt der Anteil sogar bei 10 Prozent (LeBaron 2009) – ähnlich hoch wie in Deutschland vor Einführung der Impfung. Die Situation ist labil, und in Schweden wird die Einführung einer dritten Rötelnimpfung angedacht, um Rötelnausbrüche bei Erwachsenen zu verhindern.

In Deutschland profitieren die Frauen noch von der »Impfmüdigkeit« der achtziger und neunziger Jahre. Da die Rötelnviren damals noch zirkulierten, haben die meisten der heute Zwanzig- bis Vierzigjährigen entweder noch Röteln gehabt, oder sie wurden geimpft und durch Rötelnkontakt »geboostert«. Über 97 Prozent der deutschen Frauen im gebärfähigen Alter haben ausreichend Röteln-Antikörper im Blut (Enders 2011). Die Anzahl der erfassten Rötelnembryopathien ist seit den frühen neunziger Jahren konstant niedrig. Seit 2001 wird jährlich durchschnittlich ein Fall gemeldet – es handelt sich meist um Kinder ungeimpfter Migrantinnen (Gärtner 2011). Mehr ist nicht zu erreichen.

Die intensivierte MMR-Impfkampagne der letzten Jahre wird jedoch ähnlich wie in Schweden für künftige Schwangere von Nachteil sein. Die Indizien sprechen eine eindeutige Sprache: Durch zu vieles bzw. zu frühes Impfen verschlechtert sich die Immunität der Schwangeren. Der Versuch, die Röteln zu eliminieren, schafft bei Hunderttausenden junger Frauen eine bedenkliche Abwehrlücke (Enders 2011). Ein Virenimport durch Touristen oder Migranten kann jederzeit Ausbrüche in dieser Risikogruppe verursachen.

Es stellt sich die Frage, ob die optimale Strategie nicht darin liegt, die Ausrottungsbemühungen aufzugeben. Die zweimalige Impfung aller Mädchen zum Zeitpunkt der Pubertät würde für einen optimalen Schutz im gebärfähigen Alter sorgen. Sie würde wieder Rötelnerkrankungen unter Kindern zulassen, durch die der Impfschutz erwachsener Frauen geboostert wird, und würde damit Durchbruchsinfektionen während einer Schwangerschaft verhindern.

Nebenwirkungen des Rötelnimpfstoffs

Die Rötelnimpfung ist eine Impfung mit abgeschwächten, aber immunologisch aktiven Viren. Das Rötelnvirus kann bei Impflingen im Rachenspülwasser nachgewiesen, bis zu 90 Tage nach der Impfung ausgeschieden und auf die Umgebung übertragen werden (CDC 1998). In der Schwangerschaft ist die Impfung daher kontraindiziert. Auch in der Stillperiode sollte sie vermieden werden: Bei zwei Dritteln von in der Stillperiode geimpften Frauen findet sich das Virus in der Muttermilch (Stevenson 1996).

Allgemeinsymptome

Bei bis zu 10 Prozent der Geimpften kommt es in den 14 Tagen nach der Impfung zu Fieber, Krankheitsgefühl, Kopfschmerzen und/oder Magen-Darm-Beschwerden. Bei jedem Siebten schwellen innerhalb von vier Wochen die Lymphknoten im Nacken an, gelegentlich begleitet von einem Hautausschlag (»Impfröteln«).
Fieberkrämpfe nach dem Kombinationsimpfstoff mit Masern und Mumps (MMR) sind wahrscheinlich der Masernkomponente anzulasten.

Thrombozytopenie

Ebenso wie nach der Rötelnerkrankung kann auch zwei bis drei Wochen nach der Rötelnimpfung ein Blutplättchenmangel mit Blutungsneigung auftreten. Häufigere Symptome sind Nasen-, Haut-, Zahnfleischbluten, selten kommt es zu Darm- oder Nierenblutungen. Das Risiko beträgt etwa 1:30 000 und ist damit zehnmal geringer als nach der Rötelnerkrankung (Quast 1997).

Neurodermitis

Einer dänischen Untersuchung an fast 10 000 Kindern zufolge erhöht der Kombinationsimpfstoff MMR die Wahrscheinlichkeit um fast das Doppelte, bis zum Alter von 14 Jahren an Neurodermitis zu erkranken (Olesen 2003).

Neurologische Komplikationen und Enzephalitis

Es gibt einzelne Berichte über neurologische Folgeschäden wie Guillain-Barré-Syndrom, transverse Myelitis oder Enzephalitis, wobei der Rötelnimpfstoff meist in Kombination mit dem Masern- und Mumpsimpfstoff eingesetzt wurde und daher die genaue Ursachenklärung nicht möglich ist.

Arthritis

Jeder zweite rötelngeimpfte Jugendliche oder Erwachsene klagt in den zwei Wochen nach der Impfung über vorübergehende Schmerzen und Steifigkeit in den Gelenken. Zu einer akuten Arthritis mit Rötung und Schwellung eines Gelenks kommt es bei 1 Prozent der geimpften Kinder und bis zu 10 Prozent der Erwachsenen.
Das Impfvirus kommt auch als Auslöser einer chronischen Rheumaerkrankung in Frage. Nach Analyse des amerikanischen Meldesystems liegt das Risiko für eine chronische Arthritis in den zwei Wochen nach der Rötelnimpfung dreißig- bis fünfzigmal höher als zum Beispiel nach der Tetanusimpfung (Geier 2002). Die Möglichkeit eines Zusammenhangs wird selbst von den rigoros impffreundlichen Centers for Disease Control der USA nicht bestritten (ACIP 1996).
Rheumatische Erkrankungen, die innerhalb von einer bis sechs Wochen nach der Rötelnimpfung auftreten, werden in den USA als Impfschaden anerkannt (HRSA 2011).

Die Rötelnimpfung kann auch zu einem Aufflackern einer rheumatischen Erkrankung führen und muss daher bei Patienten mit einer solchen Krankheit in der Vorgeschichte zurückhaltend gehandhabt werden (Korematsu 2009).

Chronische Schmerzsyndrome

Immunologen vermuten einen Zusammenhang zwischen der Rötelnimpfung und chronischen Muskelschmerzen (Fibromyalgie) sowie dem chronischen Müdigkeitssyndrom. Drei Jahre nach Einführung eines neuen Rötelnimpfstoffs kam es zu einer starken Zunahme dieser Krankheitsbilder, betroffene Patienten wiesen auffällig hohe Röteln-Antikörper auf (Ablin 2006).

Zusammenfassung

- Die Röteln sind eine harmlose Kinderkrankheit, die ohne Behandlung folgenlos abheilt.
- Treten die Röteln während der Schwangerschaft auf, drohen Fehlgeburt oder Missbildungen beim Kind (Rötelnembryopathie).
- Durch die Strategie der Ausrottung von Röteln und durch die Impfraten von über 90 Prozent haben Ungeimpfte kaum noch die Chance, in der Kindheit Röteln durchzumachen.
- Mit Eintritt der Geschlechtsreife sollten alle Mädchen entweder Röteln-Antikörper im Blut haben oder zweimal geimpft sein.
- Der Versuch, die Röteln durch die Impfung aller Kleinkinder auszurotten, ist kontraproduktiv: Er führt zu einer schlechteren Immunität der Frauen im gebärfähigen Alter.
- Die Impfung mit Beginn der Pubertät vermittelt einen zuverlässigeren Schutz während einer Schwangerschaft.

- Seit 2012 gibt es in Europa keinen Einzelimpfstoff mehr gegen Röteln. Ein Rötelnschutz kann nur noch durch die MMR- oder MMR-Windpockenimpfung vermittelt werden.
- Innerhalb von zwei Wochen nach der Rötelnimpfung kann es zu Gliederschmerzen und zu einer leichten Impfkrankheit (»Impfröteln«) kommen.
- In sehr seltenen Fällen verursacht die Impfung eine chronische Muskel- oder Gelenkerkrankung.

Referenzen

Ablin, J. N., Shoenfeld, Y., Buskila, D.: Fibromyalgia, infection and vaccination: Two more parts in the etiological puzzle. J Autoimmun 2006, 27 (3): 145–152

ACIP (Advisory Committee on Immunization Practices): Update: Vaccine Side Effects, Adverse Reactions, Contraindications and Precautions. 1996. http://www.cdc.gov/mmwr/preview/mmwrhtml/00046738.htm (Zugriff 26.1.2012)

Albonico, H., Klein, P., Grob, C., Pewsner, D.: Die Impfkampagne gegen Masern, Mumps und Röteln – ein Zwangsszenario ins Ungewisse. Der Merkurstab 1991, 5: 333–342

Albonico, H. U., et al.: Febrile infectious childhood diseases in the history of cancer patients and matched controls. Med Hypotheses, 1998, 51 (4): 315–320

Castillo-Solórzano, C., Reef, S. E., Morice, A., Vascones, N.: Rubella vaccination of unknowingly pregnant women during mass campaigns for rubella and congenital rubella syndrome elimination, the Americas 2001–2008. J Infect Dis 2011, 204 Suppl 2: S713–717

CDC (Centers for Disease Control): Measles, mumps, and rubella – vaccine use and strategies for elimination of measles, rubella, and congenital rubella syndrome and control of mumps: Recommendations of the Advisory Committee on Immunization Practices (ACIP). MMWR 1998, 47 (RR-8): 1–57

CDC (Centers for Disease Control): Progress toward control of rubella and prevention of congenital rubella syndrome – worldwide 2009. MMWR 2010, 59: 1307–1310

Cusi, M. G., Valensin, P. E., Cellesi, C.: Possibility of reinfection after immunisation with RA27/3 live attenuated rubella virus. Arch Virol 1993, 129 (1–4): 337–340

Ehrengut, W.: Fünf Jahre Rötelnschutzimpfung. Dtsch Ärztebl 1974, 51: 3675–3677

Ehrengut, W., Ag Rhaly, A., Forster, A., Koumare, B., Diallo, D.: Die Unterschiede in der Rötelndurchseuchung in Mali und Hamburg und ihre Konsequenzen. Klin Pädiatr 1984, 196 (6): 378–381

Enders, M., Enders, G.: Pränatale Infektionen. Hans Marseille, München 2011: 35 ff.

Gärtner, B.: Akute Rötelninfektion: Bundesweite Meldepflicht gefordert. Dtsch Ärztebl 2011, 108 (49): A2660

GBA (Gemeinsamer Bundesausschuss der Ärzte und Krankenkassen): Richtlinien über die ärztliche Betreuung während der Schwangerschaft und nach der Entbindung, geändert am 19.5.2011. Bundesanzeiger 2011, 124: 2894

Geier, D. A., Geier, M. D.: A one year followup of chronic arthritis following rubella and hepatitis B vaccination based upon analysis of the Vaccine Adverse Events Reporting System (VAERS) database. Clin Exp Rheumatol 2002, 20 (6): 767–771

HRSA (Health Resources and Services Administration): Vaccine Injury Table 22.7.2011. http://www.hrsa.gov/vaccinecompensation/vaccinetable.html (Zugriff 2.12.2011)

Kakoulidou, M., Forsgren, M., et al.: Serum levels of rubella-specific antibodies in Swedish women following three decades of vaccination programmes. Vaccine 2010, 22; 28 (4): 1002–1007

Kesselring, J.: Zur Pathogenese der Multiplen Sklerose. Schweiz Med Wochenschr 1990, 120: 1083–1090

Korematsu, S., Miyahara, H., Kawano, T., Yamada, H., et al.: A relapse of systemic type juvenile idiopathic arthritis after a rubella vaccination in a patient during a long-term remission period. Vaccine 2009, 27 (37): 5041 f.

LeBaron, C. W., Forghani, B., et al.: Persistence of rubella antibodies after 2 doses of measles-mumps-rubella vaccine. J Infect Dis 2009, 200 (6): 888–899

McGowan, L., Parent, L., Lednar, W., Norris, H. J.: The women at risks for developing ovarian cancer. Gynecol Oncol 1979, 7: 325–344

Mitchell, L. A., Tingle, A. J., Shukin, R., Sangeorzan, J. A., et al.: Chronic rubella vaccine associated arthropathy. Arch Intern Med 1993, 153 (19): 2268–2274

Newhouse, M., Pearson, R. M., Fullerton, J. M., Boesen, E. A., et al.: A case control study of carcinoma of the ovary. Br J Prev Soc Med 1977, 31: 148–153

Olesen, A. B., Juul, S., Thestrup-Pedersen, K.: Atopic dermatitis is increased following vaccination for measles, mumps and rubella or measles infection. Acta Derm Venereol 2003, 83 (6): 445–450

Pandolfi, E., Chiaradia, G., Moncada, M., Rava, L., et al.: Prevention of congenital rubella and congenital varicella in Europe. Eurosurveillance 2009, 14 (9). http://www.eurosurveillance.org/ViewArticle.aspx?ArticleId=19133 (Zugriff 26. 12. 11)

Quast, U., et al.: Impfreaktionen. Stuttgart, Hippokrates, 2. Aufl. 1997

RKI (Robert-Koch-Institut): Ratgeber für Ärzte – Röteln. 3. 9. 2010. http://www.rki.de/cln_160/nn_504470/DE/Content/Infekt/EpidBull/Merkblaetter/Ratgeber__Roeteln.html (Zugriff 24. 2. 2012)

Sitzmann, F. C., et al.: Impfungen – Aktuelle Empfehlungen. Hans Marseille, München 1998

Stevenson, V. L., et al.: Optic neuritis following measles/rubella vaccination in two 13-year-old children. Br J Ophthalmol, 1996, 80 (12): 1110 f.

Ushida, M., Katow, S., Furukawa, S.: Congenital rubella syndrome due to infection after maternal antibody conversion with vaccine. Jpn J Infect Dis 2003, 56 (2): 68–69

Weibel, R. E., et al.: Chronic arthropathy and musculoskeletal symptoms associated with rubella vaccines. A review of 124 claims submitted to the National Vaccine Injury Compensation Program. Arthritis Rheum 1996, 39 (9): 1529–1534

WHO (World Health Organization): Eliminierung von Masern und Röteln und Prävention der kongenitalen Rötelninfektion. Strategie der Europäischen Region der WHO 2005–2010. WHO Regional Office for Europe 2005, ISBN 92 890 3382 7. http://www.euro.who.int/__data/assets/pdf_file/0009/79029/E87772G.pdf (Zugriff 26. 12. 11)

WHO (World Health Organization): Rubella vaccines: WHO position paper. WER 2011, 86 (29): 301–316

Windpocken

Die Windpockenerkrankung

Die Windpocken (Varizellen) sind eine harmlose Kinderkrankheit, verursacht durch das Varizella-Zoster-Virus (VZV). Sie verlaufen in den meisten Fällen mild und heilen in über 99,99 Prozent der Fälle komplikationslos aus.

Die Inkubationszeit beträgt um die zwei Wochen, kann im Extremfall aber zwischen acht und 28 Tagen schwanken. Klassisches Symptom ist ein Hautausschlag, der aus kleinen wassergefüllten Bläschen besteht. Er breitet sich von Kopf und Stamm schubweise über mehrere Tage auf den ganzen Körper aus. Typisch sind der Befall auch des behaarten Kopfes und das bunte Bild einer »Sternenkarte«: Man findet auf der Haut gleichzeitig verschiedene Entwicklungsstadien des Ausschlags – Flecken, Papeln, Bläschen und Krusten. Häufig stellen sich in den ersten Tagen Krankheitsgefühl und mäßiges Fieber ein. Die Behandlung besteht aus juckreizlindernden Hautcremes oder Lotionen. Medikamentöse Fiebersenkung verzögert die Abheilung und begünstigt wahrscheinlich Komplikationen (Doran 1989, Eyers 2010).

Die Windpocken sind hochansteckend, und zwar auch schon ein bis zwei Tage vor dem Erscheinen des Hautausschlags. Die Viren werden über Atemtröpfchen oder den Bläscheninhalt über mehrere Meter übertragen, quasi mit dem »Wind«.

Die Ansteckungsgefahr erlischt nach wenigen Tagen. Eine Woche nach Auftreten der ersten Bläschen dürfen Erkrankte wieder in eine Gemeinschaftseinrichtung gehen. Für gesunde Kontaktpersonen, zum Beispiel Geschwister, ist der Ausschluss vom Besuch einer solchen Einrichtung nicht vorgesehen.

Bis in die jüngste Zeit wurden fast alle Kinder irgendwann natürlicherweise mit Windpocken angesteckt und hatten dann eine lebenslange Immunität. Selbst Jugendliche und Erwachsene, die angeblich keine Windpocken hatten, sind in der Regel immun, haben also irgendwann eine sehr milde Variante der Krankheit durchgemacht. So finden sich VZV-Antikörper bei 95 Prozent der

Sechzehnjährigen und bei bis zu 97 Prozent der Frauen im gebärfähigen Alter (Enders 2011).
In Deutschland müssen Windpockenerkrankungen seit 2012 namentlich an das Gesundheitsamt gemeldet werden. Ärzte, die gegen Windpocken nicht impfen, sollen anscheinend durch den damit verbundenen bürokratischen Aufwand mürbe gemacht werden. Fred Zepp, Vizepräsident der Deutschen Gesellschaft für Kinder- und Jugendmedizin und Mitglied der STIKO, zählt Windpocken zu den »ernst zu nehmenden Infektionsleiden und alles andere als harmlos«. Die Meldepflicht sei ein wichtiger Schritt zur Unterstützung der bestehenden Impfprogramme (*Süddeutsche Zeitung* vom 11.2.2012). Bei STIKO-Sitzungen erklärt Prof. Zepp seine Befangenheit in Sachen Windpocken wegen seiner Forschungsarbeit für die Impfindustrie (STIKO-Protokolle 2011). In Österreich und der Schweiz gibt es keine Meldepflicht.

Gürtelrose: Späterkrankung nach Windpocken

Die Windpockenviren werden während der Erkrankung nicht vollständig eliminiert, sondern verbleiben in Zellen des Nerven- oder Immunsystems. Im späteren Leben können sie dann als Gürtelrose (Herpes Zoster) zu erneuten Beschwerden führen. Begünstigend hierfür ist ein Nachlassen der zellulären Abwehr etwa durch Infektionskrankheiten, Krebserkrankungen oder immunsuppressive Medikamente. Schützend wirkt der Kontakt mit Windpockenkranken: Wer sich immer wieder mit den Viren »ansteckt«, frischt seine Immunität auf und vermeidet die Gürtelrose.

Derzeit erkranken bis zu 20 Prozent der Menschen irgendwann im Leben an Gürtelrose. Die Symptome sind ein Bläschenausschlag in einem abgegrenzten Hautbereich, der begleitet ist von Brennen und teils auch starken Schmerzen. In der Regel heilt die Gürtelrose innerhalb von zwei bis drei Wochen ab. Gelegentlich halten Schmerzen und Gefühlsstörungen jedoch auch über Monate oder sogar Jahre an und sind schwer zu beeinflussen.

Gefährlich ist ein Befall von Augen oder Ohren, denn er kann zu Erblindung bzw. Taubheit führen. Bei geschwächtem Immunsystem kann sich das Geschehen auf innere Organe ausbreiten und lebensgefährliche Komplikationen verursachen, zum Beispiel Entzündungen der Hirnhäute und des Gehirns (Meningitis oder Enzephalitis). Die Behandlung komplizierter Verläufe besteht aus der Gabe von virushemmenden Medikamenten und Schmerzmitteln.

Auch im Kindesalter kommt die Gürtelrose vor, besonders dann, wenn die Windpocken im ersten Lebensjahr durchgemacht worden sind. Der Verlauf ist in der Regel wesentlich milder als bei Erwachsenen.

Komplikationen der Windpocken

Erwachsene haben eine wesentlich höhere Neigung zu Windpockenkomplikationen als Kinder. Eine schwere Komplikation, die fast ausschließlich Erwachsene, und da etwa jeden dritten Erkrankten betrifft, ist die Windpocken-Pneumonie. Risikofaktoren sind Rauchen, chronische Atemwegserkrankungen, Immunschwäche und Schwangerschaft. Die Pneumonie beginnt am dritten bis fünften Krankheitstag. Ohne intensive Behandlung mit virushemmenden Medikamenten liegt die Sterblichkeit bei 10 Prozent.

Eine häufige Komplikation der Windpocken ist die Infektion des Bläschenausschlags durch Bakterien wie Streptokokken oder Staphylokokken.

Sehr selten kommt es zur meist gutartig verlaufenden Windpocken-Enzephalitis (Gehirnentzündung). Im Kindesalter liegt die Häufigkeit bei 1:60000 Windpockenfällen, im Erwachsenenalter bei 1:6000 (Schwarz 2000). Typische Beschwerden sind vorübergehende Gleichgewichtsstörungen durch Befall des Kleinhirns. Bei einer Erhebung im Jahr 1997 wurden unter geschätzten 700000 Windpockenerkrankungen in Deutschland 45 Fälle von Enzephalitis bei Kindern – meist Schulkindern – ermittelt. Bei nur zwei von ihnen blieben leichte Restschäden mit Muskelschwäche am Arm bzw. Auge (von Kries 2000).

Gelegentlich führen die Windpocken zu Hepatitis, Herzmuskelentzündung oder Gelenkentzündung. Sehr selten kommt es zu »hämorrhagischen Windpocken« mit Hautblutungen.

Zuverlässige Zahlen zu schwerwiegenden Komplikationen und Todesfällen bei Windpocken fehlen. Verblüffend ist, dass die offiziellen Zahlen zu Komplikationen wesentlich höher angesiedelt sind, seit die Windpockenimpfung für alle Kleinkinder empfohlen ist – als wolle man im Nachhinein die Impfempfehlung rechtfertigen.

So gab es nach der bundesweiten Erhebung 1997 keinen einzigen Todesfall durch Windpocken bei Kindern, und von 100 000 erkrankten Kindern musste keines in ein Krankenhaus aufgenommen werden (Ziebold 2001). In der Todesursachenstatistik in Deutschland sind zwischen 1996 und 2000 nur vier Todesfälle durch Windpocken aufgelistet. Auch die amerikanischen Gesundheitsbehörden sprechen von »Einzelfällen« tödlicher Windpockenverläufe im Kindesalter (CDC 2011). Nach den vorliegenden Zahlen liegt für Kinder das Sterblichkeitsrisiko durch Windpocken nicht über dem Risiko, dem ein gesundes Kind im gleichen Zeitraum durch einen tödlichen Unfall außer Haus ausgesetzt ist (nach Henter 2000 etwa 1:1,6 Millionen).

In den Jahren 2003 und 2004 dagegen sollen in Deutschland plötzlich mehr als tausend Kinder wegen Windpocken in Krankenhäuser aufgenommen worden und zehn daran verstorben sein (*EB* 2005). Im Text der offiziellen Begründung der Impfempfehlung setzt die STIKO noch eins drauf und schreibt, die tatsächliche Zahl »könnte ... bei jährlich 25–40 Todesfällen liegen« (*EB* 2004). Die Deutsche Gesellschaft für Kinder- und Jugendmedizin pokert noch höher: Sie spricht von 40 000 behandlungsbedürftigen Komplikationen durch Windpocken – eine absurd hohe Zahl, die aus einer industriefinanzierten Studie abgeschrieben wurde (DGKJ 2005, Banz 2003).

Solche Aussagen sind ein bemerkenswertes Beispiel dafür, wie Komplikationen nach oben gerechnet werden, um riskante und nicht nachhaltige Impfempfehlungen zu begründen. Das *arznei-telegramm* nennt die Daten »fragwürdig« und merkt an, dass ein Teil der erwähnten »Komplikationen« zufällige Zweiterkrankungen und keine geläufigen Folgen der Windpocken sind (*AT* 2004) – vielleicht waren sie teilweise sogar der eigentliche Grund für die Aufnahme ins Krankenhaus, und die Kinder hatten zufällig eben auch Windpocken.

Nur im Erwachsenenalter gibt es tatsächlich eine relevante Sterblichkeit durch Erkrankungen mit Windpockenviren. In der Todesursachenstatistik in Deutschland werden bis zu sechs solcher Fälle pro Jahr verzeichnet (*AT* 2004, *DÄ* 2007). Die Mehrzahl ist allerdings Folge der Gürtelrose bei kranken oder altersschwachen Personen (Gil 2004).

Immungeschwächte Personen, etwa während einer Chemo- oder Cortisontherapie, können durch Windpocken gefährliche Blutgerinnungsstörungen mit Haut- und Schleimhautblutungen entwickeln (Purpura fulminans). Die Sterblichkeit bei dieser Komplikation beträgt bis zu 30 Prozent. Derartige Krankheitsverläufe werden immer wieder exemplarisch veröffentlicht, um den sozialen Charakter der Impfung zu betonen: Alle Kinder sollen geimpft werden, um solche Komplikationen zu verhindern.

Eine sehr seltene Komplikation der Windpocken ist das Reye-Syndrom, eine lebensbedrohliche Systemerkrankung mit Krampfanfällen und Koma. Es wird bei Kindern durch die Behandlung der Windpocken mit Acetylsalicylsäure (ASS, Aspirin) ausgelöst.

Die schulmedizinische Therapie der Windpocken mit dem virushemmenden Medikament Aciclovir ist wegen der Nebenwirkungen risikoreich und birgt die Gefahr der Resistenzentwicklung gegen dieses bei Komplikationen wichtige Medikament. Zudem wären die Kosten bei der Behandlung aller Windpockenerkrankungen immens – für die USA wurden sie auf mindestens 128 Millionen Dollar pro Jahr geschätzt (Preblud 1986). Zu berücksichtigen ist auch, dass Aciclovir zu einer Substanzklasse zählt, die ins Erbgut eingreift und Chromosomenveränderungen hervorrufen kann.

Die Vorteile der Windpocken

Bei der Impfpromotion werden die positiven Auswirkungen der Krankheit, gegen die sich die jeweilige Impfung richtet, völlig übergangen. Windpocken senken signifikant das Risiko für allergische Erkrankungen wie Asthma oder Neurodermitis (Illi 2001, Silverberg 2009, 2010, 2011). Das Durchmachen der Windpocken vermittelt einen gewissen Schutz vor Diabetes, Knochen- und Hirntumoren (Wrensch 1997, Albonico 1998, ESPED 1998, Frentzel-Beyme 2004). Das Verschieben von Mumps, Röteln und Windpocken in höhere Altersgruppen, eine Folge der Massenimpfprogramme, vergrößert die Wahrscheinlichkeit, an multipler Sklerose zu erkranken (Kesselring 1990, Bachmann 1999). Der wiederholte Kontakt mit Windpocken schützt vor dem Ausbruch einer Gürtelrose im späteren Leben.

Windpocken in der Schwangerschaft

Erkrankt eine Schwangere an Windpocken, so wird das Virus auf den Fötus übertragen. Zwischen der dreizehnten und zwanzigsten Schwangerschaftswoche führt dies in etwa 2 Prozent der Fälle zum kongenitalen Varizellensyndrom mit Hirnschäden, Missbildungen und Augenschäden, in 30 bis 50 Prozent der Fälle sogar zum Fruchttod. Zwischen der 21. Woche und der Woche vor der Geburt ist die Gefahr für das Kind gering, es besteht aber ein beachtliches Komplikationsrisiko für die Schwangere.
Bei einem Windpockenausbruch im zweiten und dritten Schwangerschaftsdrittel empfehlen Infektiologen wegen der erhöhten Komplikationsgefahr die orale Gabe von Aciclovir innerhalb von 24 Stunden nach dem Auftreten der ersten Bläschen. Im ersten Schwangerschaftsdrittel muss das Risiko des Medikaments für den Fötus gegen die Krankheitsrisiken abgewogen werden (Enders 2011).
Eine erneute Bedrohung für das Kind bringt das Ende der Schwangerschaft mit sich: Erkrankt die Mutter fünf Tage vor bis zwei Tage nach der Entbindung an Windpocken, dann wird das Kind über die Nabelschnur mit großen Virusmengen infiziert und macht nach der Geburt eine lebensbedrohliche Windpockenerkrankung durch. Durch die Behandlung der Mutter mit Windpocken-Immunglobulin und bei Ausbruch von Windpocken mit Aciclovir kann das Risiko für das Neugeborene deutlich verringert werden.
Gürtelrose in der Schwangerschaft ist für den Fötus oder das Neugeborene keine Bedrohung. Auch bei Windpocken einer Schwange-

ren trotz vorheriger Impfung wurde bisher keine Fruchtschädigung bekannt (Enders 2011).

Kann sich eine Schwangere nicht an eine Windpockenerkrankung erinnern, so ist bei der ersten Schwangerschaftsvorsorge die Überprüfung der VZV-Antikörper zu empfehlen. In Europa haben mehr als 95 Prozent aller gebärfähigen Frauen schützende Antikörper (Pandolfi 2009). Das wird sich allerdings durch die Impfung aller Kleinkinder ändern.

Schwangere ohne VZV-Antikörper dürfen keiner Beschäftigung mit erhöhtem Erkrankungsrisiko nachgehen, etwa in der Kinderbetreuung.

Nach Windpockenkontakt einer nicht immunen Schwangeren kann die Gabe von Immunglobulinen (Varicellon i.m. oder Varitect CP i.v.) innerhalb der ersten vier Tage den Krankheitsausbruch verhindern oder den Verlauf deutlich abschwächen. Liegt der Kontakt länger als vier Tage zurück, ist die vorbeugende Behandlung mit Aciclovir in Erwägung zu ziehen. Das virushemmende Medikament hat dafür allerdings keine Zulassung.

Die Windpockenimpfung

In Deutschland, Österreich und der Schweiz sind die beiden Lebendimpfstoffe Varilrix (GSK) und Varivax (Sanofi Pasteur MSD) für Kinder ab dem zwölften Lebensmonat zugelassen. Sie sollen zweimal im Abstand von mindestens vier Wochen verabreicht werden.

Mit Priorix-Tetra (GSK) und ProQuad (Sanofi) sind auch zwei Vierfachimpfstoffe gegen Masern, Mumps, Röteln und Windpocken (MMRV) auf dem Markt. Der Mindestabstand zwischen den zwei empfohlenen Impfungen ist sechs Wochen, nach den amerikanischen Richtlinien drei Monate.

Mit Zulassung der Vierfachimpfstoffe werden wahrscheinlich in Europa nach und nach die Schranken fallen, und die Windpockenimpfung wird unter Inkaufnahme der im Folgenden beschriebenen Risiken überall in den Impfkatalog aufgenommen werden.

Noch empfehlen die Behörden in der Schweiz die Windpockenimpfung erst ab dem zwölften Lebensjahr, wenn bis dahin keine Immunität erworben wurde.
Deutschland und Österreich gehören schon zu den Ländern, in denen die Impfung für alle Kinder ab dem zwölften Lebensmonat empfohlen ist. In Österreich müssen die Eltern dafür allerdings selbst zahlen. Die Impfung soll möglichst zeitgleich mit der MMR-Impfung erfolgen, was durch die Vierfachkombination MMRV vereinfacht wird. Wegen des erhöhten Fieberkrampfrisikos sollen allerdings beim ersten Impftermin der MMR- und der Windpockenimpfstoff getrennt verabreicht werden (*EB* 2011a).
Laut STIKO sollen auch folgende Personen geimpft werden, falls sie noch keine Windpocken hatten (*EB* 2006, *EB* 2011b):

- alle Kinder und Jugendlichen,
- alle Beschäftigten im Gesundheitsbereich und in Kindergärten,
- Frauen mit Kinderwunsch,
- Patienten mit schwerer Neurodermitis,
- Patienten mit Leukämie (in der Remissionsphase), vor einer immunsuppressiven Behandlung oder einer Organtransplantation,
- Kontaktpersonen der genannten Patienten.

Eine vorherige Antikörpertestung ist in jedem Fall sinnvoll: Immer noch haben mehr als zwei Drittel der Personen, die sich nicht an eine Windpockenerkrankung erinnern, im Blut schützende Antikörper. Ein VZV-IgG-Wert von mehr als 100 IE/l zeigt einen wahrscheinlich ausreichenden Schutz an. Bei erwachsenen Frauen muss zum Impftermin eine Schwangerschaft ausgeschlossen sein.
Hauptanwendungsbereich des Windpockenimpfstoffs war zunächst der Schutz von immungeschwächten Patienten, vor allem von krebskranken Kindern in einer Therapiepause. Hiervon wird inzwischen Abstand genommen, da viele Kinder mit geschädigtem Immunsystem durch die Impfung erkranken können und teils sogar stationär behandelt werden müssen (Tsolia 1990). Dies trifft auch auf aidskranke Kinder zu, deren Impfung in den USA nur noch unter bestimmten Voraussetzungen empfohlen ist (CDC 1999).

S. Katz, Vorsitzender der Impfkommission an der National Academy of Sciences, hatte schon 1985 darauf aufmerksam gemacht, dass die Pharmaindustrie die in die Impfstoffentwicklung investierten Kosten durch die Impfung krebskranker Kinder nicht hereinholen und deshalb auf eine allgemeine Impfempfehlung hinarbeiten würde (Wessel 1985). Im Jahr 1995 war es dann so weit: In den USA wurde die Windpockenimpfung für alle Kinder zwischen dem zwölften und achtzehnten Lebensmonat empfohlen. Argumentationsbasis für die Empfehlung war die Reduzierung sozialer und medizinischer Kosten, die in sogenannten Kosten-Nutzen-Analysen geschätzt wurden (Lieu 1994). Solche Analysen sind ein wichtiges Instrument in den Händen der Pharmaindustrie, um den Gesundheitsbehörden Impfungen zu »verkaufen«. Zwar errechnete eine neue Studie zwei Jahre nach Einführung der Windpockenimpfung, dass die erhoffte Kostendämpfung im Gesundheitswesen nicht eintreten würde, sondern dass lediglich die sozialen Kosten durch weniger Arbeitsausfall sinken (Strassels 1997) – aber zu diesem Zeitpunkt war die Impfkampagne nicht mehr aufzuhalten.

Auch für Deutschland wurde eine Kosten-Nutzen-Analyse erstellt, bei der die Standardimpfung gut abschnitt (Beutels 1996, Banz 2003). »Aus rein ökonomischen Gesichtspunkten« sei zwar die Impfung im Jugendalter der optimale Impfzeitpunkt, aus praktischen Erwägungen solle jedoch die Impfung schon im Säuglingsalter durchgeführt werden. Die Studie war vom Impfstoffhersteller GlaxoSmithKline gesponsert und von Outcomes International in Basel erstellt, einer Aktiengesellschaft mit dem Zweck der »Erbringung umfassender Dienstleistungen weltweit zur Unterstützung der Kommerzialisierung medizinischer Produkte«.

Das *arznei-telegramm* deckte die Industriefinanzierung auf und wies nach, dass die Ausgangsdaten der Kosten-Nutzen-Rechnung manipuliert waren (*AT* 2004). Sogar im *Deutschen Ärzteblatt* wurde die Impfempfehlung kritisiert: »Die Empfehlung ist fachlich umstritten ... Kritiker werfen der STIKO vor, die Interessen der Pharmaindustrie zu vertreten. Tatsächlich hat ein Konzern, der bis vor kurzem alleiniger Anbieter eines Impfstoffes in Deutschland war, Studien finanziert, anhand deren die STIKO unter anderem ihre Empfehlung ausspruch« (Blöß 2005).

Die Windpockenimpfung ist die erste Massenimpfung, für deren Einführung in erster Linie wirtschaftliche Argumente herangezogen wurden. Die weiter oben erwähnten Zahlenspiele um Komplikationen und Todesfälle sollen die ökonomische Zielrichtung der Impfung vernebeln. Es geht letztlich um durchschnittlich eineinhalb bis zwei Krankenpflegetage, deren Kosten vermieden werden sollen. Auffrischungsimpfungen, Impfkomplikationen und ungünstige Folgen des Verschwindens der Windpocken wurden auf der Kostenseite nicht mitberechnet.

Ein spanisches Forscherteam meint angesichts der begrenzten Ressourcen im Gesundheitsbereich: »Ausgedehnte Windpockenimpfprogramme dürften zwar einen Einfluss auf die Krankheitsfolgen und die damit verbundenen Kosten haben, doch müssen die jeweiligen nationalen Gesundheitsbehörden entscheiden, ob die Ressourcen des Gesundheitswesens in diese oder andere Präventionsprogramme fließen sollen« (Gil 2004). Ebenso wie bei den Impfungen gegen Pneumokokken und HPV kommt es auch hier zu einer gigantischen Umschichtung von Mitteln aus dem Gesundheitswesen in die tiefen Taschen der Pharmamultis.

Eines der Argumente für die generelle Windpockenimpfung war die angebliche Verminderung der Herpes-zoster-Fälle im hohen Alter. Bewiesen ist das Gegenteil: Die Wahrscheinlichkeit für Zostererkrankungen bei Jugendlichen und Erwachsenen steigt in dem Maße signifikant an, in dem die Windpocken seltener werden (Thomas 2002, Yih 2005, Patel 2008, Civen 2009, Carville 2010). »Die Windpocken-Impfung hat dazu geführt, dass die Kosten für die Behandlung der Windpocken von 1993 bis 2004 signifikant gesunken sind. Diese Ersparnis war jedoch geringer als der gleichzeitige Anstieg der Behandlungskosten für Gürtelrose« (Patel 2008). Die zusätzlich anfallenden Behandlungskosten werden allein in den USA auf mehr als 4,1 Milliarden Dollar geschätzt – Kosten, die in keine Kosten-Nutzen-Rechnung der Windpockenimpfung einbezogen wurden (Goldman 2005).

Die Impfindustrie – in diesem Fall der US-Alleinvermarkter Merck – steht jetzt schon vor ihrem nächsten Milliardengeschäft, mit dem die Folgen der Windpockenimpfung aufgefangen werden sollen: In den USA und Europa wurde 2006 der hochdosierte Windpockenimpfstoff Zostavax als »Zosterimpfung« zugelassen. Er wird wohl demnächst für alle über Sechzigjährigen empfohlen und soll die Boosterung durch die natürlichen Windpocken ersetzen. Das ist teuer und von fraglicher Wirkung:

> »Die Zosterepidemie bei Erwachsenen mit einer Zosterimpfung zu kontrollieren wird wahrscheinlich fehlschlagen, denn Impfprogramme bei Erwachsenen waren selten erfolgreich. Es scheint keinen Weg zu geben, eine Massenepidemie von Zoster unter Erwachsenen zu verhindern, die mehrere Generationen anhalten wird« (Goldman 2005).

Die Wirksamkeit des Windpockenimpfstoffs

Die Impfwirksamkeit wurde in den Zulassungsstudien mit über 95 Prozent angegeben, berechnet aus Antikörperuntersuchungen bei Geimpften. Im Jahr 1995 wurde daraufhin die Impfung für alle Kinder in den USA eingeführt. Der anfängliche Erfolg des Impfprogramms war beeindruckend und ließ die Impfstrategen jubilieren: Die Windpockenerkrankungen gingen in verschiedenen Staaten der USA um über 80 Prozent zurück. In der gleichen »Honeymoonphase« sind wir aktuell in Deutschland: Nachdem mehr als 50 Prozent aller deutschen Kleinkinder gegen Windpocken geimpft werden, ist in 1400 Referenzpraxen die Erkrankungsrate von 2005 bis 2009 um zwei Drittel zurückgegangen (Siedler 2010). In den USA offenbarten sich jedoch schon innerhalb weniger Jahre die großen Schwächen des Impfprogramms. Anfangs wurde der Impfschutz noch durch den Kontakt mit Wildviren geboostert (aufgefrischt). Dies wurde seltener, und so kam es ab dem Jahr 2000 zunehmend zu Ausbrüchen von Windpocken unter geimpften Kindern. In einer Kindertagesstätte erkrankten beispielsweise 25 von 88 Kindern – drei Viertel waren geimpft, sogar auch das Kind, das die Windpocken eingeschleppt hatte. Das Fazit war:

> »Obwohl Impfempfehlungen sich nicht auf einen einzigen Krankheitsausbruch stützen können, müssen die Ergebnisse dieser Untersuchung die Sorge wecken, dass die gegenwärtige Impfstrategie nicht alle Kin-

der adäquat schützt ... Durchbruchsinfektionen bei geimpften, gesunden Menschen können ebenso ansteckend sein wie Windpocken bei Ungeimpften« (Galil 2002).

Nach neuen Berechnungen wurde die Wirksamkeit der Impfung auf nur noch 80 bis 85 Prozent geschätzt, bei Erwachsenen und Kindern unter 15 Monaten sogar auf 70 Prozent (Gershon 1992, Vazquez 2004, Michalik 2008, WHO 2008). Der Kontakt mit einem frisch Erkrankten kann diesen Wert sogar auf eine völlig inakzeptable Schutzquote von 40 Prozent verringern (Seward 2001) – ein signifikantes primäres Impfversagen.

Doch damit nicht genug: Je länger die Impfung zurückliegt, umso mehr Geimpfte erkranken – und zwar nicht einmal in abgeschwächter Form. Es gibt also auch ein signifikantes sekundäres Impfversagen (Seward 2004). Bis zu 60 Prozent der Geimpften machen innerhalb von acht Jahren nach der Impfung die Windpocken durch (Michalik 2006, Chaves 2007).

Um die Wirksamkeit der Windpockenimpfung zu verbessern, ist seit 2006 eine Zweitimpfung im Abstand von vier bis sechs Wochen empfohlen. Wie zuverlässig und lange diese doppelte Ausfertigung wirkt, weiß noch keiner wirklich zu sagen. Nach Einschätzung von deutschen Impfexperten ist es nicht auszuschließen, »dass die Zahl der für einen dauerhaften Impfschutz notwendigen Impfstoffdosen neu bewertet werden muss« (*EB* 2010). Damit kann man alle Kosten-Nutzen-Rechnungen getrost zu den Akten legen.

Alle veröffentlichten Wirksamkeitsstudien leiden unter der Tatsache, dass die Impflinge bisher die Gelegenheit hatten, ihren Schutz immer wieder durch Kontakt mit Windpockenkranken aufzufrischen. Entfällt diese Auffrischung bei einer stärkeren »Durchimpfung« der Bevölkerung, dann wird die Schutzwirkung unsicherer und die Wirkdauer kürzer. Ob dies durch wiederholte Impfungen aufgefangen werden kann, ist zweifelhaft, wie auch Wissenschaftler der amerikanischen Gesundheitsbehörden einräumen (Chaves 2007).

Eines ist jedoch sicher: Wenn erst einmal die Mehrzahl aller Kinder geimpft wird, verschieben sich die Windpocken in Altersgruppen, in denen häufiger Komplikationen vorkommen. 1995 erkrankten in den USA die Kinder durchschnittlich im Alter von drei bis sechs

Jahren, im Jahr 2004 mit sechs bis elf Jahren (Chaves 2007). Auch in Taiwan stieg nach Einführung der Impfung das durchschnittliche Erkrankungsalter von fünf auf neun Jahre (Lian 2011). Das ist genau die Entwicklung, vor der Impfkritiker gewarnt haben: Die Windpocken werden in der Kindheit seltener und in höherem Alter häufiger, und damit nehmen die Komplikationen zu – was für ein medizinischer Fortschritt!

Sogar das Robert-Koch-Institut selbst, aus dessen Haus die Impfempfehlung kommt, weist in einem Kommentar zu zwei tödlichen Windpockenverläufen bei Erwachsenen auf diese Gefahr hin:

>»Bei den bisher seltenen Erkrankungen im Jugendlichen- und Erwachsenenalter sind insbesondere immungeschwächte Personen und Schwangere durch schwere und teilweise lebensbedrohliche Verläufe gefährdet. Mit zunehmender Auswirkung der Impfung im Kindesalter könnten zukünftig Erkrankungen jenseits des Kindesalters häufiger in Erscheinung treten« (RKI 2006).

Da ist man sprachlos.

In Kanada wurde dem Pharmakonzern Merck verboten, für seinen Windpockenimpfstoff mit dem Argument zu werben, er rette Leben: »Es gibt keinen Beweis dafür, dass diese Behauptung von Merck-Frosst Canada zum Medikament Varivax wahr ist« (CBC 1999).

In Ländern, in denen Kinder nicht routinemäßig geimpft werden, liegt die natürliche Durchseuchung und damit auch die Schutzquote von Erwachsenen bei über 95 Prozent. Um Windpockenkomplikationen bei Erwachsenen zu vermeiden, müsste mit der Impfung ein mindestens ebenso guter Schutz aufgebaut werden – das heißt ein sehr guter, möglichst lebenslanger Schutz durch die Impfung bei extrem hohen Impfquoten.

Trifft schon die erste Voraussetzung nicht zu, so ist auch die zweite nicht realistisch, es sei denn durch Einführung einer Impfpflicht. In den USA wird inzwischen von Kindern, die in die Middle School eintreten, ein Impfzeugnis oder die ärztliche Bescheinigung von Windpocken-Antikörpern verlangt (CDC 1998). So wird aus einer ungefährlichen Kinderkrankheit ein Fall für die Seuchenpolizei und die Einschränkung der Persönlichkeitsrechte.

Die Impfung verschlechtert künftig auch den Nestschutz der Säuglinge. Auch wenn die Mutter Windpocken hatte, ist er nicht perfekt, sorgt jedoch für einen milden und oft nahezu symptomlosen Krankheitsverlauf beim Säugling. Eine geimpfte Frau überträgt kaum Windpocken-Antikörper auf ihr Kind. Bei dessen Ansteckung ist daher ein heftiger Krankheitsverlauf zu erwarten.

Es gibt keinen Beleg dafür, dass die Windpockenimpfung zu mehr Gesundheit und zu geringeren Ausgaben im Gesundheitswesen beiträgt – eher gibt es Belege für das Gegenteil. Die Empfehlung, Kinder gegen Windpocken zu impfen, ist wissenschaftlich nicht fundiert oder, wie man heute sagt: nicht evidenzbasiert. Auch ein Expertenkreis, der für die Stiftung Warentest arbeitet, riet im März 2012 von der Windpockenimpfung ab (SW 2012).

In Deutschland hat die Windpockenimpfung weder bei den Kinderärzten noch bei den Eltern die von den Behörden erwünschte Akzeptanz (Schnabel 2006, *EB* 2010). Manche Eltern überlegen sich sogar, ob sie ihr Kind nicht gezielt infizieren lassen (»Windpockenparty«), um ihm die Erkrankung als Erwachsener zu ersparen.

Es gibt dennoch einige Indikationen für die Windpockenimpfung: Jugendliche und Erwachsene, die keine Windpocken hatten bzw. keine Windpocken-Antikörper aufweisen, sollten sich impfen lassen. Auch Kontaktpersonen zu Patienten mit Immunschwächekrankheiten oder Chemotherapie sollte die Impfung nahegelegt werden.

Zostavax: Impfstoff gegen Gürtelrose

Der hochdosierte Impfstoff Zostavax (Hersteller: Merck USA, Vertrieb für Europa: Sanofi Pasteur MSD) gegen Gürtelrose ist seit 2006 in den USA und Europa auf dem Markt. Er enthält mehr als zehnmal so viele Varicella-Zoster-Viren wie die Windpockenimpfstoffe und ist zugelassen zur einmaligen Anwendung ab dem Alter von 50 Jahren.

Belegt ist bisher nur eine Wirkung bei gesunden über sechzigjährigen Impflingen: Ihr Risiko, Gürtelrose zu bekommen, verringert sich in den drei Jahren nach der Impfung von 3,3 Prozent auf 1,6 Pro-

zent. Über 350 Menschen müssen geimpft werden, um eine Zosterneuralgie zu verhindern (*AT* 2009). Sterblichkeit oder Krankenhauseinweisungen wegen Gürtelrose werden nicht beeinflusst.
Die Wirkung von Zostavax ist umso schlechter, je älter der Impfling ist, und hält nicht lange an. Besorgniserregend sind allergische Reaktionen und schwere Nebenwirkungen im Bereich von Herz-Kreislauf- und Nervensystem in einer Häufigkeit von 6:1000. Auch über schwere Augenschäden wurde berichtet (Charkudian 2011). Das *arznei-telegramm* sieht keine Indikation für den Impfstoff, denn es werden wahrscheinlich mehr Patienten geschädigt, als von der Schutzwirkung profitieren. Eine Impfdosis Zostavax kostet 148,65 Euro. »Für die Verhinderung einer postherpetischen Neuralgie im Zeitraum von drei Jahren sind bei Patienten über 60 Jahren 53 000 Euro aufzuwenden« (*AT* 2009).
Die Zulassung des Impfstoffs ist Schlussakt einer großangelegten Strategie, aus den Windpocken das ultimative Geschäft zu machen: Erst verkauft man die Windpockenimpfung und erzeugt mehr Zoster, dann verkauft man die Zosterimpfung.
Das Bundesland Sachsen ist wieder einmal vornedran und weist der STIKO den Weg: Seit Januar 2010 empfiehlt die sächsische Impfkommission SIKO die Impfung mit Zostavax für alle über Fünfzigjährigen. Die Transportwege in Sachsen sind nicht weit, denn der Impfstoff wird bei GlaxoSmithKline in Dresden produziert. Ein Heimspiel für den Global Player.
Auch in Österreich ist die Zosterimpfung seit 2008 für alle über Fünfzigjährigen empfohlen. Sie ist allerdings kostenpflichtig. In der Schweiz übt man in Sachen Zosterimpfung kluge Zurückhaltung:

> »Nach eingehender Prüfung kommen die Eidgenössische Kommission für Impffragen (EKIF) und das Bundesamt für Gesundheit (BAG) zum Schluss, dass der Nutzen der Impfung für die öffentliche Gesundheit beschränkt ist, dass der Wirksamkeitsgrad keinen optimalen individuellen Schutz sicherstellt und dass keine Gruppen mit einem erhöhten Komplikationsrisiko identifiziert werden können. Studien ergaben zudem ein widersprüchliches Bild bei der Kosteneffektivität des vergleichsweise teuren Impfstoffs. Dies und umfragegestützte Hinweise auf eine unzureichende Akzeptanz unter den impfenden Ärztinnen und

Ärzten in der Schweiz haben das BAG und die EKIF bewogen, die Impfung gegen Herpes Zoster zum gegenwärtigen Zeitpunkt nicht in den Schweizerischen Impfplan aufzunehmen« (BAG 2011).

Klar, das Geld kann man anderswo besser gebrauchen.

Nebenwirkungen des Windpockenimpfstoffs

In den ersten drei Jahren der Anwendung des Windpockenimpfstoffs in den USA kam es zu über 6500 Meldungen von Impfnebenwirkungen. Bei einer von 33 000 verabreichten Impfungen ereignete sich eine schwere Komplikation wie Schock, Krampfanfall, Enzephalitis oder Blutgerinnungsstörung (Wise 2000). Zur Meldung kamen auch 14 Todesfälle, was einem Risiko von 1:1 Million Impfdosen entspricht. An das Paul-Ehrlich-Institut wurden von 2001 bis 2011 über 650 mögliche Impfkomplikationen gemeldet, darunter zahlreiche schwere Reaktionen und sieben Todesfälle – zwei davon durch den Einzelimpfstoff.
Eine ursächliche Beziehung ist im Einzelfall nicht gesichert. Bei der bekannt geringen Meldefreudigkeit dürfte die tatsächliche Häufigkeit von Impfkomplikationen jedoch erheblich höher liegen.
Keines der bedrohlichen Ereignisse war aus den Studien der Impfstoffhersteller vorhersehbar. Dies illustriert die geringe Aussagekraft solcher Studien, was seltene und schwere Nebenwirkungen betrifft. In den Fachinformationen der Impfstoffe heißt es lediglich, es gäbe keine Hinweise darauf, dass Komplikationen durch die Impfung häufiger auftreten als durch die Windpockenerkrankung.

Lokal- und Allgemeinreaktionen

Die Windpockenimpfung kann, wie andere Impfungen auch, Beschwerden an der Impfstelle und Krankheitsgefühl oder Fieber hervorrufen. Die Vierfachimpfstoffe gegen Masern, Mumps, Röteln und Windpocken (MMRV) verursachen solche Reaktionen häufiger als der MMR-Impfstoff ohne die Windpockenkomponente (Nolan 2002).

Impfwindpocken

Bis zu 10 Prozent der Impflinge entwickeln Impfwindpocken, die auch auf die Umgebung übertragen werden können (Arbeter 1986, Moon 1998, Gan 2011). Daraus erwächst eine Gefahr für hochschwangere Frauen und immungeschwächte Personen (NYVIC 1999). Infektionen von Schwangeren mit Impfviren wurden bereits dokumentiert, in einem Fall brach die Mutter die Schwangerschaft sogar ab (Long 1997, Huang 1999).
Mit Ausweitung der Impfempfehlungen nehmen auch unbeabsichtigte Impfungen während einer Schwangerschaft zu, mit der Möglichkeit einer Infektion und Schädigung des Fötus (Apuzzio 2002).
Bei jedem zehnten Impfling kommt es innerhalb von vier Jahren nach der Impfung zu einer »Reaktivierung« des Impfvirus. Das bedeutet, dass das Virus im Körper überlebt und begünstigt durch das allmähliche Absinken der Antikörper eine Windpockenerkrankung hervorruft (Krause 2000).

Fieberkrämpfe

In den zwölf Tagen nach der ersten MMRV-Impfung ist das Risiko für einen Fieberkrampf mit etwa 1:1000 doppelt so hoch wie nach der alleinigen MMR-Impfung. Seit 2011 empfiehlt die STIKO daher, die erste Impfung aufzuteilen in eine MMR- und eine Windpockenimpfung. Die zweite Impfung soll dann mit einem Kombinationsimpfstoff erfolgen.
Die Hersteller müssen im Beipackzettel darauf hinweisen, dass MMRV-Impfstoffe bei Kindern mit Hirnschäden oder Neigung zu Krampfanfällen mit Vorsicht angewendet werden sollen. Kinder, die

schon einmal einen Fieberkrampf hatten, sollen nach der Impfung »engmaschig überwacht werden«.

Impfgürtelrose

Die Impfung kann Monate oder Jahre später zur Impfgürtelrose führen. Sie kann auch ein schlummerndes Wildvirus wecken, das von einer unbemerkt durchgemachten Windpockenerkrankung zurückgeblieben ist und nun eine Gürtelrose verursacht (Wise 2000).
Die Wahrscheinlichkeit einer Impfgürtelrose beträgt 0,1 Prozent, bei Kindern mit Leukämie 2,4 Prozent. Damit ist sie nicht seltener als eine Gürtelrose nach natürlichen Windpocken (Lawrence 1988, Hardy 1991, Mangano 1992).
In einem veröffentlichten Fall trat die Impfgürtelrose gleich mehrfach hintereinander auf, in einem anderen wurde ein Auge in Mitleidenschaft gezogen (Binder 2005, Ota 2008).

Immunologische Nebenwirkungen

Seltene, aber schwere Impfkomplikationen im Bereich des Immunsystems sind Bluterkrankungen (aplastische Anämie, Thrombozytopenie), Entzündung von Blutgefäßen (Vaskulitis, Schönlein-Henoch-Syndrom), Gelenkentzündungen und allergischer Schock. 30 lebensbedrohliche allergische Schockereignisse wurden in den ersten vier Jahren der Markteinführung in den USA registriert (Wise 2000).
In der medizinischen Literatur sind zwei Fälle von Uveitis, einer Autoimmunerkrankung der Regenbogenhaut des Auges, nach der Windpockenimpfung beschrieben (Esmaeli-Gutstein 1999).

Neurologische Nebenwirkungen

In den USA gibt es zahlreiche Meldungen zu neurologischen Erkrankungen in unmittelbarem zeitlichem Zusammenhang mit der Windpockenimpfung: Lähmungen, Gleichgewichtsstörungen (Ataxie), Meningitis, Hirnentzündungen (Enzephalitis) und Krampfanfälle. 15 Patienten entwickelten Erkrankungen durch Abbau von Nervenscheiden wie Guillain-Barré-Syndrom, transverse Myelitis, Sehnerventzündung und multiple Sklerose. Kanadische Ärzte meldeten zwei Schlaganfälle bei Kindern nach der Windpockenimpfung (Wirrell 2004).

Zusammenfassung

- Windpocken sind eine bei Kindern fast ausnahmslos harmlose Erkrankung. Jedes Kind sollte sie möglichst im Kindergarten- oder Grundschulalter durchmachen, um im späteren Leben geschützt zu sein.
- Erwachsene neigen zu schwereren Verläufen und Komplikationen.
- Besonders problematisch sind die Windpocken in der Schwangerschaft und bei Patienten mit Immunschwäche oder Krebs.
- Die Windpockenimpfung hat eine bescheidene Wirksamkeit und zahlreiche Nebenwirkungen.
- Die Standardimpfung für alle Kinder bringt unabsehbare Langzeitfolgen mit sich. Zu befürchten ist die Zunahme von Windpocken bei Erwachsenen und von Gürtelrose bei alten Menschen.
- Die Impfung ist sinnvoll für Jugendliche und Erwachsene, die keine Windpocken hatten (Antikörpertest!), und für Kontaktpersonen zu Patienten mit Immunschwächekrankheiten oder Chemotherapie.
- Die Impfung älterer Menschen mit Zostavax gegen Gürtelrose ist riskant und teuer.

Referenzen

Albonico, H. U., et al.: Febrile infectious childhood diseases in the history of cancer patients and matched controls. Med Hypotheses 1998, 51 (4): 315–320

Apuzzio, J., Ganesh, V., Iffy, L., Al-Khan, A.: Varicella vaccination during early pregnancy: a cause of in utero miliary fetal tissue calcifications and hydrops? Infect Dis Obstet Gynecol 2002, 10 (3): 159 f.

Arbeter, A. M., et al.: Varicella vaccine studies in healthy children and adults. Pediatrics 1986, 78 (Suppl): 748–756

AT (arznei-telegramm): Alle Kinder gegen Windpocken impfen? a-t 2004, 35 (8): 80 f.

AT (arznei-telegramm): Herpes-Zoster-Impfstoff zostavax. a-t 2009; 40: 96 f.

Bachmann, S., Kesselring, J.: Multiple sclerosis and childhood diseases. Neuroepidemiology 1999, 17 (3): 154–160

BAG (Bundesamt für Gesundheit): Schweizerischer Impfplan Stand Januar 2011 – Bundesamt für Gesundheit und Eidgenössische Kommission für Impffragen. http://www.gesundheitsamt.tg.ch/documents/Schweizerischer_Impfplan_d.pdf (Zugriff 25. 1. 2012)

Banz, K., Wagenpfeil, S., Neiss, A., Goertz, A., Staginnus, U., Vollmar, J., Wutzler, P.: The cost-effectiveness of routine childhood varicella vaccination in Germany. Vaccine 2003, 21 (11–12): 1256–1267

Beutels, P., Clara, R., Tormans, G., Van Doorslaer, E., Van Damme, P.: Costs and benefits of routine varicella vaccination in German children. J Infect Dis 1996, 174 Suppl 3: 335–341

Binder, N. R., Holland, G. N., Hosea, S., Silverberg, M. L.: Herpes zoster ophthalmiscus in an otherwise healthy child. J AAPOS 2005, 9 (6): 597 f.

Blöß, T.: Impfungen: Kommission in der Kritik. DÄ 2005, 102 (7): A416

Carville, K. S., Riddell, M. A., Kelly, H. A.: A decline in varicella but an uncertain impact on zoster following varicella vaccination in Victoria, Australia. Vaccine 2010, 28 (13): 2532–2538

CBC News Canada, 2. 4. 1999

CDC (Centers for Disease Control): Varicella-related deaths among children – United States 1997. MMWR 1998, 47 (18): 365–368

CDC (Centers for Disease Control): Prevention of Varicella – Updated Recommendations of the Advisory Committee on Immunization Practices. MMWR 1999, 48 (RR06): 1–5

CDC (Centers for Disease Control): Epidemiology and Prevention of Vaccine Preventable Diseases (The Pink Book). 2011, 12th edition: Chapter 21.

Charkoudian, L. D., Kaiser, G. M., Steinmetz, R. L., Srivastava, S. K.: Acute retinal necrosis after herpes zoster vaccination. Arch Ophthalmol 2011, 129 (11):1495–1497

Chaves, S. S., Gargiullo, P., Zhang, J. X., Civen, D., et al.: Loss of vaccine-induced immunity to varicella over time. N Engl J Med 2007, 356: 1121–1129

Civen, R., Chaves, S. S., Jumaan, A., Wu, H., et al.: The incidence and clinical characteristics of herpes zoster among children and adolescents after implementation of varicella vaccination. Pediatr Infect Dis J 2009, 28 (11): 954–959

DÄ (Deutsches Ärzteblatt): Windpocken: Schneller Wirkungsverlust des Impfstoffs – Steigende Zahl von Durchbrucherkrankungen in den USA. 15.3.2007. http://www.aerzteblatt.de/V4/news/news.asp?id=27845 (Zugriff 1.1.2012)

DGKJ (Deutsche Gesellschaft für Kinder- und Jugendmedizin): Stellungnahme zur Varizellenimpfung. Kinder- und Jugendarzt 2005, 35 (12): 828–834

Doran, T. F., De Angelis, C., Baumgardner, R. A., Mellits, E. D.: Acetaminophen: more harm than good for chickenpox? J Pediat 1989, 114 (6): 1045–1048

EB (Epidemiologisches Bulletin): Begründung der STIKO für eine allgemeine Varizellenimpfung. Epidem Bull 2004, 49: 421–424

EB (Epidemiologisches Bulletin): Komplikationen von VZV-Infektionen und Herpes Zoster bei Kindern und Jugendlichen: Ergebnisse der ESPED-Varizellen-Studie 2003–2004. Epidem Bull 2005, 13: 110 f.

EB (Epidemiologisches Bulletin): Empfehlungen der Ständigen Impfkommission (STIKO) am Robert-Koch-Institut. Stand Juli 2006. Epidem Bull 2006, 30: 235–253

EB (Epidemiologisches Bulletin): Gemeinsamer Varizellen-Workshop von AGMV und BaVariPro. Epidem Bull 2010, 8: 69–75

EB (Epidemiologisches Bulletin): Mitteilung der Ständigen Impfkommission (STIKO) am Robert-Koch-Institut. Zur Kombinationsimpfung gegen Masern, Mumps, Röteln und Varizellen (MMRV). EB 2011a, 38: 352 f.

EB (Epidemiologisches Bulletin): Erratum: Mitteilung der Ständigen Impfkommission (STIKO) am Robert Koch-Institut. Zur Varizellen-Impfung und zur Darstellung im Impfkalender 2011. EB 2011b, 38: 352

Enders, M., Enders, G.: Pränatale Infektionen. Hans Marseille, München 2011: 43 ff.

Esmaeli-Gutstein, B., Winkelman, J. Z.: Uveitis associated with varicella virus vaccine. Am J Ophthalmol 1999, 127 (6): 733

ESPED (Erhebungseinheit für seltene pädiatrische Erkrankungen in Deutschland) – Jahresbericht 1998. http://www.public.rz.uni-duesseldorf.de/~esped/jabe1998.htm (Zugriff 25.4.2012)

Eyers, S., Weatherall, M., Shirtcliffe, P., Perrin, K., Beasley, R.: The effect on mortality of antipyretics in the treatment of influenza infection: systematic review and meta-analysis. J R Soc Med 2010, 103 (10): 403–411

Frentzel-Beyme, R., Becher, H., Salzer-Kuntschik, M., Kotz, R., Salzer, M.: Factors affecting the incident juvenile bone tumors in an Austrian case-control study. Cancer Detect Prev 2004, 28 (3): 159–169

Galil, K., Lee, B., Strine, T., Carraher, C., Baughman, A. L.: Outbreak of varicella at a day-care center despite vaccination. N Engl J Med 2002, 347 (24): 1909–1915

Gan, L., Wang, M., Yang, S., Gershon, A. A., Chen, J. J.: Transmission of varicella vaccine virus to a non-family member in China. Vaccine 2011, 29 (11): 2015–2017

Gershon, A. A., LaRussa, P., Hardy, I., Steinberg, S., Silverstein, S.: Varicella vaccine: the American experience. J Infect Dis 1992, 166 Suppl 1: 63–68

Gil, A., San-Martin, M., Carrasco, P., González, A.: Epidemiology of severe varicella-zoster virus infection in Spain. Vaccine 2004, 22 (29–30): 3947–3951

Goldman, G. S.: Universal varicella vaccination: efficacy trends and effect on herpes zoster. Int J Toxicol 2005, 24 (4): 205–213

Hardy, I., Gershon, A. A., Steinberg, S. P., LaRussa, P.: The incidence of zoster after immunization with live attenuated varicella vaccine. A study in children with leukemia. Varicella Vaccine Collaborative Study Group. N Engl J Med 1991, 325 (22): 1545–1550

Henter, A.: Unfälle von Kindern im Alter bis einschl. 14 Jahren im Jahr 2000. http://www.kindersicherheit.de/Vo-HeimuFreizeitunf2000.pdf (Zugriff 1. 1. 2012)

Huang, W., Hussey, M., Michel, F.: Transmission of varicella to a gravida via close contacts immunized with varicella-zoster vaccine. A case report. J Reprod Med 1999, 44 (10): 905 ff.

Illi, S., von Mutius, E., Lau, S., Bergmann, R., et al.: Early childhood infectious diseases and the development of asthma up to school age: a birth cohort study. BMJ 2001, 322 (7283): 390–395

Kesselring, J.: Zur Pathogenese der Multiplen Sklerose. Schweiz Med Wochenschr 1990, 120: 1083–1090

Krause, P. R., Klinman, P. M.: Varicella vaccination: evidence for frequent reactivation of the vaccine strain in healthy children. Nat Med 2000, 6 (4): 451–454

Kries, R. von: Ist weniger mehr: Varizellen-Impfung für alle Kinder oder Indikationsimpfung? Kinderärztl Prax 2000, 3: 147

Lawrence, R., Gershon, A. A., Holzman, R., Steinberg, S. P.: The risk of zoster after varicella vaccination in children with leukemia. NEJM 1988, 318: 543–548

Lian, L. B., Chien, Y. Z., Hsu, P. S., Chao, D. Y.: The changing epidemiology of varicella incidence after implementation of the one-dose varicella vaccination policy. Vaccine 2011, 29 (7): 1448–1454

Lieu, T. A., et al.: Cost-effectiveness of a routine varicella vaccination program for US children. JAMA 1994, 271 (5): 375–381

Long, S. S.: Toddler-to-mother transmission of varicella-vaccine virus: how bad is that? J Pediatrics 1997, 131: 10 ff.

Mangano, M. F., White, C. J.: Varicella vaccine reflux. Pediatrics 1992, 89: 353 f.

Michalik, D. E., Sharon, P., LaRussa, P. S., Edwards, K. M.: Primary vaccine failure after 1 dose of varicella vaccine in healthy children. J Infect Dis 2008, 197: 944–948

Moon, M. A., et al.: After Varicella Vaccination, You Can Be Contagious. Pediatric News 1998, 32 (10): 30

Nolan, T., McIntyre, P., Roberton, D., Descamps, D.: Reactogenicity and immunogenicity of a live attenuated tetravalent measles-mumps-rubella-varicella (MMRV) vaccine. Vaccine 2002, 21 (3–4): 281–289

NYVIC (New Yorkers for Vaccine Information and Choice): What You Should Consider Before Taking the Chicken Pox Vaccine (VARIVAX). 1999. http://nyvic.org/nyvic/health/disease/chkn_pox.htm (Zugriff 1.1.2012)

Ota, K., Kim, V., Lavi, S., Ford-Jones, E. L., et al.: Vaccine-strain varicella zoster virus causing recurrent herpes zoster in an immunocompetent 2-year-old. Pediatr Infect Dis J 2008, 27 (9): 847 f.

Pandolfi, E., Chiaradia, G., Moncada, M., Rava, L., et al.: Prevention of congenital rubella and congenital varicella in Europe. Eurosurveillance 2009, 14 (9). http://www.eurosurveillance.org/ViewArticle.aspx?ArticleId=19133 (Zugriff 26.12.2011)

Patel, M. S., Gebremariam, A., Davis, M. M.: Herpes zoster-related hospitalizations and expenditures before and after introduction of the varicella vaccine in the United States. Infect Control Hosp Epidemiol 2008, 29 (12): 1157–1163

Preblud, S. R.: Varicella complications and costs. Pediatrics 1986, 78 Suppl: 728–735

RKI (Robert-Koch-Institut): Windpocken: Zu zwei tödlich verlaufenen Erkrankungen im Erwachsenenalter. Epidem Bull 2006, 25: 191 f.

Schnabel, U.: Der Streit um den Pieks. Die Zeit, 21.9.2006. http://www.zeit.de/2006/39/MS-Impfen?page=all (Zugriff 1.1.2012)

Schwarz, T.: Indikation zur Varizellenimpfung. Vortrag beim 6. Münchner Impftag am 25.10.2000

Seward, J. F., Watson, B. M., Peterson, C. L., Mascola, L.: Varicella disease after introduction of varicella vaccine in the United States, 1995–2000. JAMA 2002, 287: 606–611

Seward, J. F., Zhang, J. X., Maupin, T. J., Mascola, L., Jumaan, A. O.: Contagiousness of varicella in vaccinated cases: a household contact study. JAMA 2004, 292 (6): 704–708

Siedler, A., Arndt, U.: Impact of the routine varicella vaccination programme on varicella epidemiology in Germany. Euro Surveill 2010, 15 (13) pii: 19530

Silverberg, J. I., Norowitz, K. B., Kleiman, E., Durkin, H. G., et al.: Varicella zoster virus (wild-type) infection, but not varicella vaccine, in late childhood is associated with delayed asthma onset, milder symptoms, and decreased atopy. Pediatric Asthma, Allergy & Immunology, 2009, 22 (1)

Silverberg, J. I., et al.: Association between varicella zoster virus infection and atopic dermatitis in early and late childhood: a case-control study. J Allergy Clin Immunol 2010, 126 (2): 300–305

Silverberg, J. I., Kleiman, E., Silverberg, N. B., Durkin, H. G., et al.: Chickenpox in childhood is associated with decreased atopic disorders, IgE, allergic sensitization, and leukocyte subsets. Pediatr Allergy Immunol 2011, 23 (1): 50–58

STIKO-Protokolle. Sitzungsprotokolle der Ständigen Impfkommission (STIKO). Freigegeben nach dem Informationsfreiheitsgesetz (IFG). Jahrgänge 2000–2010, Stand: 8. Mai 2011. http://www.findefux.de/download/STIKO-Protokolle.pdf (Zugriff 12. 2. 2012)

Strassels, S. A., Sullivan, S. D.: Clinical and economic considerations of vaccination against varicella. Pharmacotherapy 1997, 17 (1): 133–139

SW (Stiftung Warentest): Impfungen für Kinder. Test, März 2012

Thomas, S. L., Wheeler, J. G., Hall, A. J.: Contacts with varicella or with children and protection against herpes zoster in adults: a case-control study. Lancet 2002, 360 (9334): 678–682

Tsolia, M., Gershon, A., Steinberg, S., Gelb, L.: Live attenuated varicella vaccine: evidence that the virus is attenuated and the importance of skin lesions in transmission of varicella-zoster virus. J Pediatr 1990, 116: 184–189

Vazquez, M., LaRussa, P. S., Gershon, A. A., Niccolai, L. M., et al.: Effectiveness over time of varicella vaccine. JAMA 2004, 291 (7): 851–855

Wessel, D.: Long incubation: A vaccine to prevent chickenpox is near; now, will it be used? Wall Street Journal, 16. 1. 1985: 1

WHO (World Health Organization): The Immunological Basis for Immunization Series: Module 10: Varicella-zoster virus. 2008. http://whqlibdoc.who.int/publications/2008/9789241596770_eng.pdf (Zugriff 1. 1. 2012)

Wirrell, E., Hill, M. D., Jadavji, T., Kirton, A., Barlow, K.: Stroke after varicella vaccination. J Pediatr 2004, 145 (6): 845 ff.

Wise, R. P., Salive, M. E., Braun, M. M., Mootrey, G. T., Sward, J. F., et al.: Postlicensure safety surveillance for varicella vaccine. JAMA 2000, 284 (19): 1271–1279

Wrensch, M., Weinberg, A., Wiencke, J., Masters, H., Miike, R., Barger, G., Lee, M.: Does prior infection with varicella-zoster virus influence risk of adult glioma? Am J Epidemiol 1997, 145 (7): 594–597

Yih, W. K., Brooks, D. R., Lett, S. M., Jumaan, A. O., et al.: The incidence of varicella and herpes zoster in Massachusetts as measured by the Behavioral Risk Factor Surveillance System (BRFSS) during a period of increasing varicella vaccine coverage, 1998–2003. BMC Public Health 2005, 5: 68

Ziebold, C., von Kries, R., Lang, R., Weigl, J., Schmitt, H. J.: Severe complications of varicella in previously healthy children in Germany: a 1-year survey. Pediatrics 2001, 108/5: E79, Erratum in: Pediatrics 2004, 113 (5): 1470

HPV

Die HPV-Infektion

Das humane Papilloma-Virus (HPV) ist verantwortlich für die häufigste sexuell übertragbare Infektion. Es gibt mehr als 100 verschiedene Typen dieses Virus. Mindestens 35 können den weiblichen Genitaltrakt befallen, ein Teil davon – derzeit spricht man von 25 HPV-Typen – werden mit der Entstehung von Zellveränderungen (Dysplasien) und Krebs (Zervixkarzinom) am Gebärmutterhals in Verbindung gebracht. Man bezeichnet sie als »Hochrisiko-HPV« (IARC 2011)

Bei Gebärmutterhalskrebs lässt sich in über 95 Prozent der Gewebeproben Erbmaterial von HPV nachweisen, so dass eine ursächliche Beziehung naheliegt. Es konnte auch gezeigt werden, dass Gene der HP-Viren in Tumorzellen aktiv sind (zur Hausen 1996). Es gibt jedoch ebenso Gebärmutterkrebs ohne HPV. Das HP-Virus kann darüber hinaus andere Erkrankungen wie gutartige Warzen an den äußeren Genitalien und wahrscheinlich auch die Entstehung seltener Krebserkrankungen an Vagina, After oder Penis begünstigen.

Zwei Jahre nach dem ersten Sexualkontakt lässt sich HPV bei jeder dritten Frau nachweisen. Mit der Zahl der Geschlechtspartner nimmt das Infektionsrisiko zu.

Die HPV-Infektion der weiblichen Genitale verläuft meist ohne Beschwerden und klingt in über 90 Prozent der Fälle innerhalb von ein bis zwei Jahren spontan ab. In den USA fand man HPV bei 25 Prozent der 14- bis 19-jährigen, bei 45 Prozent der 20- bis 24-jährigen und bei 25 Prozent der 25- bis 49-jährigen Frauen mit weiter abnehmender Tendenz in höherem Alter (Dunne 2007).

Je jünger die Frau bei der Infektion ist, umso wahrscheinlicher ist die natürliche Ausheilung. Begünstigt durch verschiedene Faktoren, vor allem Rauchen und die »Pille«, kann die Infektion jedoch chronisch werden, »persistieren«. Antiraucherkampagnen wären daher eine effektive Maßnahme gegen chronische HPV-Infektionen.

Kondome verhindern bei konsequenter Anwendung mit hoher

Sicherheit eine Infektion mit Hochrisiko-HPV (Wiener 2006). Die Zunahme des Kondomgebrauchs wegen Aids wird in den nächsten Jahren und Jahrzehnten zu einer weltweiten Abnahme des Gebärmutterhalskrebses führen.

Zellveränderungen am Gebärmutterhals durch HPV

Im Verlauf einer chronischen HPV-Infektion können sich Zellveränderungen (Dysplasien) unterschiedlichen Schweregrades auf der Genitalschleimhaut entwickeln: Cervical intraepithelial neoplasia (CIN) Grad I bis III. Es gibt dabei eine relativ hohe Spontanheilungsrate, denn beispielsweise bilden sich mittelgradige Zellveränderungen (CIN II) in 40 Prozent der Fälle ohne Behandlung wieder zurück. Bei etwa 10 Prozent der chronisch Infizierten schreiten die Zellveränderungen innerhalb von acht Jahren zu hochgradigen Dysplasien (CIN III) fort, die als Vorstufe von Krebs angesehen werden. Auch diese Veränderungen bilden sich in 33 Prozent der Fälle spontan zurück (Kind 2004).

Gebärmutterhalskrebs

Durchschnittlich liegen noch einmal acht bis zwölf Jahre zwischen einer CIN-III- und einer Krebserkrankung. Weniger als 1 Prozent der Frauen, die sich mit einem Hochrisiko-HPV angesteckt haben, erkranken schließlich an Gebärmutterhalskrebs.
Der Gebärmutterhalskrebs steht in Mitteleuropa an elfter Stelle bei den Krebserkrankungen von Frauen aller Altersgruppen. Er macht 3,2 Prozent aller Krebserkrankungen und 1,8 Prozent der Krebstodesfälle bei Frauen aus. Bei Frauen bis zum 45. Lebensjahr ist er der zweithäufigste bösartige Tumor. Die beiden Häufigkeitsgipfel liegen in der Altersgruppe von 35 bis 55 Jahren und dann wieder jenseits von 60 Jahren.

Im Jahr 2002 erkrankten in Deutschland 6700 Frauen an Zervixkarzinom, bei jeder vierten (1700 Fälle) führte er zum Tod (GEKID 2006). Nach Einführung der Vorsorgeuntersuchung in den siebziger Jahren (Pap-Test) gingen die Erkrankungszahlen und Todesfälle in Deutschland um über 60 Prozent zurück, mit immer noch anhaltendem Trend nach unten – und dies, obwohl bei uns weniger als zwei Drittel aller Frauen an der empfohlenen Vorsorge im Dreijahresabstand teilnehmen.

In Ländern wie England, Schweden oder den Niederlanden sind die Vorsorgeuntersuchungen wesentlich besser organisiert und daher noch effektiver: Bei den Teilnehmerinnen sinkt das Risiko für Gebärmutterhalskrebs um über 90 Prozent (Rosenbrock 2007).

Eine weitere Reduzierung lässt sich durch einen routinemäßigen Test auf Hochrisiko-HPV im Genitalabstrich erzielen. Die Deutsche Gesellschaft für Gynäkologie und Geburtshilfe empfiehlt einen solchen Test bei Frauen mit höhergradigen Zelldysplasien. Zurzeit wird überprüft, ob man künftig anstelle des bisherigen Zellabstrichs überhaupt nur einen Test auf Risiko-HPV im Fünfjahresabstand anbieten soll. Bei einem negativen Testergebnis ist die Gefahr sehr gering, hochgradige Zellveränderungen (CIN III) zu entwickeln.

Ratsam ist der Test allerdings nur bei über Dreißigjährigen. Bei jüngeren Frauen heilen HPV-Infektionen überwiegend spontan ab, und das Wissen um die Infektion würde die Lebensqualität zu stark einschränken. Falsch oder fraglich positive Befunde sind ein großes Problem und eine nicht zu unterschätzende »Nebenwirkung« jeder Krebsvorsorge.

In Ländern ohne Krebsvorsorgeprogramme trägt der Gebärmutterhalskrebs erheblich zur Sterblichkeit bei. Weltweit erkranken daran jährlich eine halbe Million Frauen.

Die HPV-Impfung

Seit Oktober 2006 ist der HPV-Impfstoff Gardasil (Entwicklung: Merck & Co., europäischer Vertrieb: Sanofi Pasteur MSD) auf dem europäischen Markt, seit Sommer 2007 der Impfstoff Cervarix von

GlaxoSmithKline. Beide Impfstoffe sind zugelassen für Frauen zwischen neun und 26 Jahren und für Jungen zwischen neun und 15 Jahren.
Die Erteilung der Zulassung war äußerst ungewöhnlich, denn bis dahin war keine einzige Studie zum klinischen Nutzen abgeschlossen. Im Mai 2008 antwortete der parlamentarische Staatssekretär Schweinitz auf eine diesbezügliche Anfrage im Deutschen Bundestag: »Die abschließenden Studienberichte werden demnächst bei der EMA eingereicht« (Schweinitz 2008).
Gardasil enthält gentechnologisch hergestelltes Hülleneiweiß von vier HPV-Typen: Typ 6, 11, 16 und 18. Die beiden Letzteren wurden bisher für 70 Prozent der Fälle von Gebärmutterhalskrebs verantwortlich gemacht, die Typen 6 und 11 für 90 Prozent aller Genitalwarzen. Hilfsstoffe sind Natriumborat, Polysorbat 80 und das bisher nur selten in Impfstoffen verwendete Aluminiumhydroxphosphat-Sulfat.
Cervarix richtet sich gegen die HPV-Typen 16 und 18 und soll auch einen gewissen Schutz vor Infektionen mit den ebenfalls als Krebsverursacher in Frage kommenden HPV-Typen 31 und 45 bieten. Der Impfstoff ist mit einem neuen Hilfsstoff (AS04) ausgerüstet, der die Wirkung verstärken und verlängern soll.
Merck (bzw. der europäische Vermarkter Sanofi) und GlaxoSmithKline haben sich gegenseitig Kreuzlizenzen erteilt, die beiden die Nutzung der Patentrechte zur Impfstoffherstellung erlauben. Das Deutsche Krebsforschungszentrum ist Co-Patentinhaber und hat damit teil an den Gewinnen aus dem Impfstoffverkauf.
In Deutschland ist die HPV-Impfung für alle Mädchen im Alter von zwölf bis 17 Jahren empfohlen. In der Schweiz erstreckt sich die Impfempfehlung auf alle elf- bis 26-jährigen Mädchen bzw. Frauen. In beiden Ländern wird die Impfung von der Krankenversicherung bezahlt. In Österreich steht die HPV-Impfung zwar für das neunte bis fünfzehnte Lebensjahr im offiziellen Impfplan, wird aber nicht vom staatlichen Gesundheitssystem bezahlt. Alle drei Impfdosen sollen möglichst vor dem ersten Geschlechtsverkehr verabreicht werden.
Zunächst schien die Impfung eine Erfolgsstory zu werden, weil sie von den Frauenärzten nicht zuletzt durch den Zusatzverdienst breit akzeptiert wurde. Es gab sogar Übereifrige: Nach einem Bericht in

der *FAZ* vom 23. August 2009 wurden regelwidrig auch viele Mädchen geimpft, obwohl sie schon sexuell aktiv waren. Nicht zuletzt durch die breite öffentliche Diskussion um Wirksamkeit und Nebenwirkungen hat sich allerdings die Euphorie gelegt. Gegenwärtig liegt die Impfrate in Deutschland unter 30 Prozent.

Ein HPV-Impfstoff kostet derzeit (2012) 158 Euro, die Grundimmunisierung mit drei Spritzen in den Monaten 0, 2 und 6 kostet demnach 474 Euro. 2008 gaben die Krankenkassen in Deutschland für die beiden Impfstoffe 244 Millionen Euro aus. In vielen Ländern ist der Impfstoff erheblich billiger, was der ehemalige STIKO-Vorsitzende Schmitt mit der süffisanten Bemerkung kommentierte, bei uns sei eben genug Geld vorhanden (*AT* 2007).

In den USA ist die HPV-Impfung seit 2006 für elf- bis zwölfjährige Mädchen empfohlen. Mädchen und Frauen, die die amerikanische Staatsbürgerschaft erwerben wollen, müssen eine HPV-Impfung nachweisen. Seit 2012 sollen auch alle Jungen im Alter von elf bis zwölf Jahren HPV-geimpft werden, mit Nachholimpfung bis zum 21. Lebensjahr. Hauptargument ist die schlechte Akzeptanz der Impfung bei Mädchen. Man will nun auf diese Weise die Viruszirkulation und das Infektionsrisiko verringern.

Sowohl in den USA als auch in Großbritannien wird die Möglichkeit einer Pflichtimpfung für Mädchen diskutiert. In mindestens 14 US-Staaten gibt es entsprechende Gesetzesvorlagen, die aber wegen diverser Widerstände bisher nicht verabschiedet wurden, in Texas beispielsweise legte der Gouverneur ein Veto ein. Den Gesetzesinitiativen ging ein intensives finanzielles und logistisches Engagement des Gardasil-Herstellers Merck voraus, mit Lobbyarbeit bei Politikern, Krankenversicherungen und Laiengruppierungen (Blake 2007, KaiserNetwork 2007). Diese Lobbyarbeit wurde in der amerikanischen Öffentlichkeit stark kritisiert, so dass der Hersteller um den Ruf seines Produkts Gardasil fürchten musste (AP 2007).

Auch in Europa wird Gardasil intensiv vermarktet. Im Januar 2007 informierte die Europäische Gesellschaft für Gebärmutterhalskrebs ECCA in einer europaweiten Aufklärungswoche über Möglichkeiten der Vorbeugung des Zervixkarzinoms. ECCA wird zu über 50 Prozent von den Impfstoffmultis Sanofi, Roche und GlaxoSmithKline gesponsert. Im März 2007 wurde der »Erste globale Gipfel gegen

Zervixkarzinom« in Paris abgehalten, mit Experten aus verschiedensten Ländern. Sie wurden eingeflogen von PR-Firmen im Auftrag des europäischen Gardasil-Vertreibers Sanofi Pasteur MSD.
Der Druck auf Öffentlichkeit und Behörden ist enorm. In Deutschland liefen Werbespots für HPV-Impfstoffe im Rundfunk und im Privatfernsehen. Sanofi unterstützte die vom Grünen Kreuz und dem »Verein zur Förderung von Patienteninteressen« lancierten Werbeaktionen mit zweistelligen Millionenbeträgen. Der Nobelpreisträger Harald zur Hausen, der »Entdecker« des HPV, warb im Juli 2008 offensiv in großformatigen Anzeigen des »Forum Chemie macht Zukunft« für die HPV-Impfung und wurde daraufhin vom Präsidenten der Ärztekammer Günther Jonitz scharf zurechtgewiesen. Seit Januar 2009 ist zur Hausen Präsident der Deutschen Krebshilfe. Er tritt für die Impfung aller neunjährigen Mädchen und aller Jungen ein und macht sich als Vorsitzender der International Union against Cancer (UICC) für die HPV-Impfung in Entwicklungsländern stark.

Die Wirksamkeit der HPV-Impfung

An den Studien zur Wirksamkeit von Gardasil nahmen knapp 21 000 Frauen im Alter von 16 bis 23 Jahren teil. Eine Hälfte wurde mit Gardasil geimpft, die andere Hälfte bekam ein aluminiumhaltiges Placebo. Die Wirksamkeit wurde beurteilt nach den Kriterien »hochgradige Dysplasien« und Nachweis von HPV-Viren im Genitalbereich. Gardasil ist nach den Auswertungen zu 100 Prozent gegen die im Impfstoff enthaltenen Virustypen wirksam, unter der Voraussetzung, dass bis zur Impfung keine Infektion mit diesen Typen erfolgt war. Diese »100-prozentige Wirksamkeit« steht im Zentrum der Impfpromotion.
Bezieht man jedoch auch Infektionen und Zellveränderungen durch andere HPV-Typen in die Auswertung mit ein, lässt der Impferfolg zu wünschen übrig. Die Auswertung der Studien nach vier Jahren Laufzeit zeigt einen Rückgang der Dysplasien CIN II und III um nur 17 Prozent in den ersten drei Jahren nach der Impfung (Future II 2007). Betrachtet man nur die CIN III, die als einzige relevant ist,

lässt sich eine Wirkung statistisch gar nicht mehr sichern (*AT* 2007, 38, *AT* 2011).

Die Studien zur Wirksamkeit von Cervarix, an der 18 700 Frauen im Alter von 15 bis 25 Jahren teilgenommen haben, zeigen ähnlich ernüchternde Ergebnisse.

Aus allen bisherigen Studien ist zu entnehmen, dass HPV-Impfungen zwar gutartige Zellveränderungen verhindern, die meist auch von allein wieder verschwinden, aber gerade an der Verhinderung höhergradiger Zellveränderungen, den eigentlichen Krebsvorstufen, scheitern. Ein für die Hersteller katastrophales Ergebnis. Die Wirkung der Impfung wird auch dadurch eingeschränkt, dass Mädchen von dem angenommenen Impfschutz nur dann profitieren, wenn sie innerhalb von fünf bis sieben Jahren nach der Impfung ungeschützten Geschlechtsverkehr haben.

In einem Leitartikel des *New England Journal of Medicine* wurde die Wirkung der Impfung als »bescheiden« bezeichnet; ein Nutzen der Impfung für das Gesundheitswesen sei nur noch im allergünstigsten Fall *(most optimistic scenario)* zu erwarten (Sawaya 2007). Das *Deutsche Ärzteblatt* kommentierte, dass dies »viele Ärzte enttäuschen dürfte, die sich anhand der 98-prozentigen Effektivität gegen HPV-16/18-Infektionen sicher mehr versprochen haben«. Der größte Anteil der Wirksamkeit entfalle auf die leichten Zellveränderungen, die wegen der hohen Spontanheilungsquote nicht therapiebedürftig seien (*DÄ* 2009).

Im Juni 2011 erschien eine australische Studie, die bei HPV-geimpften Siebzehnjährigen einen deutlichen Rückgang an Zellveränderungen des Gebärmutterhalses konstatierte (Brotherton 2011). Im Jubel der Impfstoffhersteller ging unter, dass dieser Effekt bei den über Achtzehnjährigen nicht festzustellen war (*AT* 2011).

Bei bereits mit HPV infizierten Frauen lässt sich generell keine Wirksamkeit mehr belegen. In einer der Studien trat sogar der Verdacht auf, dass die Impfung bei Frauen, die bereits mit den HPV-Typen 16 und 18 infiziert sind, die Entwicklung von Zelldysplasien fördern könnte (FDA 2006). Daher empfehlen die Hersteller und die Behörden die Impfung ausschließlich vor dem ersten Sexualkontakt. Das französische Gesundheitsministerium erwog sogar, vor der Impfung die Jungfräulichkeit untersuchen zu lassen.

In der US-amerikanischen Fachinformation muss der Gardasil-Hersteller ausdrücklich auf den fehlenden Nutzen bei älteren Frauen hinweisen. In Europa wurde dessen ungeachtet 2010 die Zulassung für Frauen bis 45 Jahre erteilt. Die hiesige Fachinformation strotzt vor angeblichen Nutzenbelegen.

Im August 2011 erschien in der Gardasil-Fachinformation erstmals auch ein Hinweis auf die Wirksamkeit bei jungen Männern – wohl die Vorbereitung auf die Impfempfehlung für diese Gruppe. Die Analyse der zitierten Wirksamkeitsstudien zeigt, dass bei geimpften 16- bis 23-jährigen Männern Warzen im Genital- und Analbereich in der Tat seltener vorkommen. Der Nachweis einer Verringerung von Penis- oder Analkrebs wird jedoch nicht erbracht (*AT* 2011). Im Gegensatz zu den USA ist in Europa bisher eine Impfempfehlung für das männliche Geschlecht nicht in Sicht.

Klinische Wirksamkeitsstudien mit Mädchen vor und während der Geschlechtsreife wurden bisher nicht durchgeführt. Hersteller und Zulassungsbehörden begnügen sich mit dem wenig aussagekräftigen Nachweis von Antikörpern nach der Impfung. Die Impfempfehlung für unter Sechzehnjährige ist somit nicht wissenschaftlich fundiert *(evidence-based)*. Einmal mehr sollen die Argumente für eine voreilig öffentlich empfohlene Impfung nachgereicht werden. Originalton STIKO:

> »Da es sich um einen neuen Impfstoff handelt, sind in Zukunft weitere Daten u.a. zur Dauer der Immunität, zur Wirksamkeit bei jungen Frauen, zur Wirksamkeit bei bereits mit einem HPV-Typ infizierten Frauen, zur Wirksamkeit der Impfung von Jungen und Männern, zur Wirksamkeit auf andere im Zusammenhang mit HPV 16 und 18 beobachtete Krebsarten sowie zur möglichen Definition von Risikopopulationen zu erwarten. Die STIKO wird diese neuen Erkenntnisse verfolgen und – so weit es diese neue Bewertungen ermöglichen – die Impfempfehlungen entsprechend anpassen« (*EB* 2007).

Solche Daten sollten eigentlich zur Verfügung stehen, *bevor* ein unzureichend untersuchter Impfstoff für die Hälfte der jugendlichen Bevölkerung öffentlich empfohlen wird.

Ungeklärte Fragen zur Wirksamkeit und Nachhaltigkeit

Für die Behauptung »Die HPV-Impfung verhütet Krebs« steht der wissenschaftliche Beweis bisher aus. »Ob und, wenn ja, in welchem Ausmaß sie schwere Zervixdysplasien, Karzinome und Todesfälle verhindert, wird erst nach Jahrzehnten bekannt sein« (*AT* 2008).

Ein Schutz vor HPV-Typen, die im Impfstoff nicht berücksichtigt sind, wird nicht vermittelt. Nach bisherigen Ergebnissen ist zu erwarten, dass im Laufe der Zeit andere HPV die biologische Nische auffüllen, die durch die Impfung entsteht (»Serotype Replacement«) – unter Umständen HPV mit noch unangenehmeren Eigenschaften. In den Impfstudien war bei den Geimpften bereits innerhalb von zwei Jahren ein relevantes Replacement zu beobachten (*AT* 2006, Sawaya 2007). Die STIKO scheint dies überlesen zu haben, denn sie schreibt: »Für ein Replacement durch andere pathogene HPV-Genotypen nach Impfung gegen die Typen 16 und 18 konnten bisher keine Hinweise gefunden werden« (*EB* 2007).

Über die Wirkdauer der Impfung ist angesichts der bisher kurzen Laufzeit der Studien so gut wie nichts bekannt. Eine lange Wirkungszeit ist jedoch insofern wichtig, als junge Frauen HPV-Infektionen wesentlich leichter überwinden als ältere. Verschiebt man die Infektion durch eine nicht anhaltend wirkende Impfung in ein höheres Alter, würde die Wahrscheinlichkeit einer chronischen Infektion und Entartung größer. Mathematische Berechnungen des Impfstoffvertreibers Sanofi schätzen die Wirkdauer auf durchschnittlich zwölf Jahre (Fraser 2007). Nach einem Bericht der *New York Times* sollen jedoch etliche Mädchen bereits drei Jahre nach der Impfung nicht mehr geschützt sein (Rosenthal 2008).

Ein weiteres Problem ist, dass die Infektion mit den als weniger gefährlich angesehenen Typen 6 und 11, die durch die Impfung mit Gardasil verhindert wird, möglicherweise vor Krebs mit Hochrisikotypen schützt (Garnett 2000). So könnte der Impfstoff Gardasil einerseits zwar Krebs verhindern, andererseits aber auch begünstigen (*AT* 2006). Der Impfstoff Cervarix, der nur gegen HPV 16 und 18 wirkt, wäre von diesem Aspekt her vorzuziehen.

Einen negativen Einfluss könnte die HPV-Impfung – ähnlich wie die Hepatitis-B-Impfung – auf »Safer Sex« haben: Impfungen gegen

sexuell übertragene Krankheiten vermitteln das trügerische Gefühl von Sicherheit und begünstigen riskantes Sexualverhalten.
Letztlich könnte bei geimpften Frauen die Motivation für Krebsvorsorgeuntersuchungen sinken, da sie sich sicher fühlen. Der Schwerpunkt der Krebsvorsorge muss jedoch weiterhin auf der Motivation zur Teilnahme am Vorsorgeprogramm liegen, da diese mit hoher Wahrscheinlichkeit vor Gebärmutterhalskrebs schützt. Das *arznei-telegramm* rät, junge Mädchen über die offenen Fragen zum Nutzen und zur Dauer des Schutzes aufzuklären (*AT* 2011).

Das Problem der Kosten

Das Problem der begrenzten Ressourcen im Gesundheitssektor tritt bei der HPV-Impfung offen zutage. Die HPV-Impfung kostet das deutsche Gesundheitssystem bei Teilnahme aller Mädchen jährlich über 200 Millionen Euro. Das erhöht die Gesamtausgaben der Krankenkassen für Arzneimittel um 0,8 Prozent. Diese Kosten müssen in anderen Bereichen wieder eingespart werden. Sollten sich Auffrischungsimpfungen etwa alle zehn Jahre als notwendig erweisen, würden sich die Kosten des Impfprogramms vervielfachen.
Rolf Rosenbrock, Professor für Gesundheitspolitik an der TU Berlin und Mitglied des Sachverständigenrates im Gesundheitswesen, schreibt zu diesem Problem:

»Stellt man sich die – aus Systemsicht bereits stark eingeengte – Frage, wo und wie mit 200 Millionen Euro für die Krebsprävention die größte gesundheitliche Wirkung zu erzielen wäre, dann hätte die HPV-Impfung wahrscheinlich keinen guten Stand. Es böte sich vielmehr an, zunächst die Früherkennung auf Zervixkarzinom in ihrer Reichweite und Qualität zu verbessern (die Krankheit kann – theoretisch – zu mehr als 90 Prozent durch Früherkennung verhindert werden) und – da dies gewiss keine 200 Millionen Euro kosten würde – das restliche Geld in partizipativ gestaltete Setting-Projekte in sozial benachteiligten Orten bzw. Stadtteilen bzw. Schulen zu stecken. Dies freilich würde einen Grad an Rationalität bedeuten, den Gesundheitspolitik in der Regel nicht aufweist. Gegen die Koalition aus Pharma-Industrie und impfbereiten Ärzten, getragen von der großen und breiten Sympathie für die Impfung als individuelle, passive Prävention durch ärztliches Handeln, haben Konzepte wie das hier vorgetragene regelmäßig eine nur geringe Chance« (Rosenbrock 2007).

Heinz-Harald Abholz, Leiter der Abteilung Allgemeinmedizin der Universität Düsseldorf, fügt hinzu: »Also scheint es hier um etwas ganz anderes zu gehen, was zu der ungewöhnlich schnellen Zulassung bei extrem schlechter publizierter Studienlage geführt hat. Offensichtlich ist, dass es auch um den Verkauf eines neuen und sehr teuren Impfstoffes geht ...« (Abholz 2007).
In Österreich ergab die Kosten-Nutzen-Analyse durch das Wiener Boltzmann-Institut zumindest für einen mittelfristigen Zeitraum keine Argumente für eine allgemeine Impfempfehlung: 50 Jahre nach Beginn eines entsprechenden Impfprogramms wäre bestenfalls eine Verringerung der Krebsfälle von derzeit sechs auf rund vier unter 100000 Frauen pro Jahr zu erwarten. Die Studienautorinnen stellen die Frage, ob das zu investierende Geld nicht anderswo sinnvoller angelegt werden kann (Zechmeister 2009).
Im November 2008 forderten in Deutschland 13 renommierte Wissenschaftler eine Neubewertung der HPV-Impfung und ein Ende der irreführenden Informationen seitens der Behörden (Dören 2008). Der Gemeinsame Bundesausschuss der Krankenkassen schloss sich im Dezember 2008 dieser Forderung an.
Im August 2009 veröffentlichte die STIKO die geforderte Neubewertung, in der sie an ihrer Impfempfehlung festhält (*EB* 2009, 32). Eigentlich hatte auch niemand etwas anderes erwartet. Dennoch: Impfempfehlungen, die gegen die Grundsätze der beweisgestützten Medizin verstoßen, beschädigen den Ruf der Urheber und den Impfgedanken.

Die Nebenwirkungen der HPV-Impfung

Seit der Zulassung und massenhaften Anwendung von HPV-Impfstoffen wurden zahlreiche neurologische, autoimmune und die Blutgerinnung betreffende Nebenwirkungen beobachtet. »Die gemeldeten Nebenwirkungen sind real und können nicht einfach zur Seite gefegt werden«, äußerte Diane Harper, eine der Prüfärztinnen der HPV-Studien von Merck und GlaxoSmithKline (Gandey 2008).

HPV-Impfstoffe führten schon in den Zulassungsstudien bei über 50 Prozent zu lokalen Beschwerden an der Impfstelle und bei mindestens 10 Prozent zu Allgemeinsymptomen wie Fieber oder Gelenkbeschwerden.

1 bis 2 Prozent der Studienteilnehmerinnen waren von autoimmunen Nebenwirkungen wie Gelenk- oder Schilddrüsenentzündungen betroffen – möglicherweise Effekt des Aluminiumhilfsstoffs, der auch in der Placebogruppe verwendet worden war. Die ausführliche Fallschilderung einer autoimmunen Leberentzündung nach der HPV-Impfung unterstützt diesen Verdacht (Della Corte 2011).

Dem US-amerikanischen Meldesystem VAERS wurden zwischen Juli 2006 und Dezember 2008 über 12 424 Verdachtsfälle von Impfnebenwirkungen mitgeteilt, davon wurden 6 Prozent als schwerwiegend eingestuft, zum Beispiel vorübergehender Sehverlust, Sprechstörung, Kollaps, Gefühlsstörungen, Gesichtsmuskellähmung, Guillain-Barré-Syndrom und Krampfanfälle. Bei 18 von 42 Frauen, die versehentlich während der Schwangerschaft geimpft wurden, kam es zu Komplikationen (Abort, Anomalien beim Kind).

In Australien erlitt eine von 10 000 Frauen nach der Impfung einen lebensbedrohlichen allergischen Schock (Brotherton 2008). Im Januar 2009 berichteten australische Autoren von fünf jungen Frauen, die in engem zeitlichen Zusammenhang mit der HPV-Impfung an multipler Sklerose erkrankt sind, und führten dies auf den starken immunstimulierenden Effekt der Impfvirenpartikel zurück (Sutton 2009). Amerikanische Neurologen beschrieben 2010 eine schwere neurologische Störung mit Sehverlust bei einer Sechzehnjährigen (DiMario 2010).

In Deutschland wurden bis 2011 1144 Nebenwirkungen gemeldet, darunter Blutgerinnungsstörungen, Schilddrüsenentzündungen und neurologische Krankheiten wie Lähmungen und Enzephalitis. In Deutschland und Österreich wurden mindestens sechs Todesfälle nach der HPV-Impfung bekannt. In Großbritannien starb 2009 eine Vierzehnjährige wenige Tage nach der Impfung mit Cervarix. In den USA gab es bis 2009 mindestens 29 ungeklärte Todesfälle im Anschluss an die Impfung (NVIC 2009). Bei all diesen Fällen besteht ein zeitlicher Zusammenhang, der zumindest Fragen aufwirft, auch wenn ein ursächlicher Zusammenhang nicht bewiesen werden kann. Für Mädchen unter 16 Jahren, die Hauptzielgruppe der Impfempfehlung, gibt es keinerlei systematische Untersuchung zur Sicherheit der HPV-Impfung. In jedem Fall ist die Äußerung der STIKO aus den Frühzeiten der HPV-Impfära längst überholt: »Schwerwiegende Reaktionen, die auf die getesteten Impfstoffe zurückzuführen waren, sind bislang nicht beobachtet worden« (*EB* 2007).

Zusammenfassung

- HPV-Impfstoffe sind überflüssig. Der Gebärmutterhalskrebs kann durch »Safer Sex« und effektive Vorsorgeprogramme ausreichend kontrolliert werden, seine Häufigkeit ist seit Jahren rückläufig.
- Präservative bieten einen guten Schutz vor Infektionen mit Risiko-HPV.
- Frauen, die ab dem Alter von 30 Jahren alle drei Jahre einen Zervixabstrich machen oder sich alle fünf Jahre auf Risiko-HPV testen lassen, verringern ihr Krebsrisiko um über 90 Prozent. Sie brauchen keine HPV-Impfung.
- Frauen, die gegen HPV geimpft sind, sollten trotzdem regelmäßig zur Krebsvorsorge gehen, denn die Wirksamkeit der HPV-Impfstoffe ist bestenfalls gering. Ein Schutz vor höhergradigen Zellveränderungen ist bisher nicht nachgewiesen.

- Die Impfung ist sicher nutzlos, wenn sie nach dem ersten Sexualkontakt erfolgt oder wenn bereits eine Infektion mit im Impfstoff enthaltenen HPV-Typen durchgemacht wurde.
- Klinische Impfstudien mit Jugendlichen unter 16 Jahren existieren nicht. Für diese Altersstufe ist das Nutzen-Risiko-Verhältnis völlig unklar. Die Impfempfehlung für Mädchen ist nicht vereinbar mit einer wissenschaftlich fundierten Medizin.
- Die HPV-Impfung ist extrem teuer und führt zu einer Umschichtung von Ressourcen im Gesundheitssystem, mit Folgen für andere Bereiche. Die Krankenkassen sollten die Impfung nicht mehr bezahlen.
- Die Nachhaltigkeit der HPV-Impfung ist nicht geklärt. Offene Fragen sind unter anderem die Wirkdauer und das »Serotype Replacement«.
- Die HPV-Impfung führt häufig zu Nebenwirkungen, in seltenen Fällen auch von lebensbedrohlichem Charakter. Eine Schwangerschaft muss vor der Impfung ausgeschlossen werden. Langzeitnebenwirkungen sind nicht systematisch untersucht.

Referenzen

Abholz, H.H.: Impfung gegen Gebärmutterhalskrebs – kritische Würdigung einer ungewöhnlichen Impfstoff-Zulassung. Z Allg Med 2007, 83: 57–60

AP (Associated Press): Drugmaker stops lobbying effort for STD shots. MSNBC, 20.2.2007. http://www.msnbc.msn.com/id/17246920/ (Zugriff 25.1.2012)

AT (arznei-telegramm): HPV-Impfstoff Gardasil. a-t 2006, 37 (12): 117ff.

AT (arznei-telegramm): Preisnachlass für HPV-Impfstoff GARDASIL in Australien. a-t 2007, 38 (1): 15

AT (arznei-telegramm): HPV-Impfstoff Gardasil: Nutzen zu hoch eingeschätzt? a-t 2007, 38 (5): 57ff.

AT (arznei-telegramm): HPV-Impfstoffe (Gardasil u.a.): Nutzen weiter unklar. a-t 2008, 39: 92 ff.
AT (arznei-telegramm): Neue Daten zu HPV-Impfstoffen. a-t 2009, 40: 71–73
AT (arznei-telegramm): HPV-Impfung (Cervarix, Gardasil): Aktueller Kenntnisstand. a-t 2011, 11: 95 ff.
Blake, M.: Governor Perry establishes HPV vaccination program for young women. 3.2.2007. http://governor.state.tx.us/news/press-release/2292/ (Zugriff 25.1.2012)
Brotherton, J.M., Gold, M.S., Kempf, A.S., et al.: Anaphylaxis following quadrivalent human papillomavirus vaccination. CMAJ 2008, 179 (6): 525–533
Brotherton, J.M., Fridman, M., May, C.L., Chappell, G., et al.: Early effect of the HPV vaccination programme on cervical abnormalities in Victoria, Australia: an ecological study. Lancet 2011, 377 (9783): 2085–2092
DÄ (Deutsches Ärzteblatt): HPV-Impfung: Die Studienwelt wurde erweitert. DÄ 2009, 106: A1185
Della Corte, C., Carlucci, A., Francalanci, P., Alisi, A., Nobili, V.: Autoimmune hepatitis type 2 following anti-papillomavirus vaccination in a 11-year-old girl. Vaccine 2011, 29 (29–30): 4654 ff.
DiMario, F.J. jr., Hajjar, M., Ciesielski, T.: A 16-year-old girl with bilateral visual loss and left hemiparesis following an immunization against human papilloma virus. J Child Neurol 2010, 25 (3): 321–327
Dören, M., Gerhardus, A., Gerlach, F.M., Hornberg, C., et al.: Wissenschaftler/innen fordern Neubewertung der HPV-Impfung und ein Ende der irreführenden Informationen. Stellungnahme vom 25.11.2008. http://www.uni-bielefeld.de/gesundhw/ag3/downloads/Stellungnahme_Wirksamkeit_HPV-Impfung.pdf (Zugriff 25.1.2012)
Dunne, E.F., Unger, E.R., Sternberg, M., McQuillan, G., et al.: Prevalence of HPV infection among females in the United States. JAMA 2007, 297 (8): 813–819
EB (Epidemiologisches Bulletin): Impfung gegen Humane Papillomaviren (HPV) für Mädchen von 12 bis 17 Jahren – Empfehlung und Begründung. EB 2007, 12: 97–103
EB (Epidemiologisches Bulletin): Impfung gegen HPV – Aktuelle Bewertung der STIKO. EB 2009, 32: 319–328
FDA (Food and Drug Administration): Background document for vaccine and related biological products advisory committee. Gardasil HPV quadrivalent vaccine. 18.5.2006, VRPBAC Meeting S. 13. http://www.fda.gov/ohrms/dockets/ac/06/briefing/2006-4222B3.pdf (Zugriff 25.1.2012)
Fraser, C., Tommassini, J.E., Xi, L., Golm, G., et al.: Modeling the long-term antibody repsonse of humane papillomavirus (HPV) virus-like particle (VLP) type 16 prophylactic vaccine. Vaccine 2007, 25 (21): 4324–4333
Future II Study Group: Quadrivalent vaccine against human papillomavirus to prevent high-grade cervical lesions. N Engl J Med 2007, 356: 1915–1927
Gandey, A.: HPV vaccine adverse events worrisome says key investigator. Actions Traitements, 26.7.2008

Garnett, G. P., Waddell, H. C.: Public health paradoxes and the epidemiological impact of an HPV vaccine. J Clin Virol 2000, 19 (1-2): 101-111

GEKID (Gesellschaft der epidemiologischen Krebsregister in Deutschland e.V.): Krebs in Deutschland – Häufigkeit und Trends. Saarbrücken, 5. Aufl. 2006. http://www.ekr.med.uni-erlangen.de/GEKID/Doc/kid2006.pdf (Zugriff 25.1.2012)

Hausen, H. zur: Papillomavirus infections – a major cause of human cancers. Review. Biochim Biophys Acta 1996, 1288 (2): F55-78

IARC-Monograph Vol. 100 (2011): A Review of Human Carcinogens. http://monographs.iarc.fr/ENG/Monographs/vol100B/mono100B-11.pdf (Zugriff 25.1.2012)

JW (Judicial Watch): Judicial Watch Uncovers Three Deaths Relating to HPV Vaccine. 23.5.2007. http://www.judicialwatch.org/press-room/press-releases/judicial-watch-uncovers-three-deaths-relating-hpv-vaccine/ (Zugriff 25.1.2012)

KaiserNetwork: Daily woman's health policy. 8.2.2007. http://www.kaisernetwork.org/daily_reports/rep_index.cfm?DR_ID=42794 (Zugriff 13.2.2007)

Kind, E., Kuhlmann, M.: Zervikale intraepitheliale Neoplasien. In: Beckmann, M., Perl, F.: Frauen-Heilkunde und Geburts-Hilfe, Basel 2004

Maris, B., Soldner, G., Stammer, G.: GAÄD-Leitlinie zur HPV-Impfung. Merkurstab 2007, 2: 166f.

NVIC (National Vaccine Information Center): An analysis by the National Vaccine Information Center of Gardasil & Menactra averse event reports to the Vaccine Adverse Events Reporting System (VAERS). Februar 2009. http://www.nvic.org/Downloads/NVICGardasilvsMenactraVAERSReportFeb-2009u.aspx (Zugriff 25.1.2012)

Rosenbrock, R.: HPV-Impfung – Durchbruch der Krebsprävention? Dossier Forum Gesundheitspolitik März 2007. http://www.forum-gesundheitspolitik.de/dossier/PDF/Rosenbrock-HPV-Impfung.pdf (Zugriff 25.1.2012)

Rosenthal, E.: Drug makers' push leads to cancer vaccines' rise. New York Times, 20.8.2008

Sawaya, G. F., Smith-McCune, K.: HPV vaccination – more answers, more questions. N Engl J Med 2007, 19: 1997

Schweinitz, R.: Kleine Anfrage betreffend »Patientensicherheit in Deutschland bei Impfungen gegen HPV-Infektionen«, BT-Drs. 16/8990, 2008

Sutton, I., Lahoria, R., Tan, I., et al.: CNS demyelination and quadrivalent HPV vaccine. Mult Scler 2009, 15 (1): 116-119

Wiener, R. L., Hughes, J. P., Feng, Q., O'Reilly, S., et al.: Condom use and the risk of genital human papillomavirus infection in young women. N Engl J Med 2006, 354 (25): 2645-2654

Zechmeister, I., Blasio, B. F., Garnett, G., Neilson, A. R., Siebert, U.: Cost-effectiveness analysis of human papillomavirus-vaccination programs to prevent cervical cancer in Austria. Vaccine 2009, 27 (37): 5133-5141

Rotavirus

Die Rotaviruserkrankung

Rotaviren sind die häufigsten Erreger von Durchfallerkrankungen im Kindesalter. Es gibt sieben Gruppen und zahlreiche Untergruppen, von denen die Serotypen G1, 2, 3 und 4 für über 80 Prozent aller Infektionen verantwortlich sind. Die Verbreitung der verschiedenen Typen ist jedoch von Land zu Land sehr unterschiedlich.

Während einer Durchfallerkrankung werden die Rotaviren bis zu 14 Tage über den Stuhl ausgeschieden. Da sie sehr resistent sind und auch fortschrittlichen Desinfektionsfeldzügen trotzen, sind sie schwer aufzuhalten und werden auch als »demokratisch« bezeichnet.

Rotaviren lassen sich bei der überwiegenden Mehrheit des Krankenhauspersonals im Handabstrich nachweisen (Gleizes 2006). Eine bedeutende Risikogruppe für Rotavirusinfektionen sind daher Krankenhauspatienten, besonders in den Kinderabteilungen. Eine Übertragung lässt sich besser als mit Desinfektionsmitteln durch gründliches Händewaschen mit Seife verhindern.

In Deutschland kommt es jährlich zu etwa 100 000 Erkrankungen (Soriano-Gabarro 2006). Haupterkrankungsalter ist der sechste bis 24. Lebensmonat. Bis zum fünften Lebensjahr erkrankt jedes Kind mindestens einmal an einer Rotavirusinfektion. Wiederholte Infektionen mit Rotaviren führen allmählich zur Immunität.

Die Symptome der Rotaviruserkrankung sind Erbrechen, Durchfall und meist auch Fieber. Wegen Austrocknungsgefahr werden zwei von hundert erkrankten Kindern in ein Krankenhaus aufgenommen. Bedrohliche Fälle sind selten: Nach der deutschen Todesursachenstatistik gibt es durchschnittlich einen Todesfall pro Jahr bei unter fünfjährigen Kindern (1:3,5 Millionen). Fatale Verläufe werden durch Risikofaktoren wie extreme Frühgeburtlichkeit oder schwere Grunderkrankungen begünstigt, zum Teil auch durch eine zu späte Krankenhauseinweisung (ESPED 2010).

In den Entwicklungsländern tragen Durchfallerkrankungen erheblich zur Kindersterblichkeit bei. Die WHO schätzt, dass jedes Jahr mehr als 500 000 Kinder im Verlauf einer Rotavirusinfektion sterben, vor allem unterernährte oder chronisch kranke (Aids, Tuberkulose) Kinder in ländlichen Regionen ohne Zugang zu medizinischer Versorgung.

Gestillte Kinder erkranken deutlich seltener an infektiösem Brechdurchfall (Kurugöl 2003, Banerjee 2006). Infizieren sich Neugeborene in der Klinik mit Rotaviren, so bekommen sie unter dem Schutzschirm mütterlicher Antikörper meist keine Symptome, sondern erwerben unbemerkt schon einmal eine gewisse natürliche Immunität (Bhan 1993).

Die Impfung gegen Rotaviren

Seit 2009 empfiehlt die Weltgesundheitsorganisation die Impfung aller Säuglinge weltweit gegen Rotaviren. Auf dem Markt sind die beiden Rotavirusimpfstoffe Rotarix (GlaxoSmithKline) und RotaTeq (Sanofi Pasteur MSD). Die Zulassung gibt für beide Impfstoffe als frühesten Impftermin das Alter von sechs Wochen an, die Impfserie soll bis zum sechsten Lebensmonat abgeschlossen sein.

Rotarix besteht aus abgeschwächten Lebendviren des häufigsten Typs G1 und ist gegen diesen Typ besonders wirksam, vermittelt aber auch eine Teilimmunität gegen die Serotypen G2, 3 und 9. Die Impfung besteht aus zwei oralen Gaben im Abstand von mindestens zwei Monaten.

Ausgangsmaterial für RotaTeq ist ein Rotavirusstamm vom Rind, der mit Antigenen der fünf häufigsten Rotaviren G1, 2, 3, 4 und 9 gekoppelt wird. Die gentechnisch hergestellten Viren vermehren sich im Darm nicht so gut wie die Impfviren aus dem Konkurrenzprodukt Rotarix und müssen deshalb hochdosiert verabreicht werden. Erforderlich sind drei Gaben im Abstand von jeweils mindestens einem Monat.

In Deutschland ist die Impfung seit August 2013 für alle Säuglinge empfohlen, wobei die erste Dosis laut STIKO spätestens mit 12 Wochen verabreicht werden soll, die letzte Dosis je nach verwende-

tem Impfstoff spätestens im Alter von 24 Wochen (Rotarix) bzw. 32 Wochen (RotaTeq).
In Österreich ist die Impfung seit 2006 öffentlich empfohlen, die Kosten für den Impfstoff Rotarix werden von der Krankenversicherung übernommen.
In der Schweiz wurde die Impfung bisher (2012) nicht in den Impfplan aufgenommen, weil Erkrankungen durch Rotaviren »von kurzer Dauer sind, keine Langzeitschäden hinterlassen und in der Schweiz praktisch nie tödlich verlaufen«. Die sehr teure Impfung hätte deswegen eine schlechte Kosteneffektivität und auch mangelnde Akzeptanz bei den impfenden Ärzten (BAG 2011).

Die Wirksamkeit der Rotavirusimpfstoffe

Die Wirksamkeit der Rotavirusimpfstoffe ist durch zahlreiche Studienergebnisse belegt. Bei mit Rotarix geimpften Kindern nimmt das Risiko von Krankenhausaufenthalten wegen Brechdurchfall um fast die Hälfte ab (Ruiz-Palacios 2006). Schwere Rotaviruserkrankungen werden mit beiden Impfstoffen zu 90 bis 98 Prozent vermieden, im zweiten Jahr nach der Impfung liegt der Schutz bei 83 bis 88 Prozent. Die Wirkung von RotaTeq scheint dabei etwas besser zu sein als die von Rotarix (Rose 2007).
Die Langzeitwirkung ist jedoch fraglich. Wahrscheinlich wird die am schwersten verlaufende Erstinfektion einfach nur verschoben. Zudem führt die Impfung zu einem »Serotype Replacement«, das heißt, sie schafft eine ökologische Nische für exotische Rotaviren (Gurgel 2007, Carvalho-Costa 2009, Weinberg 2011).
Zwei Dosen Rotarix und drei Dosen RotaTeq kosten jeweils zusammen 175 Euro. In Europa würden die Kosten eines Impfprogramms für alle Säuglinge weit über den geschätzten Behandlungskosten aller Rotavirusinfektionen liegen (Wiese-Posselt 2007, Mangen 2010).
Mit der »REVEAL«-Studie (Giaquinto 2007), finanziert vom RotaTeq-Hersteller Sanofi, machen die Hersteller den Ärzten und Behörden die Impfempfehlung schmackhaft. Es geht hier ähnlich wie bei

den Windpocken vor allem um die Fehlzeiten der Eltern am Arbeitsplatz, die auf zwei bis sechs Tage pro Rotaviruserkrankung eines Kindes veranschlagt werden. Studienleiterin war die ehemalige STIKO-Angehörige Christel Hülßle, die gemeinsam mit anderen STIKO-Mitgliedern auch im Sachverständigenrat für Rotavirusimpfstoffe beim RotaTeq-Hersteller Sanofi Pasteur MSD saß (Wiese-Posselt 2007).

Für Entwicklungsländer, in denen Rotaviren ein gravierendes Problem sind, ist die Impfung wenig tauglich. Die Impfstoffe sind kaum erschwinglich und logistisch kompliziert, denn sie müssen gekühlt gelagert und wiederholt verabreicht werden. Zudem haben die Frauen in den Entwicklungsländern meist hohe Spiegel von Rotavirus-Antikörpern, die sie ihren Kindern mit der Muttermilch einflößen. Dadurch werden die Impfstoffe teilweise neutralisiert (Moon 2010, Chan 2011). In Afrika und Südasien geht die Impfung nicht einmal bei jedem zweiten Säugling an (WHO 2009). Amerikanische Forscher denken tatsächlich laut darüber nach, ob die Mütter nicht am Tag der Impfung das Stillen unterbrechen sollten (Ehgartner 2011).

Um auf den Markt zu kommen, sponserte Sanofi von 2007 bis 2010 ein kostenloses Impfprogramm mit RotaTeq für alle Kinder in Nicaragua (SPMSD 2007). Der Konkurrent GlaxoSmithKline liefert Rotarix für 60 Millionen Kinder in Entwicklungsländern zum Preis von 2,50 Dollar pro Dosis. Die dafür investierten 300 Millionen Dollar hätten allerdings besser verwendet werden können, zum Beispiel in ein Programm zur Förderung des Stillens, zur Versorgung mit sauberem Trinkwasser und zur Befähigung zu einfachen Hygienemaßnahmen. Solche Schritte sind vordringlich, um in ärmeren Ländern Durchfallerkrankungen zu verhindern.

Nebenwirkungen der Rotavirusimpfstoffe

Die Impfung führt häufig zu Reizbarkeit oder Abgeschlagenheit, Fieber und Magen-Darm-Beschwerden. Rechnet man die Zahlen aus den Zulassungsstudien hoch, dann fallen bei der Durchimpfung eines Geburtenjahrgangs in Deutschland jährlich 3500 bis 17 500 solcher Impfreaktionen an. Auch Krampfanfälle werden gehäuft berichtet (Geier 2008).

In Deutschland wurden im Zusammenhang mit der Impfung mehrere Fieberkrämpfe bei Säuglingen zwischen dem vierten und sechsten Lebensmonat gemeldet – in diesem Alter normalerweise ein ungewöhnliches Ereignis.

In den Wochen nach der Impfung, besonders nach der ersten Impfdosis, können Impfviren über den Stuhl auf Kontaktpersonen übertragen werden. Für Gesunde ist das kein Problem. Bei Immunschwäche, zum Beispiel während einer Chemotherapie, kann das jedoch zu Ansteckung und Erkrankung führen.

Im Frühjahr 2010 wurde bekannt, dass beide Rotavirusimpfstoffe mit Schweineviren kontaminiert sind (*DÄ* 17.5.2010). Dem Impfstoff Rotarix wurde deshalb in den USA vorübergehend die Zulassung entzogen. Der amerikanische Impfstoff schneidet nicht besser ab: Das in RotaTeq nachgewiesene Virus PCV-2 führt bei Ferkeln zu lebensbedrohlichen Erkrankungen. Welche Bedeutung die Kontamination für Menschenkinder hat, ist ungeklärt. Die Zulassungsbehörden in den USA und in Deutschland gehen davon aus, dass kein Risiko besteht. Im Sinne eines vorbeugenden Verbraucherschutzes müssten jedoch beide Impfstoffe vom Markt genommen werden. Bei homöopathischen Arzneimitteln wird von den Behörden Virusfreiheit bis zu einer Verdünnung von 10^{12} verlangt.

Magen-Darm-Beschwerden

Häufige Nebenwirkungen der Impfung sind Appetitverlust, Koliken, Blähungen, Durchfall und Erbrechen. Mehr als jede dritte Meldung beim Paul-Ehrlich-Institut bezieht sich auf solche Beschwerden. Säuglinge mit angeborener Immunschwäche können sogar bedrohliche, schwer behandelbare Durchfälle *(intractable diarrhoea)* entwickeln (*DÄ* 28.1.2010, Patel 2010).

Darminvagination

Bei einer Invagination stülpt sich ein Darmabschnitt über den nachfolgenden, was zu starken Schmerzen und blutigem Stuhl führt. Schlimmstenfalls entsteht ein lebensbedrohlicher Darmverschluss oder -durchbruch. Oft ist eine Notoperation erforderlich, die Sterblichkeit beträgt bis zu 5 Prozent.

Vermutlich ist die Invagination eine typische Komplikation des Befalls mit Rotaviren, ob Wild- oder Impfvirus: Im Verlauf der immunologischen Auseinandersetzungen schwellen die Darmlymphknoten an, wodurch sich die Darmbewegungen verändern und schließlich die Einstülpung verursachen (*DÄ* 2007).

Der Vorläufer der beiden derzeitigen Impfstoffe, RotaShield, wurde 1999 in den USA wegen häufiger Meldungen von Invaginationen vom Markt genommen. Auch nach Rotarix und RotaTeq fallen solche Meldungen auf. 160 Fälle wurden in den USA in den ersten eineinhalb Jahren der Anwendung bekannt (Geier 2008). Nach australischen Zahlen ist das Risiko nach der ersten Impfdosis auf das Drei- bis Fünffache gegenüber Ungeimpften erhöht (Buttery 2011). In Deutschland wurden zwischen 2007 und 2010 28 Fälle gemeldet – beide Impfstoffe waren gleichermaßen betroffen. In den USA gilt eine Invagination in der Vorgeschichte als Kontraindikation für die Impfung (CDC 2011).

Amerikanische Forscher errechneten bei Impfkampagnen in Mexiko und Brasilien ein Risiko von 1:51 000 bis 1:68 000 in der Woche nach der ersten und zweiten Impfdosis, was in den beiden Ländern jährlich etwa hundert Krankenhausaufnahmen und fünf Todesfälle bedeutet. Die Impfung sei trotzdem sinnvoll, weil sie wesentlich mehr Todesfälle verhindere (Patel 2011). Diese Rechnung geht in Ländern wie Deutschland oder Österreich nicht auf, da hier tödliche Krankheitsverläufe extrem selten sind. Eher muss man sich um die geimpften Kinder Sorgen machen.

Kawasaki-Syndrom

Beide Rotavirusimpfstoffe waren in den USA und in Deutschland Anlass zu Meldungen der schweren Blutgefäßerkrankung Kawasaki-Syndrom (Geier 2008, *AT* 2008, PEI 2009). In den USA wurden 2006 und 2007 elf Fälle bekannt, in Deutschland 2007 und 2008 vier Fälle, darunter einer mit tödlichem Verlauf.

Todesfälle

Rotarix führte in den Zulassungsstudien zu einer erhöhten Sterblichkeit in den vier Wochen nach der Impfung, unter anderem aufgrund von Lungenentzündungen (*ÄZ* 2008).

Zusammenfassung

- Darminfektionen durch Rotaviren sind unangenehm, aber in der Regel harmlos. Schlimmstenfalls ist eine kurzzeitige stationäre Behandlung notwendig.
- Die Impfung gegen Rotaviren verringert das Erkrankungsrisiko. Unklar ist, wie lange dieser Schutz anhält und ob nicht die Ausbreitung resistenter Erregerstämme begünstigt wird.
- Muttermilch enthält Antikörper gegen Rotaviren. Dies senkt bei gestillten Säuglingen das Krankheitsrisiko erheblich und macht den Rotavirusimpfstoff unter Umständen unwirksam.
- Die Rotavirusimpfung ist sehr teuer und hat in den westlichen Ländern ein ungünstiges Kosten-Nutzen-Verhältnis.
- Häufige Nebenwirkungen sind Beschwerden im Magen-Darm-Trakt. Gerade dies sollte die Impfung eigentlich verhindern.

- Die Impfung fällt auf durch Meldungen schwerer Komplikationen im Bereich von Darm (Invagination, schwere Durchfälle), Blutgefäßen (Kawasaki-Syndrom) und Atemwegen.
- Rotavirusimpfstoffe sind mit Fremdviren verunreinigt. Zum möglichen Risiko gibt es keine Forschungsergebnisse.

Referenzen

AT (arznei-telegramm): Impfung gegen Rotaviren. a-t 2008, 39: 111–114

ÄZ (Ärztezeitung): Todesfälle nach Impfung mit Rotavirusvakzine. 15. 2. 2008

BAG (Bundesamt für Gesundheit und Eidgenössische Kommission für Impffragen): Schweizerischer Impfplan 2011. http://www.gesundheitsamt.tg.ch/documents/Schweizerischer_Impfplan_d.pdf (Zugriff 14. 1. 2012)

Banerjee, I., Ramani, S., Primrose, B., Moses, P.: Comparative study of the epidemiology of rotavirus in children from a community-based birth cohort and a hospital in South India. J Clin Microbiol 2006, 44 (7): 2468–2474

Bhan, M. K., Lew, L. F., Sazawal, S., Das, B. K., et al.: Protection conferred by neonatal rotavirus infection against subsequent rotavirus diarrhea. J Infect Dis 1993, 168 (2): 282–287

Buttery, J. P., Danchin, M. H., Lee, K. J., Carlin, J. B., et al.: Intussusception following rotavirus vaccine administration: post-marketing surveillance in the National Immunization Program in Australia. Vaccine 2011, 29 (16): 3061–3066

Carvalho-Costa, F. A., Araújo, I. T., et al.: Rotavirus genotype distribution after vaccine introduction, Rio de Janeiro, Brazil. Emerg Infect Dis 2009, 15 (1): 95 ff.

CDC (Centers for Disease Control and Prevention): Addition of history of intussusception as a contraindication for rotavirus vaccination. MMWR Morb Mortal Wkly Rep 2011, 60 (41): 1427

Chan, J., Nirwati, H., Triasih, R., Bogdanovic-Sakran, N.: Maternal antibodies to rotavirus: could they interfere with live rotavirus vaccines in developing countries? Vaccine 2011, 29 (6): 1242–1247

DÄ (Deutsches Ärzteblatt): RotaTeq®-Impfung: US-amerikanische Ärzte sollen auf Komplikationen achten. 14. 2. 2007

DÄ (Deutsches Ärzteblatt): Rotaviren: Durchfall durch Impfstoffviren. 28. 1. 2010

DÄ (Deutsches Ärzteblatt): Rotavirus-Impfung: Intussuszeptionen auch nach Rotarix und RotaTeq. 16. 5. 2010

DÄ (Deutsches Ärzteblatt): Auch RotaTeq mit Virus-DNA kontaminiert. 17. 5. 2010. http://www.aerzteblatt.de/nachrichten/41171 (Zugriff 25. 4. 2012)

Ehgartner, B.: Muttermilch neutralisiert Rotavirus-Impfung. 5. 4. 2011. http://ehgartner.blogspot.com/2011/04/muttermilch-neutralisiert-rotavirus.html (Zugriff 13. 1. 2012)

ESPED: Besonders schwere Verläufe bei Rotaviruserkrankungen. ESPED Jahresbericht 2010: 19 f. http://www.esped.uni-duesseldorf.de/jabe2010.pdf (Zugriff 14. 1. 2012)

Geier, D. A., King, P. G., Sykes, L. K., Geier, M. R.: RotaTeq vaccine adverse events and policy considerations. Med Sci Monit 2008, 14 (3): PH9–16

Giaquinto, C., Van Damme, P., Huet, F., Gothefors, L., et al.: Clinical consequences of rotavirus acute gastroenteritis in Europe, 2004–2005: The REVEAL study. JID 2007, 195: 26–35

Gleizes, O., Desselberber, U., Tatochenka, V., et al.: Nosocomial rotavirus infection in European countries. Pediatr Infect Dis J 2006, 255: 12–19

Gurgel, R. Q., Cuevas, L. E., Vieira, S. C., Barros, V. C., et al.: Predominance of rotavirus P[4]G2 in a vaccinated population, Brazil. Emerg Infect Dis 2007, 13 (10): 1571 ff.

Kurugöl, Z., Geylani, S., Karaca, Y., Umay, F.: Rotavirus gastroenteritis among children under five years of age in Izmir, Turkey. Turk J Pediatr 2003, 45 (4): 290–294

Mangen, M. J., van Duynhoven, Y., et al.: Is it cost-effective to introduce rotavirus vaccination in the Dutch national immunization program? Vaccine 2010, 28 (14): 2624–2635

Moon, S. S., Wang, Y., Shane, A. L., Nguyen, T., et al.: Inhibitory effect of breast milk on infectivity of live oral rotavirus vaccines. Pediatr Infect Dis J 2010, 29 (10): 919–923

Patel, N. C., Hertel, P. M., Estes, M. K., de la Morena, M., et al.: Vaccine-acquired rotavirus in infants with severe combined immunodeficiency. N Engl J Med 2010, 362 (4): 314–319

Patel, M. M., López-Collada, V. R., Bulhões, M. M., De Oliveira, L. H.: Intussusception risk and health benefits of rotavirus vaccination in Mexico and Brazil. N Engl J Med 2011, 16; 364 (24): 2283–2292

PEI (Paul Ehrlich-Institut): Informationen des Paul-Ehrlich-Instituts zu Meldungen von Kawasaki-Syndrom in zeitlichem Zusammenhang mit der Rotavirus-Impfung. 2. 2. 2009

Rose, M.: Die neuen Rotavirusimpfungen. Pädiätr Prax 2007, 70: 279–289

Ruiz-Palacios, G. M., Pérez-Schael, I., Velázquez, F. R., Abate, H., et al.: Safety and efficacity of an attenuated vaccine against severe rotavirus gastroenteritis. New Engl J Med 2006, 354 (1): 11–22

Soriano-Gabarro, M., Mrukowicz, J., Vesikari, T., Verstraeten, T.: Burden of rotavirus disease in European Union countries. Pediatr Infect Dis 2006, 25 (1 Suppl): S7–S11

SPMSD (Sanofi Pasteur MSD): Alle Säuglinge in Nicaragua werden in den kommenden drei Jahren den pentavalenten Rotavirus-Impfstoff kostenlos erhalten. Pressemitteilung New York, 25.9.2006

Weinberg, G. A., Payne, D. C., Teel, E. N., Mijatovic-Rustempasic, S.: First reports of human rotavirus G8P[4] gastroenteritis in the United States. J Clin Microbiol 2011, 50 (3): 1118

WHO (World Health Organization): Rotavirus vaccines: an update. WER 2009, 84 (51-52): 533-540

Wiese-Posselt, M., Matyasik-Klose, D., Gilsdorf, A., Hülßle, C., Lindlbauer-Eisenach, U.: Rotaviren in Deutschland (2001-2006) - Epidemiologie der Erkrankung und Bewertung der verfügbaren Rotavirusimpfstoffe. Monatsschrf Kinderheilk 2007, 155 (2): 167-175

FSME

Die FSME-Erkrankung

FSME bedeutet Frühsommer-Meningoenzephalitis. Es handelt sich um eine Viruserkrankung, die durch den Stich von Zecken übertragen wird und das Gehirn befällt. Zecken sind von April bis spätestens November aktiv, und die meisten FSME-Erkrankungen ereignen sich zwischen Ende Mai und September, mit einem Gipfel im Juni. Die Erkrankungszahlen schwanken von Jahr zu Jahr, da es nach milden Wintern mehr Zecken gibt als nach Wintern mit strengem Frost.

In Deutschland werden jährlich 200 bis 300 FSME-Fälle gemeldet (*EB* 2009, 2011). Ausnahme waren die Jahre 2005 (432 Fälle) und 2006 (547 Fälle). Bei der Hälfte der gemeldeten Fälle liegen keine typischen FSME-Symptome vor, sondern unklare fieberhafte Erkrankungen, zum Beispiel eine »Sommergrippe«, und es wurden die FSME-Antikörper bestimmt, vielleicht weil ein Zeckenstich vorausging oder weil der behandelnde Arzt einfach neugierig war (Krause 2009).

In der Schweiz werden jährlich etwa 100 Fälle von FSME diagnostiziert. In Österreich sind es 50 bis 100 bei einer allerdings sehr hohen Impfquote.

Das Vorkommen der FSME

Zecken oder »Holzböcke« leben im Unterholz von Wäldern, an Waldrändern, im Gras und an Sträuchern oder Büschen, meist nicht höher als 1,5 Meter über dem Boden. Sie nehmen ihr Opfer über Temperatur, Erschütterung und Geruch wahr, lassen sich von ihrem Aufenthaltsort abstreifen, krabbeln an feuchtwarme Hautstellen wie Kopfhaut, Achselhöhle, Schamgegend oder hinter die Ohren und beginnen dort, mit ihrem Rüssel Blut zu saugen – meist unbemerkt, weil ihr Speichel eine betäubende Substanz enthält. Beim Saugakt können FSME-Viren aus der Speicheldrüse der Zecken in die Stichwunde gelangen.

Zecken, die das FSME-Virus übertragen, kommen nur in bestimmten Gebieten (»Naturherden«) vor, die sich auch über Jahrzehnte kaum verändern. In solchen Gegenden ist in jeder hundertsten bis tausendsten Zecke das FSME-Virus nachweisbar (BfR 2003, Dobler 2007). Im Bergland oberhalb von 1000 Metern Höhe sind Zecken wegen der niedrigen Durchschnittstemperatur sehr selten, und somit herrscht dort auch keine FSME-Gefahr. »Bei Personen, die sich nur in urbanen oder unbewaldeten Gegenden aufhalten, ist das Infektionsrisiko vernachlässigbar gering« (WHO 2011).

Außer in Deutschland, Österreich und der Schweiz gibt es FSME in Russland, den baltischen Staaten, Nordostpolen, Südostschweden, Ungarn, Slowenien, dem nördlichen Kroatien, Tschechien (vor allem südlich und westlich von Prag) und der südlichen Slowakei. Einzelne Fälle wurden in Norwegen (Südküste, Tromøy) und Finnland (vor allem auf Åland) beobachtet (Süß 2008). Unklar ist die Situation in Albanien, Rumänien, Weißrussland, Bosnien und Moldawien.

Ein großer Gürtel von FSME-artigen Erkrankungen zieht sich durch ganz Russland von St. Petersburg bis Wladiwostok (Süß 2007). Die in Asien vorherrschenden Viren sind mit dem europäischen FSME-Virus verwandt, verursachen aber schwerere Erkrankungsverläufe.

Kein FSME-Risiko besteht auf der Iberischen Halbinsel, in Großbritannien, in den Beneluxländern, Dänemark (außer auf Bornholm), Frankreich, Italien, Griechenland und der Türkei.

Die FSME-Verbreitung in Europa ist im Internet nachzusehen, etwa auf der Website der Universität Bonn (www.meb.uni-bonn.de/giftzentrale/jahresbericht99-Dateien/typo3/index.php?id=885). FSME-Verbreitungskarten stammen allerdings in der Regel von den Impfstoffherstellern, und so sind die Risikogebiete oft sehr großzügig eingezeichnet.

Für Deutschland veröffentlicht das Paul-Ehrlich-Institut FSME-Verbreitungskarten (*EB* 2011). 2007 wurden von diesem Institut signifikante Umdefinitionen vorgenommen, die zu einer wahren Inflation von Risikogebieten geführt haben und nach Ansicht des *arznei-telegramms* auch »aus den Marketingabteilungen der Hersteller von FSME-Impfstoffen stammen« könnten (*AT* 2007). Das Paul-

Ehrlich-Institut hat damit zu einer beispiellosen Zeckenhysterie in Süddeutschland beigetragen.

Risikogebiete sind nach der nun geltenden Definition zunächst einmal die Stadt- oder Landkreise, in denen innerhalb von fünf Jahren mehr als einer von 100000 Einwohnern an FSME erkrankt (Risiko pro Jahr größer als 1:500000). Dies trifft auf 80 Kreise in Deutschland zu. Zu Risikogebieten werden jedoch auch Kreise erklärt, in denen eigentlich kein Risiko besteht, die aber an Kreise grenzen, deren »gemeinsam berechnetes Risiko« über den besagten 1:100000 liegt. Auf diese Weise wurden bundesweit 49 Kreise neu als Risikogebiet eingestuft, darunter sogar drei Kreise (Stadt Mannheim, Stadt Ansbach, Hohenlohekreis), in denen noch nie eine FSME aufgetreten ist. Baden-Württemberg wurde vollständig zum Risikogebiet erklärt, obwohl in den meisten Landkreisen die Gefahr einer FSME-Erkrankung verschwindend gering ist.

Im Gegensatz zu früher wird auch nicht mehr zwischen Risiko- und Hochrisikogebieten unterschieden. Dies erschwert die informierte Entscheidung für oder gegen die FSME-Impfung.

In Deutschland gibt es FSME-Naturherde mit wenigen Ausnahmen nur in Baden-Württemberg und Bayern. Kreise mit hohem Risiko (mehr als eine Meldung auf 50000 Einwohner pro Jahr laut *EB* 2008) sind:

- *Baden-Württemberg:* die Landkreise Bodenseekreis, Calw, Emmendingen, Enzkreis, Freudenstadt, Konstanz, Rottweil, Waldshut, Zollernalbkreis, der Stadtkreis Pforzheim. Ein Gebiet mit besonders häufigem FSME-Vorkommen ist das Dreisamtal bei Freiburg mit jährlich etwa 15 Erkrankungsfällen unter 21000 Einwohnern.
- *Bayern:* die Landkreise Altötting, Amberg-Sulzbach, Ansbach, Bayreuth, Deggendorf, Forchheim, Freyung-Grafenau, Fürth, Kronach, Kulmbach, Main-Spessart, Miltenberg, Mühldorf am Inn, Passau, Regensburg, Rottal-Inn, Schwandorf, Traunstein, Weißenburg-Gunzenhausen, die Stadtkreise Amberg und Schwabach.

Einzelfälle von FSME werden auch außerhalb Bayerns und Baden-Württembergs diagnostiziert – nach Meinung von Experten des Robert-Koch-Instituts ist dies jedoch vernachlässigbar: »Aus unse-

ren Beobachtungen wird deutlich, dass man sich nur in Süddeutschland überhaupt an FSME infizieren kann« (Krause 2009).
In Österreich besteht ein deutlicher FSME-Schwerpunkt in den östlichen Bundesländern. Naturherde gibt es vor allem im Burgenland, in Kärnten, in der Steiermark und in Niederösterreich. Hochrisikogebiete sind die Flussniederungen entlang der Donau von Passau bis Wien, ferner Teile von Kärnten, der Steiermark und des Burgenlandes besonders entlang der slowenischen und ungarischen Grenze. Auch das Innviertel bis Salzburg, der Walgau in Vorarlberg und die Talgebiete Tirols, zum Beispiel das Inn- und das Zillertal, haben ein gewisses FSME-Risiko. Eine detaillierte Karte findet man zum Beispiel auf der Website www.zecken.at/fsme/verbreitungsgebiete.
In der Schweiz gibt es größere Naturherde vor allem in den Kantonen Schaffhausen, Zürich und Bern. Das BAG veröffentlicht eine detaillierte Karte, die aussieht wie ein Fleckenteppich, und eine sehr detaillierte Beschreibung betroffener Kantone und Orte – zu finden auf der Website www.osir.ch/PDF/FSME_BAG2008.pdf.

Krankheitsverlauf und -risiko

Die Inkubationszeit der FSME beträgt sieben bis 14 Tage, im Extremfall zwei bis 28 Tage. Die Mehrzahl der Infektionen verläuft völlig ohne Krankheitssymptome, aber mit lebenslang nachweisbaren Antikörpern. Bei 10 bis 30 Prozent kommt es zu einer Art »Sommergrippe« mit Fieber, Glieder-, Kopfschmerzen und Erkältungssymptomen. Auch solche Fälle gehen unter Umständen als FSME-Erkrankung in die Statistik ein.
Etwa 5 Prozent der Infizierten erkranken nach einem meist mehrtägigen Intervall an einer gutartigen Hirnhautentzündung. Weitere 5 Prozent entwickeln die gefürchtete Meningoenzephalitis, eine Entzündung von Hirnhaut und Gehirn. Die Symptome sind Schläfrigkeit bis hin zu Bewusstlosigkeit, Krampfanfälle und/oder neurologische Ausfälle wie Lähmungen oder Sensibilitätsstörungen. Bei schweren Verläufen ist mit Folgeschäden oder Todesfällen zu rechnen: 1 bis 2 Prozent der Enzephalitisfälle führen zum Tod, 3 bis

11 Prozent zu bleibenden Beschwerden wie Konzentrationsstörungen, Müdigkeit oder chronischen Kopfschmerzen. Selten bleiben auch Lähmungen zurück.

Das Risiko für schwere FSME-Verläufe steigt mit dem Alter und ist am höchsten bei den über Fünfzigjährigen (Bößenecker 2007). Männer sind häufiger betroffen als Frauen.

Eine spezifische Behandlung gibt es nicht. Häufig heilen jedoch auch schwere FSME-Erkrankungen völlig aus (*AT* 1996). Rein rechnerisch beträgt die Wahrscheinlichkeit einer Meningoenzephalitis nach einem Zeckenbiss in einem Risikogebiet 1:5000 bis 1:50000, das Risiko bleibender Schäden ist mindestens zehnmal geringer und das eines Todesfalls hundertmal geringer (1:500000 bis 1:5 Millionen). In Deutschland wird jährlich durchschnittlich ein Todesfall registriert (GBE 2007).

FSME bei Kindern

Bei Kindern und Jugendlichen verläuft die FSME-Krankheit nahezu ausnahmslos gutartig. »Schwere Krankheitsverläufe werden fast nur bei Erwachsenen beobachtet« (RKI 2006). In einer Übersichtsarbeit, die im August 2004 im *Deutschen Ärzteblatt* veröffentlicht wurde, heißt es: »Die Prognose der FSME bei Kindern ist unter Berücksichtigung der eigenen Erhebungen und der in den letzten 30 Jahren publizierten Daten als günstig zu beurteilen« (Kaiser 2004). Unter 371 slowenischen Kindern mit nachgewiesener FSME kam es zu keinem einzigen schweren Verlauf mit bleibenden Schäden oder Todesfolge (Lesnicar 2003). Einzelfallberichte von Lähmungen, Epilepsie oder Verhaltensauffälligkeiten nach FSME bei Kindern liegen aus Österreich und Slowenien vor, wobei besonders die österreichischen Angaben wegen der Interessenkonflikte der dortigen Behörden mit Vorsicht zu genießen sind (Reimon 2007). Bei unter Sechsjährigen treten bleibende Schäden im Grunde nur dann auf, wenn unter dem anfänglichen Verdacht einer bakteriellen Meningitis eine Behandlung mit hochdosiertem Kortison durchgeführt wird (DGN 2007).

Die FSME ist nicht identisch mit der Borreliose

Die FSME wird oft verwechselt mit der ebenfalls durch Zecken übertragenen Borreliose. Letztere ist eine bakterielle Infektion, die in ganz Europa verbreitet ist. Einer von 750 bis 1000 Zeckenstichen führt zur Erkrankung, erkennbar an einer sich allmählich, über Tage bis Wochen ringförmig ausbreitenden Hautrötung (Erythema migrans). Unbehandelt kann sie in seltenen Fällen zu Gelenk-, Herzmuskelentzündung und neurologischen Erkrankungen führen. Die Borreliose ist mit Antibiotika heilbar, in fast allen Fällen kommt es jedoch auch ohne Behandlung zur Spontanheilung. Das Risiko für Folgeerkrankungen wird nach Expertenmeinung weit überschätzt. Borreliose boomt als Modediagnose bei allen möglichen Beschwerden. Das rührt daher, dass bis zu 20 Prozent der Bevölkerung Antikörper aufweisen.

Im Jahr 1998 wurde in den USA ein Borrelioseimpfstoff zugelassen, der für Bewohner in Hochrisikogebieten empfohlen war. Er wurde 2002 wieder vom Markt genommen, nachdem mindestens 170 Fälle von rheumatischen Erkrankungen nach der Impfung gemeldet worden waren. Neue Impfstoffe sind schon »in der Pipeline«.

Vorbeugung und Behandlung von Zeckenstichen

In vielen Ratgebern ist zu lesen, man solle in FSME-Naturherden lange Hosen, Socken, festes Schuhwerk und eventuell Kopfbedeckung tragen. Bei Kindern ist das insbesondere im Sommer nicht sehr realistisch. Auch dürfte es für Eltern kaum durchführbar sein, ihre Kinder immer auf den Wanderwegen zu halten.

Einen gewissen Schutz vor Zeckenbefall verleihen Repellents. Laut Stiftung Warentest wirkt am besten Anti Brumm Naturel, ein Mittel auf Basis von Eukalyptusöl mit einer Wirkdauer von etwa drei Stunden. Befriedigende Wirkung zeigen: Quartett Anti Zecke Hautspray, Autan Active, Autan Family Care Zeckenschutz, Anti Brumm forte und das in Österreich erhältliche Hansaplast-Anti-Insekten-Spray (SW 2008).

Forschungsergebnisse deuten darauf hin, dass das Infektionsrisiko der FSME ähnlich wie das der Borreliose mit der Dauer der Blutmahlzeit der Zecke steigt (*DÄ* 2003).

Das abendliches Absuchen und Entfernen aufgefundener Zecken verringert das Infektionsrisiko. Zecken sollen möglichst schonend, etwa mit einer Zeckenpinzette, mit den Fingernägeln von Daumen und Zeigefinger oder durch Abschaben mit einem Messer, entfernt werden. Eine weitere Möglichkeit ist das Erfrieren mit einem Vereisungsspray. Quetschen sollte vermieden werden, da dadurch vermehrt Krankheitserreger in die Blutbahn gepresst werden. Nach Entfernung der Zecke sollte man die Bissstelle desinfizieren.

Die FSME-Impfung

FSME-Impfstoffe enthalten abgetötete FSME-Viren, die auf Hühnerzellen angezüchtet wurden, außerdem Spuren von Antibiotika. Zugelassen sind Encepur Kinder (0,17) und Encepur Erwachsene (0,34) von Novartis und FSME-Immun Junior (0,06) und FSME-Immun Erwachsene (0,12) von Baxter (in Klammern jeweils der Aluminiumgehalt in Milligramm).

Die Impfung muss dreimal innerhalb eines Jahres erfolgen – Wiederholung nach ein bis drei und nach neun bis zwölf Monaten. Auffrischungen sollen laut Beipackzettel im Abstand von fünf Jahren erfolgen, bei über Sechzigjährigen schon nach drei Jahren. Die WHO empfiehlt für ältere Menschen ein Intervall von drei bis fünf Jahren, »solange keine eindeutigen Informationen verfügbar sind« (WHO 2011). In der Schweiz sind Auffrischungsimpfungen alle zehn Jahre empfohlen.

Mit einer Schnellimmunisierung – zwei Impfungen im Abstand von zwei Wochen – kann innerhalb von vier Wochen ein Schutz aufgebaut werden. Dieses Schema mit einer abschließenden dritten Impfung nach einem Jahr wird von verschiedenen Impfexperten empfohlen (Kaiser 2004, Schondorf 2007) und deckt sich nicht mit den Empfehlungen der Hersteller. Auch viele Jahre nach der Grundim-

munisierung kann eine einzige Auffrischungsimpfung den Schutz wiederherstellen (Bößenecker 2007).
Die FSME-Impfung bietet mehr als 95 Prozent der Geimpften einen Schutz. Sehr wahrscheinlich schützt sie auch vor den asiatischen Formen der Zecken-Enzephalitis (WHO 2011). In den Wochen nach einem Zeckenbiss ist die Impfung kontraindiziert, da sie den Krankheitsverlauf verstärken könnte (WHO 2011).
Die Bestimmung der FSME-Antikörper erübrigt sich: Ihr Auftreten ist kein Beleg für die Schutzwirkung der Impfung. Immer wieder werden auch FSME-Erkrankungen bei vollständig Geimpften beobachtet (Stiasny 2009, WHO 2011).

Die Impfempfehlungen

Die deutsche STIKO empfiehlt die FSME-Schutzimpfung für Personen, die in Risikogebieten wohnen oder arbeiten und für die das Risiko eines Zeckenstichs besteht. In Deutschland ist etwa ein Viertel der Personen geimpft, die in als Risikogebiet eingestuften Landkreisen wohnen.
Da mehr als 15 Prozent der FSME-Erkrankten ihre Infektion außerhalb ihres Heimatkreises erwerben, schließt die STIKO in ihre Empfehlung auch Personen ein, die sich aus anderen Gründen in Risikogebieten aufhalten:

> »Bürger, die sich in ihrer Freizeit in Risikogebieten aufhalten und dort verhaltensbedingt das Risiko eines Zeckenstiches tragen, haben ein erhöhtes Infektionsrisiko und sollten sich deshalb gegen FSME impfen lassen. Auch Urlauber aus anderen Bundesländern, die sich vorübergehend in den Risikogebieten, zum Beispiel in Baden-Württemberg oder Bayern, aufhalten, können ein entsprechendes Infektionsrisiko tragen, das durch eine zeitgerechte Schutzimpfung minimiert werden kann« (*EB* 2011).

Bedenkt man, wie kurz Urlauber einem Risiko ausgesetzt sind, so müsste eher formuliert werden: Ihr Risiko kann modifiziert werden von nahe null (Erkrankungsrisiko) zu nahe null (Impfrisiko). Um an FSME zu erkranken, müsste ein Tourist durchschnittlich 10 000 Monate Wanderurlaub in einem Hochrisikogebiet machen (Süß 2008).

Das Schweizer Bundesamt für Gesundheit empfiehlt die Impfung allen Erwachsenen und Kindern, die in einem Endemiegebiet wohnen oder sich zeitweise dort aufhalten. »Bei Kindern unter sechs Jahren ist eine Impfung im Allgemeinen nicht angezeigt, da schwere Erkrankungen in dieser Altersgruppe selten sind« (BAG 2011). Etwas weniger als 20 Prozent der Schweizer Bevölkerung haben mindestens drei FSME-Impfungen erhalten. Auffrischungsimpfungen sind in der Schweiz nur noch alle zehn Jahre empfohlen, »da die Notwendigkeit von häufigeren Auffrischungsimpfungen nicht belegt ist«.

In Österreich ist die Impfung für alle empfohlen, die »in Endemiegebieten leben«. Die Krankenkassen gewähren einen Kostenzuschuss. Die Impfstoffhersteller führen schon seit Jahren eine äußerst intensive Impfkampagne durch, wodurch die Impfung inzwischen nahezu nationalen Pflichtcharakter hat. Sie gehört zu Österreich »wie Mozartkugeln und Hofreitschule« (Reimon 2007). Kinder dürfen beispielsweise ohne FSME-Impfung nicht ins Schullandheim mitfahren, und Impfkritiker werden öffentlich verunglimpft: »Unqualifizierte Äußerungen von Personen, die von der Impfung wenig bis gar nichts verstehen, haben das Image der FSME-Impfung in der Bevölkerung angekratzt« (Wiedermann o. J.). Als österreichische Ärzte die Notwendigkeit einer Auffrischungsimpfung alle drei Jahre anzweifelten und dem früheren Impfstoffhersteller Immuno unterstellten, er wollte dadurch seinen Profit erhöhen, wurden sie von Immuno für den Fall, dass einer ihrer Patienten an FSME erkrankt, mit haftungsrechtlichen Konsequenzen bedroht (Mayrhofer 1997).

Die ARGE Gesundheitsvorsorge, die die österreichische Impfkampagne koordiniert, wird finanziert vom FSME-Immun-Hersteller Baxter. Im Impressum der Website www.zecken.at der ARGE Gesundheitsvorsorge heißt es:

> »Die jährliche Zeckenschutz-Impfaktion ist eine Initiative der Österreichischen Apotheker- und Ärztekammer, der Pharmaindustrie, des Großhandels und der ARGE Pharmazeutika, die den Impfstoff in

Kooperation finanziell stützen und diesen den Konsumenten vergünstigt zur Verfügung zu stellen. Die ARGE Gesundheitsvorsorge übernimmt den Auftrag für die jährliche Kommunikation und Information rund um die Impfaktion.«

Da greift ein Rädchen ins andere. Die Firma Baxter finanziert auch die »Selbsthilfegruppe Zeckenopfer«, die wiederum für FSME-Immun wirbt (Reimon 2007). In Österreich sind derzeit 88 Prozent der Bevölkerung mindestens einmal und 58 Prozent mehrmals nach Impfschema geimpft – darunter auch viele, die praktisch kein Erkrankungsrisiko haben, wie zum Beispiel notorische »Stadtpflanzen« oder Kinder. Nach Ansicht der Tiroler Gesellschaft für Allgemeinmedizin wäre gerade für Letztere die Impfung entbehrlich (TGAM 2011).

Im Grunde wurde bisher nie überprüft, ob die Impfung wirklich sinnvoll ist. Zwar nehmen die Erkrankungsfälle infolge der Impfung ab – in Österreich von geschätzten 300 bis 700 Fällen vor Beginn der Impfung auf 50 bis 100 Fälle in den letzten Jahren. Schwere Impfnebenwirkungen könnten diesen Vorteil jedoch zunichtemachen. Es gibt bis heute keine Studien, in denen die Komplikationen der FSME-Impfung den Komplikationen durch FSME gegenübergestellt werden. Die Tiroler Gesellschaft für Allgemeinmedizin hat folgende Schätzung veröffentlicht: »Bei errechneten ca. 3 Millionen Impfdosen/Jahr ergeben sich etwa 3 tödliche neurologische Impf-Folgen. Dem stünden rein rechnerisch ohne FSME-Impfung jährlich ca. 7 Todesfälle durch die Erkrankung gegenüber« (TGAM 2011).

Der Pforzheimer Neurologe R. Kaiser kommt nach der Durchsicht von 850 Krankenakten aus den Jahren 1991 bis 2000 zu der Schlussfolgerung, die FSME-Impfung habe eher Bedeutung für ältere Menschen als für Kinder (Kaiser 2002). Auch die kinderärztliche »Kommission für Infektionskrankheiten und Impfungen« kann sich nicht zu einer kategorischen Impfempfehlung durchringen:

»Angesichts der Seltenheit der FSME, des milden Verlaufs im Kindes- und Jugendalter und in neuerer Literatur fast fehlenden bleibenden Schäden sollten die Impfempfehlungen der STIKO korrekt angewandt werden. Es gibt zur Zeit keine Grundlage für die generelle Einführung der Impfung, auch nicht in einzelnen Bundesländern. Vielmehr bleibt die Empfehlung der Impfung eine auf den speziellen Fall beschränkte Maßnahme, die erst nach genauer Analyse des konkreten Infektionsrisikos und individueller Entscheidung durchgeführt wird« (DAKJ 2004).

Die Pharmaunternehmen haben es durch geschickte Pressearbeit verstanden, die Angst vor Erkrankungen nach Zeckenstichen zu schüren: »Zeckenbiss – Gewissensbiss« oder »Die Natur ist nicht nur unser Freund«, heißt es in der Werbung für Encepur. Die Ärzte werden mit Propagandamaterial und ungenauen Angaben über die geographischen Verbreitungsgebiete der FSME regelrecht bombardiert.
Auch die Presse hat die verkaufsfördernde Wirkung der Panikmache vor Zecken entdeckt. In der *Süddeutschen Zeitung* erscheint jedes Frühjahr ein halbseitiger Artikel, in dem ein Münchner Tropenmediziner, welcher für den Encepur-Hersteller Chiron Behring Impfforschung betreibt, die FSME-Impfung für alle fordert. Schulen in Bayern und Baden-Württemberg sind dazu übergegangen, geplante Aufenthalte in Schullandheimen mit der Empfehlung zur FSME-Impfung zu verbinden, selbst wenn der Aufenthaltsort in keinem Risikogebiet liegt. Erwachsene und sogar Kinder auch außerhalb der Naturherde werden regelrecht »durchgeimpft«. Eltern schätzen Zecken inzwischen als die zweitgrößte Bedrohung für ihre Kinder ein (Höppe 2006).
Die Kampagne war 2007 so erfolgreich, dass bereits im Mai alle Impfstoffe ausverkauft waren. Die Impfstoffhersteller hatten ihre Umsätze verdoppelt und schickten an alle Ärzte eine »Entscheidungshilfe zur Vorgehensweise bei temporärer Impfstoffknappheit«. Das Paul-Ehrlich-Institut sah sich veranlasst, in einer Extraerklärung zur Mäßigung aufzurufen – obwohl es durch die Ausweitung der Risikogebiete die Panik in der Bevölkerung mit angeheizt hatte: »Eine Impfung ist von der STIKO nicht empfohlen in Gebieten, die nicht als Risikogebiet eingestuft werden« (*EB* 2007).

Die Nebenwirkungen der FSME-Impfung

FSME-Impfstoffe wurden in der Vergangenheit wegen schlechter Verträglichkeit wiederholt vom Markt genommen – zuletzt der Impfstoff TicoVac im März 2001. Ursache war eine erdrückende Zahl von Störwirkungen, unter anderem Fieberkrämpfe und grippeartige Erkrankungen. Das Paul-Ehrlich-Institut und die europäische Zulassungsstelle EMA hatten erst sehr spät auf die Meldungen reagiert, was das *arznei-telegramm* zu dem Kommentar veranlasste, hier werde zwischen den Behörden und der Industrie »gekungelt« (*AT* 2001).

Nach Zulassung des aktuell verwendeten FSME-Impfstoffs Encepur Kinder gab das Paul-Ehrlich-Institut folgende begeisterte Stellungnahme im Stil einer Werbebroschüre ab:

»Auch wenn FSME-Virusinfektionen bei Kindern, insbesondere bei denen unter drei Jahren, in der Regel ohne Folgen ausheilen, gilt auch hier der Grundsatz, dass eine Infektionskrankheit verhindert werden sollte, wenn die Möglichkeit dazu besteht. Voraussetzung dafür ist ein gut verträglicher Impfstoff. Ein solcher steht mit Encepur Kinder zur Verfügung. Bei diesem Impfstoff ist der Nutzen, nämlich möglicherweise schwere Befindlichkeitsstörungen nach einer Infektion mit dem FSME-Virus zu verhindern, größer einzuschätzen als das mögliche Risiko, nach der Impfung Fieber in einem Bereich von 38 °C bis 39 °C zu entwickeln. Auch wenn FSME-Erkrankungen bei Kindern in Deutschland eine Seltenheit sind, ist es positiv einzuschätzen, dass nun wieder ein Kinderimpfstoff gegen diese Krankheit zur Verfügung steht, da ein FSME-Impfstoff für Kinder insbesondere von Eltern nachgefragt wird, die mit ihren Kindern einen Urlaubsaufenthalt in Österreich planen, was insgesamt als Hochrisikogebiet eingestuft ist« (PEI 2003).

Das Nebenwirkungsrisiko der FSME-Impfstoffe kommt in dieser Stellungnahme nicht vor, auch nicht in den Veröffentlichungen der WHO (WHO 2011) – und schon gar nicht in den offiziellen österreichischen Publikationen. Obwohl FSME-Impfstoffe innerhalb Deutschlands eine untergeordnete Rolle spielen, nehmen sie mit 13 Prozent aller Meldungen möglicher Impfnebenwirkungen an das

Paul-Ehrlich-Institut einen der vorderen Ränge ein. Für Encepur und FSME-Immun wurden von 2001 bis 2010 852 bzw. 809 Störwirkungen gemeldet, darunter auch schwere neurologische Erkrankungen wie Lähmungen, Ertaubung oder multiple Sklerose. Etwa ein Drittel der Meldungen betrafen Kinder, unter anderem wegen Krampfanfällen, Koordinationsstörungen, Nervenlähmungen, Meningitis und Enzephalitis.

Die Datenbank des *arznei-telegramms* veröffentlichte bis zum April 2010 insgesamt 509 Berichte zu Nebenwirkungen nach FSME-Impfungen, darunter zahlreiche neurologische und auch lebensbedrohliche Reaktionen.

Lokal- und Allgemeinreaktionen

Eine bekannte und häufige Nebenwirkung der FSME-Impfung sind Schmerzen und Schwellungen an der Impfstelle. Nach Encepur Kinder geben 32 Prozent solche Lokalbeschwerden an (*AT* 2002). Fieber tritt in den ersten Lebensjahren bei 23 Prozent, ab dem dritten Lebensjahr bei 7 Prozent auf (GfV 2007). Bei hohem Fieber kann es gelegentlich auch zu einem Fieberkrampf kommen.

Häufig werden Kopfschmerzen mit Schwindel, Übelkeit oder Sehstörungen berichtet. Weitere Allgemeinsymptome sind Appetitlosigkeit, Schlafstörungen, Erbrechen, Durchfall und Muskel- oder Gelenkschmerzen.

Allergische Reaktionen

Durch den Gehalt an Aluminiumhydroxid und Antibiotika können allergische Reaktionen wie Hautausschlag, Asthma oder allergischer Schock auftreten. Hühnereiallergiker können auch auf das Hühnerprotein aus den Zellkulturen reagieren und sollten nur unter sorgfältiger Überwachung und Möglichkeit der Schockbekämpfung geimpft werden.

Kinder sind eher von allergischen Zwischenfällen bedroht. Der Kinderimpfstoff Encepur K war 1997 wegen allergischer Nebenwirkungen vom Markt genommen worden (*AT* 1998). Auch nach Impfungen mit Encepur Kinder werden allergische Reaktionen bis hin zum Blutdruckabfall beobachtet (*AT* 2002). Die Firma empfiehlt eine Nachbeobachtungszeit von einer Stunde. »Grundsätzlich ist bei allergischen Kindern jedoch eine besonders gründliche Kosten-Nutzen-Analyse zu fordern, vor allem im Hinblick auf das begrenzte Verbreitungsgebiet des FSME-Virus und den in der Regel leichteren Verlauf einer FSME-Virusinfektion im Kindesalter« (Knuf 2004).

Autoimmunerkrankungen

FSME-Impfstoffe wurden bereits in der Vergangenheit verdächtigt, Schübe von Autoimmunerkrankungen auszulösen (*AT* 1995). Beim Netzwerk gegenseitiger Information des *arznei-telegramms* gingen in den letzten Jahren Berichte ein über Blutgefäßentzündungen (Vaskulitis), Gelenkentzündungen, rheumatische Systemerkrankungen, Zuckerkrankheit, Herzmuskelentzündungen, Entzündungen der Iris und zahlreiche weitere Autoimmunkrankheiten. Beim Paul-Ehrlich-Institut wurden zudem mehrere Fälle von Diabetes gemeldet.

Neurologische Komplikationen

Neurologische Nebenwirkungen nach FSME-Impfungen sind nicht ungewöhnlich. Aus dem Netzwerk gegenseitiger Information des *arznei-telegramms* gehen mehr als 100 Meldungen hervor zu Sehstörungen, Augenmuskel- und Sehnervlähmungen, Gefühlsstörungen, Gangstörungen, aufsteigenden Lähmungen (Guillain-Barré-Syndrom), Krampfanfällen, Enzephalitis und Psychosen. Des Weiteren wurden 14 Fälle von multipler Sklerose gemeldet.
Dem Paul-Ehrlich-Institut wurden 2001 bis 2006 zahlreiche neurologische Beschwerden nach der Impfung mitgeteilt, darunter 16 blei-

bende Schäden und mindestens 80 Zustände, die bis zum Zeitpunkt der Meldung »nicht wiederhergestellt« waren. Allein in den Jahren 2004 und 2005 erachtete auch das Institut selbst 20 Nervenentzündungen als gesicherte, wahrscheinliche oder mögliche Impffolge (Keller-Stanislawski 2006). Die absolute Zahl und damit das tatsächliche Risiko solcher Störwirkungen sind unbekannt. Im Beipackzettel von Encepur ist zu lesen:

> »In Einzelfällen Erkrankungen des zentralen und peripheren Nervensystems, aufsteigende Lähmung bis zur Atemlähmung (Guillain-Barré-Syndrom). Nach heutigem Kenntnisstand kann nicht sicher ausgeschlossen werden, dass es bei Vorliegen einer Autoimmunerkrankung (zum Beispiel multiple Sklerose oder Lupus erythematodes) oder bei einer entsprechenden genetischen Disposition in seltenen Fällen nach der Impfung zu einem Schub der Erkrankung kommen kann.«

Bei FSME-Immun liest sich die entsprechende Passage so: »Sehr selten Nervenentzündungen unterschiedlichen Schweregrades ... in seltenen Fällen entzündliche Reaktion des Gehirns. Wie bei jeder Stimulation des Immunsystems ungünstige Beeinflussung einer Autoimmunerkrankung wie zum Beispiel multiple Sklerose oder Iridozyklitis möglich.«

Todesfälle

Dem Paul-Ehrlich-Institut wurden 2001 bis 2010 zehn Todesfälle nach FSME-Impfungen gemeldet – fünf nach FSME-Immun und drei nach Encepur –, verursacht durch Enzephalitis, Guillain-Barré-Syndrom, Herzmuskelentzündung und Bluterkrankungen. Dem *arznei-telegramm* wurden zwei Todesfälle gemeldet: Ein Todesfall nach der Impfung mit Encepur wurde laut Obduktionsergebnis auf eine möglicherweise impfbedingte Herzmuskelentzündung zurückgeführt. Ein weiterer Todesfall ereignete sich durch Selbstmord nach der zweiten Impfung mit FSME-Immun. Nach der ersten Impfung war es zum Auftreten von Depressionen gekommen.

Zusammenfassung

- Die FSME kommt nur in bestimmten geographischen Gebieten vor (»Naturherde«). Auch dort führt ein Zeckenstich nur in sehr seltenen Fällen zu einer schweren FSME-Erkrankung (Risiko 1:5000 bis 1:50 000).
- Durch die Neudefinition von Risikogebieten wurde in Deutschland die Impfindikation ohne Not erheblich ausgeweitet.
- Die Impfung ist für erwachsene Bewohner von Hochrisikogebieten zu erwägen, ebenso für besonders gefährdete Bevölkerungsgruppen (zum Beispiel Gärtner, Förster, Waldarbeiter, Landwirte) und ältere Erwachsene (unter 50 Jahren) in den übrigen Gebieten mit FSME-Vorkommen.
- Bei Kindern unter zwölf Jahren ist die Impfung überflüssig, da ihr Risiko für eine FSME-Erkrankung mit Folgeschäden nahe null und damit sicher unter dem Impfrisiko liegt.
- Auch für Urlauber in FSME-Gebieten dürfte die Impfung zu riskant sein.
- Ein schnellstmöglicher Schutz wird erzielt durch zwei Impfungen im Abstand von 14 Tagen.
- Auffrischungsimpfungen sind bei über Fünfzigjährigen alle drei Jahre, bei unter Fünfzigjährigen eher alle zehn Jahre zu empfehlen.
- Die Nebenwirkungen der FSME-Impfung werden aus den öffentlichen Impfempfehlungen völlig ausgeblendet.
- Die Impfung kann in seltenen Fällen schwere allergische, autoimmune und neurologische Nebenwirkungen zur Folge haben. Auch tödliche Impfkomplikationen kommen vor.
- Mitverantwortlich dafür ist möglicherweise das Aluminiumhydroxid. Encepur enthält davon dreimal so viel wie FSME-Immun.
- Verlässliche Risikoberechnungen für Impfschäden im Vergleich zu Folgeschäden durch FSME-Erkrankungen fehlen.

Referenzen

AT (arznei-telegramm): Multiple Sklerose nach FSME-Impfung. a-t 1995, 3: 32
AT (arznei-telegramm): Prophylaxeversagen und deletäre Verläufe nach FSME-Immunglobulin. a-t 1996, 6: 62
AT (arznei-telegramm): FSME-Impfstoff Encepur K vom Markt. a-t 1998, 5: 51
AT (arznei-telegramm): 14 Monate TicoVac – eine Chronik. a-t 2001, 4: 41 ff.
AT (arznei-telegramm): Jetzt wieder ein FSME-Impfstoff für Kinder: ENCEPUR KINDER. a-t 2002, 33: 27
AT (arznei-telegramm): Zur FSME-Impfung. a-t 2007, 38: 70 f.
BAG (Bundesamt für Gesundheit und Eidgenössische Kommission für Impffragen): Schweizerischer Impfplan 2011. http://www.gesundheitsamt.tg.ch/documents/Schweizerischer_Impfplan_d.pdf (Zugriff 14. 1. 2012)
BfR (Bundesinstitut für Risikoforschung): Neue Forschungsergebnisse belegen: Zecken möglichst schnell entfernen, weil sonst das FSME-Risiko steigt. 13. 3. 2003. http://www.bfr.bund.de/de/presseinformationen_2003.html (Zugriff 16. 1. 2012)
Bößenecker, W.: Durch Zecken übertragene Krankheiten: FSME und Lyme-Borreliose. Bayr Ärztebl 2007, 4: 182–186
DÄ (Deutsches Ärzteblatt): Tick-borne Diseases: Zecken schnell entfernen, um FSME-Risiko zu senken. Dtsch Ärztebl 2003, 100 (12): A-752
DAKJ (Deutsche Akademie für Kinder- und Jugendmedizin): Prävention der FSME. Stellungnahme der Kommission für Infektionskrankheiten und Impffragen der DAKJ. Kinderärztl Prax 2004, 4: 259–261
DGN (Deutsche Gesellschaft für Neurologie): Leitlinien: Frühsommer-Meningoenzephalitis. http://www.dgn.org (Zugriff 16. 1. 2012)
Dobler, G., Essbauer, S., Pfeffer, M.: FSME in Bayern: Ausweitung der Endemiegebiete, Erregernachweis in Zecken, Veränderung der Viren? Bayr Ärztebl 2007, 4: 188–191
EB (Epidemiologisches Bulletin): Ergänzende Hinweise zu den FSME-Impfempfehlungen (Saison 2007). EB 2007, 22: 185
EB (Epidemiologische Bulletin): Anlage zum Epidemiologischen Bulletin 18/2008: Fünfjahresinzidenz der Frühsommer-Meningoenzephalitis in Kreisen und Kreisregionen, Deutschland, 2002–2007
EB (Epidemiologisches Bulletin): FSME: Risikogebiete in Deutschland. EB 2009, 18: 165–173
EB (Epidemiologisches Bulletin): FSME: Risikogebiete in Deutschland (Stand: April 2011). EB 2011, 17: 133–142
GBE (Gesundheitsberichterstattung des Bundes): Sterbefälle 1980–1997. http://www.gbe-bund.de/
GfV (Gesellschaft für Virologie e. V.): Impfungen – Steckbrief Frühsommer-Meningoenzephalitis-Impfstoff. 18. 7. 2007. http://www.g-f-v.org
Höppe, P.: Umweltrisiken für Kinder – reale Gefahren oder unbegründete Ängste? GeoRisikoForschung 2006, Münchener Rückversicherungsgesell-

schaft. http://www.gsf.de/dialogforen/pdf/Vortrag_Hoeppe_2006_Handout.pdf (Zugriff 16. 1. 2012)

Kaiser, R.: Tick-borne encephalitis (TBE) in Germany and clinical course of the disease. Int J Med Microbiol 2002, 291 Suppl 33: 58–61

Kaiser, R.: Frühsommer-Meningoenzephalitis: Prognose für Kinder und Jugendliche günstiger als für Erwachsene. Dtsch Ärztebl 2004, 101: A-2260

Kaiser, R.: Antworten auf Fragen zur FSME-Impfung. Consilium infectiorum 2006, 56: 7 f.

Keller-Stanislawski, B.: Die Sicherheitsbilanz der bei uns zugelassenen Impfstoffe. Forum Impfen Berlin 6. 12. 2006. Bericht in Pädiatrie Hautnah 2007, 3: 171 f.

Knuf, M., Kampmann, C., Habermehl, P.: Impfungen bei allergischen Kindern. Kinder- und Jugendmedizin 2004, 2: 5–10

Krause, G. (Robert-Koch-Institut), in: Die verantwortungslosen Kampagnen der Pharmaindustrie. Report Mainz, 4. 5. 2009

Lesnicar, G., Poljak, M., Seme, K., Lesnicar, J.: Pediatric tick-borne encephalitis in 371 cases from an endemic region in Slovenia, 1959 to 2000. Pediatr Infect Dis J 2003, 22 (7): 612–617

Mayrhofer, F.: FSME: Immuno setzt Ärzte unter Druck (Brief). arznei-telegramm 1997, 8: 86

PEI (Paul-Ehrlich-Institut): Indikation für FSME-Impfung bei Kindern. 2003. http://www.pei.de/professionals/encepur_kinder.pdf (Zugriff 3. 6. 2005)

Reimon, M.: Wie gefährlich sind Zecken wirklich? Der Standard, 12. 4. 2007

RKI (Robert-Koch-Institut): Frühsommer-Meningoenzephalitis (FSME). RKI-Ratgeber Infektionskrankheiten – Merkblätter für Ärzte. Stand 28. 4. 2006. http://www.rki.de/nn_196658/DE/Content/Infekt/EpidBull/Merkblaetter/Ratgeber_Mbl_FSME.html (Zugriff 3. 5. 2006)

Schondorf, I., Beran, J., Cizkova, D., Lesna, V., et al.: Tick-borne encephalitis (TBE) vaccination: applying the most suitable vaccination schedule. Vaccine 2007, 25 (8): 1470–1475

Stiasny, K., Holzmann, H., Heinz, F. X.: Characteristics of antibody responses in tick-borne encephalitis vaccination breakthroughs. Vaccine 2009, 27 (50): 7021–7026

Süß, J.: Tick-borne encephalitis in Europe and beyond – the epidemological situation as of 2007. EuroSurveillance 2008, 13 (26): pii=18916. http://www.eurosurveillance.org/viewarticle.aspx?articleId=18916 (Zugriff 17. 1. 2012)

SW (Stiftung Warentest): Mittel gegen Zecken – 12 von 20 mangelhaft. 16. 5. 2008. http://www.test.de/Mittel-gegen-Zecken-12-von-20-mangelhaft-1672174-1677099/ Test: Mittel gegen Zecken. 2001, 4: 44–47 (Zugriff 25. 4. 2012)

TGAM (Tiroler Gesellschaft für Allgemeinmedizin): FSME & FSME-Impfung. TGAM-News, April 2011

WHO (World Health Organization): Vaccines against tick-borne encephalitis: WHO position paper – recommendations. Vaccine 2011, 29 (48): 8769 f.

Wiedermann, G.: Frühsommermeningoenzephalitis. http://www.reisemed.at/Gruppenpraxis/fsme.html (Zugriff 25. 4. 2012)

Influenza

Das Influenzavirus

Die meisten Menschen machen jährlich zwei bis sechs »banale« Atemwegsinfekte durch, verursacht durch verschiedene Viren. Eins dieser Viren gilt als besonders raffiniert und gefährlich: das Influenzavirus, das die »echte« Grippe verursacht. Es wird wie andere Erkältungsviren über Tröpfcheninfektion (Atemluft, Husten, Niesen, Speichelkontakt) übertragen. Man unterscheidet drei Influenzavirustypen: A, B und C, wobei der Typ A der häufigste Verursacher der sogenannten Grippewellen ist.

Die Wahrscheinlichkeit einer Ansteckung mit Influenza ist je nach Eigenschaften des gerade vorherrschenden Virus unterschiedlich hoch. Im Extremfall kann mehr als jede zweite Kontaktperson erkranken. Die Inkubationszeit liegt zwischen wenigen Stunden und vier Tagen. Das Virus wird bei Erwachsenen bis zu fünf, bei Kindern bis zu acht Tage vom Krankheitsausbruch an ausgeschieden.

Die hohe Ansteckungswahrscheinlichkeit und die kurze Inkubationszeit führen dazu, dass die Influenza in regelrechten Krankheitswellen (»Grippewelle«) über die Bevölkerung ganzer Länder (»Epidemie«, alle zwei bis drei Jahre) und sogar Kontinente (»Pandemie«, alle zehn bis 15 Jahre) kommt.

Die Wandelbarkeit der Influenzaviren ist enorm: Durch eine labile Struktur der Virushülle kommt es ständig zu Mutationen mit neuen Antigeneigenschaften. Dies wird noch begünstigt durch die Tatsache, dass verschiedene Virusstämme auch bei Tieren vorkommen, vor allem bei Geflügel, Schweinen und Pferden. Besonders das Hausschwein dient als Zwischenwirt, in dem die Viren wie in einem Reagenzglas ihre Eiweißstrukturen untereinander austauschen können. Neue Virusvarianten entstehen daher meist in Gegenden, in denen Menschen eng mit Haustieren zusammenleben, besonders in Süd- und Ostasien.

Im Abstand von mehreren Jahren tauchen immer wieder Neumutationen auf, denen von Virologen und Impfstoffherstellern die Fähigkeit zugesprochen wird, Pandemien hervorzurufen. Dabei ist die

»Ausrufung« einer Pandemie durch die Weltgesundheitsorganisation nicht von der Gefährlichkeit des Virus, sondern nur von dessen Ansteckungsfähigkeit abhängig. Daher wird es immer wieder Anlass zu Hysterie und Massenimpfkampagnen geben, wie während des »Schweinegrippe«-Winters 2009/10.

Das menschliche Abwehrsystem erkennt Neumutationen des Influenzavirus schlecht. Nach einer Grippeerkrankung hat man daher keinen zuverlässigen Schutz vor einer Wiederansteckung im nächsten Jahr. Mit der Zahl der durchgemachten Grippeerkrankungen wird jedoch der Krankheitsverlauf immer schwächer.

Die Influenzaerkrankung

Die Influenza geht einher mit plötzlichem hohem Fieber und Erkältungssymptomen wie Husten, Schnupfen und gerötetem Hals. Typisch sind starke Kopf- und Gliederschmerzen. Bei Kindern kann es auch zu Krupphusten, Erbrechen und Durchfall kommen. Das Fieber dauert meist zwei bis fünf Tage, die zurückbleibende Schwäche kann jedoch noch mehrere Tage anhalten.

Schnelltests auf Influenzaviren aus dem Nasen- oder Rachenabstrich haben eine hohe Versagerquote. Labortests sind sicherer, aber auch teurer und zeitaufwendiger. Bei Grippewellen reicht in der Regel die Erfahrung des Arztes, um die Diagnose zu stellen.

Die meisten Krankheitsfälle ereignen sich in den Monaten Januar bis März. Die Angaben zur Häufigkeit von Influenzaerkrankungen schwanken beträchtlich: Je nach Aktivität der Erreger erkranken pro Saison zwischen 0 und 46 Prozent aller Kinder und Jugendlichen (Bueving 2005). Diese Unschärfe lässt schon erahnen, wie wenig aussagekräftig Studien zur Influenzaimpfung sind, wenn sie nur ein bis zwei Jahre erfassen – und das trifft für praktisch alle zu.

Zur Linderung der Beschwerden sind Tees oder Phytopharmaka geeignet. Empfohlen wird gemeinhin auch die medikamentöse Fiebersenkung. Diese begünstigt jedoch die Entwicklung von Komplikationen, denn Fieber bremst die Virusvermehrung und erleichtert die natürlichen Abwehrvorgänge (Eyers 2010). Bei Kindern ist vor allem die Gabe von Acetylsalicylsäure (ASS, Aspirin) gefährlich, weil sie zum Reye-Syndrom führen kann, einer lebensbedrohlichen Leber- und Hirnkomplikation.

Virushemmende Medikamente wie Relenza oder Tamiflu sollen bei Gabe in den ersten 48 Stunden den Verlauf einer Influenza abmildern und die Erkrankungsdauer verkürzen. Die Belege hierfür sind allerdings dürftig. Relenza ist ein Mittel zur Inhalation und ab dem Alter von 13 Jahren zugelassen. Es kann bei empfindlichen Personen akute Atemnot auslösen (*AT* 1999). Sehr stark wird Tamiflu beworben, das in Tablettenform im Handel ist. Es ist ab dem zweiten Lebensjahr zugelassen, und zwar sowohl zur Prophylaxe nach Kontakt mit einem Grippekranken als auch zur Therapie. Nach Ansicht des *arznei-telegramms* und des Cochrane-Instituts fehlt jedoch ein Nutzenbeleg für alle Indikationen (*AT* 2012, Jefferson 2011). Das Cochrane-Institut schätzt die Verkürzung der Symptomdauer auf höchstens 21 Stunden, eine Verringerung von Komplikationen und Krankenhauseinweisungen lässt sich nicht nachweisen. Vor allem bei massenhafter Anwendung an (noch) Gesunden gewinnen die möglichen schweren Nebenwirkungen an Bedeutung, etwa Leber- und Nierenschäden oder die potenzielle Auslösung von Tumoren und embryonalen Missbildungen (*AT* 2002). Die Europäische Arzneimittelbehörde EMEA warnte 2007 vor Risiken von Tamiflu. Vor allem bei Kindern und Jugendlichen können Verwirrtheit, Halluzinationen und Delirium auftreten. In Japan stürzten sich mehrere Kinder nach der Einnahme von Tamiflu aus dem Fenster, und es wurden über 30 Todesfälle durch Atemlähmung registriert (ISDB 2007).

Antibiotika sind nur bei bakteriellen Komplikationen der Influenza angezeigt, die sich durch eine starke Verschlechterung des Krankheitsbildes oder einen erneuten Fieberanstieg nach vorübergehender Erholung ankündigen.

Komplikationen der Influenza

Typische Grippekomplikationen sind Lungen-, Ohren- und Nebenhöhlenentzündungen, vor allem bei älteren Menschen auch Kreislaufprobleme mit Kollapsneigung. Sehr selten treten Herzmuskel- oder Hirnentzündungen (Enzephalitis) auf. Gefürchtet sind plötzliche Todesfälle innerhalb weniger Stunden nach Krankheitsbeginn durch einen toxischen Krankheitsverlauf.

Ein erhöhtes Risiko für schwere Verläufe haben alte Menschen, besonders in Gemeinschaftseinrichtungen wie Altenheimen. Bedroht sind außerdem Patienten mit chronischen Leiden wie Mukoviszidose, Diabetes, Herzerkrankungen, neurologischen Erkrankungen und Krankheiten des Immunsystems.

Mehr als 90 Prozent aller mit Influenza zusammenhängenden Todesfälle ereignen sich bei über 65-Jährigen (CDC 2003). Die allgemein übliche Gabe von fiebersenkenden Medikamenten begünstigt fatale Verläufe (Eyers 2010). Nach dem statistischen Jahrbuch des Robert-Koch-Instituts starben im Jahr 2009 während der Schweinegrippe 169 Patienten und im Jahr 2010 72 Patienten mit einer Influenzaerkrankung, wobei »ein kausaler Zusammenhang zwischen Infektion und Tod nicht immer eindeutig« war (RKI 2010). Die von der Impfindustrie initiierte deutsche »Arbeitsgemeinschaft Influenza« operiert demgegenüber mit völlig überzogenen »Schätzungen« von Todesfällen. Für gewöhnliche Grippejahre rechnet die Arbeitsgemeinschaft mit 5000 bis 8000 influenzabedingten Todesfällen. Im Winter 2002/03 war sogar von 12 000 bis 15 000 Todesfällen die Rede (AGI 2003). Da wird die gesamte »Übersterblichkeit« in den Wintermonaten kurzerhand der Influenza angerechnet, ein statistischer Trick mit dem durchsichtigen Ziel, die Impffreudigkeit zu erhöhen. Die österreichischen Gesundheitsbehörden machen ähnliche Rechenspiele und sprechen von einer »Übersterblichkeit von mehr als 1000 Personen« durch Influenza (BMG 2011). Belegbar sind solche Horrorzahlen nicht.

Im Kindesalter sind schwere Komplikationen eine Rarität. Nach einer bundesdeutschen Erhebung mussten zwischen 2005 und 2008 nur 20 Kinder mit nachgewiesener Influenza intensivmedizinisch behandelt werden, davon 18 wegen Komplikationen an der Lunge

(ESPED 2008). In den USA verursacht die Influenza bei Kindern lediglich 8 Prozent der Krankenhausaufnahmen wegen Bronchitis oder Lungenentzündung. Mit 40 Prozent weit in Führung liegen Erkrankungen durch das respiratorische Synzytial-Virus (Moore 2011). Mindestens 200 weitere Viren können grippale Infekte hervorrufen.

Todesfälle durch Influenza sind bei Kindern äußerst selten. Von 2005 bis 2008 wurden in Deutschland nur zwei Fälle erfasst: ein Achtjähriger, der letztlich an einer Pneumokokkensepsis verstarb, und ein Vierzehnjähriger mit einer vorbestehenden Hormonerkrankung, Asthma bronchiale und Herzfehler (ESPED 2008). In der Saison 2009/10 während der »Schweinegrippe« starben 22 mit Influenza infizierte Kinder auf einer Intensivstation. Die meisten hatten eine schwere neurologische Grunderkrankung (ESPED 2010).

Die enorm hohe Sterblichkeit der spanischen Grippe 1918/20 war durch bakterielle Superinfektionen bedingt, die heute antibiotisch geheilt werden könnten (Brundage 2008). Die historische Erfahrung wird immer wieder als Argument für Impfkampagnen benutzt. Der Rückgang der Grippesterblichkeit in den letzten 100 Jahren ist jedoch nicht der Impfung, sondern den Fortschritten in der Hygiene, der Akuttherapie von Komplikationen und dem Anstieg des allgemeinen Lebensstandards zu verdanken. Der amerikanische Forscher Peter Doshi hat nachgewiesen, dass während der beiden anderen großen Pandemien im vergangenen Jahrhundert, 1957/58 (asiatische Grippe) und 1968/69 (Hongkonggrippe), keine erhöhte Gesamtsterblichkeit mehr zu verzeichnen war (Doshi 2008).

Tom Jefferson, Grippeexperte des unabhängigen Cochrane-Instituts, sagte anlässlich der »Schweinegrippe«: »Ich finde es verrückt, welche Katastrophen uns Jahr für Jahr von den Grippe-Experten vorausgesagt werden. Bislang ist keine von ihnen jemals eingetroffen ... Mit den anderen Erregern lässt sich eben kein großes Geld verdienen« (*Spiegel Online*, 2009).

Die Influenzaimpfung

Im lukrativen Geschäft mit der Influenza drängelt sich die gesamte Riege der Impfstoffhersteller. In Deutschland, Österreich und der Schweiz gibt es mindestens 20 Impfstoffe von verschiedenen Anbietern. Jeder versucht, sein Produkt als besonders wirksam und gut verträglich auf dem Markt zu positionieren.

Grippeimpfstoffe enthalten abgetötete Influenzaviren und werden jährlich neu zusammengesetzt, um der Wandelbarkeit des Virus nachzukommen und im Antigen dem gerade vorherrschenden Virustyp möglichst genau zu entsprechen. Aktuelle Empfehlungen für die Impfstoffhersteller gibt die WHO meist schon im Frühjahr heraus. Für die Pharmaindustrie ist die Zuverlässigkeit dieser Prognose ein ähnlich großes Problem wie die kurze Zeitspanne, die für die Herstellung der notwendigen Menge von Impfstoffen zur Verfügung steht.

Bei Hühnereiallergikern ist die Impfung nicht ungefährlich: In allen Grippeimpfstoffen finden sich Spuren von Hühnereiweiß. Die meisten Produkte enthalten außerdem Formaldehyd.

Es gibt bisher keine Vergleichsstudien zur Wirksamkeit und Verträglichkeit unterschiedlicher Impfstoffe. Der erst ab dem Alter von 65 Jahren zugelassene Grippeimpfstoff Fluad der Firma Chiron-Behring macht jedoch auffallend häufig unerwünschte Nebenwirkungen, wahrscheinlich wegen des Hilfsstoffs MF59. Ein Vorteil in der Wirkung ist nicht belegt (*AT* 2007, 2010). Auch der nur für Erwachsene zugelassene Impfstoff Intanza, der in die Haut gespritzt wird, hat ein besonders ungünstiges Nutzen-Risiko-Verhältnis (*AT* 2009).

Die günstigste Zusammensetzung scheint derzeit (2012) Inflexal bzw. Infectovac Flu zu haben – ein Produkt ohne Formaldehyd und ohne MF59. Als Hilfsstoff enthält er Virosomen, über deren Sicherheit noch nicht viel bekannt ist. Im Kindesalter führt der Impfstoff häufig zu fieberhaften Reaktionen. Der italienische Hersteller Crucell musste deswegen auf dem Beipackzettel einen Warnhinweis einfügen. In einem Schreiben an alle Ärzte empfahl er, bei Kindern auf andere Grippeimpfstoffe auszuweichen. Erst zwei Jahre zuvor hatte Crucell eine Studie in 26 deutschen Kinderarztpraxen durchgeführt, bei der dem Impfstoff hohe Sicherheit und gute Toleranz bescheinigt worden war (Künzi 2009).

An wirksameren Impfstoffen wird gearbeitet. Dies läuft jedoch wahrscheinlich auf die riskante Impfung mit Lebendviren hinaus. Ein erster Lebendimpfstoff, Flu-Mist, wurde in den USA bereits zugelassen. Er ist wesentlich teurer als der Totimpfstoff und birgt das Risiko der Virusübertragung auf die Umgebung und weiterer bisher nicht genau abschätzbarer Nebenwirkungen, etwa der Erzeugung von Mutanten mit völlig neuen Eigenschaften. In der Schweiz musste ein Lebendimpfstoff vom Markt genommen werden, weil bei den Impflingen vermehrt Lähmungen des Gesichtsnervs aufgetreten waren.

Im Herbst 2009 wurden im Eilverfahren Impfstoffe mit neuen und riskanten Herstellungsverfahren und Hilfsstoffen gegen die »Schweinegrippe« zugelassen. Eine Koalition gieriger Pharmalobbyisten, korrupter Impfexperten und überforderter Politiker hatte die teuerste Impfaktion aller Zeiten vom Zaun gebrochen – obwohl nach der Grippesaison auf der Südhalbkugel der Erde klar war, dass die »Schweinegrippe« eine besonders harmlose Variante der Influenza ist. Die Sicherheit und Wirksamkeit der neuen Impfstoffe waren nur ansatzweise untersucht. Die Impfkampagne erzeugte eine Flut von Meldungen schwerer Nebenwirkungen (Bardage 2011, siehe auch das Kapitel »Wahrscheinliche oder gesicherte Impffolgen«). Die Grippeerkrankungen verliefen dagegen harmloser als all die Jahre zuvor.

Impfempfehlungen gegen Influenza

Die meisten Grippeimpfstoffe sind ab dem Alter von sechs Monaten zugelassen. Das Bundesland Sachsen empfiehlt seit 2010 die jährliche Grippeimpfung aller Kinder ab dem siebten Lebensmonat und gibt sich damit wieder einmal als Vorreiter einer künftigen STIKO-Empfehlung. Kinder in den ersten zwei Jahren sollen nur die halbe Dosis erhalten, Kinder, die noch nie eine Influenzaschutzimpfung erhalten haben, sollen zweimal geimpft werden im Abstand von mindestens vier Wochen. Die Sächsische Impfkommission schreibt zu ihrer Empfehlung prahlerisch:

> »Sachsen hat seit Jahren vorbildliche Influenzadurchimpfungsraten und beweist damit die Aufgeschlossenheit und Akzeptanz gegenüber der jährlichen Influenzaimpfung ... Die gegenwärtige destruierende chaotische Informationspolitik über die ›Neue Influenza H1N1‹ seitens populistischer Journalisten der Medien und selbsternannter gewissenloser ›Experten‹ hat in Verbindung mit nicht nachvollziehbaren gravierenden Fehlern der staatlich verantwortlichen Gesundheitspolitiker breite Laienkreise, aber auch Ärzte derart verunsichert und verwirrt, dass negative Folgen auf die Impfbereitschaft auch gegen andere Infektionskrankheiten befürchtet werden müssen. Die SIKO-Mitglieder treten dem energisch entgegen und bieten allen nach wie vor fachlich fundierte Beratung und Aufklärung an« (Bigl 2010).

Angesichts dieser Diktion kann man sich ja noch auf einiges gefasst machen.
Der Preis pro Grippeimpfstoff beträgt derzeit (2012) etwa 20 Euro – damit hat sich das Preisniveau in fünf Jahren in etwa verdoppelt. Die jährliche Impfung der Gesamtbevölkerung wäre extrem teuer – sie würde in Deutschland mehr als eine Milliarde Euro pro Jahr kosten. Kein Wunder, dass die Impflobby an einer allgemeinen Impfempfehlung enormes Interesse hat.
In Deutschland, Österreich und der Schweiz ist die jährliche Grippeimpfung empfohlen für folgenden Personenkreis, der mehr als ein Drittel der Gesamtbevölkerung ausmacht:

- für ältere Menschen, in Österreich ab 50 Jahren, in Deutschland ab 60 Jahren, in der Schweiz ab 65 Jahren,
- für Schwangere ab dem zweiten Schwangerschaftsdrittel, für Schwangere mit Vorerkrankungen auch schon früher,
- für Patienten (auch Kinder) mit erhöhter gesundheitlicher Gefährdung infolge eines chronischen Grundleidens, in der Schweiz auch für Frühgeborene in den ersten zwei Lebensjahren,
- für Personen mit erhöhtem Erkrankungsrisiko wie medizinisches Personal, Personen in Einrichtungen mit umfangreichem Publi-

kumsverkehr sowie Personen, die eine mögliche Infektionsquelle für von ihnen betreute Risikopersonen darstellen (Kinderpflege, Krankenpflege, Altenpflege etc.). Die Impfung dieser »Multiplikatoren« dient nicht so sehr dem individuellen Schutz, sondern soll als sogenannte Riegelungsimpfung die Weiterverbreitung des Virus verhindern. Angesichts der zwar seltenen, aber möglicherweise schweren Nebenwirkungen kollidieren hier die Interessen des Einzelnen deutlich mit epidemiologischen Zielen.

Die österreichischen Behörden empfehlen die Grippeimpfung außerdem für alle Kinder zwischen sechs Monaten und fünf Jahren, Personen mit Übergewicht und salomonisch für »jeden, der sich schützen will«. Es sollen »alle Personen die Gelegenheit zur Impfung gegen Influenza erhalten« (BMG 2011). Bezahlen müssen sie das selbst.

In Deutschland lässt sich nur etwa jeder Dritte mit hohem Krankheitsrisiko impfen. Durch zunehmende Öffentlichkeitsarbeit versuchen die Gesundheitsbehörden und die pharmazeutische Industrie, diesen Anteil zu steigern. Über eine bundesweite Ausweitung der Impfempfehlung auch auf Kinder so wie in den USA oder in Sachsen wird laut nachgedacht.

Im Fall von Grippeepidemien können die deutschen Gesundheitsbehörden bereits jetzt eine allgemeine Impfempfehlung aussprechen. Das war erstmals der Fall während der »Schweinegrippe« im Herbst 2009, als Millionen Menschen dem Risiko übereilt zugelassener Impfstoffe ausgesetzt wurden. Im Vorfeld der Impfempfehlung waren sowohl die STIKO als auch die europäische Zulassungsbehörde EMA massiv in die Kritik geraten: Sie würden Entscheidungsprozesse nicht transparent machen und Interessenkonflikten unterliegen (Transparency International 2009).

Ebenso intransparent wie gefährlich sind auch Laborexperimente mit Influenzaviren. Der »Schweinegrippe«-Virus H1N1 stammt vermutlich aus einem russischen Labor, aus dem er 1977 entkommen sein soll. Amerikanische Forscher experimentierten ab 1996 mit dem Erreger der spanischen Grippe, den sie aus Gewebeproben von damaligen Grippeopfern rekonstruiert hatten. Im Januar 2012 wurde bekannt, dass niederländische Forscher eine hochgefährliche Variante des »Vogelgrippe«-Virus H5N1 im Labor züchten – gefährlich wie die »Vogelgrippe« und ansteckend wie die »Schweinegrippe«. Es entwickelte sich eine heftige öffentliche Debatte darüber, ob Forschung dieser Art statthaft sei und ob die Ergebnisse im vollen Umfang veröffentlicht werden dürfen.

Wirkungsdauer und Effektivität

Es gibt kein funktionierendes Meldesystem, mit dem die Influenza überwacht wird. Ohne ein solches Meldesystem ist es jedoch unmöglich, die tatsächliche Häufigkeit der Erkrankung und ihrer Komplikationen und damit auch die Wirksamkeit der Impfung abzuschätzen. Die wissenschaftlichen Studien, mit denen die öffentlichen Impfempfehlungen untermauert werden, unterscheiden nicht klar zwischen echter Grippe und grippeartigen Erkrankungen. Die Auswirkungen und Komplikationen der Influenza und der Nutzen der Impfung werden dadurch weit überschätzt. Unabhängig finanzierte Studien, in denen eine große Gruppe von Geimpften mit einer Gruppe Nichtgeimpfter verglichen wird, wurden bisher nicht durchgeführt.
Im *British Medical Journal* vom 28. Oktober 2006 übte Tom Jefferson, Koordinator für den Impfbereich bei der internationalen Cochrane-Vereinigung in Rom und einer der weltweit renommiertesten Impfspezialisten, grundlegende Kritik an der Grippeimpfpolitik vieler westlicher Länder. Er schrieb wörtlich:

> »Bemerkenswert ist der optimistische und selbstsichere Ton bei der Vorhersage der Viruszirkulation und der Wirkung von inaktivierten Impfstoffen, die den belegbaren Tatsachen nicht entspricht. Die Ursachen sind wahrscheinlich komplex und dürften auf einer chaotischen Mischung von Konflikten mit der Wahrheit und Interessenkonflikten beruhen« (Jefferson 2006).

Er spielt hier darauf an, dass bei der Grippeimpfung der Druck der Industrie auf die öffentlichen Empfehlungen besonders hoch ist, weil die Impfung jährlich wiederholt werden muss und daher besonders hohe Gewinne einfährt.

Im Zusammenhang mit der »Schweinegrippe« wurden die Interessenkonflikte der Impfforscher und der Experten in den nationalen Impfbehörden und der WHO erstmals in der breiten Öffentlichkeit diskutiert (*Tagesspiegel* 2009). In einem Interview mit der Zeitschrift *Time* attackierte Tom Jefferson die Behörden verschiedener Länder, unter anderem die amerikanischen CDC und die deutsche STIKO, weil sie nur Studien mit positiven Ergebnissen als Argumentationsbasis für die Empfehlung zur Influenzaimpfung benutzen, die negativen Studien aber unterschlagen (*Time* 2010). Unverhohlen kritisiert Jefferson eine Gesundheitspolitik, die nach dem Grundsatz verfährt, man müsse Entscheidungen treffen und könne nicht warten, bis perfekte Daten zur Verfügung stehen. Anstatt Unsummen in ein Impfprogramm zu investieren, dessen Wirkung nicht belegt ist, sollte man die Ressourcen besser in placebokontrollierte Impfstudien fließen lassen, um eine belastbare Entscheidungsgrundlage für Impfempfehlungen zu schaffen: »Wir haben übertriebene Vorstellungen davon, was Impfungen bewirken. Ich hoffe, die europäischen und amerikanischen Steuerzahler sind alarmiert und beginnen, Fragen zu stellen« (Gardner 2006).

Die meisten Studien zur Grippeimpfung haben eine schlechte methodologische Qualität, etwa eine zu geringe Teilnehmerzahl oder eine Verzerrung durch eine undurchsichtige Vorauswahl der Teilnehmer (»Selektions-Bias«). Es gibt oft auch unlogische Ergebnisse. Mehrere Studien weisen zum Beispiel auf einen scheinbaren Nutzen der Influenzaimpfung auch außerhalb der Grippesaison hin (*AT* 2008). Die Forschergruppe um Jefferson zieht das Fazit:

> »Belastbare Beweise für den Nutzen der Impfstoffe in der Gesellschaft sind bescheiden. Die scheinbar gute Wirksamkeit der Impfstoffe in der Verhinderung von Todesfällen jeglicher Ursache dürfte eine grundsätzliche Unausgewogenheit im Gesundheitszustand und andere systematische Unterschiede in den Teilnehmergruppen der Studien widerspiegeln« (Rivetti 2006).

Beispielsweise würden vor allem gesündere Menschen geimpft, die dann auch im Fall einer Grippeepidemie eine stabilere Gesundheit aufweisen.

Bei einer systematischen Überprüfung der Ergebnisse von Impfstudien findet sich meist wenig oder gar kein Effekt. So lässt sich bei geimpften Erwachsenen keine Verringerung von Arbeitsausfällen, Komplikationen (zum Beispiel Lungenentzündungen), Krankenhausaufnahmen oder Sterblichkeit belegen (Demicheli 2004, Rizzo 2006, Jordan 2007, Skull 2007, Jefferson 2010).

Auch Asthmatiker profitieren nicht von der Grippeimpfung. Ihre Lungenfunktion kann sich durch die Impfung sogar verschlechtern (Cates 2003). Die Impfempfehlung für Schwangere steht auf gleichermaßen wackligen Füßen, zumal damit auch kein Schutz für Neugeborene zu erzielen ist (France 2006, *AT* 2010).

Bei unter zweijährigen Kindern liegt die Impfwirkung im Placebobereich (Luce 2001, Hoberman 2003, Jefferson 2005, Smith 2006). Bei über Zweijährigen ist die Wirkung auf die Erkrankungshäufigkeit bescheiden, auf schwere Krankheitsverläufe oder Komplikationen ist sie gar nicht belegt (Jefferson 2005). Komplikationen wie Ohrenentzündungen können bei geimpften Kindern sogar häufiger auftreten als bei ungeimpften (Hoberman 2003). Alle Studien mit wirkungsverstärkten Impfstoffen an Kindern sind von Impfstoffherstellern finanziert und enthalten kaum Informationen zu Nebenwirkungen (Vesikari 2011).

Häufige Grippeimpfungen können den Aufbau einer langfristigen und breiter aufgestellten Influenza-Immunität blockieren und vergrößern damit die Wahrscheinlichkeit schwerer Erkrankungen durch neue Virustypen, etwa im Rahmen einer Pandemie (Carrat 2006, Bodewes 2009, 2011).

Nebenwirkungen des Influenzaimpfstoffs

Sicherheit und Nebenwirkungen der Influenzaimpfstoffe sind skandalös schlecht untersucht. Für das Kindesalter existiert nur eine einzige ältere Untersuchung mit 35 Teilnehmern. Bezüglich der

Nebenwirkungen bei alten Menschen gibt es lediglich ein paar kleinere Studien mit einer Laufzeit von maximal sieben Tagen nach der Impfung. Bei der millionenfachen und jährlich wiederholten Verabreichung dieser Impfstoffe klafft da eine Wissenslücke, die man kaum für möglich hält. Das *British Medical Journal* meint dazu: »Menschen einem unklaren Nebenwirkungsrisiko auszusetzen ist ein gefährliches Geschäft« (*BMJ* 2010).

Die Grippeimpfung ist mit zahlreichen Nebenwirkungen belastet, die mit dem Alter des Impflings zunehmen und 14 Prozent der 65-Jährigen und 30 Prozent der über 75-Jährigen betreffen (Bernad Valles 1996, Donalisio 2003). Nebenwirkungen treten häufiger nach intramuskulärer Verabreichung auf, weshalb besser nur subkutan geimpft werden sollte (Francioni 1996).

Die Impfkampagne gegen die Schweinegrippe im Jahr 2009 führte bei Kindern zu einer derartigen Flut von Impfnebenwirkungen, dass die australische Regierung den Impfstoffen die Zulassung für unter Fünfjährige entzog.

Schwere Impfkomplikationen oder Impfschäden sind zwar selten, die Wahrscheinlichkeit steigt jedoch mit der regelmäßigen jährlichen Teilnahme an der Grippeimpfung. Durch die ständig notwendige Veränderung des Impfstoffs treten unter Umständen auch Nebenwirkungen auf, die man bei früheren Chargen selten oder gar nicht beobachtete. 1976 wurde wegen einer befürchteten Grippeepidemie in den USA an 50 Millionen Menschen eine Impfstoffcharge verabreicht, durch die mehrere tausend Menschen eine schwere Nervenlähmung erlitten, das Guillain-Barré-Syndrom. Das Impfprogramm wurde daraufhin abgebrochen, die Grippeepidemie blieb aus.

Lokal- und Allgemeinsymptome

Oft stellen sich in den Tagen nach der Impfung Schmerzen an der Impfstelle ein, häufig auch Allgemeinreaktionen wie Abgeschlagenheit, Muskel-, Kopfschmerzen und Fieber. Selten kommt es zu Gelenkbeschwerden und Muskelentzündungen (Thurairajan 1997).

Die Wahrscheinlichkeit solcher Allgemeinreaktionen liegt im Kindesalter bei 14 Prozent und nimmt mit dem Alter zu (Neuzil 2002). Gerade bei Kindern wird oft auch hohes Fieber beobachtet. Das Fieberkrampfrisiko liegt bei 1:500 (*BMJ* 2010).
Kinder werden nach der Grippeimpfung infektanfällig: Die Zahl der Betreuungstage und der Krankenhausaufnahmen steigt im Vergleich zu placebogeimpften Kindern deutlich an (Hoberman 2003).

Allergische Reaktionen und Kreislaufstörungen

Der Impfstoff führt gelegentlich zu allergischen Reaktionen von mildem Nesselfieber bis hin zu allergischem Schock. Ursache sind vor allem die Reste von Hühnereiweiß aus den Viruskulturen. Bei Hühnereiallergikern ist daher Vorsicht am Platz. Die Grippeimpfung kann auch Eiallergien überhaupt erst auslösen (Yamane 1988).
Im Oktober 2011 wurde der einzige hühnereiweißfreie Grippeimpfstoff, Preflucel von Baxter, kurze Zeit nach der Einführung wieder vom Markt genommen, nachdem es zu zahlreichen schwerwiegenden Nebenwirkungen gekommen war, darunter anaphylaktischer Schock, Asthma bronchiale und Kreislaufkollaps. Das Paul-Ehrlich-Institut sah »ein Risiko für die Patientensicherheit, das angesichts der Verfügbarkeit sicherer Influenzaimpfstoffe nicht vertretbar ist« (*AT* 2011).
Vermutlich durch eine verzögerte allergische Reaktion kommt es nach Grippeimpfungen gelegentlich zum sogenannten »okulorespiratorischen Syndrom«, bestehend aus Augenrötung, Atembeschwerden und Gesichtsschwellung (Skowronski 2006).

Asthma bronchiale

Asthmatiker gehören zu dem Personenkreis, für den die Influenzaimpfung besonders empfohlen ist. Der Nutzen ist jedoch fraglich. Ein Übersichtsartikel kam bereits vor Jahren zu dem Schluss, es gebe nicht genug Daten, um Nutzen und Risiken der Grippeimpfung für Asthmatiker einzuschätzen (Cates 1999). In einer der veröffentlichten Studien verschlechtern sich 18 von 255 erwachsenen Asthmapatienten, die gegen Influenza geimpft wurden, deutlich in ihrer Lungenfunktion (Nguyen-Van-Tham 1998).

Bei Kindern mit Asthma überwiegen die Nachteile der Impfung deutlich: In zwei Studien mit über 1300 Kindern nahmen die Asthmaanfälle nach der Impfung im Vergleich mit dem Placebo zu, in einer verdoppelte sich sogar das Anfallsrisiko (Bueving 2004, Christy 2004). Asthmaanfälle treten auch noch längere Zeit nach der Impfung vermehrt auf (Takahashi 2007).

Autoimmunreaktionen

Grippeimpfstoffe können die Bildung von Antikörpern gegen körpereigene Gewebe in Gang setzen und damit die Entstehung von Autoimmunerkrankungen begünstigen (Stepanova 2000, Nachamkin 2008, Perdan-Pirkmajer 2012). In der medizinischen Literatur werden im Zusammenhang mit der Grippeimpfung zahlreiche Fälle von autoimmunen Blutgefäß- und Nierenentzündungen, autoimmuner Anämie sowie rheumatischen Erkrankungen mitgeteilt (Yanai-Berar 2002, Tavadia 2003, Montagnani 2011, Watanabe 2011, Soriano 2012).

Chronische Darmentzündungen waren eine Begleiterscheinung der Impfung gegen die »Schweinegrippe« im Winter 2009/10 (Bardage 2011). Der Hilfsstoff MF59 im Grippeimpfstoff Fluad wird in Zusammenhang mit der Autoimmunerkrankung Lupus erythematodes gebracht (Satoh 2003).

Neurologische Komplikationen

Die Grippeimpfung ist imstande, bei genetisch vorbelasteten Menschen auch Autoimmunreaktionen gegen Nervengewebe auszulösen. Dies kann Funktionsstörungen einzelner Nerven oder Nervengruppen, aber auch schwerwiegende neurologische Erkrankungen bis hin zur Enzephalitis zur Folge haben (Nakamura 2003). W. Ehrengut (1977) errechnete eine Nervenschädigung auf 700 000 bis 1,3 Millionen Impfungen. In der medizinischen Literatur finden sich zahlreiche Berichte von neurologischen Impfkomplikationen, darunter auch Entzündungen des Sehnervs und Lähmungen der Augenmuskeln (Hennessen 1978, Kawasaki 1998).

Der Zusammenhang zwischen der Grippeimpfung und dem Guillain-Barré-Syndrom, einer schweren aufsteigenden Lähmungserkrankung, ist gesichert (Bryan 1977, Juurlink 2006, Souayah 2007). Im Tierversuch wurde die Produktion entsprechender Antikörper nachgewiesen (Nachamkin 2008). Einer Auswertung des amerikanischen Meldesystems zufolge ist das Risiko, nach einer Grippeimpfung an einem Guillain-Barré-Syndrom zu erkranken, vierfach höher als nach einer Tetanus-Diphtherie-Impfung (Geier 2003). Jedes Jahr werden in den USA 30 bis 40 Fälle gemeldet, die innerhalb von sechs Wochen nach der Impfung aufgetreten sind (Souayah 2007). Kanadische Forscher beobachteten eine Häufung in der vierten bis achten Woche nach der Impfung (Juurlink 2006). Zahlreiche Meldungen an das deutsche Paul-Ehrlich-Institut betreffen bleibende Schäden durch Nervenentzündungen am Auge, Guillain-Barré-Syndrom, Enzephalitis oder multiple Sklerose.

Die Massenimpfung mit dem neuen Impfstoff Pandemrix gegen die »Schweinegrippe« im Winter 2009/10 führte zu einer hohen Meldeziffer von neurologischen Impfnebenwirkungen wie Gesichtsnervenlähmungen und der unheilbaren »Schlafkrankheit« Narkolepsie (Bardage 2011). In Schweden und Finnland, wo die Durchimpfungsrate über 50 Prozent betrug, wurde in den Monaten nach der Impfkampagne bei mindestens 290 Kindern Narkolepsie diagnostiziert. Die Sterblichkeit an der »Schweinegrippe« war bei den durchgeimpften Schweden und Finnen trotzdem doppelt so hoch wie in Polen, wo überhaupt nicht geimpft wurde (8,1 versus 4,7:1 Million Einwohner; *Die Presse* 2012).

In Australien wurde die Impfkampagne gegen die »Schweinegrippe« bei Kindern wegen massenhaften Fieberreaktionen und dem Tod eines zweijährigen Mädchens gestoppt.

Dem deutschen Paul-Ehrlich-Institut wurden zwischen 2001 und 2010 mehr als 60 Todesfälle nach Grippeimpfungen gemeldet. Der Zusammenhang mit der Impfung wurde von den Meldern für wahrscheinlich gehalten, lässt sich aber nicht durch irgendwelche Untersuchungen sichern.

Zusammenfassung

- Influenza ist eine unangenehme, bei körperlich ansonsten Gesunden jedoch fast immer harmlose Erkrankung.
- Bedrohliche Komplikationen kommen nahezu ausschließlich bei über 65-Jährigen und bei chronisch Kranken vor.
- Ein Effekt der Grippeimpfung auf Krankheitshäufigkeit, Komplikationen und Sterblichkeit ist nicht belegt, auch nicht bei alten Menschen.
- Die besonders trostlose Situation der Grippeimpfforschung dürfte mit den besonders hohen Profiten in diesem Bereich zusammenhängen. Nationale und internationale Impfbehörden stehen unter starkem Einfluss der Impfstoffhersteller.
- Kinder und Asthmatiker haben durch die Impfung eher Nachteile. Auch Hühnereiallergiker sollten die Finger von der Impfung lassen.
- Impfkomplikationen sind zwar selten, aber unter Umständen schwerwiegend.
- Die Influenzaimpfung kann den Aufbau einer langfristigen Influenzaimmunität blockieren und damit die Erkrankungswahrscheinlichkeit gerade im Alter erhöhen.
- Bei Impfwunsch sind Impfstoffe vorzuziehen, die weder Formaldehyd noch Wirkverstärker enthalten.
- Den besten Schutz vor Influenza bietet häufiges Händewaschen.

Referenzen

AGI (Arbeitsgemeinschaft Influenza): Saisonabschlussbericht der Arbeitsgemeinschaft Influenza 2002/03. http://influenza.rki.de/agi/SaisonBericht-Archiv/2002.pdf

AT (arznei-telegramm): Neue Konzepte gegen Virusgrippe: Vielversprechend? a-t 1999, 10: 98 ff.

AT (arznei-telegramm): Influenza-(»Grippe«-)Impfstoff Fluad. a-t 2000, 9: 75

AT (arznei-telegramm): Prophylaxe und Therapie der Virusgrippe mit Oseltamivir (Tamiflu)? a-t 2002, 33 (10): 98 f.

AT (arznei-telegramm): Adjuvantierter Grippeimpfstoff FLUAD – kein klinisch relevanter Vorteil belegt. a-t 2007, 38: 48

AT (arznei-telegramm): Wird die Wirksamkeit der Influenzaimpfung überschätzt? a-t 2008, 39: 101 f.

AT (arznei-telegramm): Neuer intradermaler Grippeimpfstoff Intanza. a-t 2009, 40: 75

AT (arznei-telegramm): »Grippe«-Impfstoffe für 2010. a-t 2010, 41: 81 f.

AT (arznei-telegramm): Rückruf von Grippeimpfstoff Preflucel. a-t 2011, 42: 99

AT (arznei-telegramm): Oseltamivir (Tamiflu): Nutzen des Neuraminidasehemmers weiter unklar. a-t 2012, 2: 17 f.

Bardage, C., Persson, I., Ortqvist, A., Bergman, U., et al.: Neurological and autoimmune disorders after vaccination against pandemic influenza A (H1N1) with a monovalent adjuvanted vaccine: population based cohort study in Stockholm, Sweden. BMJ 2011, 343: d5956

Bernad Valles, M., Nunez Mateos, J. C., Castillo Soria, O., et al.: Reacciones adversas con diferentes tipos de vacuna antigripal. Med Clin (Barc) 1996; 106 (1): 11–14

Bigl, S.: Mitteilungen der Sächsischen Impfkommission (SIKO). Ärztebl Sachsen 2010, 1: 13

BMG (Bundesministerium für Gesundheit): Impfplan 2011 Österreich. http://www.bmg.gv.at/ (Zugriff 21. 1. 2012)

BMJ (British Medical Journal): Australia suspends seasonal flu vaccination of young children. BMJ 2010, 340: c2419

Bodewes, R., Kreijtz, J. H., Rimmelzwaan, G. F.: Yearly influenza vaccinations: a double-edged sword? Lancet Infect Dis 2009, 9 (12): 784–788

Bodewes, R., Fraaij, P., Geelhoed-Mieras, M.: Annual vaccination against influenza virus hampers development of virus-specific CD8 T cell immunity in children. J Virol 2011, 85 (22): 11 995–12 000

Brundage, J. F., Shanks, G. D.: Deaths from bacterial pneumonia during 1918–19 influenza pandemic. Emerg Infect Dis 2008, 14 (8): 1193–1199

Bryan, J., Noble, G. R.: Guillain-Barré Syndrome after administration of killed vaccines. Genf: Ref: IABS Symposium on Influenza Immunization, 1.6. bis 4.6.1977

Bueving, H. J., Bernsen, R. M., de Jongste, J. C., van Suijlekom-Smit, L. W., et al.: Influenza vaccination in children with asthma: randomized double-blind placebo-controlled trial. Am J Respir Crit Care Med 2004, 169 (4): 488–493

Bueving, H. J., van der Wouden, J. C., Berger, M. Y., Thomas, S.: Incidence of influenza and associated illness in children aged 0–19 years: a systematic review. Rev Med Virol 2005, 15: 383–391

Carrat, F., Lavenu, A., Cauchemez, S., Deleger, S.: Repeated influenza vaccination of healthy children and adults: borrow now, pay later? Epidemiol Infect 2006, 134 (1): 63–70

Cates, C. J., Jefferson, T. O., Bara, A. I., Rowe, B. H.: Vaccines for preventing influenza in people with asthma (Cochrane Review). Cochrane Database Syst Rev 2000 (4): CD000364

Cates, C. J., Jefferson, T. O., Bara, A. L., Rowe, B. H.: Vaccines for preventing influenza in people with asthma. Cochrane Database Syst Rev 2003 (4): CD000364

CDC (Centers for Disease Control): Prevention and Control of Influenza – ACIP Recommendations. 2003, 52 (RR08): 1–36

Christy, C., Aligne, C. A., Auinger, P., Pulcino, T., Weitzman, M.: Effectiveness of influenza vaccine for the prevention of asthma exacerbations. Arch Dis Child 2004, 89 (8): 734 f.

Demicheli, V., Rivetti, D., Deeks, J. J., Jefferson, T. O.: Vaccines for preventing influenza in healthy adults. Cochrane Database Syst Rev 2004 (3): CD001269

Donalisio, M. R., Ramalheira, R. M., Cordeiro, R.: Eventos adversos após vacinação contra influenza em idosos, Distrito de Campinas, SP, 2000. Rev Soc Bras Med Trop 2003, 36 (4): 467–471

Doshi, P.: Trends in recorded influenza mortality: United States, 1900–2004. Am J Public Health 2008, 98 (5): 939–945

EB (Epidemiologisches Bulletin) 1999, 18: 131

Ehrengut, W., Allerdist, H.: Über neurologische Komplikationen nach der Influenzaschutzimpfung. Münch Med Wschr 1977, 119: 705–710

ESPED: Schwere intensivstationspflichtige Influenza-Virus-Infektionen und Influenza-assoziierte Todesfälle bei Kindern und Jugendlichen ≤ 16 Jahre (1.10.2005–31.5.2005). ESPED 2006. http://www.esped.uni-duesseldorf.de/jabe2006.pdf (Zugriff 25.1.2012)

ESPED: Schwere intensivstationspflichtige Influenza-Virus-Infektionen und Influenza- assoziierte Todesfälle bei Kindern und Jugendlichen ≤ 16 Jahre. ESPED 2008. http://www.esped.uni-duesseldorf.de/jabe2008.pdf (Zugriff 25.1.2012)

ESPED: Schwere Erkrankungen an pandemischer Influenza (H1N1) bei Kindern (1.8.2009–30.4.2010). ESPED 2010. http://www.esped.uni-duesseldorf.de/jabe2010.pdf (Zugriff 25.1.2012)

Eyers, S., Weatherall, M., Shirtcliffe, P., Perrin, K., Beasley, R.: The effect on mortality of antipyretics in the treatment of influenza infection: systematic review and meta-analysis. J R Soc Med 2010, 103 (10): 403–411

France, E. K., Smith-Ray, R., McClure, D., Hambidge, S., et al.: Impact of maternal influenza vaccination during pregnancy on the incidence of acute respiratory illness visits among infants. Arch Pediatr Adolesc Med 2006, 160 (12): 1277–1283

Francioni, C., Rosi, P., Fioravanti, A., Megale, F., Pipitone, N., Marcolongo, R.: La vaccinazione antiinfluenzale in soggetti affetti da artrite reumatoide: risposta clinica ed anticorpale. Recenti Prog Med 1996, 87 (4): 145–149

Gardner A.: Study Questions Value of Flu Shots. 26.10.2006. http://www.healthscout.com/news/1/535746/main.html (Zugriff 26.2.2012)

Geier, M. R., Geier, D. A., Zahalsky, A. C.: Influenza vaccination and Guillain Barre syndrome. Clin Immunol 2003, 107 (2): 116–121

Hennessen, W., Jacob, H., Quast, U.: Neurologische Affektionen nach Influenza-Impfung. Der Nervenarzt 1978; 49: 90–96

Hoberman, A., Greenberg, D. P., Paradise, J. L., Rockette, H. E.: Effectiveness of inactivated influenza vaccine in preventing acute otitis media in young children: a randomized controlled trial. JAMA 2003, 290 (12): 1608–1616

ISDB (International Society of Drug Bulletins): What is more dangerous to your health: flu or Tamiflu (oseltamivir)? 2.2.2007. http://www.isdbweb.org/publications/view/what-is-more-dangerous-to-your-health-flu-or-tamiflu (Zugriff 28.1.2012)

Jefferson, T., Smith, S., Demicheli, V., Harnden, A., et al.: Assessment of the efficacy and effectiveness of influenza vaccines in healthy children: systematic review. Lancet 2005, 365 (9461): 773–780

Jefferson, T.: Influenza vaccination: policy versus evidence, BMJ 2006, 333: 912–915

Jefferson, T., Di Pietrantonj, C., Al-Ansary, L. A., et al.: Vaccines for preventing influenza in the elderly. Cochrane Database Syst Rev 2010, 2: CD004876

Jefferson, T., Jones, M., Doshi, P., Del Mar, C. B.: Neuraminidase inhibitors for preventing and treating influenza in healthy adults and children. Cochrane Database of Systematic Reviews 2011; doi: 10.1002/14651858.CD008965

Jordan, R. E., Hawker, J. I., Ayres, J. G., Tunnicliffe, W., et al.: A case-control study of elderly patients with acute respiratory illness: Effect of influenza vaccination on admission to hospital in winter 2003–2004. Vaccine 2007, 25 (46): 7909–7913

Juurlink, D. N., Stukel, T. A., Kwong, J., Kopp, A., et al.: Guillain-Barre Syndrome After Influenza Vaccination in Adults: A Population-Based Study. Arch Intern Med 2006, 166 (20): 2217–2221

Kawasaki, A., Purvin, V. A., Tanq, R.: Bilateral anterior ischemic optic neuropathy following influenza vaccination. J Neuroophthalmol 1998, 18 (1): 56–59

Knuf, M., Kampmann, C., Habermehl, P.: Impfungen bei allergischen Kindern. Kinder- und Jugendmedizin 2004, 2: 5–10

Künzi, V., Dornseiff, M., Horwath, J., Hartmann, K.: Safe vaccination of children with a virosomal adjuvanted influenza vaccine. Vaccine 2009, 27 (8): 1261–1265

Luce, B. R., Zangwill, K. M., Palmer, C. S., Mendelman, P. M., et al.: Cost-effectiveness analysis of an intranasal influenza vaccine for the prevention of influenza in healthy children. Pediatrics 2001, 108 (2): E24

Montagnani, S., Tuccori, M., Lombardo, G., Testi, A.: Autoimmune hemolytic anemia following MF59-adjuvanted influenza vaccine administration: a report of two cases. Ann Pharmacother 2011, 45 (1): e8

Moore, H. C., de Klerk, N., Keil, A. D., Smith, D. W.: Use of data linkage to investigate the aetiology of acute lower respiratory infection hospitalisations in children. J Paediatr Child Health 2011, doi: 10.1111/j.1440-1754.2011.02229.x

Nachamkin, I., Shadomy, S. V., Moran, A. P., Cox, N., et al.: Anti-ganglioside antibody induction by swine (A/NJ/1976/H1N1) and other influenza vaccines: insights into vaccine-associated Guillain-Barré syndrome. J Inf Dis 2008, 198: 226–233

Nakamura, N., Nokura, K., Zettsu, T., Koga, H., et al.: Neurologic complications associated with influenza vaccination: two adult cases. Intern Med 2003, 42 (2): 191–194

Natural News: Flu shots are virtually worthless, says new British Medical Journal analysis. 27. 10. 2006. http://www.naturalnews.com/020912.html (Zugriff 25. 1. 2012)

Neuzil, K. M., Edwards, K. M.: Influenza vaccines in children. Semin Pediatr Infect Dis 2002, 13 (3): 174–181

Nguyen-Van-Tam, J. S., Ahmed, A. H., et al.: Randomized Placebo-controlled Crossover Trial on Effect of Inactivated Influenza Vaccine on Pulmonary Function in Asthma. Lancet 1998, 351 (9099): 326–331

Perdan-Pirkmajer, K., Thallinger, G., Snoj, N.: Autoimmune response following influenza vaccination in patients with autoimmune inflammatory rheumatic disease. Lupus 2012, 21 (2): 175–183

Presse, Die: Der Preis der Panik: Folgenreiche Impfung gegen Schweinegrippe. 23.2.2012. http://diepresse.com/home/panorama/welt/734690/Der-Preis-der-Panik_Folgenreiche-Impfung-gegen-Schweinegrippe?_vl_backlink=/home/index.do (Zugriff 29.2.2012)

Rivetti, D., Demicheli, V., Di Pietrantonj, C., Jefferson, T. O., Thomas, R.: Vaccines for preventing influenza in the elderly. Cochrane Database Syst Rev 2006 (3): CD004876

Rizzo, C., Viboud, C., Montomoli, E., Simonsen L., Miller, M. A.: Influenza-related mortality in the Italian elderly: no decline associated with increasing vaccination coverage. Vaccine 2006, 24 (42–43): 6468–6475

RKI (Robert-Koch-Institut): Influenza. Infektionsepidemiologisches Jahrbuch meldepflichtiger Krankheiten. 2010: 126–132

Safranek, T. J., Lawrence, D. N., Kurland, L. T., Culver, D. H., Wiederholt, W. C., Hayner, N. S., et al.: Reassessment of the association between Guillain-Barré syndrome and receipt of swine influenza vaccine in 1976–1977:

results of a two-state study. Expert Neurology Group. Am J Epidemiol 1991, 133 (9): 940-951

Satoh, M., Kuroda, Y., Yoshida, H., Behney, K. M.: Induction of lupus autoantibodies by adjuvants. J Autoimmun 2003, 21 (1): 1-9

Skowronski, D. M., Jacobsen, K., Daigneault, J., Remple, V. P., et al.: Solicited adverse events after influenza immunization among infants, toddlers, and their household contacts. Pediatrics 2006, 117 (6): 1963-1971

Skull, S. A., Andrews, R. M., Byrnes, G. B., Kelly, H. A., et al.: Prevention of community-acquired pneumonia among a cohort of hospitalized elderly: Benefit due to influenza and pneumococcal vaccination not demonstrated. Vaccine 2007, 25 (23): 4631-4640

Smith, S., Demicheli, V., Di Pietrantonj, C., Harnden, A. R., Jefferson, T., Matheson, N. J., et al.: Vaccines for preventing influenza in healthy children. Cochrane Database Syst Rev 2006 (1): CD004879

Soriano, A., Verrecchia, E., Marinaro, A., Giovinale, M.: Giant cell arteritis and polymyalgia rheumatica after influenza vaccination: report of 10 cases and review of the literature. Lupus 2012, 21 (2): 153-157

Souayah, N., Nasar, A., Suri, M. F., Qureshi, A. I.: Guillain-Barre syndrome after vaccination in United States – A report from the CDC/FDA Vaccine Adverse Event Reporting System. Vaccine 2007, 25 (29): 5253 ff.

Spiegel Online: Schweinegrippe – Experte warnt vor Viren-Hysterie. 18.7.2009. http://www.spiegel.de/wissenschaft/mensch/0,1518,636914,00.html (Zugriff 19.1.2011)

Stepanova, L. A., Linde, A., Naikhin, A. N., Bichurina, M. A., Paramonova, M. S.: Spetsificheskii immunnyi otvet na vaktsinatsiiu inaktivirovannoi grippoznoi vaktsinoi v zavisimosti ot prevaktsinal'nogo statusa i vozrasta vaktsiniruemykh (Specific immune response to vaccination with an inactivated flue vaccine depending on prevaccine status and age of the person vaccinated). Vopr Virusol 2000, 45 (2): 26-29

Tagesspiegel: Schweinegrippe: Höchste Warnstufe. 1.11.2009. http://www.tagesspiegel.de/weltspiegel/experten-schweinegrippe-hoechste-warnstufe/1836418.html (Zugriff 25.1.2012)

Takahashi, T., Kanda, T., Yamaguichi, N.: Influenza vaccines. N Engl J Med 2007, 356 (11): 1172 f.

Tavadia, S., Dummond, A., Evans, C. D., Wainwright, N. J.: Leucocytoclastic vasculitis and influenza vaccination. Clin Exp Dermatol 2003, 28 (2): 154 ff.

Thurairajan, G., Hope-Ross, M. W., Situnayake, R. D., Murray, P. I.: Polyarthropathy, orbital myositis and posterior scleritis: an unusual adverse reaction to influenza vaccine. Br J Rheumatol 1997, 36 (1): 120-123

Time Health: Do Flu Vaccines Really Work? A Skeptic's View. 27.2.2010. http://www.time.com/time/health/article/0,8599,1967306,00.html (Zugriff 25.1.2012)

Transparency International: »Schweinegrippe«-Impfung: Transparency kritisiert potenzielle Interessenkonflikte und intransparente Entscheidungsprozesse bei der Ständigen Impfkommission STIKO. Pressemitteilung,

14.9.2009. http://www.transparency.de/2009-09-14-Schweinegrippe.14 94.0.html (Zugriff 25. 1. 2012)

Vesikari, T., Knuf, M., Wutzler, P., Karvonen, A., et al.: Oil-in-water emulsion adjuvant with influenza vaccine in young children. N Engl J Med 2011, 365 (15): 1406–1416

Watanabe, T.: Henoch-Schönlein purpura following influenza vaccinations during the pandemic of influenza A (H1N1). Pediatr Nephrol 2011, 26 (5): 795–798

Yamane, N., Uemura, H.: Serological examination of IgE- and IgG-specific antibodies to egg protein during influenza virus immunization. Epidemiol Infect 1988, 100 (2): 291–299

Yanai-Berar, N., Ben-Itzhak, O., Gree, J., Nakhoul, F.: Influenza vaccination induced leukocytoclastic vasculitis and pauci-immune crescentic glomerulonephritis. Clin Nephrol 2002, 58 (3): 220–223

Respiratorisches Synzytial-Virus

In diesem Kapitel geht es nicht um eine klassische Impfung, mit der die Bildung von Antikörpern angeregt wird, sondern um die direkte Gabe spezieller Antikörper gegen ein Virus. Eine Impfung gegen respiratorische Synzytial-Viren ist noch nicht verfügbar.

Die Erkrankung mit RS-Virus

Das respiratorische Synzytial-Virus (RS-Virus, RSV) gehört wie das Masern- und Mumpsvirus zur Familie der Paramyxoviren. Es wird über Tröpfcheninfektion und über kontaminierte Gegenstände oder Hände übertragen und verursacht Infekte der oberen und unteren Luftwege. Haupterkrankungszeit ist das Winterhalbjahr mit Schwerpunkt in den Monaten Januar und Februar.
RS-Viren gehören zu den häufigsten Auslösern für Erkrankungen der Atemwege im Kindesalter. In den USA lässt sich bei 40 Prozent aller Kinder, die wegen eines Luftwegsinfekts in ein Krankenhaus eingewiesen werden, das Virus nachweisen (Moore 2011).
Mindestens eins von 20 Kindern erkrankt im ersten Lebensjahr an einer RSV-Infektion, jedes zehnte davon schwer (RKI 2012). Das Risiko, im ersten Lebenshalbjahr mit einer solchen Infektion ins Krankenhaus eingewiesen zu werden, beträgt nach einer dänischen Studie bei Frühgeborenen 6,6 Prozent, bei reifgeborenen Säuglingen 3,2 Prozent (Kristensen 1998).
Die seit Jahren beobachtete Zunahme der RSV-Infekte im Säuglingsalter könnte mit der Masernimpfung zusammenhängen: Säuglinge maserngeimpfter Mütter lassen nicht nur einen zuverlässigen Nestschutz gegen Masernviren vermissen, sondern auch gegen die verwandten RS-Viren (Weigl 2005).
Typische Symptome der RSV-Erkrankung sind Fieber, quälender Husten, Trinkschwäche und Kurzatmigkeit. Eine häufige Komplikation ist die Ohrenentzündung. Vor allem im Säuglingsalter können RSV-Infekte zu schweren Bronchitiserkrankungen (obstruktive

Bronchitis, Bronchiolitis) und Lungenentzündungen führen. Daher machen sie häufiger als andere Virusinfekte eine Intensivbehandlung mit Sauerstoffgabe und gelegentlich auch maschineller Beatmung notwendig.

Risikogruppen für schwere Verlaufsformen sind Frühgeborene und Kinder mit Lungenerkrankungen oder Herzfehlern. Auch Erwachsene unter immunsuppressiver Therapie oder mit Herz- oder Lungenerkrankungen sind gefährdet.

Die Sterblichkeit reifgeborener Säuglinge, die wegen einer schweren RSV-Erkrankung stationär behandelt werden, beträgt weniger als 1 Prozent. Bei Frühgeborenen mit Herzfehler oder vorgeschädigter Lunge kann sie jedoch deutlich höher liegen (Welliver 2010).

Die Diagnose lässt sich durch den Virusnachweis (PCR) aus Speichel oder einem Rachenabstrich sichern. Die Untersuchung ist jedoch teuer und wegen des Fehlens wirksamer virushemmender Medikamente nur für epidemiologische oder wissenschaftliche Zwecke sinnvoll.

Die Behandlung von RSV-Infektionen besteht aus den üblichen Maßnahmen bei Schnupfen und Husten: salzhaltige Nasentropfen, schleimlösende Tees oder Hustensäfte und Inhalation mit Kochsalzlösung oder bronchialerweiternden Medikamenten. Hilfreich sind auch schleimfördernde Brustwickel (zum Beispiel mit Zitronensaft oder Quark). Bei Atemnot kann die Gabe von Sauerstoff notwendig werden, bei schweren Verläufen ist die Gabe von Kortison empfohlen. Antibiotika sind nicht angezeigt, solange keine bakterielle Superinfektion nachgewiesen ist.

Eine RSV-Infektion hinterlässt keine zuverlässige Immunität, jedoch verlaufen wiederholte Infekte milder. Symptomarme Erwachsene, zum Beispiel auch Krankenhauspersonal, sind eine häufige Infektionsquelle für Kinder.

Einen Schutz vor komplizierten RSV-Verläufen und Lungenentzündungen verleiht Muttermilch, vor allem wenn länger als sechs Monate ausschließlich gestillt wird (Law 2002, Sinha 2003, Chantry 2006). Wichtig ist auch der Schutz vor Passivrauch (Sommer 2011) und insbesondere bei Risikokindern das Meiden von Menschenansammlungen, in denen ein enger Kontakt mit »erkälteten« Personen möglich ist.

Die RSV-»Impfung«

Gegen den RS-Virus gibt es bisher keinen wirksamen Impfstoff. Seit dem Jahr 1999 besteht aber die Möglichkeit, Risikokindern vorbeugend Antikörper gegen RS-Viren zu spritzen. Das hierfür unter dem Namen Synagis zugelassene Medikament enthält Palivizumab, einen monoklonalen Antikörper gegen RSV. Hersteller ist der amerikanische Konzern Medimmune, Tochter des britisch-schwedischen Pharmagiganten AstraZeneca. Die Vermarktung außerhalb der USA hat die Firma Abbott übernommen.

Synagis soll einmal monatlich während der RSV-Saison von Oktober oder November bis März gespritzt werden. Die Schutzwirkung baut sich nach der ersten Dosis allmählich auf und erreicht ab der zweiten Dosis ihr Maximum.

Die Empfehlungen zur Anwendung sind von Land zu Land sehr unterschiedlich, weil Synagis extrem teuer ist (zwischen 3600 und 6200 Euro pro Saison) und keine signifikante Wirkung auf die Verhinderung von Komplikationen hat. Es stellt sich die ethische Frage, wie viel Geld ein Staat in überteuerte Maßnahmen von begrenzter Wirksamkeit investieren will.

Überraschenderweise übt die Schweiz hier mehr Zurückhaltung als andere Länder. Am weitesten gehen die Empfehlungen in den USA, wo sich auch der Stammsitz des Synagis-Herstellers Medimmune befindet.

In Deutschland wird von zwei Risikogruppen ausgegangen (AWMF 2008):

1. Hohes Risiko: Kinder, die wegen bronchopulmonaler Dysplasie oder einer anderen schweren Beeinträchtigung der Lungenfunktion wenigstens sechs Monate vor Beginn der RSV-Saison mit Sauerstoff behandelt wurden oder die einen schweren Herzfehler haben. Für diese Gruppe ist Synagis in den ersten zwei Lebensjahren (Winterhalbjahr) empfohlen.
2. Mittleres Risiko: Kinder, die
   - vor der 29. Schwangerschaftswoche geboren sind,
   - nach der 29. Schwangerschaftswoche geboren sind *und* im Winterhalbjahr nach Hause entlassen werden,

- eine schwere neurologische Erkrankung haben,
- im ersten Lebensjahr außerhalb der Familie betreut werden (Kinderkrippe, Tagesmutter).

Diese Kinder *können* die Prophylaxe erhalten.
In Österreich ist die Prophylaxe empfohlen
- in den ersten zwei Lebensjahren (Winterhalbjahr) für alle Frühgeborenen mit therapiepflichtiger bronchopulmonaler Dysplasie,
- im ersten Lebensjahr (Winterhalbjahr) für alle Frühgeborenen vor der 29. Schwangerschaftswoche,
- im ersten Halbjahr (Wintermonate) für alle Frühgeborenen nach der 29. Schwangerschaftswoche (ÖGKJ 2008).

In der Schweiz ist Synagis im ersten Lebensjahr (Winterhalbjahr) nur für solche Kinder empfohlen, die zu Hause mit Sauerstoff behandelt werden müssen oder an einer schweren bronchopulmonalen Dysplasie (chronische Lungenerkrankung durch Beatmung) leiden (Aebi 2004).

Ebenso wie bei den Impfempfehlungen haben im Falle der RSV-Prophylaxe die Eltern das letzte Wort: »Nach Aufklärung der Eltern muss eine individuelle Entscheidung gefällt werden, die den Wert der Vermeidung einer stationären Behandlung den Nachteilen der Prophylaxe (Aufwendungen, Injektionen für das Kind) gegenüberstellt« (AWMF 2008).

Die Wirksamkeit der RSV-Prophylaxe

Bei Frühgeborenen senkt Synagis die Wahrscheinlichkeit, wegen einer RSV-Infektion ins Krankenhaus eingewiesen zu werden, auf etwa die Hälfte (von 10,6 auf 4,8 Prozent [IMPact 1998]). Israelische Forscher vermuten jedoch, dass sich dies statistisch kaum auswirken wird, weil die allermeisten Kinder, die wegen RSV stationär aufgenommen werden, keine Frühgeborenen sind (Prais 2003).

Bei Frühgeborenen mit Lungenerkrankung (bronchopulmonale Hyperplasie) macht sich die Wirkung von Synagis nicht signifikant bemerkbar. Auch Kinder mit Herzfehler profitieren kaum von Synagis: In der Schweiz wurde berechnet, dass zur Verhinderung einer Krankenhauseinweisung wegen RSV zwischen 80 und 259 Säuglinge mit Herzfehler behandelt werden müssten (Aebi 2002).

Komplikationen von RSV-Infektionen werden mit der Prophylaxe nicht beeinflusst: Synagis verringert weder die Wahrscheinlichkeit intensivmedizinischer Maßnahmen noch die tödlicher Krankheitsverläufe (Prescrire 2004).

Amerikanische Wissenschaftler errechneten 67 Synagis-Behandlungen zum Preis von insgesamt 302 000 Dollar (etwa 398 000 Euro) für eine einzige vermiedene stationäre Behandlung und zogen den Schluss: »Die Kosten der Immunprophylaxe mit Palivizumab übersteigt weit den ökonomischen Nutzen der Verhinderung von Krankenhausbehandlungen, auch bei Kindern mit dem höchsten Risiko für eine RSV-Infektion« (Hampp 2011). Eine große gesundheitsökonomische Studie in Großbritannien kam zu demselben Ergebnis (Wang 2008).

Sind die Zahlen des Robert-Koch-Instituts korrekt, dass nur einer von 20 Säuglingen überhaupt eine RSV-Infektion durchmacht (RKI 2012), dann müssten sogar mehrere hundert Frühgeborene mit Synagis behandelt werden, um einem von ihnen eine Krankenhausaufnahme zu ersparen. Damit ist klar, dass die Gruppe von Kindern, für die Synagis von vertretbarem Nutzen ist, stark eingegrenzt werden muss.

Die medizinischen Fachzeitschriften sind voll von optimistischen Studien zum gesundheitlichen und wirtschaftlichen Nutzen von Synagis. Viele Studien leiden jedoch unter Interessenkonflikten ihrer Autoren, und fast alle stützen sich auf die Angaben der vom Hersteller gesponserten Zulassungsstudie IMpact (1998). Möglicherweise hinken sie auch der Realität hinterher, denn bei Synagis macht sich ähnlich wie bei vielen Impfstoffen der Selektionsdruck auf den Erreger durch zunehmende Resistenzen bemerkbar (Adams 2010, Zhu 2012).

Nebenwirkungen

Im Jahr 2002 erschien in den USA eine Untersuchung über die Meldungen schwerer unerwünschter Medikamentenwirkungen und Todesfälle bei unter zweijährigen Kindern. Demnach war Synagis für 36 Prozent aller Zwischenfälle verantwortlich (Moore 2002). Nach der Synagis-Fachinformation wurden dem Hersteller zwischen 1998 und 2002 bei 20 000 behandelten Kindern 1291 schwerwiegende Nebenwirkungen gemeldet, das entspricht mehr als 5 Prozent. Auch Todesfälle wurden berichtet, wobei nicht gesichert werden konnte, ob das Medikament tatsächlich dafür verantwortlich war (Mohan 2004). Das Risiko eines Atemstillstands liegt allerdings nach Angaben in der Fachinformation zwischen 1:1000 und 1:10 000, das Risiko schwerer allergischer Reaktionen bei 1:10 000 bis 1:100 000. Derartige Schadwirkungen fielen erst nach der Zulassung des Medikaments auf und wurden vom Hersteller mit großer Zeitverzögerung mitgeteilt (*AT* 2002).

Zusammenfassung

- RSV-Viren können schwere Luftwegsinfekte hervorrufen. Besonders gefährdet sind Frühgeborene und Kinder mit Herzfehlern oder geschädigter Lunge.
- Schwere Krankheitsverläufe sind seltener bei Kindern, die mit Muttermilch ernährt werden und deren Eltern nicht rauchen.
- Die RSV-Prophylaxe mit dem monoklonalen Antikörper Palivizumab (Synagis) ist für bestimmte Risikokinder empfohlen. Er soll einmal monatlich von Oktober/November bis März gespritzt werden.
- Synagis senkt das Risiko einer Krankenhauseinweisung wegen RSV-Infektionen, verhindert aber weder Komplikationen noch tödliche Verläufe. Eltern, die ihr Kind nicht behandeln lassen, bringen es also nicht in Gefahr.

- Es müssen sehr viele Frühgeborene zu extrem hohen Kosten behandelt werden, um eine stationäre Behandlung zu verhindern.
- Schwere Nebenwirkungen sind selten, aber potenziell lebensbedrohlich: Atemstillstand und allergische Reaktionen.

Referenzen

Adams, O., Bonzel, L., Kovacevic, A., Mayatepek, E., Hoehn, T., Vogel, M.: Palivizumab-resistant human respiratory syncytial virus infection in infancy. Clin Infect Dis 2010, 51 (2): 185–188

Aebi, C., Barazzone, C., Hammer, J., Kind, C., et al.: Update zum Konsensus-Statement zur Prävention von Respiratory Syncytial-Virus(RSV)-Infektionen bei Säuglingen mit dem humanisierten monoklonalen Antikörper Palivizumab (Synagis). Paediatrica 2002; 13: 58 ff.

Aebi, C., Barazzone, C., Günthardt, J., Hammer, J., et al.: Konsensus-Statement zur Prävention von Respiratory Syncytial-Virus (RSV)-Infektionen mit dem humanisierten monoklonalen Antikörper Palivizumab (Synagis®) – Update 2004. Paediatrica 2004, 15: 12–16

AT (arznei-telegramm): Nebenwirkungsberichte sind keine »Betriebsgeheimnisse«. a-t 2002, 33: 123 f.

AWMF (Arbeitsgemeinschaft der Wissenschaftlichen Medizinischen Fachgesellschaften): Prophylaxe von schweren RSV-Erkrankungen bei Risikokindern mit Palivizumab. August 2008, AWMF-Leitlinien-Register Nr. 048/012

Chantry, C.J., Howard, C.R., Auinger, P.: Full breastfeeding duration and associated decrease in respiratory tract infection in US children. Pediatrics 2006, 117 (2): 425–432

Hampp, C., Kauf, T.L., Saidi, A.S., Winterstein, A.G.: Cost-effectiveness of respiratory syncytial virus prophylaxis in various indications. Arch Pediatr Adolesc Med 2011, 165 (6): 498–505

IMpact Study Group: Palivizumab, a humanized respiratory syncytial virus monoclonal antibody, reduces hospitalization from respiratory syncytial virus infection in high-risk infants. Pediatrics 1998, 102: 531–537

Kristensen, K., Dahm, T., Frederiksen, P.S., Ibsen, J.: Epidemiology of respiratory syncytial virus infection requiring hospitalization in East Denmark. Pediatr Infect Dis J 1998, 17 (11): 996–1000

Law, B.J., Carbonell-Estrany, X., Simoes, E.A.: An update on respiratory syncytial virus epidemiology: a developed country perspective. Respir Med 2002, 96 Suppl B: S1–7

Mohan, A. K., Braun, M. M., Ellenberg, S., Hedje, J., Cote, T. R.: Deaths among children less than two years of age receiving palivizumab: an analysis of comorbidities. Pediatr Infect Dis J 2004, 23: 342-345

Moore, T. J., Weiss, S. R., Kaplan, S., Blaisdell, C. J.: Reported adverse drug events in infants and children under 2 years of age. Pediatrics 2002, 110: e53

Moore, H. C., de Klerk, N., Keil, A. D., Smith, D. W.: Use of data linkage to investigate the aetiology of acute lower respiratory infection hospitalisations in children. J Paediatr Child Health 2011, doi: 10.1111/j.1440-1754.2011.02229.x

ÖGKJ (Österreichische Gesellschaft für Kinder- und Jugendheilkunde): Konsensuspapier zur Prophylaxe der RSV-Infektion mit Palivizumab und Post-RSV-Atemwegserkrankung. Monatsschr Kinderheilkd 2008, 156: 381 ff.

Prais, D., Schonfeld, T., Amir, J., und für die Israeli Respiratory Syncytial Virus Monitoring Group: Admission to the intensive care unit for respiratory syncytial virus bronchiolitis: a national survey before palivizumab use. Pediatrics 2003, 112 (3 Pt 1): 548-552

Prescrire: Palivizumab: new indication. Moderate reduction in hospitalisation rate. Prescrire Int 2004, 13 (74): 213-216

RKI (Robert-Koch-Institut): Respiratorische Synzytial-Viren (RSV) - RKI-Ratgeber für Ärzte. http://www.rki.de/nn_504478/DE/Content/Infekt/EpidBull/Merkblaetter/Ratgeber__RSV.html (Zugriff 6. 2. 2012)

Sinha, A., Madden, J., Ross-Degnan, D., Soumerai, S., et al.: Reduced risk of neonatal respiratory infections among breastfed girls but not boys: Pediatrics 2003, 112 (4): e303

Sommer, C., Resch, B., Simões, E. A.: Risk factors for severe respiratory syncytial virus lower respiratory tract infection. Open Microbiol J 2011, 5: 144-154

Wang, D., Cummins, C., Bayliss, S., Sandercock, J., Burls, A.: Immunoprophylaxis against respiratory syncytial virus (RSV) with palivizumab in children: a systematic review and economic evaluation. Health Technol Assess 2008, 12 (36): iii, ix-x, 1-86

Weigl, J. A., Puppe, W., Belke, O., Neususs, J., et al.: The descriptive epidemiology of severe lower respiratory tract infections in children in Kiel, Germany. Klin Pädiatr 2005, 217 (5): 259-267

Welliver, R. C. sr., Checchia, P. A., Bauman, J. H., Fernandes, A. W., et al.: Fatality rates in published reports of RSV hospitalizations among high-risk and otherwise healthy children. Curr Med Res Opin 2010, 26 (9): 2175-2181

Zhu, Q., Patel, N. K., McAuliffe, J. M., Zhu, W.: Natural Polymorphisms and Resistance-Associated Mutations in the Fusion Protein of Respiratory Syncytial Virus (RSV): Effects on RSV Susceptibility to Palivizumab. J Infect Dis 2012, 205 (4): 635-638

Reiseimpfungen

Reisekrankheiten werden in der Regel nicht von Migranten oder Asylbewerbern, sondern eben von Reisenden mitgebracht. Am häufigsten sind Durchfallerkrankungen, die meist gutartig, aber lästig sind. Grund für die Inanspruchnahme ärztlicher Hilfe sind Bettlägerigkeit, blutiger Stuhl und länger als drei Tage anhaltendes Fieber. Das zweithäufigste Mitbringsel von Reisen ist unklares Fieber, das oft Anlass zu aufwendigen, aber meist vergeblichen diagnostischen Bemühungen ist. Zunehmend wurden in den letzten Jahren Chikungunya- und Denguefieber diagnostiziert, die durch Stechmücken übertragen werden.

Den Hauptanteil an Erkrankungen durch spezifische Erreger haben in Deutschland die Ruhr (2010: 731 Meldungen), die Malaria (617 Meldungen) und das ebenfalls durch Stechmücken übertragene Denguefieber (595 Meldungen, vor allem nach Reisen durch Indien, Thailand oder Indonesien). Auch die pro Jahr zirka 1000 gemeldeten Hepatitis-A-Erkrankungen haben ihren Gipfel nach Ende der Hauptreisesaison, dürften also zumindest teilweise auf dem Import aus Urlaubsländern beruhen.

Weniger Bedeutung haben Typhus (71), Paratyphus (57), Cholera (6), Brucellose (22) und Chikungunya-Fieber (37) – in Klammern jeweils die Meldungen in Deutschland im Jahr 2010 (*EB* 2011).

Reiseerkrankungen werden hauptsächlich durch verseuchte Lebensmittel, Trinkwasser oder Insektenstiche erworben. Hier setzt die Vorbeugung durch entsprechende Verhaltensmaßnahmen ein: Zu empfehlen sind bedeckende Kleidung, Moskitonetze und Einreiben mit Repellents gegen Moskitos (siehe das Kapitel »Malaria«). Beim Essen gilt die bekannte Vorsichtsmaßnahme »Cook it, peel it or leave it« (»Koch es, schäl es oder lass es stehen«) und das Meiden von nicht abgekochtem Wasser und Eiswürfeln. Einen gewissen Effekt bei der Vorbeugung von Reisedurchfällen hat Bierhefe (zum Beispiel Perenterol).

In vielen tropischen Ländern sind diese Vorsichtsmaßnahmen jedoch nicht ausreichend. Vor allem darf die Malaria nicht unterschätzt werden, da insbesondere die Malaria tropica eine extrem gefährliche Krankheit mit hoher Sterblichkeit ist und die Behandlung wegen der zunehmenden Resistenz der Erreger immer schwieriger wird. Es gilt also, sich in entsprechenden tropenmedizinischen Beratungsstellen genau über die Malariasituation im Reiseland zu informieren, möglichst detailliert entlang der geplanten Reiseroute. Eine wirksame medikamentöse Malariaprophylaxe ist nur durch schulmedizinische Medikamente möglich.

Des Weiteren sollte man mit Hilfe tropenmedizinischer Beratung überlegen, ob die eine oder andere Impfung angezeigt ist. Die Impfungen gegen Tetanus und Diphtherie sind für alle außereuropäischen Reiseländer zu empfehlen, in Südasien und Westafrika außerdem die Polioimpfung. Die Gelbfieberimpfung dürfte keine Entscheidungsschwierigkeiten bereiten, da die Impfung in den gefährlichen Gegenden in der Regel obligatorisch ist. Abzuwägen sind in erster Linie die Impfung gegen Hepatitis A und in Sonderfällen die Impfungen gegen Cholera, Typhus, Japanische Enzephalitis, Tollwut und Meningokokken. Bei vielen gesetzlichen Krankenkassen gehören Reiseimpfungen inzwischen zum Leistungskatalog, während Privatversicherungen Zurückhaltung üben.

Tropenmediziner sind meist kompromisslos pro Impfungen eingestellt. Sie fürchten die Verantwortung für Erkrankungen und sind umgekehrt im Fall eines Impfschadens juristisch abgesichert. Tropenmedizinische Fortbildungen werden in hohem Maß von Impfstoffherstellern gesponsert und bieten daher keine unabhängigen oder kritischen Informationen. Im Prinzip muss sich der »Verbraucher« selbst um Informationen bemühen.

Tagesaktuelle Meldungen zu Tropenkrankheiten, Reiseimpfungen und Krankheitsausbrüchen (»Outbreaks«) in Reiseländern findet man auf der Website www.bueger.de. Konventionelle Informationsquellen für die meisten Reiseländer bieten das Centrum für Reisemedizin (www.crm.de) und die Deutsche Gesellschaft für Tropenmedizin (www.dtg.org).

Referenzen

EB (Epidemiologisches Bulletin): Reiseassoziierte Infektionskrankheiten im Jahr 2010. EB 2011, 41: 371–378

Schöneberg, I.: Reisebedingte Erkrankungen in Deutschland. Bundesgesundheitsbl Gesundheitsforsch Gesundheitsschutz 1999, 42: 381–388

Hepatitis A

Die Hepatitis-A-Erkrankung

Hepatitis A ist eine Viruserkrankung, die fäkal-oral übertragen wird, das heißt durch Verschlucken von infektiösem Stuhl. Dies geschieht entweder direkt von Mensch zu Mensch, vor allem über kontaminierte Hände, oder durch Wasser (Eiswürfel!) und Nahrungsmittel, besonders häufig durch rohe Muscheln, in denen die Viren angereichert sind. Auch mit Fäkalien gedüngte oder mit verschmutztem Wasser gewaschene Gemüse und Salate sind eine mögliche Ansteckungsquelle. Seltene Übertragungswege sind der Sexualkontakt und infizierte Spritzen beim Drogenmissbrauch.

Vorgebeugt werden kann einer Infektion durch Befolgung der allgemeinen Ernährungsratschläge bei Tropenreisen (»Koch es, schäl es oder lass es stehen«) sowie durch häufiges und gründliches Händewaschen: Händewaschen mit Seife entfernt das Virus mit einer Wahrscheinlichkeit von 80 Prozent (Mbithi 1993). Durch eine Minute Erhitzung über 85 Grad Celsius wird das Hepatitis-A-Virus abgetötet.

Bei der Hepatitis A handelt es sich um eine gutartige Erkrankung: Die Prognose ist »hervorragend« (Schaad 1997). Im Kindesalter bis zu sechs Jahren kommt es in über 90 Prozent der Fälle zu einem symptomlosen Verlauf mit lebenslanger Immunität (Tilzey 1991), bei unter Dreijährigen sogar in 97 Prozent der Fälle (Hall 1991). Auch 50 Prozent der infizierten Sechs- bis Vierzehnjährigen und 30 Prozent der Jugendlichen und Erwachsenen machen die Krankheit unbemerkt durch (CDC 2006).

Vor allem bei Erwachsenen kann der Verlauf auch schwer sein, und eine Erkrankungsdauer von vier Wochen oder mehr ist nichts Außergewöhnliches. Sehr selten kommt es bei Patienten mit vorgeschädigter Leber – zum Beispiel durch Alkohol, Medikamente oder Hepatitis C – zu weiteren Funktionseinbußen des Organs und im Extremfall zum Tod. Auch in Deutschland werden jedes Jahr mehrere Todesfälle gemeldet. Es handelt sich dabei fast ausschließlich um Personen, die älter als 60 Jahre sind und eine chronische Leberkrankheit haben.

Die Hepatitis A hat eine Inkubationszeit von zwei bis sieben, in den meisten Fällen vier Wochen. Sie beginnt mit allgemeinem Krankheitsgefühl, Fieber, Bauchschmerzen, Erbrechen und oft auch Durchfall. Nach wenigen Tagen kommt es dann auch zur Leberschwellung mit den typischen Symptomen der Gelbsucht (Ikterus): gelblich verfärbte Haut und Augenbindehaut, grauweiß entfärbter Stuhl und dunkelfarbiger Urin. Erwachsene verlieren im Lauf der Erkrankung nicht selten drastisch an Gewicht.

Die Diagnose kann durch eine Blutuntersuchung gesichert werden. Nach zwei bis vier Wochen verschwinden Gelbfärbung und Krankheitsgefühl. Bei bis zu 15 Prozent der Patienten kommt es allerdings nach Tagen oder Wochen zu einer erneuten Verschlechterung (»Relaps«). Selten einmal kann sich das wellenartig über mehrere Monate hinziehen.

Die Ansteckungsfähigkeit beginnt zwei Wochen vor dem Ikterus und ist am höchsten kurz vor Beginn der Erkrankung. Mit Auftreten der Beschwerden nimmt die Virusausscheidung rasch ab – nur die Hälfte der Patienten scheidet dann überhaupt noch Viren aus. Bei Kindern kann das Virus auch einmal über mehrere Wochen im Stuhl nachgewiesen werden. Nach überstandener Erkrankung bleibt eine lebenslange Immunität zurück.

Die Hepatitis A ist namentlich meldepflichtig. Jeder Erkrankungsfall in einer Gemeinschaftseinrichtung gilt als »Ausbruch«, weil immer mit weiteren unerkannten Fällen zu rechnen ist. Zwei Wochen nach Krankheitsbeginn bzw. eine Woche nach Beginn des Ikterus ist der Besuch einer Gemeinschaftseinrichtung wieder gestattet. Kontaktpersonen können bis zu vier Wochen vom Besuch von Gemeinschaftseinrichtungen ausgeschlossen werden, »sofern nicht die strikte Einhaltung von hygienischen Maßnahmen zur Verhütung einer Übertragung gewährleistet ist. Dazu gehört vor allem eine wirksame Händehygiene« (RKI 2008). Empfohlen ist die Verwendung virusabtötender Händedesinfektionsmittel.

Sind mehrere Fälle von Hepatitis A in einem Kindergarten oder einer Schule aufgetreten, so werden oft weitergehende Maßnahmen angeordnet, zum Beispiel die vorübergehende Schließung der Einrichtung oder ein vierwöchiges Zutrittsverbot für alle, die keine Impfung nachweisen können.

Die schulmedizinische Behandlung der Hepatitis besteht aus symptomatischen Maßnahmen: Bettruhe, leichtverdauliche Diät, bei schweren Verläufen auch Infusionsbehandlung.

Die Häufigkeit der Hepatitis A

In vielen tropischen und subtropischen Ländern ist die Hepatitis A immer noch eine typische Kinderkrankheit. Oft infizieren sich dort in den ersten zehn Lebensjahren mehr als 90 Prozent.

Je schlechter die sozioökonomischen und hygienischen Bedingungen in einer Region sind, umso früher im Leben kommt es zur Infektion – in der frühen Kindheit meist »subklinisch«, das heißt ohne Symptome und unbemerkt. Mit steigendem Lebensstandard steigt das Durchschnittsalter der Erkrankten, und die Diagnose »Hepatitis A« wird häufiger gestellt. Vor allem in den Schwellenländern nehmen daher paradoxerweise die registrierten Fälle von Hepatitis A zu. Die Weltgesundheitsorganisation schätzt die weltweiten Erkrankungszahlen auf über 100 Millionen pro Jahr.

Bis in die Jahre nach dem Zweiten Weltkrieg hatten sich auch in Europa noch 80 bis 90 Prozent der Kinder mit Hepatitis A infiziert und die Krankheit oft unbemerkt durchgemacht, mit lebenslang nachweisbaren Antikörpern. Aufgrund der verbesserten hygienischen Bedingungen in Familien, Kindereinrichtungen und in der Lebensmittel- und Wasserversorgung ging die Durchseuchung laufend zurück.

Heute werden in Deutschland jährlich etwa 1000 Fälle von Hepatitis A pro Jahr gemeldet, in Österreich und der Schweiz je zwischen 100 und 150. Etwa die Hälfte aller gemeldeten Erkrankungen wird bei Reisen ins Ausland erworben, in der Mehrzahl von Migranten beim Verwandtenbesuch in der Heimat (*EB* 2008).

Risikogebiete für eine Infektion sind die Länder Afrikas, Asiens sowie Mittel- und Südamerikas, aber auch bestimmte Regionen in Süd- und Südosteuropa – vor allem die Türkei, die in Deutschland 40 Prozent aller »Importe« ausmacht. Bis zu sechs von 1000 Reisenden in subtropische und tropische Länder erkranken an Hepa-

titis A, bei Rucksacktouristen liegt das Risiko bei 2 bis 3 Prozent (Steffen 1987).
Das Infektionsrisiko steigt mit der Dauer einer Urlaubsreise: Die Hälfte aller Hepatitis-A-Erkrankungen ist ein Mitbringsel von Langzeitreisen (mehr als 30 Tage). Die Wahrscheinlichkeit ist noch sehr viel höher, wenn auch in Privathaushalten übernachtet wird. Gelegentlich gibt es Krankheitsausbrüche nach Städte- oder Pauschalreisen.
Im Umfeld von importierten Erkrankungen kommt es unter Umständen zur Ausbreitung, zum Beispiel in der Familie oder im Kindergarten. Das Risiko für Personal von Kindereinrichtungen ist jedoch in den letzten Jahren sehr gering geworden und übersteigt kaum das Risiko der übrigen Bevölkerung. In Schulen ist die Übertragung unwahrscheinlich. Eine Häufung von Fällen im Schulalter geht meist auf eine gemeinsame Ansteckungsquelle außerhalb der Schule zurück (CDC 2006).

Die Hepatitis-A-Impfstoffe

Geimpft wird mit abgetöteten (»inaktivierten«) Hepatitis-A-Viren, die auf menschlichen Zellen angezüchtet werden. Alle Impfstoffe haben eine Zulassung ab Beginn des zweiten Lebensjahres.
Für einen optimalen Schutz sollte die Impfung spätestens zwei Wochen vor Reisebeginn erfolgen. Einen Langzeitschutz vermittelt eine zweite Impfung nach sechs bis zwölf Monaten; auch zu einem späteren Zeitpunkt ist eine Auffrischung noch möglich.
Im Handel sind zwei Einzelimpfstoffe mit Aluminium als Wirkungsverstärker: Havrix 1440 (bis 16 Jahre: Havrix Kinder) und Vaqta für Erwachsene (bis 18 Jahre: Vaqta pro infantibus). In beiden Impfstoffen finden sich Spuren von Formaldehyd und dem Antibiotikum Neomycin. Havrix enthält als Wirkungsverstärker Aluminiumhydroxid (0,5 Milligramm/0,25 Milligramm Aluminium), Vaqta Aluminiumhydroxyphosphat-Sulfat (0,45 Milligramm/0,225 Milligramm Aluminium). Aluminiumsalze sind Gift für das Nervensystem und immunologisch hochwirksame Stoffe, deren Sicherheitsprofil bisher

kaum untersucht ist. Bis zur Klärung der Risiken sollte die Belastung vor allem bei Kindern möglichst gering gehalten werden.

Es gibt einen Hepatitis-A-Impfstoff ohne Aluminium: HAVpur von Chiron-Behring, in Österreich und der Schweiz unter dem Namen Epaxal (Niddapharm) im Handel. In der Schweiz gibt es den Kinderimpfstoff Epaxal junior, obwohl laut Hersteller der Erwachsenenimpfstoff auch für Kinder geeignet ist. Als Träger des Impfantigens dient die biotechnologisch erzeugte leere Hülle von Grippeviren (Virosomen). Der Impfstoff kann auch subkutan gespritzt werden und führt nur selten zu Beschwerden an der Impfstelle (*AT* 2001). Die Langzeitsicherheit wurde bisher nicht untersucht.

Für besonders gelagerte Fälle gibt es den Kombinationsimpfstoff Twinrix von GlaxoSmithKline gegen Hepatitis A und B. Der Kinderimpfstoff ist bis zum sechzehnten Geburtstag zugelassen, danach soll der Erwachsenenimpfstoff verwendet werden. Wirkungsverstärker ist wieder Aluminium (0,45 Milligramm/0,225 Milligramm), doppelt gemoppelt als Aluminiumhydroxid und Aluminiumphosphat.

Früher wurde vor Reisen in Länder mit Hepatitis-A-Risiko die intramuskuläre Gabe von Immunglobulin (Beriglobin) als Passivimpfung durchgeführt. Dies ist heute obsolet.

Impfempfehlungen

In Deutschland und der Schweiz ist die Hepatitis-A-Impfung nur für bestimmte Risikogruppen empfohlen.

Hierzu gehören gefährdetes Personal in pädiatrischen Infektionsabteilungen oder in medizinischen Laboratorien, chronisch Leberkranke, Homosexuelle, Patienten mit Hämophilie und Drogenabhängige.

Die Impfung dient außerdem dem Schutz von Reisenden in Ländern mit hohem Hepatitis-A-Risiko. Dazu gehören nach Mitteilung des Robert-Koch-Instituts »neben den meisten tropischen Gebieten bereits der gesamte Mittelmeerraum und Osteuropa« (RKI 2008). Dies dürfte übertrieben sein, da in den klassischen Urlaubsländern innerhalb der EU nur eine äußerst geringe Übertragungsgefahr besteht.

Die Behörden der Schweiz empfehlen die Impfung auch für Migrantenkinder aus Ländern mit einem hohen Hepatitis-A-Risiko, wenn sie einen Verwandtenbesuch im Herkunftsland machen.

Vor der Impfung ist die Testung auf Hepatitis-A-Antikörper sinnvoll, wenn der Betreffende vor 1950 geboren ist, aus einem Gebiet mit hoher Durchseuchung stammt oder schon in solche Gebiete gereist ist.

In einer schweizerischen Studie wird die Impfung generell als »Luxus« bezeichnet. Bei Tropenreisenden müsse die Priorität auf hygienischen Ratschlägen liegen (Holzer 1993).

In Österreich ist die Impfung für alle Kleinkinder vor dem Eintritt in eine Gemeinschaftseinrichtung empfohlen »wegen der jährlichen Einschleppung und Weiterverbreitung von Hepatitis A im Anschluss an Ferienreisen ins Ausland«. Das Impfprogramm zielt auf »die Ausschaltung der wichtigsten Infektionsquelle für die Erwachsenen« (BMG 2011). Für die betroffenen Kleinkinder ist dieses Hirngespinst der Epidemiologen eine Zumutung: Sie haben kein Risiko, schwer an Hepatitis A zu erkranken, und werden daher ohne Not den zwar sehr seltenen, aber doch potenziell schweren Impfnebenwirkungen ausgesetzt. Je nach Wahl des Impfstoffs werden sie zusätzlich mit Aluminium belastet.

Die Impfung kann auch noch nach dem Kontakt mit einem Erkrankten den Ausbruch einer Hepatitis A verhindern, wenn sie innerhalb von sieben Tagen erfolgt. Ist dieser Zeitraum ungenutzt verstrichen, kann noch die Prophylaxe mit Immunglobulin (Beriglobin) versucht werden. Die STIKO empfiehlt beide Maßnahmen gleichzeitig bei Patienten mit Lebererkrankung und bei über Fünfzigjährigen. In den USA ist für Kontaktpersonen bis zum Alter von 40 Jahren die Impfung empfohlen, für über Vierzigjährige die Gabe von Immunglobulin (CDC 2007).

Die Kosten solcher Präventionsmaßnahmen sind erheblich, da die Gruppe der Kontaktpersonen meist groß und schwer einzugrenzen ist. Berücksichtigt man, dass die Hygienebedingungen in den westlichen Ländern das Übertragungsrisiko gering halten und dass bei Aufdeckung einer Hepatitis A die Ansteckung anderer im

Wesentlichen schon stattgefunden hat, ist der Verzicht auf jegliche Prophylaxe sicher auch eine Entscheidung, die sich rechtfertigen lässt.

Effektivität und Wirksamkeitsdauer

Wirksamkeitsstudien in Thailand, Nicaragua und den USA, bei denen verschiedene Impfstoffe benutzt wurden, ergaben eine Schutzquote von 94 bis 100 Prozent ab zwei Wochen nach der ersten Impfdosis und 99 bis 100 Prozent nach der zweiten (WHO 2011). Die Wirksamkeit einer einzigen Impfung bleibt über mindestens sechs Monate stabil. Die Schutzdauer von zwei Impfungen wird auf über 20 Jahre geschätzt, möglicherweise hält sie auch ein Leben lang an (WHO 2011). Im Zweifelsfall kann man aus dem Blut die Antikörper bestimmen lassen. Hepatitis-A-Antikörper über 10 U/l zeigen einen sehr wahrscheinlichen Schutz an.

Der Kombinationsimpfstoff Twinrix (Hepatitis A und B)

Der Kombinationsimpfstoff Twinrix, den es jeweils für Kinder vom zweiten bis fünfzehnten Lebensjahr und für Erwachsene gibt, immunisiert gegen Hepatitis A und B. Zum Aufbau eines bis zu zehn Jahre anhaltenden Schutzes muss er dreimal innerhalb eines halben Jahres verabreicht werden. Twinrix ist um etwa 40 Prozent preisgünstiger als die beiden Einzelimpfstoffe: Drei Spritzen für die Grundimmunisierung kosten 170 bis 200 Euro.

Die Impfwirksamkeit ist unsicher und macht zumindest bei Erwachsenen die Kontrolle des Impferfolgs durch eine Blutuntersuchung ratsam. Besonders häufig versagt der Impfstoff bei über Vierzigjährigen: Hier lässt sich bei nur 35 Prozent ein Schutz vor beiden Erkrankungen nachweisen (*AT* 2002).

Twinrix fällt auf durch Meldungen von schweren Erkrankungen im Anschluss an die Impfung, zum Beispiel Autoimmunerkrankungen

wie multiple Sklerose – bis 2010 acht Meldungen an das Paul-Ehrlich-Institut –, Rheuma, Diabetes und autoimmune Hepatitis.
Auch wenn es keine Vergleichsstudien zwischen dem Kombiimpfstoff und den beiden Einzelimpfstoffen gibt, fährt man in puncto Schutzwirkung und Sicherheit wahrscheinlich besser mit den Einzelimpfstoffen. Die Impfung gegen beide Hepatitisformen ist ohnedies nur in Ausnahmesituationen in Betracht zu ziehen, denn für normal Reisende bedeutet die Hepatitis B keine besondere Gefährdung.
Eine mögliche Indikation für die Impfung gegen Hepatitis A und B sind Langzeitaufenthalte in Afrika, China, Mittel- und Südostasien, im Südpazifik, im Amazonasgebiet und in der Karibik (vor allem Haiti und Dominikanische Republik). Auch vor medizinischen Eingriffen in diesen Regionen kommt die Impfung gegen beide Hepatitisformen in Frage (*Med Lett* 1998).
Vielreisende sollten vor der Impfung überprüfen lassen, ob sie nicht schon Antikörper gegen Hepatitis A oder B im Blut haben und sie sich die Impfung sparen können.

Nebenwirkungen der Hepatitis-A-Impfstoffe

Alle Impfstudien, in denen die Sicherheit von Hepatitis-A-Impfstoffen untersucht wurde, erfassen einen Zeitraum von maximal vier Wochen. Studien zur Langzeitverträglichkeit wurden bisher nicht durchgeführt.
Bei über 50 Prozent kommt es zu Schmerzen und/oder Schwellungen an der Impfstelle, bei 10 bis 15 Prozent zu Störungen des Allgemeinbefindens wie Übelkeit, Abgeschlagenheit, Kopfschmerzen oder leichtem Fieber (CDC 2006). In seltenen Fällen geht das mit einer vorübergehenden Störung der Leberfunktion einher.
Das aluminiumfreie HAVpur macht am wenigsten Beschwerden an der Impfstelle (*AT* 2001). Havrix wird etwas schlechter vertragen als Vaqta (Braconier 1999). Dennoch wird Havrix in Deutschland etwa zehnmal häufiger verimpft.
Meldungen zu schweren Nebenwirkungen betreffen allergische Reaktionen bis hin zum sehr seltenen allergischen Schock. Die

Gefahr ist bei Havrix am größten, da es Latexpartikel aus der Kappe der Spritze enthält.

Die Hepatitis-A-Impfung kann zur Bildung von Autoantikörpern führen (Karali 2011). Dies betrifft auch Kinder und ist in seiner Bedeutung für die Langzeitgesundheit nicht untersucht. In der medizinischen Literatur gibt es Berichte über Autoimmunerkrankungen wie Blutgefäßentzündungen (Bani-Sadr 1996, Jariwala 2011), Arthritis (Ferrazzi 1997), Blutplättchenzerfall (O'Leary 2012), Bauchspeicheldrüsenentzündung (Haviv 2000) und Leberentzündung (Castillo de Febres 1999, Berry 2007).

Sehr selten werden neurologische Krankheiten gemeldet: Nervenentzündungen, Guillain-Barré-Syndrom, transverse Myelitis, multiple Sklerose und Enzephalitis (George 2003, CDC 2006). Bei Kindern kann es zu Krampfanfällen kommen – zwei solche Ereignisse wurden dem Paul-Ehrlich-Institut gemeldet.

Zusammenfassung

- Hepatitis A ist eine unangenehme, aber harmlose Erkrankung, die meist bei Fernreisen in Schwellen- oder Entwicklungsländer erworben wird.
- Das höchste Erkrankungsrisiko haben Migranten beim Besuch in ihrem Herkunftsland sowie Langzeitreisende und Backpacker in Entwicklungs- und Schwellenländern.
- Die Beachtung hygienischer Vorsichtsmaßnahmen verringert das Ansteckungsrisiko erheblich.
- Die Hepatitis A verläuft umso schwerer, je älter der Erkrankte ist. Kinder unter zehn Jahren erkranken in der Regel nur leicht oder ganz unbemerkt.
- Die Impfung ist für ältere Kinder, Jugendliche und Erwachsene in Erwägung zu ziehen, die in Schwellen- oder Entwicklungsländer reisen.

- Sie ist auch indiziert für gefährdetes medizinisches Personal (zum Beispiel in medizinischen Laboren, Kinderkrankenhäusern und Infektionsabteilungen).
- Eine vorherige Testung auf bereits vorhandene Antikörper empfiehlt sich vor allem bei Personen, die schon Fernreisen unternommen haben.
- Zwei Wochen nach der ersten Impfung ist mit einem zuverlässigen Schutz für mindestens sechs Monate zu rechnen. Eine zweite Impfung vermittelt dann einen Langzeitschutz über Jahrzehnte.
- Allergische, neurologische und immunologische Impfnebenwirkungen kommen vor, sind aber sehr selten.
- Langzeitstudien zur Sicherheit der Hepatitis-A-Impfstoffe wurden bisher nicht durchgeführt.
- HAVpur (Österreich, Schweiz: Epaxal) kommt ohne Aluminiumhilfsstoff aus. Er ist bei Impfwunsch vorzuziehen, obwohl auch bei ihm das langfristige Sicherheitsprofil unklar ist.
- Der Kombinationsimpfstoff Twinrix gegen Hepatitis A und B ist nur in Ausnahmefällen angezeigt. Seine Schutzwirkung ist altersabhängig, die Nebenwirkungen sind unter Umständen schwerwiegend.

Referenzen

AT (arznei-telegramm): Impfstoff Epaxal – etwas Besonderes? a-t 2001, 32: 52 f.
AT (arznei-telegramm): Impferfolg gegen Hepatitis A altersabhängig? a-t 2002, 33 (8): 87
Bani-Sadr, F.: Vasculitis related to hepatitis A vaccination. Clin Infect Dis 1996, 22 (3): 596
Berry, P. A., Smith-Laing, G.: Hepatitis A vaccine associated with autoimmune hepatitis. World J Gastroenterol 2007, 21;13 (15): 2238 f.

BMG (Bundesministerium für Gesundheit): Impfplan 2011 Österreich. http://www.bmg.gv.at/ (Zugriff 21.1.2012)

Braconier, J.H., Wennerholm, S., Norrby, S.R.: Comparative immunogenicity and tolerance of Vaqta and Havrix. Vaccine 1999, 17 (17): 2181–2184

Castillo de Febres, O., Chacon de Petrola, M., Casanova de Escalona, L., Naveda, O., et al.: Safety, immunogenicity and antibody persistence of an inactivated hepatitis A vaccine in 4 to 15 year old children. Vaccine 1999, 18 (7–8): 656–664

CDC (Centers for Disease Control): Prevention of Hepatitis A Through Active or Passive Immunization – Recommendations of the Advisory Committee on Immunization Practices (ACIP). MMWR 2006, 55 (RR07): 1–23

CDC (Centers for Disease Control): Prevention of Hepatitis A After Exposure to Hepatitis A Virus and in International Travelers. Updated Recommendations of the Advisory Committee on Immunization Practices (ACIP). MMWR 2007, 56 (41):1080–1084

EB (Epidemiologisches Bulletin): Zur Kombinationsimpfung gegen Hepatitis A und B. 1999, 2: 10

EB (Epidemiologisches Bulletin): Zur Situation der Hepatitis A in Deutschland im Jahr 2007. EB 2008, 44: 379–381

Ferrazzi, V.: Inflammatory joint disease after immunizations. A report of two cases. Rev Rhum Engl Ed 1997, 64 (4): 227–232

George, D.L., Benonis, J.G.: Neurological adverse event after administration of the hepatitis A vaccine. Am J Med 2003, 115 (7): 587

Hall, A.J.: Hepatitis A immunization. British Medical Journal 1991, 303: 327

Haviv, Y.S., Sharkia, M., Galun, E., Safadi, R.: Pancreatitis following hepatitis A vaccination. Eur J Med Res 2000, 5 (5): 229–230

Holzer, R.B.: Hepatitis-A-Impfung – ein begreiflicher Luxus? Schweiz Rundsch Med Prax 1993, 82 (7): 183–185

Jariwala, S., Vernon, N., Shliozberg, J.: Henoch-Schönlein purpura after hepatitis A vaccination. Ann Allergy Asthma Immunol 2011, 107 (2): 180 f.

Karali, Z., Basaranoglu, S.T., Karali, Y., Oral, B., Kilic, S.S.: Autoimmunity and hepatitis A vaccine in children. J Investig Allergol Clin Immunol 2011, 21 (5): 389–393

Mbithi, J.N., Springthorpe, V.S., Sattar, S.A.: Comparative in vivo efficiencies of hand-washing agents against hepatitis A virus (HM-175) and poliovirus type 1 (Sabin). Appl Environ Microbiol 1993, 59 (10): 3463–3469

Med Lett (Medical Letters on drugs and therapeutics): Advice for travellers. 1998, 50 (1025): 47–50

O'Leary, S.T., Glanz, J.M., McClure, D.L., Akhtar, A.: The Risk of Immune Thrombocytopenic Purpura After Vaccination in Children and Adolescents. Pediatrics 2012, 129 (2): 248–255

RKI (Robert-Koch-Institut): Ratgeber Infektionskrankheiten. Hepatitis A. 23.9.2008. http://edoc.rki.de/series/rki-ratgeber-fuer-arzte/2008/PDF/hepatitis-a.pdf (Zugriff 29.2.2012)

Schaad, U.B. (Hg.): Pädiatrische Infektiologie. Hans Marseille, München, 2. Aufl. 1997: 392–339

Steffen, R., et al.: Health problems after travel to developing countries. J Infect Dis 1987, 156: 84–91

Tilzey, A. J., Banatwala, J. E.: Hepatitis A. BMJ 1991, 302: 1552 f.

WHO (World Health Organization): The Immunological Basis for Immunization Series: Hepatitis A. 2011. http://whqlibdoc.who.int/publications/2011/9789241501422_eng.pdf (Zugriff 21. 1. 2012)

Tollwut

Die Tollwuterkrankung

Tollwut ist eine fast immer tödlich endende Viruserkrankung des zentralen Nervensystems, die durch den Biss eines infizierten Tieres übertragen wird. Erreger ist das Rabiesvirus, das im Speichel erkrankter Tiere in hoher Konzentration vorkommt.

Die Inkubationszeit der Tollwut reicht beim Menschen von wenigen Tagen bis über mehrere Monate und schwankt je nach Tiefe der Wunde und ihrer Nähe zu Rückenmark oder Gehirn. Das Virus vermehrt sich zunächst an der Eintrittsstelle und wandert dann über Nervenbahnen ins zentrale Nervensystem.

Die Krankheit beginnt allmählich mit Kopfschmerzen, Übelkeit und Erbrechen. Hinzu kommt ein starkes Trockenheitsgefühl im Rachen mit Durst und Schluckbeschwerden. Einige Tage später zeichnen sich die Symptome einer Enzephalitis ab: Angst- und Erregungszustände, Lichtscheu, Verwirrtheit und Halluzinationen. Typisch sind die Schluckkrämpfe beim Denken an Wasser.

Das Krankheitsbild steigert sich zu allgemeiner Übererregbarkeit mit Zuckungen und Krämpfen der gesamten Muskulatur, dann folgen Lähmungen und schließlich Koma und Tod durch Atmungs- und Herzkreislaufversagen, meist innerhalb von zwei bis 15 Tagen nach Auftreten der ersten Symptome.

Intensivmedizinische Behandlung kann den Krankheitsverlauf verzögern, jedoch nicht aufhalten. Bisher sind nur einzelne Fälle dokumentiert, bei denen Tollwutpatienten überlebt haben, die meisten mit schwersten Hirnschäden. Ein prominentes Opfer der Tollwut war Edgar Allan Poe.

Überträger der Tollwut sind fleischfressende Säugetiere – allen voran Füchse, Hunde und Katzen –, aber auch infizierte Weidetiere, Rotwild und Fledermäuse. Durch die Tollwuterkrankung werden die Tiere einerseits zutraulich, andererseits aggressiv und verbreiten das Virus durch Bisse, bevor sie daran sterben.

In Osteuropa spielen Füchse und streunende Hunde als Infektionsherd die größte Rolle; seltener ist die Übertragung durch Marder,

Dachse und Wölfe. Es gibt auch einzelne Berichte über Tollwutübertragung durch Fledermäuse – in Europa sind bisher fünf Fälle dokumentiert (Nathwani 2003, *EB* 2011). Kleine Nager wie Mäuse, Ratten, Meerschweinchen oder Hamster kommen zumindest in Europa nicht als Infektionsquelle in Frage (Schriever 1999).
In Nordamerika können auch Waschbären, Kojoten und Stinktiere die Tollwut übertragen, in Nord- und Südamerika Fledermäuse, in Afrika und Asien Schakale und Affen.
Ungefährlich ist das bloße Berühren oder Füttern von Tieren, auch wenn man sie an unverletzter Haut lecken lässt. Tollwutübertragung ist jedoch möglich, wenn erkrankte Tiere an verletzten Hautstellen lecken oder mit ihren Zähnen die Haut anritzen – selbst wenn es nicht blutet. Kontakt der Schleimhäute mit Tierspeichel, etwa durch versehentliches Augenreiben mit speichelbenetzten Händen, ist hochinfektiös (STIKO 1997).

Vorkommen der Tollwut

Tollwut gibt es in fast allen Ländern der Welt (Info: www.who-rabies-bulletin.org). Durch großangelegte Impfkampagnen ist sie zumindest bei Säugetieren aus weiten Teilen Europas verschwunden. Säugetiertollwut gibt es nur noch in osteuropäischen Ländern: sehr selten in Polen, Slowakei, Ungarn, Slowenien, Albanien, Mazedonien und der Türkei; häufiger in Kroatien, Rumänien, den baltischen Staaten und den GUS-Staaten. In Europa werden jährlich etwa zehn Tollwutfälle beim Menschen bekannt, die meisten in Russland, Rumänien und der Türkei (Poetzsch 2002).
Die Schweiz ist seit 1998, Deutschland und Österreich sind seit 2008 frei von Tollwut. Auch in Tschechien, Griechenland und Zypern wird keine Tollwut mehr gemeldet. Restrisiken gibt es durch illegale Tierimporte, durch die Fledermaustollwut und durch Fernreisen. Endemisch ist die Tollwut in ganz Asien (außer in Taiwan, Japan und auf den Inseln im Indischen Ozean), Afrika und Lateinamerika. Gebiete mit besonders hoher Tollwutgefahr sind:

- *Asien:* Indien, Sri Lanka, Thailand, Vietnam, Nepal und Bangladesch,
- *Afrika:* alle tropischen Länder, Marokko und Tunesien.

Jährlich sterben nach Angaben der Weltgesundheitsorganisation 55 000 Menschen an Tollwut, 95 Prozent davon in Asien und Afrika, die meisten in Indien (WHO 2011).
Tropenmediziner schätzen, dass einer von 1000 Fernreisenden von einem Tier gebissen wird. Unbekannt ist, wie oft anschließend gegen Tollwut geimpft wird. Das Erkrankungsrisiko scheint jedenfalls sehr gering zu sein: In Deutschland wurden zwischen 2001 und 2011 sechs menschliche Tollwuterkrankungen gemeldet, alle nach Bissen im Ausland, vor allem in Indien und Marokko (RKI 2012).
Hunde sind für 99 Prozent aller Tollwutfälle verantwortlich. In Ländern, in denen es noch Tollwut gibt, ist die wichtigste Verhaltensregel: Abstand von Füchsen und streunenden Hunden oder Katzen. Vor allem Radfahrer oder Motorradfahrer müssen sich in Acht nehmen. Kinder sind wegen ihrer natürlichen Neugier und Tierliebe besonders gefährdet.
Auch in »tollwutfreien« Ländern gibt es Fledermäusetollwut. Diese Tiere sollten – wenn überhaupt – nur von Sachverständigen oder mit festen Lederhandschuhen angefasst werden.

Die Diagnose der Tollwut

Im Frühstadium der Tollwut ist die Labordiagnose unsicher. Zwar kann man versuchen, das Virus im Speichel oder der Nackenhaut des Tieres oder in Tränen, Speichel oder Rückenmarkswasser der gebissenen Person nachzuweisen (PCR). Ein negativer Befund ist jedoch kein Beweis gegen eine Infektion.
Man braucht also kein Labor: Jeder Tierbiss in einer Tollwutregion erfordert zwingend den sofortigen Beginn der empfohlenen Impfserie. Ist die Krankheit erst einmal ausgebrochen, kommt jede Impfprophylaxe zu spät.

Bei der reisemedizinischen Beratung muss daher über die Möglichkeit einer Tollwutübertragung aufgeklärt werden. Nach einem Tierbiss sollte ohne Verzug das nächste Krankenhaus aufgesucht werden. Kann man das Tier, von dem der Biss stammt, einfangen und überlebt es länger als zehn Tage, so hat es sicher keine Tollwut, und die begonnene Impfserie kann abgebrochen werden (*EB* 2011).

Der Tollwutimpfstoff

In Deutschland und der Schweiz gibt es zwei zugelassene Tollwutimpfstoffe: Rabipur (Chiron Behring) und Tollwutimpfstoff Mérieux (Sanofi). In Österreich ist nur Rabipur erhältlich.
Rabipur ist auf Hühnerzellen gezüchtet, der Impfstoff von Sanofi wird auf menschlichen Zellkulturen hergestellt und ist besser verträglich. Die Impfstoffe enthalten Spuren von Antibiotika, Polygelin (Rabipur) und Phenolsulfonphthalein (Mérieux-Impfstoff) – alles Substanzen, gegen die Allergien möglich sind.
Die Impfung ist geeignet zur Vorbeugung und auch als Schutz nach einem Tierbiss. Für bestimmte Risikogruppen ist die Impfung öffentlich empfohlen, beispielsweise für Tierärzte, Tierpfleger und Förster. Auch vor Abenteuerreisen oder Langzeitaufenthalten in Hochrisikoregionen muss die Impfung erörtert werden.
Für den nahezu 100-prozentigen Impfschutz sind innerhalb von vier Wochen drei Injektionen in die Oberarmmuskulatur notwendig. Die Schutzwirkung beginnt zwei Wochen nach der zweiten Impfung.
Auffrischungsimpfungen sollen zunächst nach einem Jahr, danach alle drei bis fünf Jahre erfolgen. Eventuell reichen jedoch auch längere Impfabstände aus. Da mit jeder zusätzlichen Impfung das Risiko von Nebenwirkungen zunimmt, ist es besser, in bestimmten, etwa jährlichen Abständen aus dem Blut die Antikörper überprüfen zu lassen und nur zu impfen, wenn sie unter die sicher schützende Konzentration absinken (weniger als 5 IE/ml).
Die WHO empfiehlt nach einem verdächtigen Tierbiss auch bei vollständig Geimpften eine sofortige Auffrischung (zwei Impfdosen innerhalb von drei Tagen).

Die Impfempfehlung

Die Deutsche Gesellschaft für Tropenmedizin empfiehlt die Tollwutimpfung für Reisende in Länder mit hohem Tollwutrisiko, vor allem bei Langzeitaufenthalten. Zusätzliche Kriterien bei der Impfentscheidung sind die ärztliche Versorgung vor Ort, der Zugang zu Apotheken bzw. Impfstoffen sowie der möglicherweise geplante Umgang mit Tieren. Ein Abenteuerurlaub fernab der Zivilisation ist sicher anders zu beurteilen als ein Strandurlaub oder eine Städtereise.

Innerhalb der Länder Mitteleuropas ist die Impfung nur noch empfohlen bei möglichem beruflichem Kontakt zu infizierten Tieren (zum Beispiel Tierärzte, Tierpfleger) oder Tollwutviren (Laborpersonal) sowie bei möglichem Kontakt zu Fledermäusen (zum Beispiel Höhlenforscher, Tierschützer).

Die Tollwutimpfung bei Tieren

Innerhalb Deutschlands, Österreichs und der Schweiz wird die Tollwutimpfung für Haustiere nicht mehr für nötig gehalten.
Für Reisen mit Haustieren ins Ausland ist der EU-Heimtierausweis vorgeschrieben, der von Tierärzten ausgestellt wird. Voraussetzung ist eine gültige Tollwutimpfung und die Kennzeichnung des Tieres mit einem Mikrochip.

Tollwutimpfung nach möglicher Infektion (»postexpositionell«)

Bisswunden müssen sofort gründlich mit Wasser und Seife gereinigt und anschließend desinfiziert werden, zum Beispiel mit 70-prozentigem Alkohol oder Polyvidon-Jod. Nach Bissverletzungen durch Tiere sollte immer ärztliche Hilfe in Anspruch genommen werden. Die Wunde darf nicht genäht werden. Der Tetanusschutz ist zu überprüfen. Da Tierbisse häufig zu Wundinfektionen führen, ist die

Wunde gut zu beobachten, gegebenenfalls ist der Einsatz eines Antibiotikums zu erwägen.

Stammt der Biss von einem wilden oder unbekannten Tier in einem Gebiet, in dem Tollwut vorkommt, oder von einem illegal importierten Tier, ist eine Tollwutimpfung angezeigt. Eine Kontraindikation zur Impfung gibt es nicht, da es um Leben oder Tod geht. Laboruntersuchungen sind zu zeitaufwendig, mit der Impfserie nach dem Schema 0 – 3 – 7 – 14 – 28 Tage sollte so früh wie möglich, am besten innerhalb von 24 Stunden begonnen werden. Die Impfung ist dann »schneller« als die Infektion und kann mit hoher Sicherheit die Erkrankung verhindern.

Wurde die Haut nicht durchbissen, hat also die Bissstelle nicht geblutet, so reicht die Impfung nach obigem Schema aus. Nach blutigen Bissverletzungen oder Kratzwunden, nach Kontakt von Schleimhäuten oder offenen Wunden mit Tierspeichel und nach Biss von einer Fledermaus sollte sicherheitshalber auch Tollwutserum gespritzt werden (Berirab oder Tollwutglobulin Mérieux 20 IE/kg Körpergewicht). Ist kein Serum aufzutreiben, empfiehlt sich ein höher dosiertes Impfschema mit zwei Injektionen am ersten Tag in die beiden Oberarme, dann Auffrischungsimpfungen am 7. und 21. Tag (»2-1-1-Schema« nach WHO).

Jährlich werden mehr als 15 Millionen Menschen weltweit nach Tierbissen geimpft. Allein in Afrika und Asien wird dadurch über 300 000 Menschen das Leben gerettet (Knobel 2005). Es sind nur sehr wenige Fälle bekannt, bei denen es trotz nachträglicher Impfung zu einer Tollwuterkrankung gekommen ist.

Die Kosten sind allerdings immens, vor allem wenn man bedenkt, dass der Impfstoff auch in Entwicklungsländern 40 bis 50 Dollar kostet, bei einem Tageseinkommen der meisten Menschen von 1 bis 2 Dollar. Programme zur Tollwutbekämpfung bei Tieren wären auf Dauer der kostengünstigere Weg.

Nebenwirkungen der Tollwutimpfung

Etwa jeder fünfte Impfling klagt über leichte Reaktionen wie Beschwerden an der Impfstelle. Seltener treten Fieber, Kopfschmerzen, Übelkeit und Krankheitsgefühl auf. In den ersten 14 Tagen kann es zu Gefühlsstörungen wie Kribbeln in der Nähe der Impfstelle kommen (Kagawa 1992).

Sehr selten kommt es im Zusammenhang mit der Impfung zu neurologischen Erkrankungen wie Nervenentzündungen oder dem Guillain-Barré-Syndrom.

Mit jeder Auffrischungsimpfung steigt das Risiko für allergische Reaktionen. Etwa jeder Zehnte klagt über Nesselausschlag, Ödeme oder Gelenkbeschwerden (Dreesen 1986, Fishbein 1993). Sehr selten kann es auch zu schweren Reaktionen bis hin zum allergischen Schock kommen (Schmitt 1999).

Zusammenfassung

- Tollwut ist eine tödliche Erkrankung, die durch Bisse oder Kratzer von infizierten Tieren oder durch Schleimhautkontakt mit ihrem Speichel übertragen wird.
- Weite Teile Europas, auch Deutschland, Österreich und die Schweiz, sind frei von Tollwut. Bei Bissen durch illegal importierte Tiere oder durch Fledermäuse besteht noch die Möglichkeit einer Tollwutübertragung.
- In Ländern mit Tollwutrisiko ist die wichtigste Vorsichtsmaßnahme Abstand zu streunenden Hunden und Katzen.
- Die Impfung wird empfohlen als Prophylaxe bei Langzeitaufenthalten oder Abenteuerreisen im tropischen Afrika oder in Süd- und Südostasien.
- Impfindikationen sind außerdem: Nachsorge nach Tierbissen (außer durch Nagetiere) in Osteuropa, Afrika, Asien oder

Lateinamerika; Bisse durch Fledermäuse; Prophylaxe bei möglicher beruflicher Gefährdung (zum Beispiel Tierpfleger, Tierärzte, Höhlenforscher).
- Das sehr geringe Erkrankungsrisiko muss abgewogen werden gegen die sehr seltenen, aber schweren Nebenwirkungen.
- Aus Verträglichkeitsgründen empfiehlt sich der Tollwutimpfstoff Mérieux.
- Impfauffrischungen sollen erst erfolgen, wenn die Antikörperbestimmung im Blut keinen zuverlässigen Schutz mehr anzeigt.

Referenzen

Dreesen, D. W., Bernard, K. W., Parker, R. A., Deutsch, A. J., Brown, J.: Immune complex-like disease in 23 persons following a booster dose of rabies human diploid cell vaccine. Vaccine 1986, 4 (1): 45-49

EB (Epidemiologisches Bulletin): Tollwut in Deutschland: Gelöstes Problem oder versteckte Gefahr? EB 2011, 8: 57-61

Fishbein, D. B., Yenne, K. M., Dreesen, D. W., Teplis, C. F., et al.: Risk factors for systemic hypersensitivity reactions after booster vaccinations with human diploid cell rabies vaccine: a nationwide prospective study. Vaccine 1993, 11 (14): 1390-1394

Kagawa, K. J., Chomel, B. B., Lery, L.: Rabies and brucellosis immunization status and adverse reactions to rabies vaccines in veterinary students. Comp Immunol Microbiol Infect Dis 1992, 15 (2): 79-87

Knobel, D. L., Cleaveland, S., Coleman, P. G., et al.: Re-evaluating the burden of rabies in Africa and Asia. Bull World Health Organ 2005, 83 (5): 360-368

Nathwani, D., McIntyre, P. G., White, K., Shearer, A. J.: Fatal human rabies caused by European bat Lyssavirus type 2a infection in Scotland. Clin Infect Dis 2003, 37 (4): 598-601

Poetzsch, C. J., Müller, T., Kramer, M.: Summarizing the rabies situation in Europe 1990-2002. Rabies Bulletin Europe 2002, 26: 11-16

RKI (Robert-Koch-Institut): SurvStat, http://www3.rki.de/SurvStat, Datenstand: 30.1.2012

Schmitt, H. J., Hülßle, C., Raue, W. (Hg.): Schutzimpfungen. Infomed, Berlin 1999
Schriever, J.: Tollwutschutzimpfung. Päd Prax 1999, 57: 86 ff.
STIKO (Ständige Impfkommission am Robert-Koch-Institut): Neufassung der Impfempfehlungen. Dt Ärztebl 1997, 94 Suppl
WHO (World Health Organization): Rabies. Fact Sheet N° 99, September 2011. http://www.who.int/mediacentre/factsheets/fs099/en/ (Zugriff 26. 1. 2012)

Cholera

Die Choleraerkrankung

Cholera ist eine hochansteckende schwere Durchfallerkrankung. Sie grassiert überall dort, wo es Armut und Überbevölkerung gibt und wo die sozialen und hygienischen Bedingungen katastrophal sind, wo also sanitäre Anlagen fehlen und das Trinkwasser verschmutzt ist. Die globale Erwärmung schafft günstige Bedingungen für die Seuche, denn die Cholerakeime halten sich besonders lang in überwärmten und von Algen bewachsenen Tümpeln und Brackwasser (Epstein 1993).

Um 1830 wurde die Cholera durch russische Truppen aus Asien nach Europa eingeschleppt und grassierte über Jahrzehnte in den überbevölkerten Armenvierteln von Großstädten wie Paris, London, Berlin, Wien, München oder Hamburg, mit jeweils Tausenden von Toten. Heinrich Heine schrieb über die Cholera in Paris, »dass in einem Tage, nämlich den zehnten April, an die zweitausend Menschen gestorben sind. Wo man nur hinsah auf den Straßen, erblickte man Leichenzüge oder, was noch melancholischer aussieht, Leichenwagen, denen niemand folgte« (Heine 1832). Der während der Hamburger Choleraepidemie 1892 von der Regierung in Berlin entsandte Robert Koch war geschockt von den katastrophalen Hygienezuständen in der Hansestadt und tat den überlieferten Ausspruch: »Meine Herren, ich vergesse, dass ich in Europa bin.« Erst gegen Ende des 19. Jahrhunderts wurde die Cholera durch den Ausbau der Trink- und Abwasserinfrastruktur in den Städten gestoppt.

Die heutigen Hotspots von Choleraausbrüchen sind die dichtbesiedelten Slums der Megacitys und die Flüchtlingscamps in Kriegs- und Katastrophengebieten. Opfer der Cholera sind vor allem geschwächte und unterernährte Menschen. Am häufigsten erkranken Kinder. Die Krankheit ist ein Indikator für humanitäre Katastrophen.

Ausgangspunkt der sieben Cholerapandemien, die seit dem 19. Jahrhundert beobachtet wurden, war jedes Mal das Gangesdelta. Auch die letzte große Pandemie durch den Erregertyp 01 »El Tor« begann

1961 in Indien und zog durch Südostasien und Afrika, bis sie 1991 Süd- und Mittelamerika erreichte. Hier kam es mit 400 000 Erkrankungen und 12 000 Todesfällen zum vorerst letzten großen Ausbruch.

Cholera wurde in den letzten Jahren aus 52 Ländern der Erde gemeldet. Die Weltgesundheitsorganisation beklagt die immer weiter ansteigenden Erkrankungszahlen. Sie schätzt die Zahl der Cholerafälle auf drei bis fünf Millionen, die Zahl der tödlichen Verläufe auf 100 000 bis 120 000 pro Jahr (WHO 2011).

90 Prozent der Meldungen kommen aus Afrika. Länder wie Äthiopien, Somalia, der Sudan, Nigeria, Angola, Simbabwe und die DR Kongo stehen ganz oben auf der »Hitliste«. Betroffen sind auch immer wieder die grenznahen Regionen von Nachbarländern wie Kenia, Tansania oder Südafrika. Auch der Irak und Haiti machten in den letzten Jahren durch Choleraausbrüche von sich reden.

In Indien und Bangladesch hat sich seit 1992 der aggressive Stamm O139 »Bengal« etabliert und beginnt sich von dort langsam über Süd- und Südostasien auszubreiten. In Asien und Afrika wurden auch weitere neue Stämme entdeckt.

Für Reisende ist das Erkrankungsrisiko extrem gering, es wird auf zwei bis drei Fälle pro eine Million geschätzt (Steffen 2003). Ein relevantes Risiko haben dagegen Hilfskräfte in Endemiegebieten oder Flüchtlingslagern und Langzeitreisende in Gebieten mit Choleraausbrüchen. Bei ihnen liegt die Erkrankungswahrscheinlichkeit bei bis zu 1:200 (RKI 2010).

Nur ganz vereinzelt wird Cholera nach Deutschland eingeschleppt. Zwischen 2001 und 2010 wurden elf Cholerafälle gemeldet. Die Reiseländer der Erkrankten waren Thailand, Indien und Pakistan. Das einzige Todesopfer war 2010 ein Einjähriger, der sich in Pakistan angesteckt hatte. In Österreich und der Schweiz wird seltener als einmal jährlich ein Cholerafall registriert.

Die Cholera wird durch das Bakterium Vibrio cholerae bzw. durch dessen Giftstoffe (Choleratoxin) verursacht. Von dem Erreger gibt es verschiedene Gruppen (zum Beispiel »El Tor« oder »Bengal«) mit unterschiedlichen immunologischen Eigenschaften. Sie sind nur für den Menschen gefährlich und werden mit dem Stuhl ausgeschieden.

Da die Erreger mehr als zehn Tage außerhalb des Körpers überleben, kann die Cholera über verunreinigtes Trinkwasser oder damit in Berührung gekommene Nahrungsmittel übertragen werden. Zur Vorbeugung ist daher bei Reisen in Südamerika, Südasien und im tropischen Afrika die bereits erwähnte gewissenhafte Einhaltung der Nahrungsmittelhygiene notwendig: Vermeiden muss man vor allem das Trinken von nicht abgekochtem Wasser, den Genuss von Eiswürfeln und das Essen von rohen Meeresfrüchten und anderen ungekochten Speisen: »Koch es, schäl es oder lass es stehen.« Eine Ansteckungsmöglichkeit besteht auch durch das Schlucken von Wasser beim Baden in Süßwasser oder Lagunen. Während der Regenzeit ist die Choleragefahr am größten.

In etwa 95 Prozent der Fälle kommt es nach der Aufnahme von Cholerabakterien zu einer Infektion ohne Krankheitserscheinungen oder mit nur leichtem Durchfall, aber Keimausscheidung mit dem Stuhl für ein bis zwei Wochen.

Bei 5 Prozent der Infizierten treten innerhalb weniger Stunden bis Tage heftige wässrige Durchfälle und oft auch Erbrechen auf, was in kürzester Zeit zu bedrohlichem Flüssigkeits- und Salzverlust mit der Gefahr von Nieren- und Kreislaufversagen führen kann. Fehlt eine Behandlungsmöglichkeit, beträgt die Sterblichkeit bei unter- oder mangelernährten Patienten bis zu 50 Prozent. Ein Überleben der Erkrankung hinterlässt einen mehrjährigen Schutz vor einer erneuten Infektion. Schwangere übertragen ihre erworbenen schützenden Antikörper auf das Kind.

Die Therapie ist sehr einfach und besteht aus der Gabe von Flüssigkeit und Elektrolyten – entweder über entsprechend zusammengesetzte Getränke, was bei 80 bis 90 Prozent der Patienten ausreicht, oder über Infusionen. Antibiotika werden zusätzlich empfohlen, um die Durchfalldauer und die Keimausscheidung zu verkürzen. Sie haben jedoch in letzter Zeit zu immer mehr Resistenzen bei den Erregern geführt.

Unter adäquater Therapie wird die Cholera in fast allen Fällen ohne Folgeerscheinungen überstanden. Eine Häufung von Todesfällen ist immer durch Unterernährung und fehlende medizinische Versorgung bedingt. Selbst in Katastrophengebieten liegt die Sterblichkeit unter 1 Prozent, wenn ärztliche Hilfe vorhanden ist (WHO 2011).

Die Choleraimpfung

In Europa steht ein Schluckimpfstoff gegen Cholera zur Verfügung: Dukoral, hergestellt aus abgetöteten Cholerabakterien und Bestandteilen des Choleratoxins. Erwachsene und Kinder ab sechs Jahren erhalten zwei, jüngere Kinder drei Impfdosen im Abstand von je ein bis sechs Wochen. Die Immunisierung soll spätestens zehn Tage vor der Ankunft in einem Choleragebiet abgeschlossen sein.

Die Schutzrate liegt in den ersten Monaten bei über 80 Prozent, sinkt aber schon innerhalb eines Jahres deutlich ab (*AT* 2005, WHO 2010). Untersuchungen zur Wirksamkeit bei westlichen Urlaubern gibt es bisher nicht, und es ist zweifelhaft, ob die Ergebnisse der Impfstudien aus Peru oder Bangladesch für sie relevant sind (*AT* 2005).

Gegen den in Südasien vorherrschenden Choleratyp O 139 vermittelt Dukoral keinen Schutz. Die von der Weltgesundheitsorganisation approbierten Impfstoffe Shanchol und ORC-Vax, die teilweise auch gegen diesen Typ wirksam sind, werden in Indien bzw. Vietnam hergestellt und sind nur in Asien erhältlich.

Weder die Weltgesundheitsorganisation noch die impffreudigen Centers for Disease Control and Prevention (CDC) der USA raten zur Choleraimpfung als Routineimpfung für Reisende. Wesentliche Maßnahmen zur Vorbeugung von Erkrankungen ist die Einhaltung der üblichen Hygieneempfehlungen. Der Nachweis einer Choleraimpfung wird in keinem Land der Erde mehr verlangt.

Die STIKO und die Deutsche Tropenmedizinische Gesellschaft empfehlen die Choleraimpfung vor Reisen in Cholera-Infektionsgebiete, speziell bei mangelhaften Hygienebedingungen und aktuellen Ausbrüchen. Wichtigste Zielgruppe ist Hilfspersonal in Flüchtlingslagern oder bei Naturkatastrophen (RKI 2010, DTG 2012).

Für die ansässige Bevölkerung sind die Impfstoffe im Fall von Choleraausbrüchen wenig hilfreich, da der Schutz erst nach zwei bis drei Wochen greift, die Logistik für eine zweimalige Impfung aufwendig ist und die Kosten beträchtlich sind.

Sinnvolle Maßnahmen zur Cholerabekämpfung in den Entwicklungsländern sind Investitionen in die Trinkwasserversorgung, in sanitäre Anlagen, in das Gesundheitswesen und ganz allgemein in die Hebung des Lebensstandards im Sinne der Millenniumsentwicklungsziele der Vereinten Nationen.

Nebenwirkungen

Die Sicherheit der Impfstoffe ist schlecht untersucht und schwer einzuschätzen (*AT* 2005). An Nebenwirkungen werden vor allem Bauchschmerzen, Übelkeit und Durchfälle beobachtet. Darüber hinaus wird über Kopfschmerzen, Fieber und Hautausschläge berichtet. Bisher gibt es keine Untersuchungen zur Auswirkung der oralen Impfstoffe auf die Darmflora. Der deutliche Störeffekt eines chinesischen Choleraimpfstoffs auf die normalen Darmbakterien lässt jedoch vermuten, dass der Darm nach der Impfung weniger widerstandsfähig gegen andere Durchfallerreger sein könnte, was gerade bei einer Fernreise unerwünscht ist (Wu 2004).

Die Choleraimpfung ist kontraindiziert bei angeborener oder erworbener Immunschwäche, in der Schwangerschaft und bei Kindern unter zwei Jahren.

Zusammenfassung

- Cholera ist eine schwere Durchfallerkrankung in Ländern mit niedrigem hygienischem Standard oder unter Katastrophenbedingungen. Opfer sind vor allem geschwächte und unterernährte Personen.
- Die Prophylaxe besteht aus der Einhaltung hygienischer Vorsichtsmaßnahmen: Wasser und Nahrungsmittel nur frisch gekocht, rohes Gemüse oder Obst nur geschält verzehren.
- Bei den üblichen Fernreisen besteht kein Ansteckungs- oder Erkrankungsrisiko.
- Die Impfung ist nur vor einem geplanten Aufenthalt in Katastrophengebieten mit Choleragefahr in Betracht zu ziehen.

Referenzen

AT (arznei-telegramm): Cholera-Impfstoff Dukoral – Schluckimpfung gegen Reisedurchfall? a-t 2005, 36: 67

DTG (Deutsche Tropenmedizinische Gesellschaft): Cholera. http://www.dtg.org/index.php?id=130 (Zugriff 1.2.2012)

Epstein, P.R.: Algal blooms in the spread and persistence of cholera. Biosystems 1993, 31 (2–3): 209–221

Graves, P., Deeks, J., Demicheli, V., Pratt, M., et al.: Vaccines for preventing Cholera (Cochrane review). The Cochrane Library 2003, Issue 3, Oxford

Heine, H.: Französische Zustände. Berichte für die Augsburger Allgemeine Zeitung, Artikel IX vom 25.6.1832. Faksimile bei Hoffmann und Campe 2010. ISBN: 978-3-455-40212-4

RKI (Robert-Koch-Institut): Änderung der Empfehlungen zur Impfung gegen Cholera. Epidem Bull 2010, 31: 309–313

Steffen, R.: Cholera: assessing the risk to travellers and identifying protection. Travel Med Infect Dis 2003, 1: 80–88

WHO (World Health Organization): The immunological basis for immunization series: Cholera. Juni 2010. http://whqlibdoc.who.int/publications/2010/9789241599740_eng.pdf (Zugriff 1.2.2012)

WHO (World Health Organization): Cholera – Fact sheet N° 107. August 2011. http://www.who.int/mediacentre/factsheets/fs107/en/ (Zugriff 31.1.2012)

Wu, H.X., Chen, Q., Li, J.D., Huang, X.F.: Dynamics of intestinal flora after oral vaccination with inactivated whole-cell/recombinant B subunit O139 cholera vaccine. Di Yi Jun Yi Da Xue Xue Bao 2004, 24 (2): 220ff.

Gelbfieber

Die Gelbfiebererkrankung

Gelbfieber ist eine schwere Infektionskrankheit, die ausschließlich in den tropischen Gegenden Afrikas und Südamerikas vorkommt. Das auslösende Virus wird durch die tropischen Stechmücken Aedes oder Haemagogus übertragen. Diese sind, wenn sie das Virus einmal in sich tragen, zu fast 100 Prozent ansteckend und geben das Virus sogar an die nächste Mückengeneration weiter.

Bei über 80 Prozent der Infizierten verläuft das Gelbfieber wie ein leichter grippaler Infekt, führt aber dennoch zu einer lebenslangen Immunität.

Bei 20 Prozent kommt es nach einer Inkubationszeit von drei bis sechs Tagen plötzlich zu schwerem Krankheitsgefühl mit hohem Fieber, Kopf- und Gliederschmerzen, Erbrechen und typischerweise sehr langsamem Pulsschlag. Das Fieber bleibt drei bis vier Tage bestehen und sinkt dann wieder ab.

Bei jedem Zweiten folgt dann das gefährliche Stadium des Organbefalls, vor allem von Leber und Nieren, mit einer Sterblichkeit von bis zu 20 Prozent. Die Symptome sind Gelbsucht, Eiweiß im Urin und Blutgerinnungsstörungen, in schweren Fällen Blutungen und Koma. Die eindringliche Schilderung einer schweren Gelbfiebererkrankung findet sich im Roman *Georg Letham, Arzt und Mörder* von Ernst Weiß.

Die Abgrenzung des Gelbfiebers von anderen Tropenkrankheiten wie Malaria oder Typhus ist nur durch Blutuntersuchungen möglich. Eine ursächliche Behandlung gibt es nicht. Durch intensivmedizinische Behandlung muss versucht werden, den Patienten über die kritische Phase hinwegzuretten.

Vorkommen und Erkrankungsrisiko

Man unterscheidet zwei Formen von Gelbfieber mit dem jeweils gleichen Erreger, aber unterschiedlicher Ausbreitungsart: das urbane Gelbfieber und das Dschungelgelbfieber. Das urbane Gelbfieber wird in dichtbesiedelten Regionen durch Mücken von Mensch zu Mensch übertragen. Es kommt fast ausschließlich in Afrika vor. Aus Lateinamerika ist es durch gezielte Programme zur Insektenbekämpfung nahezu verschwunden. Das Dschungelgelbfieber wird von verschiedenen tropischen Affenarten über Moskitos auf den Menschen übertragen und kann in ländlichen Regionen zu regelrechten Epidemien führen. Ausbrüche mit einigen hundert Erkrankungs- und vielen Todesfällen gab es 1994 in Nigeria, 1990 und 1998 in Bolivien und Peru, 2000 in Liberia und 2008/09 in Westafrika und Brasilien.

Weltweit erkranken etwa 200 000 Menschen pro Jahr an Gelbfieber, etwa 30 000 sterben daran. In den letzten 20 Jahren wird eine deutliche Zunahme registriert. Als Ursachen werden der zunehmende internationale Reiseverkehr, die Besiedlung ehemaliger Tropenwaldgebiete und die globale Erwärmung diskutiert (WHO 2006).

Das tropische Afrika hat mit geschätzten 90 Prozent der weltweiten Erkrankungen die größte Krankheitslast zu tragen. Länder mit regelmäßigen Gelbfieberausbrüchen sind Benin, Burkina Faso, die DR Kongo, die Elfenbeinküste, Gambia, Ghana, Guinea, Kamerun, Kongo, Liberia, Mali, Niger, Senegal, Sierra Leone, Togo und die Zentralafrikanische Republik. Die meisten Erkrankungsfälle treten gegen Ende der Regenzeit zwischen Juli und Oktober auf. Nur aus Guinea werden ganzjährig Gelbfieberfälle gemeldet.

In Ostafrika beschränken sich die Fallmeldungen auf den Sudan. In Tansania und in den Urlaubsgebieten Kenias kommen seit Jahren keine Gelbfiebererkrankungen mehr vor (CDC 2011).

Im tropischen Lateinamerika ist die Gelbfiebergefahr weniger groß als in Afrika. Im Jahr 2005 wurden hier 117 Gelbfieber- und 52 Todesfälle registriert. Meldungen kamen in den letzten Jahren aus Bolivien, Brasilien, Ecuador, Kolumbien, Peru (mehr als die Hälfte der Fälle) und Venezuela. Am gefährlichsten ist die Zeit von Januar bis März in den brasilianischen Risikogebieten.

Genaue Informationen und Karten zu Gelbfiebervorkommen veröffentlichen die amerikanischen Gesundheitsbehörden (CDC 2011).
Für Ungeimpfte, die sich mehr als zwei Wochen während der Regenzeit in einem Gelbfiebergebiet aufhalten, wird das Risiko einer schweren Erkrankung auf 1:2000 in Afrika und auf 1:20000 in Lateinamerika geschätzt, das eines tödlichen Verlaufs auf 1:10000 in Afrika und 1:100000 in Lateinamerika (CDC 2011).
Zwischen 1970 und 2010 erkrankten neun ungeimpfte Reisende aus Europa oder den USA nach einem Aufenthalt in einem Risikogebiet an Gelbfieber, acht von ihnen starben. In Deutschland wurden in den letzten Jahren keine Gelbfiebererkrankungen bei Reiserückkehrern gemeldet.
Die Ausrottung des Gelbfiebers ist nicht möglich, da der Mensch nicht der einzige Wirt ist. Zur Eindämmung werden von der WHO zwei Maßnahmen empfohlen: Kontrolle und Vernichtung der übertragenden Mücken (siehe das Kapitel »Malaria«) und Impfprogramme in gefährdeten Gebieten.

Die Gelbfieberimpfung

Seit 1936 gibt es Impfstoffe gegen Gelbfieber. In Deutschland, Österreich und der Schweiz ist der Impfstoff Stamaril von Sanofi zugelassen – ein Lebendimpfstoff mit abgeschwächten Viren, die auf Hühnerembryozellen angezüchtet werden.
Stamaril muss nur einmal verabreicht werden und bietet nach einer Anlaufzeit von zehn Tagen einen Schutz für mindestens zehn Jahre, nach Angaben der Weltgesundheitsorganisation (WHO) sogar über 30 bis 35 Jahre (WHO 2011). Die subkutane Verabreichung ist besser verträglich als die intramuskuläre. In Deutschland werden wegen des zunehmenden Ferntourismus jährlich etwa 100000 Gelbfieberimpfungen verabreicht.
Die WHO gibt Schutzraten von 95 Prozent an, ein Impfversagen wurde in der medizinischen Literatur bisher nicht berichtet. Die Impfung ist ein wichtiges Instrument zur Eindämmung des Gelbfiebers in Afrika und Südamerika. Bereits ein einziger serologisch bestätig-

ter Gelbfieberfall begründet nach den Bestimmungen der WHO eine Impfkampagne mit unter Umständen mehreren hunderttausend Impfungen, um eine Epidemie zu verhindern.

Die WHO hat die Gelbfieberimpfung für Reisende in und aus bestimmten Gebieten zur Pflichtimpfung erklärt und unter ihre Kontrolle gestellt. Damit soll das Verschleppen der Erkrankung in gelbfieberfreie Gebiete verhindert werden.

Kinder im ersten Lebensjahr brauchen bei der Einreise in Gelbfiebergebiete in der Regel keine Impfbescheinigung. Einige Länder fordern jedoch auch von Kindern ein Impfzeugnis, wenn sie aus Gebieten einreisen, in denen Gelbfieber vorkommt.

Die Impfstoffherstellung ist von der WHO lizenziert. Die Immunisierung darf nur durch Impfärzte an staatlich zugelassenen und bei der WHO registrierten Impfstellen durchgeführt und bescheinigt werden.

Alle Länder der Welt haben sich verpflichtet, Gelbfieberimpfungen für den internationalen Reiseverkehr nach den Regeln der WHO durchzuführen. Die Impfvorschriften können im Internet abgerufen oder beim jeweiligen Konsulat erfragt werden. Für den Fall der Nichtimpfung muss eine ärztliche Bescheinigung (Certificate of Exemption) ausgestellt werden, aus der hervorgeht, dass der Reisende zum Beispiel wegen des Alters oder einer Allergie nicht geimpft werden kann. Ob dem Reisenden mit einem solchen Attest die Einreise genehmigt wird, kann im Einzelfall nicht vorhergesagt werden.

Kontraindikationen

Die Gelbfieberimpfung darf nicht durchgeführt werden bei Hühnereiallergikern, während einer Schwangerschaft, bei Patienten mit Erkrankungen des Immunsystems und bei Kindern in den ersten sechs Lebensmonaten. Wegen des höheren Risikos für Nebenwirkungen dürfen Kinder zwischen sechs und neun Monaten und über Sechzigjährige nur geimpft werden, wenn ein besonders hohes Infektionsrisiko besteht, zum Beispiel während eines größeren Gelbfieberausbruchs.

Bei Patienten mit multipler Sklerose kann durch die Impfung ein Krankheitsschub ausgelöst werden (Farez 2011). Auch während der Stillzeit müssen Nutzen und Risiko besonders abgewogen werden. Bei Kontraindikationen besteht die Möglichkeit einer Impfbefreiung, die aber von den Einreiseländern nicht unbedingt anerkannt wird.

Nebenwirkungen

Etwa jeder zehnte Impfling bekommt Schwellungen oder Schmerzen an der Impfstelle, mehr als 20 Prozent klagen zwischen dem fünften und siebten Tag über Krankheitsgefühl mit Temperaturanstieg, Kopfschmerzen oder Gliederschmerzen. Bei einem von 100 sind die Beschwerden so stark, dass er vorübergehend die gewohnten Aktivitäten unterbrechen muss.

Bei der versehentlichen Impfung während einer Schwangerschaft drohen die Infektion des Fötus mit Impfviren und eine Schädigung seines Gehirns (Tsai 1993). Die Schwangerschaft ist daher eine absolute Kontraindikation.

Allergische Impfreaktionen gibt es vor allem bei Personen mit Allergien gegen Hühnerei, Bettfedern, Tierhaare oder Gelatine. Es kann zu Hautausschlägen, Atemnot und allergischem Schock kommen. Das Risiko für ein lebensbedrohliches Ereignis liegt bei 1:130 000 (Kelso 1999).

Sehr selten treten in den ersten vier Wochen nach der Impfung neurologische Impfkomplikationen auf (Yellow fever vaccine associated neurotropic disease, YEL-AND), etwa ein Guillain-Barré-Syndrom oder eine Enzephalitis. Es wurde bisher nur nach der ersten Impfung beobachtet. Das Risiko liegt bei 1:200 000 (CDC 2001), bei Säuglingen und über Sechzigjährigen fünfmal höher.

Eine weitere schwere Impffolge ist Multiorganversagen (Yellow fever vaccine associated viscerotropic disease, YEL-AVD) innerhalb von zehn Tagen nach der Impfung. Es entspricht einer schweren Gelbfiebererkrankung und hat eine Sterblichkeit von über 60 Prozent. Das errechnete Risiko liegt bei 1:200 000 bis 300 000 (*AT* 2001, *EB* 2001).

Die Gefahr lebensbedrohlicher Komplikationen sollte Anlass sein, die Impfung nur dann zu verabreichen, wenn eine Region bereist wird, in der auch tatsächlich und aktuell Gelbfieber vorkommt (CDC 2011). Eine detaillierte Beratung ist daher unbedingt erforderlich.

Zusammenfassung

- Gelbfieber ist eine gefährliche Erkrankung, die nur in bestimmten tropischen und subtropischen Ländern Afrikas und Südamerikas vorkommt.
- Die Gelbfieberimpfung ist wirksam, aber nicht ungefährlich und muss sorgfältig gegen das individuelle Erkrankungsrisiko abgewogen werden.
- Ein erhöhtes Gelbfieberrisiko besteht bei Reisen während der Regenzeit nach Westafrika und ins Amazonasbecken sowie bei Langzeitaufenthalten oder Extremtouren in Gelbfiebergebieten.
- Für Urlauber außerhalb der Regenzeit ist das Risiko einer schweren Gelbfiebererkrankung ähnlich gering wie das einer lebensbedrohlichen Impfnebenwirkung.
- Bei der Einreise in die meisten Länder mit Gelbfiebervorkommen ist ein Impfzeugnis obligatorisch, ebenso bei der Weiterreise von dort in andere Länder.
- Die Impfung gibt es nicht beim Hausarzt, sondern nur in lizenzierten Gelbfieberimpfstellen.

Referenzen

AT (arznei-telegramm): Todesfälle nach Impfung gegen Gelbfieber. a-t 2001, 8: 84

CDC (Centers for Disease Control and Prevention): Infectious Diseases Related To Travel – Yellow Fever. Juli 2001. http://wwwnc.cdc.gov/travel/yellowbook/2012/chapter-3-infectious-diseases-related-to-travel/yellow-fever.htm (Zugriff 1.2.2012)

CDC: Yellow Fever & Malaria Information, by Country. Juli 2011. http://wwwnc.cdc.gov/travel/yellowbook/2012/chapter-3-infectious-diseases-related-to-travel/yellow-fever-and-malaria-information-by-country.htm (Zugriff 1.2.2012)

EB (Epidemiologisches Bulletin): Zu Nebenwirkungen und vereinzelten Komplikationen nach Gelbfieberimpfung. EB 2001, 44: 336

Farez, M. F., Correale, J.: Yellow fever vaccination and increased relapse rate in travelers with multiple sclerosis. Arch Neurol 2011, 88 (10): 1267–1271

Kelso, J. M., Mootrey, G. T., Tsai, T. F.: Anaphylaxis from yellow fever vaccine. J Allergy Clin Immunol 1999, 103 (4): 698–701

Tsai, T. F., Paul, R., Lynberg, M. C., Letson, G. W.: Congenital yellow fever virus infection after immunization in pregnancy. J Infect Dis 1993, 168 (6): 1520–1523

WHO (World Health Organization): Yellow fever situation in Africa and South America. Weekly epidemiological record 2006, 33 (81): 317–324. http://www.who.int/wer/2006/wer8133.pdf (Zugriff 1.2.2012)

WHO (World Health Organization): Yellow fever – Fact sheet. Januar 2011. http://www.who.int/mediacentre/factsheets/fs100/en/ (Zugriff 1.2.2012)

Typhus

Die Typhuserkrankung

Der Erreger des Typhus ist das Bakterium Salmonella typhi, ein naher Verwandter der bei uns heimischen harmloseren Salmonellen. Einige Untergruppen der Typhusbakterien kommen nur in den Tropen vor. Der Paratyphus ist eine dem Typhus ähnliche, aber leichtere Erkrankung und wird vom Bakterium Salmonella paratyphi verursacht, gegen das es keinen Impfstoff gibt.

Einziger Wirt der Typhusbakterien ist der Mensch. Die Übertragung geschieht fäkal-oral, das heißt durch Aufnahme von Nahrung oder Wasser, die mit infiziertem Stuhl verunreinigt sind, oder auch durch verschmutzte Hände oder Gegenstände. Eine bedeutsame Ansteckungsquelle sind die Dauerausscheider, die trotz völliger Gesundheit Typhuserreger im Darm tragen und über den Stuhl ausscheiden. Günstige Bedingungen für Typhus herrschen überall dort, wo die hygienischen Bedingungen schlecht sind und es weder Abwasserentsorgung noch Trinkwasseraufbereitung gibt.

Unter der Bezeichnung »Nerven-« oder »Fleckfieber« grassierte der Typhus bis Ende des 19. Jahrhunderts auch in Europa, vor allem in den durch die Industrialisierung stark anwachsenden Großstädten. Gewaltige Ausbrüche gab es vor allem in den englischen und schottischen Industriegebieten mit Zehntausenden von Todesopfern. Friedrich Engels wurde Zeuge der Seuche und klagte die Oberschicht des »sozialen Mords« an:

»Dies allgemein verbreitete Übel wird von dem offiziellen Bericht über den Gesundheitszustand der Arbeiterklasse direkt aus dem schlechten Zustande der Wohnungen in Beziehung auf Ventilation, Trockenlegung und Reinlichkeit abgeleitet ... Ein Sechstel aller Armen in ganz Schottland wurde vom Fieber ergriffen und das Übel durch wandernde Bettler mit reißender Schnelligkeit von einem Ort zum andern getragen ... In Glasgow erkrankten im Jahre 1843 zwölf Prozent der Bevölkerung, 32 000 Menschen, am Fieber, von denen 32 Prozent starben« (Engels 1845).

Der Typhus verschwand erst durch die Verbesserung der Wasserinfrastruktur und den Anstieg des allgemeinen Lebensstandards. In den ärmeren Ländern der Welt grassiert der Typhus noch heute. Der Weltgesundheitsorganisation zufolge kommt es jährlich zu 22 Millionen Erkrankungen und über 200 000 Todesfällen (WHO 2011). Die meisten Opfer sind Kinder. Das höchste Ansteckungsrisiko besteht in Südasien – es ist dort dreißigmal höher als in anderen Regionen wie Ost- und Südostasien, Afrika oder Lateinamerika.

In Europa gibt es aufgrund der Versorgung mit hygienisch einwandfreiem Trinkwasser und der Überwachung von Typhusdauerausscheidern kaum noch Typhuserkrankungen. Wurden in den fünfziger Jahren in Deutschland noch mehr als 10 000 Fälle pro Jahr gemeldet, sind es in den letzten Jahren nur noch 60 bis 80. Die Erkrankungen werden in aller Regel aus dem Ausland eingeschleppt, meist durch Abenteuerurlauber oder durch Migranten, die auf Familienbesuch in ihrem Ursprungsland waren. Typhus ist ein Mitbringsel aus Indien, Pakistan und Bangladesch, seltener auch aus Ägypten, Ghana, Nepal und der Türkei (*EB* 2011).

Im Gegensatz zu den Salmonellosen, bei denen die Schwere der Erkrankung von der Anzahl der aufgenommenen Keime abhängt, können bei Typhus schon relativ wenige Erreger ein bedrohliches Krankheitsbild hervorrufen. Sie sind nämlich in der Lage, die Darmwand zu durchdringen, sich im lymphatischen Gewebe des Darms zu vermehren und von da aus mit dem Blut in andere Organe zu streuen.

Der Typhus verläuft bei der Mehrzahl der Infizierten zwar mild, doch bei etwa jedem Dritten kommt es zum klassischen »Nervenfieber«. Nach einer Inkubationszeit von drei Tagen bis drei Wochen, selten auch länger, steigt das Fieber allmählich an und bleibt schließlich konstant über 40 Grad (»Continua«). Ohne Behandlung kann es bis zu drei Wochen anhalten. Der Patient wirkt schwer krank und benommen (das altgriechische Wort *týphos* heißt »Nebel«), und er hat einen eher langsamen Puls. Nach anfänglicher Verstopfung setzt ab der zweiten Woche Durchfall ein, der wie Erbsbrei aussieht. Zusätzlich kommt es zur Schwellung von Leber und Milz, zu Husten und gelegentlich auch zu einem charakteristischen rötlichen Hautausschlag am Bauch (»Roseolen«).

Auch ohne antibiotische Behandlung tritt bei den meisten Patienten nach etwa drei Wochen eine spontane Genesung ein. Jeder zehnte erleidet allerdings innerhalb der folgenden Wochen einen Rückfall.

Typhus ist anfangs oft schwer zu diagnostizieren, da andere Tropenkrankheiten wie Malaria oder Gelbfieber ein ähnliches Krankheitsbild hervorrufen. Die Diagnose wird gesichert durch das Blutbild, durch den Nachweis von Antikörpern oder Bakterien im Blut und ab der dritten Woche durch den Bakteriennachweis in einer Stuhlprobe. Die Typhuserkrankung ist schon bei Verdacht meldepflichtig.

Gefährliche Komplikationen treten meist in der dritten Krankheitswoche auf: Darmblutung, Darmdurchbruch, Herzmuskelentzündung, Lungenentzündung und Blutvergiftung mit Kreislauf- und Nierenversagen. Vor allem bei Kindern besteht die Gefahr einer Meningitis. Die Sterblichkeit einer unbehandelten schweren Typhuserkrankung liegt bei 10 bis 20 Prozent.

Durch die Gabe von Antibiotika wird die Krankheitsdauer deutlich abgekürzt, Komplikationen und tödliche Verläufe werden unwahrscheinlich. Wegen zunehmender Resistenzen bei den Typhuserregern sind inzwischen allerdings sehr teure Medikamente wie Chinolone oder Cephalosporine notwendig, die für die Menschen in den Entwicklungsländern kaum bezahlbar sind. Je nach Schwere des Verlaufs sind zusätzlich Infusionen und gegebenenfalls intensivmedizinische Maßnahmen notwendig.

Nach überstandener Krankheit bleiben 2 bis 5 Prozent sogenannte Dauerausscheider: Die Erreger haben sich im Darm oder in der Gallenblase eingenistet und werden über Monate bis Jahre mit dem Stuhl ausgeschieden. Die Behandlung mit Antibiotika leistet dieser Entwicklung Vorschub.

Dauerausscheider müssen sich regelmäßig vom Gesundheitsamt untersuchen lassen und dürfen nicht im Lebensmittelbereich arbeiten. Oft können die Typhusbakterien durch eine Langzeitbehandlung mit Antibiotika und Laktulose eliminiert werden. Manchmal gelingt das jedoch nur durch die operative Entfernung der Gallenblase.

Prophylaxe und Typhusimpfung

In Risikogebieten können Typhusbakterien durch Leitungswasser und Eiswürfel für Getränke übertragen werden. Auch rohe oder nicht ausreichend erhitzte Speisen, Salate, Meeresfrüchte, ungeschältes Obst und Säfte können mit Typhuserregern kontaminiert sein. Einmal mehr lautet die Devise: »Schäl es, koch es oder lass es liegen!«

Für Personen, die sich länger in Typhusregionen aufhalten, stehen Impfstoffe gegen Typhus zur Verfügung. Die Impfung ist auch empfohlen für Laborpersonal und Personen, die mit Typhusdauerausscheidern in einem Haushalt leben.

Studien zur Wirksamkeit der Typhusimpfstoffe berufen sich auf die erzielten Schutzquoten bei Bewohnern der globalen »Hotspots« des Typhus. Dadurch wird die Wirkung jedoch überschätzt, da dort ständig Typhusbakterien zirkulieren und den Impfschutz verstärken (boostern). Bei immunologisch »naiven« Reisenden aus westlichen Ländern dürfte die Schutzwirkung geringer ausfallen (WHO 2011).

In Deutschland und Österreich zugelassen sind Schluckimpfstoffe (Deutschland: Typhoral L, Österreich: Vivotif), intramuskuläre Impfstoffe (Typhim Vi und Typherix) sowie Kombinationsimpfstoffe gegen Hepatitis A und Typhus (Viatim und Hepatyrix). In der Schweiz steht nur der orale Impfstoff Vivotif zur Verfügung.

Die Schluckimpfstoffe enthalten abgeschwächte Lebendkeime und abgetötete Keime. Sie sind ab dem zweiten Lebensjahr zugelassen, werden aber wegen der Größe der zu schluckenden Kapsel nur von älteren Kindern akzeptiert. Drei Kapseln müssen zuverlässig im Abstand von jeweils zwei Tagen geschluckt werden. Impft man die Bewohner eines Risikogebiets, so entwickelt innerhalb von zehn Tagen knapp die Hälfte einen Schutz für drei Jahre (Fraser 2007). Bei Reisenden aus westlichen Ländern unterscheidet sich die Schutzrate dagegen »nicht signifikant von null« (Hirschel 1985): 43 Prozent der Typhuspatienten, die in den achtziger Jahren aus Entwicklungsländern in die Schweiz zurückgekehrt waren, hatten vor der Reise die orale Impfung eingenommen.

Die orale Impfung wird leidlich gut vertragen. Bei einem von 50 Impflingen kommt es zu Fieber, bei einem von 100 zu Übelkeit,

Erbrechen, Durchfall, Bauchkrämpfen oder Nesselausschlag. Auch Gelenkentzündungen sind beschrieben (Adachi 2000). Durch eine antibiotische Behandlung oder die Einnahme einer Malariaprophylaxe (vor allem Lariam) verliert die orale Typhusimpfung ihre Wirkung.

Die intramuskulären Impfstoffe enthalten Bestandteile der Bakterienhülle und 1,25 Milligramm des giftigen Konservierungsmittels Phenol. Sie sind erst ab dem dritten Lebensjahr wirksam und zugelassen. Zwei Wochen nach der einmaligen Verabreichung bieten sie 55 Prozent der Geimpften einen Schutz für maximal zwei Jahre (Fraser 2007) – nach Ansicht des *arznei-telegramms* ein »dürftiger Nutzen« (*AT* 1996). Das Wirksamkeitsspektrum ist schmal: Nicht alle Typhussalmonellen werden abgedeckt; resistente Bakterienstämme kommen unter anderem in Südafrika und Südostasien vor (Schmitt 1999). Die Wirksamkeit bei Reisenden wurde bisher nicht untersucht.

Die Verträglichkeit der intramuskulären Impfstoffe ist schlechter als die der oralen Impfstoffe: Bei 10 Prozent kommt es zu Beschwerden an der Impfstelle, Krankheitsgefühl und Fieber (WHO 2011). Häufig treten auch Kopfschmerzen und Übelkeit auf. Liegt die Impfung mehr als drei Jahre zurück, so nimmt im Vergleich mit Ungeimpften die Anfälligkeit für eine schwere Typhuserkrankung deutlich zu (Michel 2005).

Der Inhaltsstoff Phenol ist toxisch (Geier 2010). Die Konzentration in intramuskulären Typhusimpfstoffen beträgt 1/80 der für Erwachsene potenziell tödlichen Dosis (OSHA 2012). Laut EG-Sicherheitsdatenblatt hat Phenol »möglicherweise erbgutverändernde Wirkung auf den Menschen« (EG 2005). Die Chemikalie wirkt auch immunsuppressiv durch die Hemmung der Aktivität von Fresszellen. Langzeituntersuchungen zur Verträglichkeit der Impfstoffe wurden bisher nicht durchgeführt.

Ein neuer, besser wirksamer intramuskulärer Impfstoff (Vi-rEPA) dürfte in den nächsten Jahren zugelassen werden.

Zusammenfassung

- Typhus ist eine schwere Darm- und Allgemeininfektion.
- Das Erkrankungsrisiko bei Fernreisen ist gering und geht bei Einhaltung entsprechender hygienischer Vorsichtsmaßnahmen gegen null.
- Die oralen Impfstoffe sind bei Reisenden wahrscheinlich wirkungslos, die Wirksamkeit der intramuskulären Impfstoffe ist unsicher.
- Die Impfspritzen enthalten das toxische Phenol und sind schlecht verträglich. Langzeitnebenwirkungen sind nicht untersucht.
- Bei Reisen in Typhusgebiete ist es besser, die Regel zu beherzigen: »Koch es, schäl es oder lass es stehen.«

Referenzen

Adachi, J. A., D'Alessio, F. R., Ericsson, C. D.: Reactive arthritis associated with typhoid vaccination in travelers: report of two cases with negative HLA-B27. J Travel Med 2000, 7 (1): 35 f.

AT (arznei-telegramm): Typhus: oral oder parenteral impfen? a-t 1996, 2: 21

EB (Epidemiologisches Bulletin): Reiseassoziierte Infektionskrankheiten im Jahr 2010. EB 2011, 41: 371–378

EG-Sicherheitsdatenblatt Phenol. Stand 21.6.2005. http://www.hedinger.de/uploads/media/Phenol_v004.pdf (Zugriff 4.2.2012)

Engels, F.: Die Lage der arbeitenden Klasse in England, 1845. Marx-Engels Werke, Bd. 2, Dietz, Berlin 1976

Fraser, A., Goldberg, E., Acosta, C. J., Paul M., Leibovici, L.: Vaccines for preventing typhoid fever. Cochrane Database Syst Rev 2007, 18 (3): CD001261

Geier, D. A., Jordan, S. K., Geier, M. R.: The relative toxicity of compounds used as preservatives in vaccines and biologics. Med Sci Monit 2010, 16 (5): SR21–27

Hirschel, B., Wüthrich, R., Somaini, B., Steffen, R.: Inefficacy of the commercial live oral Ty 21a vaccine in the prevention of typhoid fever. Eur J Clin Microbiol 1985, 4 (3): 295–298

Michel, R., Garnotel, E., Spiegel, A., Morillon, M., et al.: Outbreak of typhoid fever in vaccinated members of the French Armed Forces in the Ivory Coast. Eur J Epidemiol 2005, 20 (7): 635–642

OSHA (US Occupational Safety & Health Administration): Occupational Safety and Health Guideline for Phenol. 2012. http://www.osha.gov/SLTC/healthguidelines/phenol/recognition.html#healthhazard (Zugriff 4.12.2012)

Schmitt, H. J., Hülßle, C., Raue, W. (Hg.): Schutzimpfungen. Infomed, Berlin 1999

WHO (World Health Organization): The immunological basis for immunization series: Typhus. Oktober 2011. http://libdoc.who.int/publications/2011/9789241502610_eng.pdf (Zugriff 4.2.2012)

Japanische Enzephalitis

Die Erkrankung

Die Japanische Enzephalitis ist eine wenig bekannte Reisekrankheit, die ausschließlich in Asien vorkommt. Es handelt sich um eine Virusinfektion, die durch Stechmücken der Gattung Culex übertragen wird, vor allem durch die Reisfeldmücke. Diese Mücken gedeihen in feuchtwarmem Klima – hauptsächlich in Gebieten mit ausgedehnter Wasserlandschaft wie etwa in Reisanbaugebieten – und stechen überwiegend abends und nachts. Dabei können sie das Virus von infizierten Zwischenwirten wie Schweinen, kleinen Wildtieren und Wasservögeln übertragen.

In Japan selbst ist die Japanische Enzephalitis wegen der konsequenten Impfung der Haustiere sehr selten geworden. Hauptsächlich betroffen sind China, Indien, Sri Lanka, Nepal, Vietnam, die Philippinen und das nördliche Thailand. Detaillierte Angaben machen die amerikanischen Gesundheitsbehörden und die Deutsche Tropenmedizinische Gesellschaft (DTG 2010, CDC 2011).

Sommer und Herbst sind Risikozeiten im gemäßigten und subtropischen Klima: in Nordindien, Nepal, Bangladesch, Myanmar, Nordthailand, Laos, Kambodscha, Nordvietnam, China, Korea und Ostsibirien.

Während der Regenzeit häufen sich die Erkrankungsfälle in den tropischen Regionen: in Thailand, Südvietnam, Sri Lanka, Malaysia, Taiwan, Indonesien und auf den Philippinen.

Jährlich werden in den Endemiegebieten 35000 bis 50000 Krankheitsfälle mit mehr als 10000 tödlichen Verläufen bekannt, wobei es eine erhebliche Dunkelziffer geben dürfte.

Obwohl in manchen Gebieten praktisch jede Mücke vom Virus befallen ist, ist das typische Krankheitsbild der Enzephalitis selten und bricht nur bei einem von 500 bis 1000 Infizierten aus. Schwere Verläufe gibt es vor allem bei Kindern und alten Menschen; in China betreffen 94 Prozent der Erkrankungen und fast alle Todesfälle das Kindesalter (Zhou 1999). Dies mag auch daran liegen, dass Erwachsene zu einem großen Prozentsatz die Krankheit bereits früher im

Leben »still« durchgemacht haben und immun sind. In Gegenden, in denen die Kinder geimpft werden, verschiebt sich das Erkrankungsalter in höhere Altersgruppen.

In touristisch erschlossenen Gebieten besteht kaum eine Gefahr für eine Infektion, und es gibt nur einzelne Berichte über Erkrankungen bei Reiserückkehrern. Zwischen 1973 und 2008 wurden 55 Fälle von Japanischer Enzephalitis bei Reisenden diagnostiziert und veröffentlicht (CDC 2011). Das Risiko liegt bei kurzzeitigem Aufenthalt in gefährdeten Gebieten unter 1:1 Million.

Bei längeren Reisen in ländliche Gebiete während der Regenzeit steigt das Risiko jedoch auf 1:20000 bis 5000 an (Plesner 2003). Eine Impfung ist daher ratsam, wenn etwa aus beruflichen Gründen ein Aufenthalt von mehr als vier Wochen während der Regenzeit in einem Risikogebiet geplant ist.

Die Krankheit beginnt nach einer Inkubationszeit von vier bis 14 Tagen mit hohem Fieber und den typischen Symptomen einer Gehirnentzündung: Kopfschmerzen, Erbrechen, Benommenheit und Schläfrigkeit, in schweren Fällen auch Lähmungen, Krampfanfälle und Koma. Die Sterblichkeit liegt bei 25 Prozent, 30 Prozent der Erkrankten behalten neurologische Restschäden (WHO 2010).

Eine spezielle Therapie gibt es nicht. Selbst eine intensivmedizinische Behandlung kann den Verlauf letztlich nicht beeinflussen. Das Hauptaugenmerk muss in Risikogebieten daher auf der Prophylaxe liegen: Schutz vor Moskitos durch bedeckende Kleidung, Repellents und Moskitonetze (siehe auch das Kapitel »Malaria«). Hierdurch werden auch andere Krankheiten wie Malaria oder Denguefieber verhütet, die durch Mücken übertragen werden.

Bei Langzeitaufenthalten während der feuchten Jahreszeit in Risikogebieten ist eine Impfung gegen die Japanische Enzephalitis zu erwägen.

Die Impfung gegen die Japanische Enzephalitis

Die bisher in Ostasien verwendeten Impfstoffe hatten ein breites Nebenwirkungsspektrum und waren in Europa nicht zugelassen.

Inzwischen gibt es den besser verträglichen Impfstoff Ixiaro (Novartis-Behring), der auch in Deutschland, Österreich und der Schweiz eine Zulassung hat. Er enthält ein inaktiviertes Virus, das auf menschlichen Zellen angezüchtet ist. Als Wirkverstärker dienen 0,25 Milligramm Aluminiumhydroxid.

Empfohlen sind zwei Impfungen im Abstand von vier Wochen. Die Kosten liegen pro Impfstoff bei 85 Euro. Für unter Achtzehnjährige gibt es noch keine Zulassung, so dass nur *off-label* geimpft werden kann. Nach Voruntersuchungen ist bei Kindern die Hälfte der Erwachsenendosis ausreichend.

Die Zulassung beruht auf einer Vergleichsstudie mit 867 Probanden, die entweder Ixiaro (intramuskuläre Injektion an den Tagen 0 und 28) oder den herkömmlichen amerikanischen Impfstoff JE-VAX erhielten. Sieben Tage nach der zweiten Dosis waren bei 97 Prozent der mit Ixiaro Geimpften schützende Antikörpertiter nachweisbar (*DÄ* 2009, DTG 2010). Nach 15 Monaten wiesen noch 70 Prozent der Geimpften schützende Titer auf (Eder 2011). Vermutlich muss also im Jahresabstand aufgefrischt werden.

Die tatsächliche Zuverlässigkeit und Dauer der Schutzwirkung ist noch unbekannt, vor allem bei westlichen Reisenden.

Auch bezüglich der Nebenwirkungen gibt es noch kaum Erfahrungen. In der Studie des Herstellers traten bei 54 Prozent der Teilnehmer lokale Reaktionen auf (Dubischar-Kastner 2010). Gelegentlich kam es zu Übelkeit, Kopfschmerzen, Muskelschmerzen und Hautausschlägen. Seltene schwere Nebenwirkungen konnten wegen der beschränkten Teilnehmerzahl nicht ermittelt werden. Erfahrungen mit Schwangeren existieren nicht.

In Tierversuchen mit dem Impfstoff wurden Knochenbildungsstörungen bei Föten beobachtet. Dem Paul-Ehrlich-Institut wurde 2009 ein Fall einer neurologischen Störung gemeldet, im amerikanischen Meldesystem VAERS findet sich ein Krampfanfall nach der Impfung.

Die Impfentscheidung ist schwierig, da das Nebenwirkungsrisiko unklar und auch das Erkrankungsrisiko eines Reisenden schwer einzuschätzen ist. Es hängt stark vom individuellen Verhalten ab, etwa von Maßnahmen zur Insektenabwehr oder vom abendlichen und nächtlichen Aufenthalt im Freien. Geht man von einem Infektions-

risiko von 1:1 Million aus, dann dürften schwere Impfnebenwirkungen wahrscheinlicher sein.
Die Deutsche Tropenmedizinische Gesellschaft (DTG 2010) hält die Impfung für empfehlenswert:

- vor Langzeitaufenthalten über mehr als vier Wochen in den endemischen Ländern Asiens (Familienbesuche, Langzeitreisende, Auswanderer),
- vor wiederholten Kurzzeitreisen in solche Gebiete,
- vor Reisen auch unter vier Wochen Dauer in ländliche Regionen der Risikogebiete während der Hauptübertragungszeiten, vor allem wenn individuelle Gesundheitsrisiken vorliegen (älter als 50 Jahre, schwere chronische Erkrankungen).

Die amerikanischen Gesundheitsbehörden spezifizieren das Risiko bei Kurzzeitaufenthalten in Risikogebieten (CDC 2011):

- Übernachtungen in Unterkünften ohne Klimaanlage, Fenstergitter oder Moskitonetze,
- mehrtägige Aufenthalte in ländlichen oder landwirtschaftlichen Gebieten, vor allem auch abends oder nachts,
- extensive Outdoor-Aktivitäten (Camping, Radfahren, Trekking, Fischen, Jagen),
- Reisen in Risikogebiete ohne fest geplante Reiseroute oder Reisedauer.
- Bei einer Städtereise oder einer Reise außerhalb der definierten Risikozeiten besteht keine Impfindikation.

Zusammenfassung

- Die Japanische Enzephalitis ist eine schwere Erkrankung, die nur in Süd- und Ostasien vorkommt. Überträger sind nachtaktive Mücken.

- Krankheitsfälle treten vor allem in der feuchten Jahreszeit in ländlichen Gebieten auf.
- »Normal« Reisende haben praktisch kein Erkrankungsrisiko (kleiner als 1:1 Million).
- Mit dem zugelassenen Impfstoff Ixiaro gibt es noch kaum Erfahrungen bezüglich Zuverlässigkeit und Sicherheit.
- Die Impfung ist zu erwägen bei Langzeitaufenthalten (mehr als vier Wochen) in Risikogebieten während des Spätsommers bzw. während der Regenzeit.

Referenzen

CDC (Centers for Disease Control): Traveler's health – Japanese encephalitis 2011. http://wwwnc.cdc.gov/travel/yellowbook/2012/chapter-3-infectious-diseases-related-to-travel/japanese-encephalitis.htm (Zugriff 1.2.2012)

DÄ (Deutsches Ärzteblatt): Japan-Enzephalitis: Vakzine für Reisende nach Asien. Dtsch Arztebl 2009, 106 (30): A-1525

DTG (Deutsche Tropenmedizinische Gesellschaft): Stellungnahme zur Impfung gegen Japanische Enzephalitis. 9.3.2010. http://www.dtg.org/uploads/media/JE-Impfung_DTG_01.pdf (Zugriff 6.2.2012)

Dubischar-Kastner, K., Kaltenboeck, A., Klingler, A., et al.: Safety analysis of a Vero-cell culture derived Japanese encephalitis vaccine, IXIARO (IC51), in 6 months of follow-up. Vaccine 2010, 28 (39): 6463–6469

Eder, S., Dubischar-Kastner, K., Firbas, C., Jelinek, T.: Long term immunity following a booster dose of the inactivated Japanese Encephalitis vaccine IXIARO®, IC51. Vaccine 2011, 29 (14): 2607–2612

Plesner, A. M.: Allergic reactions to Japanese encephalitis vaccine. Immunol Allergy Clin North Am 2003, 23 (4): 665–697

WHO (World Health Organization): The immunological basis for immunization series: Japanese encephalitis. Mai 2010. http://whqlibdoc.who.int/publications/2010/9789241599719_eng.pdf (Zugriff 1.2.2012)

Zhou, B., Jia, L., Xu, X.: A large-scale study on the safety and epidemiological efficacy of Japanese encephalitis (JE) live vaccine (SA14-14-2) in the JE endemic area. Chung Hua Liu Hsing Ping Hsueh Tsa Chih 1999, 20 (1): 38–41

Malaria

Die Malaria ist mit jährlich 300 bis 500 Millionen Neuerkrankungen eine der weltweit bedeutendsten Infektionskrankheiten. Ein wirksamer Impfstoff steht bisher nicht zur Verfügung, jedoch gibt es eine medikamentöse Prophylaxe. Wegen ihrer Bedeutung für Fernreisende soll die Krankheit in diesem Impfratgeber kurz besprochen werden.

Das Vorkommen der Malaria

Die Malaria kommt im Wesentlichen in subtropischen und tropischen Gebieten der Erde vor. Mehr als 40 Prozent der Weltbevölkerung leben in malariagefährdeten Gebieten. Die meisten Erkrankungen, nämlich mehr als 90 Prozent, gibt es in Afrika südlich der Sahara. In den letzten Jahren erfolgten viele Investitionen in die Überwachung und Prävention der Malaria. Trotz des weiteren Bevölkerungswachstums und der globalen Erwärmung – beides günstige Bedingungen für die Krankheit – gehen daher die weltweiten Erkrankungszahlen eher zurück.

Die Weltgesundheitsorganisation teilt die Malariagebiete je nach Resistenz der Erreger gegen das wichtige Medikament Chloroquin in drei Regionen ein:

- Länder mit geringem Malariarisiko ohne Resistenz gegen Chloroquin, zum Beispiel Südchina, Mittelamerika und Neuguinea,
- Länder mit geringer Resistenz gegen Chloroquin, zum Beispiel Mittel- und Südasien, Indonesien und die Philippinen,
- Länder mit bedeutender Resistenz gegen Chloroquin, zum Beispiel Südostasien, Afrika und das Amazonasbecken.

Diese Einteilung sagt jedoch nichts über das Erkrankungsrisiko aus. Es ist in den lateinamerikanischen Ländern äußerst gering (1:20000 bei einem vierwöchigen Aufenthalt [Bialek 2003]). Auch 90 Prozent der Thailandreisenden brauchen keine Malariaprophylaxe. Dagegen beträgt das Risiko einer Malariaerkrankung in Papua-Neuguinea, Tansania, Kenia, Ghana, Gambia und Kamerun bei einem vierwöchigen Aufenthalt mehr als 1:50 und ist somit außerordentlich hoch (*AT* 1998). Vor jeder Reise in ein Malariagebiet ist die genaue Information über das Risiko wichtig, entweder durch einen erfahrenen Tropenarzt oder etwa durch das Internet (zum Beispiel www.dtg.org).

Frei von Malaria sind unter anderem folgende Länder: Australien, Bahamas, Chile, Hawaii, Israel, Jamaika, Kanada, Kuba, Libanon, Malediven, Seychellen, Singapur, Tunesien, USA. Nahezu risikolos sind Reisen nach Syrien, Marokko, China, Korea, Argentinien, Mauritius, in die Türkei und in die Vereinigten Arabischen Emirate (*AT* 2001). Auch in Thailand sind in den letzten Jahren nur sehr wenige Malariafälle aufgetreten.

In Europa gibt es keine einheimische Malaria – das nächstgelegene Erkrankungsgebiet liegt in der südöstlichen Türkei (Amikova- und Çukurova-Ebene). Durch zunehmenden Ferntourismus stellt die Malaria jedoch ein immer größeres Problem dar. In Deutschland werden jährlich etwa 600 eingeschleppte Malariaerkrankungen gemeldet. Über 90 Prozent der Erkrankungen werden aus Kenia, Uganda oder westafrikanischen Ländern mitgebracht. Die Hälfte der Meldungen betrifft Menschen mit Migrationshintergrund, die auf Besuch bei Freunden oder Verwandten in Malariagebieten waren (*visiting friends and relatives* [VFR]). 95 Prozent der Erkrankten haben nicht die empfohlene Prophylaxe durchgeführt (*EB* 2011). Jeder Arzt sollte mit dem Problem Malaria vertraut sein und bei fieberhaften Erkrankungen auch nach Fernreisen (Afrika!) in den letzten zwei Jahren fragen.

Die Malariaerkrankung

Die Malariaerreger sind keine Bakterien, sondern mikroskopisch kleine Einzeller, sogenannte Plasmodien. Sie werden durch den Stich der tropischen Mücke Anopheles übertragen. Zunächst vermehren sie sich in der Leber und befallen von dort aus die roten

Blutkörperchen. In mehr oder weniger regelmäßigen Vermehrungszyklen werden diese zerstört, was zu Anämie und Fieberschüben führt. Weitere Symptome und Komplikationen werden durch die Verklumpung der zerstörten Blutkörperchen und durch immunologische Prozesse hervorgerufen.

Es gibt verschiedene Formen der Malaria. Das typische »Wechselfieber« mit regelmäßigem Fieberrhythmus alle zwei oder drei Tage – Malaria tertiana oder quartana – wird durch die eher gutartigen Plasmodien vivax, ovale und malariae hervorgerufen. Die Fieberschübe beginnen mit Schüttelfrost und Kopf- und Gliederschmerzen, dauern sechs bis zwölf Stunden und klingen dann mit Schweißausbrüchen ab. Bei Kindern kommt es während des Fiebers häufig zu Fieberkrämpfen, Erbrechen und Kollaps. Im Anfangsstadium ist die Periodizität meist noch nicht ausgeprägt, was die Diagnose verzögern kann.

Diagnostische und therapeutische Probleme bietet die gefährliche Malaria tropica, deren Erreger das Plasmodium falciparum ist. Bei ihr kommt es zu keinem Fieberrhythmus, sondern zu einem schweren Krankheitsbild mit meist heftigem und anhaltendem Fieber, Bauchschmerzen durch Leber- und Milzschwellung und häufig auch zu Durchfällen und Gelbsucht. Typische Komplikationen sind Blutungen, Nierenversagen, Kreislaufschock und Bewusstseinsstörungen bis hin zum Koma.

Die Sterblichkeit der Malaria tropica beträgt bei unbehandelten Erwachsenen 10 bis 20 Prozent, bei Kindern liegt sie deutlich höher. Bei nach Europa importierter, behandelter Malaria sterben weniger als 1 Prozent der Patienten (*EB* 2011). Das Risiko nimmt jedoch mit dem Alter zu und liegt bei über 65-Jährigen bei 5 Prozent.

Weltweit kommt es jedes Jahr nach Schätzungen der Weltgesundheitsorganisation zu einer Million Todesfällen durch Malaria, wovon hauptsächlich Kleinkinder betroffen sind. Säuglinge in Malariagebieten werden durch mütterliche Antikörper vor schweren Verläufen geschützt. Ältere Kinder, Jugendliche und Erwachsene haben meist eine sogenannte Teilimmunität, das heißt, sie leben im Gleichgewicht mit den Malariaerregern und sind nur wenig oder gar nicht beeinträchtigt. Bestimmte vererbte Bluterkrankungen wie etwa die Sichelzellanämie bieten einen gewissen

Schutz vor Malaria und sind durch diesen Selektionsvorteil in Malariagegenden häufiger.

Die Inkubationszeit beträgt bei allen Malariaformen mindestens acht Tage, kann aber auch Monate bis Jahre dauern. Jedes Fieber, das ab dem achten Tag nach der Einreise in ein Malariagebiet und bis zu zwei Jahre nach der Ausreise auftritt, muss auf Malaria abgeklärt werden – auch wenn während der Reise eine medikamentöse Prophylaxe eingenommen wurde!

Die Weltgesundheitsorganisation rät davon ab, mit Säuglingen oder Kleinkindern in Malariagebieten Urlaub zu machen. Schwangere Frauen gehen im Erkrankungsfall das Risiko einer Fehl- oder Totgeburt ein. Ist eine Reise unvermeidlich, sollte sie möglichst in der Trockenzeit erfolgen.

Diagnose und Therapie

Die Diagnose der Malaria durch die mikroskopische Untersuchung eines Blutausstrichs ist einfach – man muss nur an die Möglichkeit der Erkrankung denken. Eine verzögerte Diagnose verschlechtert die Heilungschancen. Fieber in den ersten sieben Tagen nach Einreise in ein Malariagebiet ist sehr wahrscheinlich keine Malaria.

Malaria-Schnelltests (zum Beispiel Malaquick) werden von der Deutschen Tropenmedizinischen Gesellschaft grundsätzlich nicht empfohlen, weil sie fehleranfällig sind und weil ein negatives Testergebnis eine Malaria nicht sicher ausschließt. Der Test muss gegebenenfalls innerhalb von 24 bis 48 Stunden wiederholt werden – diese Verzögerung kann bei einer Malaria tropica lebensgefährlich sein. Bei jedem unklaren Fieber muss unabhängig vom Testergebnis umgehend ein Arzt aufgesucht werden.

Zur Therapie stehen verschiedene Medikamente zur Auswahl, die teilweise Variationen des alten Heilmittels Chinin sind. Auch Chinin selbst spielt in der Therapie schwerer Malariaverläufe noch eine Rolle. Alle Mittel zeichnen sich durch eine geringe »therapeutische Breite« mit einem hohen Risiko von Nebenwirkungen aus.

Prophylaxe der Malaria: Mückenschutz

Die medikamentöse Vorbeugung bietet keinen garantierten Schutz. Die wichtigste Maßnahme gegen eine Malariaerkrankung ist das Vermeiden von Mückenstichen. Anophelesmücken stechen nur abends und nachts. Insektengitter in den Fenstern, Moskitonetze – eventuell imprägniert – über dem Bett und bedeckende helle Kleidung in den Abend- und Nachtstunden verringern das Stichrisiko. Besonders wichtig sind lange Hosen, da Anophelesmücken bevorzugt in die Beine stechen.

Mückenschutzmittel (Repellents) wirken durch das Überdecken von Körpergeruch und halten umso länger, je langsamer sie verdunsten. Die Schutzwirkung beschränkt sich nur auf den Körperbereich, der behandelt wird, und wird durch Schwitzen, Baden oder Zugluft reduziert. Laut Stiftung Warentest (2010) hat das Produkt »Autan Family Care Mückenschutz« das beste Nutzen-Risiko-Profil. Mückenschutzmittel im Ausland zu kaufen ist riskant, da oft toxische Wirkstoffe angeboten werden. Harmloser, aber auch weniger wirksam ist das wiederholte Auftragen ätherischer Öle – etwa Zedernöl oder Citronella – auf Haut oder Kleidung.

Die Deutsche Tropenmedizinische Gesellschaft empfiehlt die Imprägnierung von Kleidung und Moskitonetzen mit Nobite. Die Sprays bzw. Imprägnierlösungen enthalten jedoch problematische hormonartig wirkende Insektizide und sollten nicht eingeatmet werden.

Ultraschall und Vitamin B haben bei der Mückenabwehr keine Wirkung. Elektroverdampfer oder abzubrennende »Mosquito-Coils« können durch ihre Inhaltsstoffe, etwa organische Lösungsmittel, Atemwegsirritationen auslösen und sollten nicht in Gegenwart von Kindern angewandt werden.

Prophylaxe der Malaria: Medikamente

Die Einnahme von Medikamenten ist das zweite Standbein der Malariavorbeugung. Sie verhindern zwar nicht die Infektion mit Malariaerregern, töten diese aber bei ihrer Aussaat im Blut ab.

Immer wieder wechselnde Empfehlungen wegen Nebenwirkungen und der Zunahme von Resistenzen machen das Thema Malariaprophylaxe zu einem Feld für Spezialisten. Die Wahl der Medikamente richtet sich nach der Dauer des Aufenthalts, dem genauen Reiseziel und nach persönlichen Risikofaktoren. Ein 100-prozentiger Schutz vor Malaria wird in keinem Fall erzielt, so dass von Reisen in Malariagebiete mit Säuglingen, Kleinkindern und Schwangeren abgeraten werden muss. Immerhin hatten 5 Prozent der Deutschen, die 2010 an Malaria erkrankten, eine korrekte Prophylaxe eingenommen (*EB* 2011).

Die vorbeugende Einnahme von Malariamedikamenten ist nur noch in Gebieten mit hohem Risiko und bekannter Chloroquinresistenz empfohlen (DTG 2011). Dies sind zum Beispiel die Länder des tropischen Afrika, Papua-Neuguinea, Timor, Teile Indonesiens, die Salomonen, Guayana und in Brasilien die Bundesstaaten Acre, Rondônia und Roraima. Zur Prophylaxe eignen sich Malarone, Doxycyclin oder Lariam, wobei Letzteres am schlechtesten vertragen wird.

In allen anderen Ländern mit Malariarisiko ist es empfohlen, Malariamedikamente mitzuführen und dann einzunehmen, wenn eine Malaria nachgewiesen ist oder wenn Fieber über 38,5 Grad auftritt und nicht innerhalb von 24 Stunden ein Arzt erreichbar ist (»Standby«). Dies gilt für folgende Gebiete und mit folgenden »Stand-by«-Medikamenten:

- Gebiete mit geringem Malariarisiko ohne bekannte Resistenzen, zum Beispiel Mittelamerika, Haiti, Dominikanische Republik: Notfalltherapie mit Resochin.
- Gebiete mit geringem Malariarisiko und bekannter Chloroquinresistenz, zum Beispiel Brasilien (außerhalb der Hochrisikogebiete), VR China, Taiwan, Vanuatu, Arabische Halbinsel, Indien, Irak, Iran, Afghanistan, Pakistan, Bangladesch, Sri Lanka, Indonesien (außerhalb der Hochrisikogebiete), Philippinen: Notfalltherapie mit Riamet, Malarone oder Lariam.
- Gebiete mit geringem Malariarisiko und bekannter Chloroquin- und Mefloquinresistenz, zum Beispiel Südostasien ohne Hochrisikogebiete: Notfalltherapie mit Riamet oder Malarone.

Resochin ist für Säuglinge ab der sechsten Lebenswoche zugelassen, Lariam ab dem dritten Lebensmonat, Riamet ab einem Körpergewicht von 5 Kilogramm, Malarone junior ab 11 Kilogramm. Bei Säuglingen muss man sich wegen der Nebenwirkungen und fehlender Erfahrungen überlegen, ob man es nicht beim Schutz durch Moskitonetze abends und nachts bewenden lässt. Schwangere dürfen nur mit Resochin oder Malarone behandelt werden.

Jede Malariaprophylaxe muss vor der Reise begonnen und bis vier Wochen nach der Ausreise aus dem Malariagebiet weitergeführt werden. Lediglich Malarone kann bereits sieben Tage nach der Rückkehr abgesetzt werden.

Die Malariaprophylaxe mit homöopathischen Mitteln, etwa Malaria D200, bietet keinen nachweisbaren Schutz und gilt bei Versagen als Kunstfehler (*AT* 1998).

Nebenwirkungen der Prophylaxemittel

Resochin kann zu Magen-Darm-Beschwerden, Allergien und Lichtsensibilisierung führen. Problematisch ist bei Langzeiteinnahme die mögliche Schädigung der Augen durch Einlagerungen in die Hornhaut und Netzhaut (Retinopathia pigmentosa). Bei jahrelanger Einnahme müssen daher regelmäßig die Augen untersucht werden. Auch Nieren und Herz können geschädigt werden.

Malarone kann ebenfalls zu Magen-Darm-Beschwerden führen; Geschwüre im Mundbereich sind eine häufige Nebenwirkung. Außerdem sind Hautausschläge, Haarausfall, Zerstörung von Blutzellen (Neutropenie, Thrombozytopenie) und bei Überdosierung Nierenschäden beschrieben. Auch Schlaflosigkeit, Schwindel, ungewöhnliche Träume und Depressionen wurden beobachtet.

Lariam zeichnet sich durch psychiatrische Nebenwirkungen aus. Gemeldet wurden unter anderem Angstzustände bis hin zu Desorientiertheit, Panikattacken, Depressionen und Psychosen. Bei prophylaktischer Anwendung kommt es in einer Häufigkeit von 1:10 000 bis 13 000 zu solchen Ereignissen. Bei 8 bis 12 Prozent der Reisenden treten leichtere, jedoch das allgemeine Wohlbefinden durchaus störende Symptome wie Schwindel, Verstimmung oder Alpträume auf. Um diese Nebenwirkungen möglichst noch vor der Reise zu erkennen und auf andere Medikamente ausweichen zu können, soll mit der Einnahme daher schon zwei bis drei Wochen vor Reiseantritt begonnen werden. Reisenden, die eine Malariaprophylaxe mit Lariam durchführen, wird empfohlen, in den Personalpapieren den Beipackzettel mitzuführen, damit eventuelle psychiatrische Nebenwirkungen im Reiseland richtig eingeschätzt werden (*AT* 2003). Bei Krampfanfällen oder psychiatrischen Erkrankungen in der Vorgeschichte verbietet sich die Lariam-Prophylaxe. Sie ist auch in der Schwangerschaft kontraindiziert, da sie zu Fehl- oder Totgeburten und Fruchtschäden führen kann.

Riamet kann Magen-Darm-, Schlafstörungen, Kopfschmerzen, Schwindel und andere neurologische Störungen wie unsicheren Gang oder verwaschene Sprache hervorrufen.

Doxycyclin darf nicht bei Schwangeren, stillenden Müttern und Kindern unter acht Jahren eingesetzt werden. An sich ist das Antibiotikum relativ gut verträglich, hat jedoch den großen Nachteil der Lichtsensibilisierung: Auf der Sonne ausgesetzten Hautpartien, vor allem auf der Nase, können Verbrennungen und lang anhaltende Hautveränderungen auftreten.

Zusammenfassung

- Malaria ist eine schwere und ernstzunehmende Erkrankung in den meisten subtropischen und tropischen Ländern.
- Besonders gefährdet sind Ungeborene und Kinder. Von Reisen in Malariagebiete mit Schwangeren oder Kindern sollte daher Abstand genommen werden.
- Vor jeder Fernreise ist eine genaue Information über das Malariarisiko wichtig.

- Die Prophylaxe besteht aus dem Schutz vor Mückenstichen, in Ländern mit hohem Risiko auch aus der Einnahme vorbeugender Medikamente.
- Ein sicherer Schutz ist durch keine Maßnahme gewährleistet – bei Fieber während oder auch noch Monate nach der Reise in ein Malariagebiet muss immer eine Blutuntersuchung auf Malaria durchgeführt werden.
- Für alle Malariagebiete ist die Mitnahme eines geeigneten Medikaments zur Selbstbehandlung (»Stand-by«) empfohlen für den Fall, dass Fieber auftritt und innerhalb von 24 Stunden kein Arzt erreichbar ist.

Referenzen

AT (arznei-telegramm): Vorsorge für Fernreisen. a-t 1998,7: 63 ff.
AT (arznei-telegramm): Malariaprophylaxe im Umbruch? Neue Empfehlungen, neue Produkte. a-t 2001, 7: 64–68
AT (arznei-telegramm): USA – neue Warnung vor neuropsychischen Störwirkungen von Mefloquin (LARIAM). a-t 2003, 34 (8): 78 f.
Bialek, R.: Malaria (Plasmodien). Consilium infectiorum 2003, 3: 52
DTG (Deutsche Tropenmedizinische Gesellschaft): Empfehlungen zur Prophylaxe und Therapie der Malaria der DTG 2011. http://www.dtg.org/malaria.html (Zugriff 6. 2. 2012)
EB (Epidemiologisches Bulletin): Reiseassoziierte Infektionskrankheiten im Jahr 2010. EB 2011, 41: 371–378
Stiftung Warentest: Mückenabwehrmittel. 7. 5. 2010. https://www.test.de/themen/freizeit-reise/test/Mueckenmittel-Einige-bieten-zuverlaessig-Schutz-1859225-1859947/ (Zugriff 6. 2. 2012)

ANHANG

Impfempfehlungen in Deutschland, Österreich und der Schweiz

Deutsche Impfempfehlungen
Stand: Herbst 2013 (ohne Gewähr)

Impfungen	Alter in Monaten				Alter in Jahren		
	2	3	4	11–14	1	5–6	9–17
TD[1)]	1.	2.	3.	4.		A[3)]	A[3)]
Polio[1)]	1.	2.	3.[2)]	4.			A
Keuchhusten	1.	2.	3.	4.		A	A
Hib	1.	2.	3.[2)]	4.			
Hepatitis B	1.	2.	3.[2)]	4.			G
Pneumokokken	1.	2.	3.	4.			
Rotaviren	1.	2.[6)]	3.				
Meningokokken					1.	G	G
Masern, Mumps, Röteln, Windpocken				1.	2.[4)]		G
HPV							3x[5)]

G: Grundimmunisierung für alle Kinder und Jugendlichen, die bisher nicht geimpft wurden.
A: Auffrischungsimpfung.

1) Tetanus, Diphtherie, Polio: Abstände zwischen erster und zweiter sowie zweiter und dritter Impfung mindestens vier Wochen; Abstand zwischen dritter und vierter Impfung mindestens sechs Monate.
2) Entfällt bei Impfung mit einem Einzelimpfstoff.
3) Ab dem fünften Geburtstag wird ein Impfstoff mit reduziertem Diphtherietoxoid-Gehalt (»d«) verwendet.
4) Zweite Impfung frühestens vier Wochen nach der ersten Impfung.
5) Alle zwölf- bis siebzehnjährigen Mädchen (dreimalige Impfung zur Grundimmunisierung).
6) Entfällt bei Impfstoff Rotarix.

Österreichischer Impfplan
Stand Frühjahr 2012 (ohne Gewähr)

Impfungen	7. Woche	Alter in Monaten						Alter in Jahren					
		2	4	11	12	13	19	4	6	8	9	11	12
Rotavirus	1.	2.[1]	3.[1]										
TD Polio		1.	2.	3.				A					A[7]
Keuchhusten		1.	2.	3.				A					A
Hib		1.	2.	3.									
Hepatitis B		1.	2.	3.						G			
Pneumokokken		1.	2.	3.									
Masern, Mumps, Röteln				1.[2]	2.								
Windpocken				1.[2,4]		2.[3,4]				G[4]			
Meningokokken				1.[4,5]								2.[6]	
FSME					1.[4]	2.[4]	3.[4]	A[4]			A[4]		
HPV											3x[4]		

G: Grundimmunisierung: alle Kinder und Jugendlichen, die bisher nicht geimpft wurden (bzw. Komplettierung eines unvollständigen Impfschutzes).

A: Auffrischungsimpfung.

1) Bei RotaTeq drei Impfungen im Abstand von vier Wochen, bei Rotarix zwei Impfungen im Abstand von zwei Monaten.
2) Auch schon mit zehn Wochen.
3) Mindestabstand besser sechs Wochen.
4) Nicht kostenfrei.
5) Meningokokken-C-Impfstoffe.
6) Vierfacher Meningokokkenimpfstoff Menveo (kostenfrei).
7) Nur Tetanus-Diphtherie.

Schweizerischer Impfplan
Stand Frühjahr 2012 (ohne Gewähr)

Impfungen	Alter in Monaten					Alter in Jahren		
	2	4	6	12	15	4–7	11–15	25–29
Td	1.	2.	3.		4.	A	A	A
Polio	1.	2.	3.		4.	A		
Keuchhusten	1.	2.	3.		4.	A		A
Hib	1.	2.	3.		4.			
Hepatitis B							$3x^{2)}$	
Pneumokokken	$1.^{1)}$	$2.^{1)}$		$3.^{1)}$				
Meningokokken				$1.^{1),\,2)}$			$2.^{1)}$	
Masern, Mumps, Röteln				1.	2.			
Windpocken							2x	
HPV							$3x^{1)}$	

A: Auffrischungsimpfung.

1) Empfohlene ergänzende Impfung (»für die öffentliche Gesundheit nicht prioritär«).
2) Bei erhöhtem Risiko auch schon ab dem Alter von zwei Monaten.

Impfalternativen

Die nachfolgenden Überlegungen stellen eine Übersicht über praktisch umsetzbare Möglichkeiten für eine individuelle Impfentscheidung dar. Sie sollen und können keinesfalls ein persönliches Beratungsgespräch mit einer kompetenten Ärztin bzw. einem kompetenten Arzt ersetzen.

Wünschen die Eltern ein Abweichen von den offiziellen Impfempfehlungen, so ist dem Impfarzt die Dokumentation auf einem Aufklärungsblatt zu empfehlen, mit der Unterschrift der Patienteneltern (siehe www.individuelle-impfentscheidung.de unter »Dokumente«).

Da nur eine begrenzte Auswahl an Impfstoffen und Impfstoffkombinationen verfügbar ist, gibt es nicht viele Alternativen zu den offiziellen Impfempfehlungen, sondern im Wesentlichen vier Möglichkeiten:

1. *Keine Impfung.*
2. *Drei-, Vier-, Fünf- oder Sechsfachimpfstoffe* (zugelassen für die Grundimpfungen im Säuglingsalter):
   - Dreifachimpfstoff (Tetanus, Diphtherie, Keuchhusten), Zulassung nur in Deutschland,
   - Vierfachimpfstoff (Tetanus, Diphtherie, Keuchhusten, Polio),
   - Fünffachimpfstoff (Tetanus, Diphtherie, Keuchhusten, Hib, Polio),
   - Sechsfachimpfstoff (Tetanus, Diphtherie, Keuchhusten, Hib, Polio, Hepatitis B).
3. *Einzelimpfstoffe* (zugelassen für die Grundimpfungen im Säuglingsalter): Tetanus, Polio, Hib, Hepatitis B.
4. *Td- oder TdPolio-Impfstoffe:* Ein Td-Impfstoff für Kinder unter fünf Jahren ist nur in der Schweiz zugelassen. Td-Impfstoffe haben eine Zulassung für die Grundimmunisierung ab dem fünften Geburtstag, der TdPolio-Impfstoff Revaxis nur für die Auffrischung ab dem fünften Geburtstag. Diese Impfstoffe sind in Deutschland und Österreich eine Alternative, wenn gegen Tetanus und Diphtherie, nicht aber gegen Keuchhusten geimpft werden soll.

Ärzte bewegen sich bei der Empfehlung und Umsetzung von Impfalternativen in einer juristischen Grauzone (in Deutschland gelten die Impfempfehlungen der STIKO als »medizinischer Standard«).
Eltern nehmen durch den Verzicht auf empfohlene Impfungen das Risiko der jeweiligen Erkrankung und damit eventuell verbundener Komplikationen für ihr Kind in Kauf. Dies erfordert eine intensive und umfassende Information im Rahmen eines ärztlichen Beratungsgesprächs, um zu einer verantwortungsvollen und fundierten Entscheidung zu kommen.
Im Folgenden sind Möglichkeiten dargestellt, die als Grundlage für eine informierte Entscheidung der Eltern dienen können.

Tetanus

- Tetanol pur: Einzelimpfstoff für jedes Alter. Drei Impfungen zur Grundimmunisierung; zweite Impfung nach ein bis zwei Monaten, dritte Impfung nach sechs bis zwölf Monaten.
- Kombinationsimpfstoffe (siehe unter »Diphtherie«).

Diphtherie

Impfstoffe mit Zulassung für Säuglinge:
- DT-Impfstoff für Kinder, Zulassung nur in der Schweiz, drei Impfungen nach dem Schema für den Tetanus-Einzelimpfstoff.
- Drei-, Vier-, Fünf- oder Sechsfachimpfstoff (siehe Tabelle 2 im nächsten Abschnitt) mit mindestens der Keuchhustenkomponente, drei Impfungen nach dem Schema für den Tetanus-Einzelimpfstoff.

Impfstoffe mit Zulassung ab fünf Jahren:
- Diphtherie-Adsorbat-Impfstoff Behring: Einzelimpfstoff, nur in Deutschland zugelassen.
- Td-rix: Kombinationsimpfstoff gegen Tetanus und Diphtherie.

- Revaxis: Kombinationsimpfstoff gegen Tetanus, Diphtherie und Polio.

Diese drei Impfstoffe sind, neben dem Import des Schweizer DT-Impfstoffs für Kinder, ein Ausweg, wenn man in Deutschland oder Österreich gegen Diphtherie, aber nicht gegen Keuchhusten impfen will. Sie enthalten eine gegenüber den Säuglingsimpfstoffen verringerte Impfstoffmenge: Die Diphtheriekomponente beträgt nach telefonischer Auskunft der Hersteller durchschnittlich ein Drittel der Säuglingsdosis (laut Beipackzettel ein Zehntel), die Tetanuskomponente deren Hälfte. Sie enthalten keinerlei Substanzen, die in den zugelassenen Säuglingsimpfstoffen nicht ebenfalls Verwendung finden.

Es liegen jedoch keine Studien über die erreichten Antikörperspiegel nach der Grundimmunisierung im Säuglings- oder Kleinkindesalter vor. Wer vor allem bezüglich des Diphtherieschutzes 100-prozentig sichergehen will, kann nach Abschluss der Grundimmunisierung aus dem Blut die Diphtherie-Antikörper überprüfen lassen.

Impfschema: Ab dem ersten Geburtstag zwei Impfungen im Abstand von vier bis acht Wochen, dritte Impfung nach sechs bis zwölf Monaten. Bei Impfbeginn vor dem ersten Geburtstag vier Wochen nach der dritten Impfung Überprüfung der Diphtherie-Antikörper. Alternative: eine zusätzliche Td-Impfung (Td-rix) vier bis acht Wochen nach der zweiten Impfung.

Wünschen die Eltern die Anwendung dieser Impfstoffe zur Grundimmunisierung in den ersten Lebensjahren, dann handeln sie auf eigene Verantwortung, sofern sich der Arzt durch ihre Unterschrift von seiner Verantwortung entbinden lässt. Konsequenzen hat dies nur im unwahrscheinlichen Fall eines bleibenden Impfschadens: In diesem Fall würde die Haftung des Staates entfallen.

Polio

- Einzelimpfstoff: zwei Impfungen im Abstand von ein bis zwei Monaten, die dritte nach einem Jahr.

- Revaxis: Impfstoff gegen Tetanus, Diphtherie und Polio. In den ersten fünf Lebensjahren ohne offizielle Zulassung,
- als Vierfach-, Fünffach- oder Sechsfachimpfung.

Keuchhusten

- Infanrix: Dreifachimpfung mit Diphtherie und Tetanus, zugelassen für Säuglinge; ab vier Jahren mit reduzierter Diphtheriekomponente (Boostrix, Covaxis) nur zur Auffrischung.
- Tetravac: Vierfachimpfung mit DT und Polio. Der niedriger dosierte Impfstoff Repevax ist nur zur Auffrischung ab dem vierten Lebensjahr zugelassen.
- Fünffach- oder Sechsfachimpfstoffe.

Hib

- Act-HiB (in der Schweiz: Hiberix) als dreimalige Einzelimpfung ab dem dritten Lebensmonat.
- Einmalige Impfung mit Act-HiB (Hiberix) ab dem dreizehnten Lebensmonat.
- Fünffachimpfung mit Diphtherie, Tetanus, Keuchhusten und Polio (Infanrix-IPV+Hib, Pentavac).
- Sechsfachimpfung.

Masern

- Measles Vaccine (Schweiz) bzw. Masern-Einzelimpfstoff Rouvax (Importimpfstoff aus Frankreich; keine Staatshaftung bei Impfschaden!) möglich ab dem zwölften bis fünfzehnten Lebensmonat, besser verträglich etwas später (zum Beispiel mit zwei bis drei Jahren). Auch vor der Geburt eines Geschwisters.

- Zweitimpfung frühestens vier Wochen nach der ersten Impfung. Bei guter Antikörperbildung Zweitimpfung eventuell erst mit der Pubertät: Der Schutz im Erwachsenenalter ist nach zwei Impfungen zuverlässiger.
- MMR-Impfstoff (gegen Masern, Mumps und Röteln): Bei Jungen eher in Betracht zu ziehen. Bei Mädchen führt die Mumpserkrankung zu einem gewissen Schutz vor Eierstockkrebs, MMR-Impfung daher günstiger erst mit Beginn der Pubertät.

Zu bedenken ist: Masernkinder sind heute eine Gefahr für nichtimmune Erwachsene (unter Umständen auch die eigenen Eltern!) und für Säuglinge. Wer sein Kind nicht impfen lässt, sollte zumindest selbst immun sein (eventuell Bluttestung auf Antikörper durchführen).

Mumps

- MMR-Impfung spätestens mit dem Eintritt der Pubertät.
- Eventuell vorher Antikörpertestung, ob Mumps bzw. Röteln nicht vielleicht »still« durchgemacht wurden.
- Zwei Impfungen im Abstand von mindestens vier Wochen. Die Mumpsimpfung ist zweimal notwendig, um wenigstens einigermaßen zu schützen.

Der Mumpsimpfstoff ist nur noch als »MMR« verfügbar, also kombiniert mit Masern- und Rötelnimpfstoff. Daher muss man bei Jungen, die gegen Masern geimpft werden sollen, immer auch die MMR-Impfung erwägen, zumindest ab dem Schulalter. Es ist aber auch kein Problem, trotz alleiniger Masernimpfung später MMR zu impfen.

Vorteil der späten Mumpsimpfung gegenüber der Impfung im Kleinkindalter ist der zuverlässigere Schutz im Erwachsenenalter. Die Mumpsimpfung hat eine relativ hohe Versagerquote, die mit dem Abstand zur Impfung zunimmt.

Röteln

- Röteln-Einzelstoff nicht mehr verfügbar, daher auch bei Mädchen mit Beginn der Pubertät MMR-Impfung. Eventuell vorher Antikörpertestung (»still« durchgemacht?).
- Zwei Impfungen im Abstand von mindestens vier Wochen.

Hepatitis B

- Bei Risikokindern (Hepatitis-B-Überträger im gleichen Haushalt) dreimal innerhalb eines Jahres. HbVaxPro ist besser verträglich als Engerix B.
- Ansonsten Entscheidungsfindung zusammen mit dem Jugendlichen während oder nach der Pubertät.
- Im Säuglingsalter auch als Sechsfachimpfung möglich.

Windpocken

- Windpocken-Einzelimpfung für enge Kontaktpersonen von Kindern mit Immunschwächekrankheit oder Chemotherapie. Für einigermaßen verlässlichen Impfschutz sind zwei Impfungen notwendig.
- Für Jugendliche und Erwachsene, die keine Windpocken durchgemacht haben (vorher Überprüfung auf Antikörper, da Windpocken auch übersehen werden können). Vorsicht: Bei Frauen vor der Impfung Schwangerschaft ausschließen oder während der Regelblutung impfen!

Auswahl von Impfstoffen für die individuelle Impfentscheidung

Stand 2012
Aufgeführt sind jeweils die Impfstoffe mit dem niedrigsten Aluminiumgehalt oder der besten Verträglichkeit (D = Deutschland, A = Österreich, CH = Schweiz).

Tabelle 1: Empfehlenswerte Einzelimpfstoffe (Totimpfstoffe)

Impfstoff	Tetanus	Diphtherie	Polio	Hib	Hepatitis B	Pneumokokken	Meningokokken
Tetanol pur	x						
Diphtherie-Absorbatimpfstoff für Erwachsene (D)		x					
IPV Mérieux (D) Polio Salk Mérieux (A) Poliorix (CH)			x				
Act-HiB (D, A) Hiberix (CH)				x			
HBVax PRO					x		
Prevenar 13						x	
Meningitec							x

Tabelle 2: Kombinationsimpfstoffe für Säuglinge und Kleinkinder

Impfstoff	Tetanus	Diphtherie	Polio	Keuch-husten	Hib	Hepatitis B
DT-Impfstoff für Kinder (CH)	x	x				
Infanrix (D)	x	x		x		
Tetravac	x	x	x	x		
Infanrix-IPV+Hib, Pentavac	x	x	x	x	x	
Infanrix Hexa	x	x	x	x	x	x

Tabelle 3: Kombinationsimpfstoffe mit Zulassung vom dritten bis sechsten Geburtstag (Totimpfstoffe)

Impfstoff	Tetanus	Diphtherie	Polio	Keuchhusten
Td-rix, Td-pur (ab fünf Jahren)	x	x		
Revaxis (Auffrischung ab fünf Jahren)	x	x	x	
Covaxis (D) (Auffrischung ab vier Jahren) Boostrix (D, A, CH) (Auffrischung ab drei Jahren)	x	x		x

Repevax (Auffrischung ab drei Jahren) Boostrix Polio (Auffrischung ab vier Jahren)	x	x	x	x

Tabelle 4: Gehalt an Aluminium (Al^{3+}) in Impfstoffen

ActH-HiB, Hiberix, IPV Mérieux	0,0 mg
Prevenar 13	0,1 mg
Meningitec	0,125 mg
Diphtherie-Absorbatimpfstoff für Erwachsene NF, Engerix B Kinder	0,26 mg
Tetravac, Pentavac	0,3 mg
Menjugate Kit, Covaxis, Repevax, Td Mérieux	0,33 mg
Td-rix, Revaxis	0,35 mg
Tetanol pur, Td-pur, NeisVac C, Synflorix, Infanrix-IPV+Hib, Neisvac, Boostrix, Boostrix-Polio, Infanrix	0,5 mg
Infanrix Hexa	0,8 mg
Tetanus-Impfstoff Mérieux	1,25 mg

Glossar

Akute demyelinisierende Enzephalomyelitis (ADEM): Gehirn- und Rückenmarksentzündung mit vielen kleinen Entzündungsherden. Impffolge mit neurologischen Symptomen wie Lähmungen, Ausfällen von Sinnesorganen und auch schweren Bewusstseinsstörungen oder Krampfanfällen (siehe auch Demyelinisierung).
Angioödem: Schwellung im Unterhautgewebe, vor allem Lippen, Wangen und Stirn.
Antigene: körperfremde Stoffe, meist Bestandteile von Krankheitserregern, die im Körper die Bildung von Antikörpern anregen.
Antikörper: vom Körper gebildete Abwehrstoffe, die Antigene erkennen und binden und damit ihre Zerstörung einleiten.
Apnoe: Atemstillstand.
Arthritis: Gelenkentzündung.
Ataxie: Störung der Muskelkoordination und des Gleichgewichts durch Schäden im Nervensystem, vor allem im Kleinhirn.
Atopische Dermatitis: Chronisch-rezidivierende Hauterkrankung aus dem allergischen Formenkreis, Neurodermitis.
Attenuierung: Abschwächung der krank machenden Eigenschaften von Erregern (bei Lebendimpfstoffen).
Autoimmunerkrankung: Erkrankung, die durch Antikörper gegen körpereigenes Gewebe hervorgerufen wird (zum Beispiel rheumatische Erkrankungen).
Blut-Hirn-Schranke: Schutzbarriere des zentralen Nervensystems vor Giftstoffen und Krankheitserregern.
Boostern: auffrischen.
Bradykardie: bedrohlicher Abfall der Herzfrequenz.
Cri encéphalique: »schrilles Schreien«, das kaum zu beruhigen ist. Kommt relativ häufig nach Impfungen im Säuglingsalter vor, besonders nach Impfstoffen mit der Keuchhustenkomponente.
Demyelinisierung: Zerstörung der die Nerven umhüllenden Markscheide (siehe auch Akute demyelinisierende Enzephalomyelitis [ADEM]).
Diabetes: Zuckerkrankheit.
»d«-Impfstoffe: Diphtherieimpfstoffe mit verringertem Toxoidgehalt (werden ab dem fünften Geburtstag eingesetzt).
Endemie: Erkrankungsausbruch in einem begrenzten Gebiet.
Enzephalitis: Entzündung des Gehirns.
Enzephalopathie: Erkrankung des Gehirns.
Epidemie: örtlich oder zeitlich gehäuftes Auftreten einer Infektionskrankheit.
Erythema multiforme: Hautausschlag mit runden, teils blasigen Herden, in schweren Fällen mit zusätzlichem Befall der Schleimhäute (Stevens-Johnson-Syndrom).

»Fast-track«-Verfahren: beschleunigte Zulassung eines Medikaments bzw. Impfstoffs.

Granulom: Geschwulstbildung im Bindegewebe.

Guillain-Barré-Syndrom: Entzündung der Nervenwurzeln mit über Wochen anhaltenden Lähmungen.

Herdenimmunität: Durch die Impfung eines Großteils der Bevölkerung sinkt auch für die Ungeimpften die Erkrankungswahrscheinlichkeit.

Hib: Haemophilus influenzae b. Bakterie, die häufig bei Gesunden in der Nasen- und Rachenflora gefunden wird und nur ausnahmsweise zu schweren Krankheiten führt.

Humoral: die Körperflüssigkeit betreffend, nicht zellulär (das lateinische Wort *humor* bedeutet »Feuchtigkeit, [in] Flüssigkeit [befindlich]«).

Hypotone-hyporesponsive Episoden (HHE): kollapsartige Zustände, die innerhalb von 48 Stunden, durchschnittlich drei bis vier Stunden nach einer Impfung auftreten und durch verminderte Ansprechbarkeit, muskuläre Schlaffheit und Blässe oder Zyanose (bläuliche Färbung der Haut) charakterisiert sind.

IE/ml oder IU/ml: Internationale Einheit bzw. International Unit; von der Weltgesundheitsorganisation definierte Menge eines Stoffs pro Milliliter.

IgG: Antikörper, die von Gedächtniszellen ausgeschüttet werden.

Immunglobuline: Abwehrstoffe in Blut und Gewebsflüssigkeiten.

Immunkomplex: Verklumpung zwischen Antigen und Antikörper, die bei Anhaftung an bestimmte Gewebe zu Entzündungen führen kann.

Immunogen: die Bildung von Antikörpern hervorrufend.

Immunsuppressiv: die Abwehr schwächend oder unterdrückend.

»Impfversager«: siehe »Non-Responder«.

Intramuskulär: Injektion in einen Muskel (meist Gesäß, Oberarm oder Oberschenkel).

Invasiv: über die Blutbahn einbrechend und innere Organe befallend.

Kawasaki-Syndrom: fieberhafte Erkrankung im Kindesalter, deren Ursache nicht geklärt ist und die zu lebensgefährlichen Herzkomplikationen führen kann.

Konjugatimpfstoffe: Impfstoffe gegen Bakterien, die Zuckerkapseln bilden und dadurch für das frühkindliche Immunsystem schwer erkennbar sind. Die Impfwirkung beruht auf der Bindung des Impfstoffs an bestimmte Trägereiweiße.

Kontraindikation: Gegenanzeige; Grund, eine medizinische Maßnahme nicht anzuwenden.

Kryoglobulinämie: krankhafte kältebedingte Eiweißausfällung in der Blutbahn mit Blutgefäßverstopfung.

Lupus erythematodes: schwere Autoimmunerkrankung mit Haut-, Gelenk- und Nierenbefall.

Makrophagische Myofasziitis: schwere Impfnebenwirkung, die noch wenig bekannt ist und wegen des verzögerten Einsetzens in der Regel nicht als Impffolge erkannt wird. Die Krankheit beginnt mit starken und anhaltenden Schmerzen an der Impfstelle. In den folgenden Monaten bis Jahren treten Muskelschwäche und diffuse Muskel- und Gelenkschmerzen auf. Eine Therapiemöglichkeit gibt es derzeit nicht.

Meningitis: Entzündung der Gehirnhaut.

Meningoenzephalitis: Entzündung von Gehirnhaut und Gehirn.

Multiple Sklerose: schubweise verlaufende schwere Nervenerkrankung mit Lähmungen, Gefühlsstörungen, Schwindel, Sehstörungen und psychischen Veränderungen.

Myasthenia gravis: schwere, allmählich zunehmende Muskelerkrankung mit Übergang in Lähmungen; Autoimmunerkrankung.

Myelin: Fettstoff, der unter anderem die schützende Umhüllung der Nerven (Nervenscheide) bildet.

Myokarditis: Entzündung des Herzmuskels.

Narkolepsie: meist kurz dauernder, anfallartig auftretender unwiderstehlicher Schlafdrang (häufig infolge einer Störung des zentralen Nervensystems).

Nephrotisches Syndrom: schwere Nierenerkrankung mit Verlust von Eiweiß und Abwehrstoffen über den Urin; Autoimmunerkrankung.

Nestschutz: humorale Abwehr durch spezialisierte Eiweiße im Blut (Antikörper), die von der Mutter während der Schwangerschaft auf das Kind übertragen werden.

Neuritis: Nervenentzündung.

Neuropathie: Nervenerkrankung.

Non-Responder: jemand, der nicht auf eine Impfung anspricht; »Impfversager«.

Off-label: hier Anwendung von Medikamenten außerhalb ihrer offiziellen Zulassung.

Onkogene: Gene, die unter bestimmten Bedingungen Krebs auslösen.

Pandemie: Krankheitsausbruch, der mehrere Länder oder Kontinente erfasst.

Pneumonie: Lungenentzündung.

Postvakzinal: nach einer Impfung auftretend.

Prävalenz: Krankheitshäufigkeit.

Purpura Schönlein-Hennoch: Blutgefäßentzündung mit Blutaustritten unter die Haut, vor allem an den Beinen und Schleimhäuten.

Replacement: hier Ersetzen eines Bakterientyps durch einen anderen (siehe auch »Serotype Replacement«).

Riegelungsimpfung: Impfung von »Multiplikatoren« (Personen mit erhöhtem Erkrankungsrisiko wie zum Beispiel medizinisches Personal), die eine mögliche Infektionsquelle für von ihnen betreute Risikopersonen darstellen.

Rotavirus-Impfstoffe: Humane Rotaviren sind beim Menschen vorkommende Viren mit radähnlicher Struktur (vom lateinischen *rota* für »das Rad«).

Seroprävalenz: Häufigkeit des Vorkommens von Antikörpern gegen bestimmte Erkrankungen im Blut.

Serotypen: unterscheidbare Variationen innerhalb der Subspezies von Bakterien oder Viren.

Serotype Replacement: Anstieg von Erkrankungen mit nicht im Impfstoff enthaltenen Serotypen (siehe auch »Replacement«).

Serumkrankheit: Krankheit durch Überempfindlichkeit gegen artfremdes Eiweiß: Hautausschläge, Fieber, Gelenkschwellungen, selten auch allergischer Schock.

Sepsis: Blutvergiftung.

Stevens-Johnson-Syndrom: schwere Form eines Erythema multiforme (siehe dort) mit Fieber und Schleimhautbeteiligung.

STIKO: Ständige Impfkommission am Robert-Koch-Institut.

Subkutan: unter die Haut gespritzt.

Thrombozytopenie: verminderte Zahl an Blutplättchen, kann zu Haut- und Organblutungen führen.

Titer: Gehalt einer Lösung in aufgelöster Substanz (in Gramm pro Liter).

Toxin: Giftstoff.

Toxoid: »entgifteter« Giftstoff, der als Impfstoff verwendet wird (Tetanus, Diphtherie).

Transverse Myelitis: Entzündung des Rückenmarks mit querschnittsartigen Beschwerden wie Lähmungen oder Gefühlsstörungen.

Vaskulitis: autoimmune Entzündung der Blutgefäße mit möglichen Organschäden.

Virostatikum: Medikament, das die Vermehrung von Viren hemmt.

Wegenersche Granulomatose: Autoimmunerkrankung der Blutgefäße, vor allem in Lunge und Nieren.

WHO (World Health Organization): Weltgesundheitsorganisation.

Zyste: flüssigkeitsgefüllte, mit einer Kapsel umgebene Geschwulst.

Zytokine: Eiweiße im Blut, die der Abwehr dienen.

Zytomegalie: Virusinfektion, die vor allem während der Schwangerschaft durch Schädigung des Fötus problematisch ist.

Zytotoxisch: zellschädigend.

Das Wuppertaler Manifest

Auf der Ersten Nationalen Konferenz für differenziertes Impfen vom 1. bis 2. Oktober 2010 in Wuppertal sind Experten und ärztliche Praktiker zusammengekommen, um zu beraten, wie eine differenzierte Impfpraxis aussehen kann, die sich den Herausforderungen einer ganzheitlich orientierten Prävention und Gesundheitsförderung stellt. Die Ergebnisse der Konferenz wurden durch die Veranstalter, die »Ärzte für individuelle Impfentscheidung e.V.«, zusammengefasst und finden Ausdruck in der folgenden Erklärung.

Wuppertaler Manifest

Die wirksamsten Präventionsmaßnahmen gegen ansteckende und lebensbedrohliche Krankheiten weltweit sind menschenwürdige Lebensverhältnisse, Gesundheitserziehung und der Zugang zu Bildung, zu gesunden Nahrungsmitteln und sauberem Trinkwasser. Im Unterschied zu diesen aktiven Ansätzen der Gesundheitsförderung handelt es sich bei »Schutz«-Impfungen um Defensivmaßnahmen. Sie können ergänzend sinnvoll sein, um bestimmten lebensbedrohlichen Krankheiten vorzubeugen.

Die Aufwendungen für jede Schutzimpfung müssen abgewogen werden gegen ihren individuellen und gesellschaftlichen Nutzen. Auf diese Weise müssen sie sich dem Vergleich mit anderen Formen der Krankheitsvorsorge und -verhütung stellen, denen angesichts begrenzter Ressourcen in nationalen Gesundheitssystemen durch teure Impfprogramme Mittel entzogen werden.

Auch müssen mögliche langfristige Folgen von Impfprogrammen besser und unabhängig vom Einfluss und den Interessen der Impfstoffhersteller untersucht und bedacht werden. Dabei kommen insbesondere in Betracht:

- negative Auswirkungen auf die Reifung des Immun- und Nervensystems vor allem junger Säuglinge,

- der zunehmende Verlust der robusten, durch Auseinandersetzung mit dem jeweiligen Erreger erworbenen Immunität in der Bevölkerung und deren Ersatz durch eine kürzere und weniger kompetente Impfimmunität,
- das Verschieben von Krankheiten in komplikationsträchtigere Altersgruppen und die Ausbreitung neuer Erreger oder Erregertypen als Folge großflächiger Eliminations- und Eradikationsprogramme.

Die dramatische Zunahme chronischer Erkrankungen wie Asthma bronchiale oder Diabetes mellitus schon im Kindesalter, die in den letzten Jahren und Jahrzehnten in Ländern wie Deutschland zu beobachten ist, macht es dringend erforderlich, Fragen der Krankheitsprävention in größeren Zusammenhängen zu betrachten und zu untersuchen als bisher geschehen.

Eine nachhaltige Gesundheitsentwicklung erfordert grundlegend andere Konzepte, als durch eine ständig zunehmende Zahl immer früher verabreichter Impfungen einzelne Untergruppen von Krankheitserregern zu eliminieren.

Die jetzige Praxis von zunehmend als Verpflichtung interpretierten Impfempfehlungen wird den wissenschaftlichen, gesundheitlichen und ökonomischen Erfordernissen einer modernen integrierten Präventivmedizin in keiner Hinsicht gerecht und ist in dieser Form ein Anachronismus:

Die Ständige Impfkommission verfügt weder personell noch finanziell über die Mittel, eine unabhängige, umfassende und wissenschaftliche Bewertung von Impfprogrammen vorzunehmen.

Sie formuliert ihre Impfempfehlungen zudem unabhängig von notwendigen gesundheitsökonomischen Überlegungen im Zusammenhang mit alternativen Präventionskonzepten.

Die Mitglieder dieses Gremiums lassen mehrheitlich die für eine glaubwürdige Formulierung von Empfehlungen unerlässliche Unabhängigkeit von Partikularinteressen, wie denen der Impfstoffhersteller, vermissen.

Wir fordern deshalb: Krankheitsprävention und Gesundheitsförderung müssen in Deutschland von einer neu zu schaffenden wissenschaftlichen Institution begleitet werden. Diese Institution muss vollständig unabhängig von den Interessen einzelner am Präventionskonzept beteiligter Gruppen (zum Beispiel pharmazeutische Industrie) arbeiten.

Es müssen transparente, wissenschaftlich nachvollziehbare Kriterien in der Bewertung von Maßnahmen zur Krankheitsprävention und Gesundheitsförderung angewendet werden. Dabei muss der im Sozialgesetzbuch V verankerten Vielfalt medizinischer Verfahren Rechnung getragen werden.

Die Prävention akuter und chronischer Erkrankungen im Kindes- und Erwachsenenalter muss in ein Gesamtkonzept integriert und in ihren Zusammenhängen erforscht werden.

Die Rolle, die Schutzimpfungen in diesem Gesamtkonzept spielen können, muss in einem Gesundheitssystem begrenzter Ressourcen wissenschaftlich gegen andere Präventionsmaßnahmen abgewogen werden.

Die notwendige gesetzliche Grundlage für ein solches Konzept kann nur durch ein Präventionsgesetz geschaffen werden, das den erforderlichen, von Bund und Ländern gemeinsam getragenen Rahmen bietet.

Ärzte für individuelle Impfentscheidung e. V., 12. Oktober 2010
Dr. Martin Hirte, Kinder- und Jugendarzt, München
Dr. Steffen Rabe, Kinder- und Jugendarzt, München
Georg Soldner, Kinder- und Jugendarzt, München
Dr. Stefan Schmidt-Troschke, Kinder- und Jugendarzt, Herdecke
Dr. Christoph Tautz, Kinder- und Jugendarzt, Herdecke

Dr. Petra Hopf-Seidel

Krank nach Zeckenstich

Borreliose erkennen und behandeln

Borreliose ist eine schwerwiegende Infektionskrankheit nach einem Zeckenstich, deren vielfältige Erscheinungsbilder die Diagnose erschweren. Oft wird sie nicht rechtzeitig erkannt und kann dadurch chronisch werden.

Dr. Petra Hopf-Seidel behandelt die Borreliose seit Jahren in ihrer Praxis erfolgreich. Als erfahrene Ärztin beschreibt sie die klinischen Zeichen dieser Erkrankung und stellt die aktuellen Therapiemöglichkeiten vor. Man erfährt, was innerhalb weniger Tage bis Wochen nach einem Zeckenstich im Körper geschieht, welche Laboruntersuchungen zu veranlassen sind, welche Co-Infektionen mit übertragen werden können und wie man diese wirkungsvoll behandeln kann.

Ein medizinisch fundierter und für jeden verständlicher Borreliose-Ratgeber.

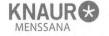